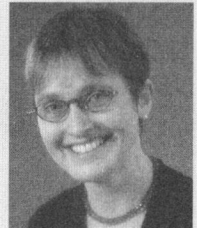

Sabine Kubalek-Schröder
(geb. 1963)

- Ausbildung zur Krankengymnastin in Aachen
- Langjährige Erfahrung in der Orthopädie und Erwachsenen- und Kinderneurologie in verschiedenen Rehabilitations- einrichtungen und in freier Praxis
- Weiterbildungen in »Manueller Therapie«, dem »Bobath-Konzept«, »Motor Learning« und Ausbildung im »Brügger-Konzept«
- Im Rahmen ihrer Ausbildung zur Brügger-Instruktorin Mitarbeit bei Dr. Alois Brügger im Forschungs- und Schulungszentrum in Zürich und seit 1989 Tätigkeit im Forschungs- und Schulungszentrum für Brügger-Therapie in Murnau
- Seit 1997 Instruktorin im Forschungs- und Schulungszentrum für Brügger-Therapie »Murnauer Konzept« in St. Peter-Ording, in dem sie neben ihrer Lehrtätigkeit eng in die Gestaltung der Unterrichtsinhalte und -methoden eingebunden ist

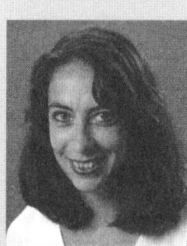

Frauke Dehler
(geb. 1967)

- Ausbildung zur Krankengymnastin
- Schwerpunktmäßige Tätigkeit im orthopädisch-neurolo- gischen und traumatologischen Bereich und in orthopädisch ausgerichteten Praxen
- Verschiedene Fortbildungen: »Funktionelle Bewegungslehre«, »Manuelle Medizin«, »Mc Kenzie-Konzept« und Ausbildung in der Brügger-Therapie
- Seit 1990 Mitarbeit im Forschungs- und Schulungszentrum für Brügger-Therapie in Murnau. Nach der abgeschlossenen Instruktorenausbildung Betreuung der Grund- und Ärztekurse
- Seit 1997 Leitung des Forschungs- und Schulungszentrums für Brügger-Therapie (FSZ) »Murnauer Konzept« in St. Peter-Ording zusammen mit Dr. Ralf Dehler und dem Ehepaar Ilse und Dr. Eberhardt Just
- Neben ihrer Arbeit als Instruktorin und Schulleiterin intensive Beschäftigung mit der verbesserten Vermittlung von Lehrinhalten im Zuge einer pädagogischen Zusatzausbildung
- Außerdem Implementierung des Qualitätsmanagement- systems EFQM der Exzellenz als QM-Beauftragte im Nordsee Reha-Klinikum St. Peter-Ording und im FSZ

Sabine Kubalek-Schröder

Frauke Dehler

Funktionsabhängige Beschwerdebilder des Bewegungssystems

Brügger-Therapie nach dem Murnauer Konzept

Springer

Berlin
Heidelberg
New York
Hongkong
London
Mailand
Paris
Tokio

Sabine Kubalek-Schröder

Frauke Dehler

Funktionsabhängige Beschwerdebilder des Bewegungssystems

Brügger-Therapie nach dem Murnauer Konzept

Mit einem Beitrag von Dr. Ralf Dehler

Mit 292 Abbildungen in 473 Einzeldarstellungen und 11 Tabellen

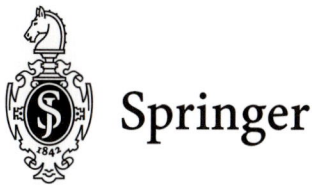

Springer

Sabine Kubalek-Schröder
Forschungs- und Schulungszentrum
für Brügger-Therapie „Murnauer Konzept"
Nordsee Reha-Klinikum St. Peter-Ording
Klinik II
Wohldweg 7, 25826 St. Peter-Ording
E-Mail: info@bruegger-therapie.de

Frauke Dehler
Forschungs- und Schulungszentrum
für Brügger-Therapie „Murnauer Konzept"
Nordsee Reha-Klinikum St. Peter-Ording
Klinik II
Wohldweg 7, 25826 St. Peter-Ording
E-Mail: f.dehler@uglielje.de

Dr. Ralf Dehler
Nordsee Reha-Klinikum St. Peter-Ording
Klinik I
Fritz-Wischer-Straße 3
Klinik II
Wohldweg 7, 25826 St. Peter-Ording
E-Mail: r.dehler@uglielje.de

ISBN 3-540-42036-3   Springer-Verlag Berlin Heidelberg New York

Bibliografische Information Der Deutschen Bibliothek
Die Deutsche Bibliothek verzeichnet diese Publikation in der Deutschen Nationalbibliografie; detaillierte bibliografische Daten sind im Internet über <http://dnb.ddb.de> abrufbar

Springer-Verlag ist ein Unternehmen von Springer Science+Business Media

springer.de

© Springer-Verlag Berlin Heidelberg 2004
Printed in Germany

Layout: deblik Berlin
Zeichnungen: Günther Hippmann, Nürnberg
Anatomische Zeichnungen: Bernard Zimmerman, Kraichtal
Satz und Repro: AM-productions GmbH, Wiesloch
Umschlaggestaltung: deblik Berlin
Gedruckt auf säurefreiem Papier   SPIN: 10766771   22/3160/is – 5 4 3 2 1 0

Dr. med. Alois Brügger
in Hochachtung und Dankbarkeit

Vorwort

Schmerzen lindern oder beseitigen zu können ist seit jeher eines der vorrangigen Ziele der Medizin. Dazu ist es zunächst erforderlich, die den Schmerzen zugrunde liegenden Ursachen zu erkennen, um daraufhin gezielt Behandlungsmaßnahmen ergreifen zu können.

Dr. med. Alois Brügger (1920–2001), Schweizer Neurologe und Psychiater, gelang es, mit der Erforschung der Funktionskrankheiten des Bewegungssystems den bis dato bestehenden Wissensstand über Schmerzmechanismen entscheidend zu erweitern. Selbst heute sind die Konsequenzen seiner Erkenntnisse für die verschiedenen medizinischen Disziplinen noch nicht vollständig erforscht.

Brügger erkannte, dass Bewegungsabläufe unwillkürlich verändert werden, wenn Strukturen des menschlichen Körpers in Gefahr sind, bei einer Bewegung Schaden zu nehmen. Die zum Schutz einer gefährdeten Struktur zentralnervös veränderte Bewegungsausführung hat letztendlich den Sinn, die Bewegungs- und somit Handlungsfähigkeit des menschlichen Individuums zu erhalten und gleichzeitig den Organismus zu schonen.

Die veränderten Bewegungsabläufe erfolgen für das Individuum häufig unbewusst, sie können ihm bei einer ausgeprägten Gefährdung des Organismus jedoch schmerzhaft bewusst werden. Funktionsabhängige Schmerzen am Bewegungssystem sind daher in der Regel ein Indiz für gefährdete Strukturen des menschlichen Körpers, deren Lokalisation nicht mit dem Schmerzort übereinstimmt und die es für die Behandlung aufzufinden gilt. Der Ort der Schmerzwahrnehmung kann dabei differieren und ist daher nur von sekundärem Interesse.

Werden Schmerzphänomene in diesem Zusammenhang gesehen, erschließen sich gänzlich neue Behandlungsmöglichkeiten für zahlreiche therapieresistente oder chronisch rezidivierende Beschwerden.

Das Forschungs- und Schulungszentrum für Brügger-Therapie in Murnau und das daraus hervorgegangene Forschungs- und Schulungszentrum für Brügger-Therapie „Murnauer Konzept" in St. Peter-Ording haben, basierend auf den Erkenntnissen Brüggers, ein neuartiges Befund- und Behandlungskonzept entwickelt, das seit vielen Jahren erfolgreich am Patienten angewendet wird und weite Verbreitung erfahren hat.

Uns als Autorinnen ist es ein großes Anliegen, die Erkenntnisse Brüggers und das im Verlauf vieler Jahre ausgefeilte diagnostische und therapeutische Konzept in diesem Buch zu vereinen:

Im ersten Teil stellt es die theoretischen Grundlagen funktioneller Beschwerdebilder dar, die mit zahlreichen Beispielen versehen sind. Im zweiten Teil werden das diagnostische Verfahren der Funktionsanalyse und ein umfangreicher Maßnahmenkatalog vorgestellt. Im dritten Teil werden häufige Krankheitsbilder unter dem Aspekt zentralnervös organisierter Bewegungsbehinderungen diskutiert.

In einem Glossar am Anfang des Buchs (s. S. XIX) werden die spezifischen Fachbegriffe des Brügger-Konzepts kurz definiert.

Das gesamte Buch durchziehen zahlreiche Hinweise und praktische Tipps, die wir im Laufe unserer langjährigen Erfahrung mit dem Therapiekonzept sammeln konnten. Alle Angaben bezüglich Auswahl, Dosierung und Zeitintensität therapeutischer Maßnahmen stellen hierbei Richtwerte dar, die stets auf den jeweiligen Patienten individuell abgestimmt und ggf. modifiziert werden müssen.

Sabine Kubalek-Schröder
Frauke Dehler
Im September 2003

Danksagung

Wir bedanken uns bei unseren Ehepartnern Dr. med. Ralf Dehler und Dr. med. Manfred Schröder, beide Orthopäden, die uns bei der Entstehung des vorliegenden Buches fachlich und persönlich in besonderer Weise unterstützt haben.

Darüber hinaus möchten wir Christine Götting, Physiotherapeutin und langjährige Brügger-Instruktorin, danken. Sie las unser gesamtes Manuskript, gab zahlreiche Anregungen und steuerte viele praktische Details aus ihrem reichen Erfahrungsschatz bei.

Für die Überlassung der Nutzungsrechte der verwendeten Fotos sind wir Herrn Norbert Schöbel stellvertretend für die Geschäftsführung der Lielje Gruppe sehr dankbar. An dieser Stelle möchten wir seine langjährige Unterstützung und seinen Einsatz zur Förderung des Brügger-Konzeptes besonders hervorheben.

Dem Fotografen Herrn Rolf Lang möchten wir ganz herzlich für seinen Einsatz bei der Erstellung der ausgezeichneten Therapiephotos danken.

Inhaltsverzeichnis

II Befundaufnahme und Therapie

IV Anhang

Glossar: Nomenklatur im Brügger-Konzept

ADL (Activities of Daily Living)	Aktivitäten des täglichen Lebens, Alltagsbewegungen.
Afferenz	Drohende oder bestehende Schädigung des Organismus, die mit der Auslösung nozizeptiver Impulse verbunden ist und zu einer Schutzreaktion (→ Efferenz) führen kann. Ursache der Beschwerdesymptomatik, Ort von dem die Nozizeption ausgeht, Störfaktor, Ort der Behandlung.
Agist/Agonist	Muskelgruppe, die primär aktiviert wird.
AKH	Aufrechte Körperhaltung.
Antagonismus	Störung im harmonischen Ablauf einer Bewegung mit einerseits sich verkürzender und andererseits sich verlängernder Muskulatur (griech.: gegeneinander gerichtete Wirkungsweise, vgl. → Synergismus).
Antagonist	Muskelgruppe, die aufgrund der Aktivität des Agisten/Agonisten auf Rückenmarksebene hemmende Impulse erfährt.
Antagonistenhemmung (AGH)	Wirkungsvolle Technik zur Kontrakturbehandlung. Der kontrakte Muskel erfährt durch die Aktivierung des Agisten/Agonisten eine reziproke Hemmung.
Arbeitshypothese	Aus Anamnese und Inspektion abgeleitete Vermutung bezüglich Art und Ort des Störfaktors, die durch eine Probebehandlung verifiziert werden muss.
Arthrotendomyotische Reaktion (atmR)	Reflektorische Veränderung an Gelenkstrukturen (griech.: arthros) und reflektorisch veränderte Arbeitsweise von Sehnen (lat.: tendo) und Muskeln (griech.: myo) im Rahmen der zentralnervös organisierten Schutzreaktion des Organismus. Beispiel: eine (Druck-)Schmerzhaftigkeit; meist mit einer infrastrukturellen Begleitreaktion verbunden.
Bewegungsmuster	Zentralnervös organisierte Kopplung von Einzelbewegungen, aus denen sich jede physiologische Bewegung zusammensetzt.
Dekontraktion	Jede Verlängerung eines Muskels oder einer Muskelgruppe.
Dekontraktionsfähigkeit	Fähigkeit eines Muskels oder einer Muskelgruppe, sich zu verlängern.

Dekontraktionsdefizit, -störung	Einschränkung der Fähigkeit eines Muskels oder einer Muskelgruppe, sich zu verlängern.
Dekontraktionsimpuls	Durch therapeutische Maßnahmen hervorgerufener Verlängerungsimpuls an Muskeln oder Muskelgruppen, der eine weitere Verlängerung ermöglicht, wie z. B. bei manueller Dekontraktion.
Diagnostische Dekontraktion	Diagnostische Maßnahme, die kurzzeitig das Längendefizit eines Muskels oder einer Muskelgruppe verringert.
Efferenz	Lokaler Schutzmechanismus als Teil eines komplexen Schonprogramms (häufig in Form einer hypo- oder hypertonen Tendomyose), das durch eine → Afferenz ausgelöst wird. Ort der Beschwerdesymptomatik reflektorischer Beschwerdebilder
Funktionsanalyse	Diagnostisches Verfahren, durch das Art und Ort des Störfaktors sowie Effizienz und Dosierung einer therapeutischen Maßnahme bestimmt werden können.
Funktionskrankheiten	Sammelbegriff für Schmerzphänomene, die auf einer → arthrotendomyotischen Reaktion des Körpers zum Schutz von topographisch an anderer Stelle befindlichen Störfaktoren beruhen.
Infrastruktur	Logistische Leistungen des vegetativen Nervensystems, die mit den sensomotorischen Aktivitäten synchronisiert werden müssen.
Infrastrukturelle Begleitreaktion	Veränderung vegetativer Funktionen, die im Zusammenhang mit einer → arthrotendomyotischen Reaktion häufig zu beobachten ist.
KKH	Krumme Körperhaltung.
Kontraktur	Defizit eines Muskels, sich zu verlängern.
Kontrollbefund	Jede Funktionsstörung, deren Ausprägung vor und nach einer diagnostischen Maßnahme stets kontrolliert wird.
Mechanisches Überlastungsödem	Durch eine mechanische Überbeanspruchung entstandene Ödembildung im Muskelbauch (interstitielles Ödem), im Sehnenbereich (Ansatzreiz) oder in Gelenken.

Modulationsprogramm	Schonprogramm oder Schutzreaktion. Anpassung eines Bewegungsprogramms an die durch Störfaktoren veränderten Erfordernisse des Organismus durch Auslösung des → NSB bei ausreichend hohem nozizeptiven Input (vgl. → Nozizeptiver somatomotorischer Blockierungseffekt).
Nozizeptoren	Rezeptoren, die durch drohende oder bestehende Gewebeschäden stimuliert werden (lat.: noxa = Schaden; capere, captus = nehmen, fassen).
Nozizeption	Erregung der Nozizeptoren, Schadenserfassung.
Nozizeptiver somatomotorischer Blockierungseffekt (NSB)	Durch Nozizeptoren (Schadensmelder) ausgelöste und supraspinal organisierte Schonprogramme zum Schutz des Ortes der Nozizeption.
NSB-Zeichen	Modifikationen, die im Rahmen der → arthrotendomyotischen Reaktion und der infrastrukturellen Begleitreaktion auftreten, wie z. B. Schmerz, Ausweichbewegungen, Rigor u. a.
Probebehandlung	Teil der Funktionsanalyse, der aus der Erhebung von Kontrollbefunden und der Durchführung diagnostischer Maßnahmen besteht.
Schmerzwahrnehmung	Bewusste Verarbeitung nozizeptiver Impulse auf kortikaler Ebene.
Schonprogramm	S. → Modulationsprogramm.
Somatomotoren	Muskeln (griech.: soma = Körper; lat.: motor = Beweger).
Sternosymphysale Belastungshaltung (SSBH)	Krumme Körperhaltung, in der Sternum und Symphyse einander angenähert sind, wobei das Becken aufgerichtet ist, die BWS vermehrt kyphosiert und die LWS entlordosiert.
Sternosymphysales Syndrom	Krankheitsbild, das sich infolge einer persistierenden sternosymphysalen Belastungshaltung entwickeln kann mit typischen Kontrakturen und anderen charakteristischen → Afferenzen.
Störfaktor	S. → Afferenz.
Störfaktor, sekundär	Störfaktor, der aus einer → Efferenz entstanden ist, z. B. eine Kontraktur, die sich aus einer → hypertonen Tendomyose entwickelt hat.
Synergismus	Eumetrische Zusammenarbeit (griech.: eu = wohl, gut; lat.: metrum = Maß) sich verkürzender und verlängernder Muskulatur bei einer störungsfreien Bewegung; im herkömmlichen Sprachgebrauch: Antagonismus (vgl. → Antagonismus).

Tendomyose	Muskulatur, deren Aktivität im Rahmen eines supraspinal organisierten → Modulationsprogramms eine reflektorische Veränderung erfährt.
Tendomyose, hyperton	Muskulatur, die reflektorisch eine vermehrte Aktivierung erfährt; ihre Annäherung trägt zum Schutz des Störfaktors bei, ihre Dekontraktion wird daher (schmerzhaft) behindert.
Tendomyose, hypoton	Muskulatur, die reflektorisch eine Drosselung ihrer Aktivität erfährt; ihre konzentrische Kontraktion verstärkt die Nozizeption des Störfaktors und wird daher (schmerzhaft) behindert.

Im gesamten Text wird – zugunsten des besseren Leseflusses – für „TherapeutIn" und „PatientIn" jeweils nur eine Geschlechterbezeichnung, nämlich die männliche Form, verwendet. Selbstverständlich sind immer auch die weiblichen Vertreter beider Gruppen angesprochen.

Teil I
Grundlagen

Neurophysiologische Grundlagen der Bewegung

Sabine Kubalek-Schröder

Funktionsabhängige Beschwerdebilder des Bewegungssystems gehen in der Regel mit einer schmerzhaften Veränderung der zentralnervös organisierten Bewegungsabläufe einher. Die **Organisation einer ungestörten Bewegung** zu kennen bildet daher die Grundlage für das Verständnis ihrer pathoneurophysiologischen Modifikation.

Die neurophysiologischen Abläufe zur Organisation einer Bewegung sind äußerst komplex. An der Planung und Ausführung einer Bewegung sind zahlreiche zentral- und periphernervöse Strukturen beteiligt.

Sämtliche motorischen Aktivitäten unterstehen den Steuerungsmechanismen des Nervensystems. Das **sensomotorische (animale) Nervensystem** bildet eine funktionelle Einheit mit dem **viszeromotorischen (vegetativen) Nervensystem**.

Mit Hilfe verschiedener **Modelle** werden bereits bekannte Teilaspekte der Bewegungsorganisation dargestellt. Eine umfassende Beschreibung der vielschichtigen Arbeitsweise des zentralen Nervensystems auf der Basis gesicherter Untersuchungen ist in vielen Bereichen noch nicht möglich.

Im Folgenden werden Kenntnisse über die Bewegungsorganisation, die für das Verständnis von Theorie und Praxis im Brügger-Konzept hilfreich sind, kurz dargestellt.

1.1 Bewegungsorganisation

Der menschliche Organismus mit dem zentralen Nervensystem (ZNS) ist darauf ausgerichtet, bedürfnisorientiert handeln zu können. Dies geht im Regelfall mit einer physiologischen Beanspruchung seiner Strukturen einher, im Falle einer unphysiologischen Belastung kann es jedoch zu seiner Überbeanspruchung führen.

> **Wichtig**
>
> Jede motorische Aktivität als „Output" des ZNS ist unter physiologischen Bedingungen zielgerichtet.

Die **Grundlage einer willkürlichen motorischen Handlung** ist daher stets ein Bedürfnis des Organismus, das durch Signale innerhalb des Körpers selbst oder durch externe Reize generiert wird.

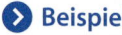 **Beispiel**
- Gefährdungen der Homöostase, die den Gleichgewichtszustand des inneren Milieus bezeichnet,

wie Hunger, Durst oder Temperaturabfall führen zu Handlungen, die der Nahrungsaufnahme oder dem Erhalt der Körpertemperatur dienen. Eine Person, die großen Durst verspürt, wird sich z. B. ein Glas Wasser einschenken, es ergreifen und trinken.
- Akustische Reize wie eine Musikkapelle oder optische Reize wie ein plötzliches grelles Licht können zu einer motorischen Aktivität in Form eines Hin- oder Abwendens führen.

Im Fall konkurrierender Bedürfnisse entscheidet der Organismus, welches Bedürfnis im Vordergrund steht und für welche Handlung infolgedessen die zurzeit höchste Motivation besteht.

1.1.1 Phasen einer willkürlichen Bewegung

Eine willkürliche Bewegung entsteht aus einer Folge von Verarbeitungsschritten, die in verschiedenen neuronalen Systemen teils parallel, teils in Folge ablaufen (◻ Abb. 1.1). Nach Brooks (1986) kann Bewegung in **drei verschiedene Phasen** unterteilt werden:
- Planungs- bzw. Entschlussphase,
- Programmierungsphase,
- Ausführungsphase.

Planungs- oder Entschlussphase

In der sog. Planungs- oder Entschlussphase führt das im Vordergrund stehende Bedürfnis zu einem konkreten **Handlungsantrieb.** Dieser wird durch subkortikale und kortikale Motivationsareale unter Beteiligung des Hypothalamus und des limbischen Systems induziert. Durch den Assoziationskortex, der sich aus präfrontalen, parietalen und temporalen Rindengebieten zusammensetzt, wird der Handlungsantrieb in einen entsprechenden **Bewegungsentwurf bzw. eine Strategie** umgesetzt. Hierbei spielen Erfahrungswerte eine große Rolle. Der Kortex kann als großer Gedächtnisspeicher bezeichnet werden, in dem bestimmte Erregungsmuster gespeichert sind.

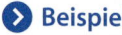 **Beispiel**
Ein leichter Pappbecher wird nur mit geringem Druck, ein schwerer Bierkrug dagegen mit beiden Händen ergriffen.

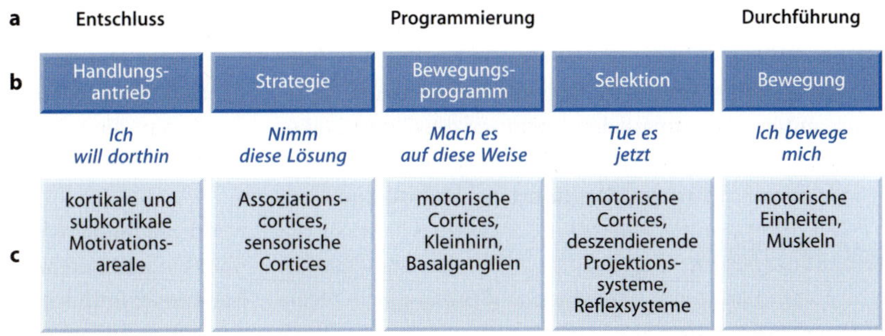

Abb 1.1. Die Phasen willkürlicher Bewegung von der Motivation zur Handlung. (Mod. nach Brooks 1986)

a Entschluss		Programmierung		Durchführung
b Handlungs-antrieb	Strategie	Bewegungs-programm	Selektion	Bewegung
Ich will dorthin	*Nimm diese Lösung*	*Mach es auf diese Weise*	*Tue es jetzt*	*Ich bewege mich*
c kortikale und subkortikale Motivations-areale	Assoziations-cortices, sensorische Cortices	motorische Cortices, Kleinhirn, Basalganglien	motorische Cortices, deszendierende Projektions-systeme, Reflexsysteme	motorische Einheiten, Muskeln

Programmierungsphase

Im Anschluss an die Planungsphase folgt die Phase der Programmierung, in der die Strategie in ein Bewegungsprogramm umgesetzt wird. Dies ist erst möglich, wenn die Planungsphase ergeben hat, dass die beabsichtigte Handlung prinzipiell durchführbar und Erfolg versprechend erscheint. Aus der Vielzahl der potenziell möglichen Bewegungsprogramme wird unter Einbeziehung verschiedener motorischer Zentren, wie z. B. der Basalganglien, des Kleinhirns, des prämotorischen und motorischen Kortex und des Thalamus, ein **zu realisierendes Bewegungsprogramm** zusammengestellt. Dieses stellt die neuronale Repräsentation der geplanten Bewegung dar. Die Abfolge der neuronalen Signale bestimmt die effektorischen Systeme und legt die zeitliche Sequenz und die Stärke ihrer Aktivierung fest.

> **Wichtig**
>
> Ein und derselbe Bewegungsentwurf kann durch unterschiedliche Bewegungsprogramme realisiert werden.

> **Beispiel**
> Die Unterschrift einer Person („Bewegungsentwurf Unterschrift") kann erkennbar derselben Person zugeordnet werden, unabhängig davon, ob sie in normaler Größe auf einem Blatt Papier mit oder ohne Ellbogenunterstützung geleistet wird oder in großen Buchstaben auf eine Mauer gesprüht wird.

Bis zu diesem Verarbeitungsschritt hat noch keinerlei Bewegung stattgefunden, sodass die geplante Bewegung zu diesem Zeitpunkt abgebrochen werden kann, ohne dass von außen erkennbare Hinweise auf die stattgefundenen Prozesse vorliegen.

Allerdings wird ein **kortikales Bereitschaftspotenzial** beschrieben, das Ausdruck der neuronalen Verarbeitungsvorgänge ist und mehrere hundert Millisekunden bis zu einigen Sekunden vor Bewegungsbeginn auftritt.

> **Tipp**
> Das mentale Training, die alleinige Vorstellung einer Bewegung, führt zu einem Anstieg der regionalen Hirndurchblutung bestimmter motorischer Areale der Hirnrinde wie bei tatsächlich ausgeführter Bewegung. Die geistige Vorstellung neu zu erlernender Bewegungsmuster kann daher ein Teil ihres Trainings und ihrer Automatisierung sein.

Ausführungsphase

Erst in der Phase der Bewegungsausführung kommt es mittels absteigender Bahnsysteme vom primär motorischen Kortex direkt zum Rückenmark oder indirekt unter Einbeziehung u. a. des Hirnstamms und des Kleinhirns zur koordinierten **Aktivierung der entsprechenden Muskulatur** durch ihre Kontraktion bzw. Erschlaffung. Hierbei kann auf **spinale Reflexe und Bewegungsprogramme** zurückgegriffen werden.

1.1.2 Allgemeiner Aktivitätszustand

Bei der Bewegungsausführung spielt die Formatio reticularis im Hirnstamm eine besondere Rolle. Sie stellt einen großen Anteil des neuronalen Netzwerkes, das den **allgemeinen Aktivitätszustand des Individuums** maßgeblich beeinflusst.

- Die von der Formatio reticularis aufsteigenden Bahnen haben Verbindung zu den meisten subkortikalen Hirnbereichen, v. a. zum retikulären Thalamus. Dieses sog. **aufsteigende retikuläre Aktivierungssystem** ist am Zustand der Bewusstseinslage, am aufmerksamen Wachzustand sowie am Schlaf-Wach-Rhythmus beteiligt.

— Die von der Formatio reticularis absteigenden Bahnen enden an den Motoneuronen im Rückenmark. **Absteigende retikuläre Bahnen** haben einen hemmenden oder erregenden Effekt auf die Gamma-Motoneurone der Muskelspindeln und nehmen somit direkten Einfluss auf den Tonus der Muskulatur.

> **Wichtig**
>
> Der Muskeltonus erhöht sich automatisch bei Stress oder Schmerzen.

ⓘ Tipp

Globale Entspannungstechniken, wie z. B. Yoga oder autogenes Training, bewirken eine Senkung des Muskeltonus von zentral.

1.1.3 Sensomotorik

Um einen störungsfreien Ablauf einer Bewegung zu gewährleisten, bedarf es einer **steten Rückmeldung** über den aktuellen Zustand in der Peripherie während der Bewegung. Jede Bewegung führt zu einer Vielzahl afferenter Impulse aus den unterschiedlichsten Sinnesrezeptoren.

So erhält das zentrale Nervensystem z. B. **Informationen über die Position des Körpers** durch

— Propriozeptoren,
— das optische System und
— den Vestibularapparat.

Diese werden benötigt, um Gleichgewichtsreaktionen im Sinne einer **Begleit- oder Stützmotorik** oder Bewegungskorrekturen der sog. **Zielmotorik** einzuleiten, die auf den unterschiedlichsten hierarchischen Ebenen des zentralen Nervensystems realisiert werden.

❯ Beispiel

Beispiele zur Begleit- oder Stützmotorik:

— Das Vorschwingen des Spielbeines beim Gehen und die daraus resultierende Verlagerung des Gesamtkörperschwerpunktes nach vorn erfordern eine begleitende motorische Aktivität, die den Körper im Lot hält, wie z. B. das Rückschwingen des Armes der Spielbeinseite beim Gehen.

— Die Armhebung nach vorne oben erfordert u. a. eine verstärkte zuggurtende Aktivität der Rückenmuskulatur.

Beispiel zur Korrektur der Zielmotorik:

— Die Hüftflexion wird beim Treppesteigen vergrößert, nachdem der Fuß gegen die erste Stufe stößt, da die Höhe der Stufen zunächst viel niedriger eingeschätzt wurde.

Für diese Aufgabenstellung verfügt u. a. das Rückenmark über einfache Netzwerke, die **mono- und polysynaptische Reflexe** vermitteln, wie z. B. den Muskelspindel- oder Sehnenspindelreflex. Neuronen des Hirnstammes sind bei der Stützmotorik beteiligt.

Eine wesentliche Rolle in diesem sensomotorischen System spielt das **Kleinhirn**, das vom Kortex mit einer sog. **Efferenzkopie der geplanten Bewegung** versorgt wird, die den Sollwert der Bewegung darstellt. Die Verrechnung mit dem Istwert anhand der Afferenzen aus der Peripherie, wie die Bewegung tatsächlich abläuft, führt zu einer Korrektur der ursprünglich geplanten Bewegung.

Fehlende afferente Signale der propriozeptiven, optischen oder vestibulären Systeme an das Kleinhirn können kompensiert werden, solange nur ein System betroffen ist.

> **Wichtig**
>
> Der Ausfall von zwei Rezeptorensystemen ist nicht kompensierbar!

❯ Beispiel

Ein Patient nach Implantation einer Totalendoprothese des rechten Hüftgelenks hat durch die Resektion der Gelenkkapsel mit den zugehörigen Gelenkrezeptoren eine deutlich herabgesetzte Propriozeption. Er gibt eine verstärkte Unsicherheit beim Gehen an, die sich im Dunkeln (Verringerung der optischen Kontrolle der Bewegung) bis hin zu einem Angstgefühl steigern könne. Dies führe zu vorsichtigen, kleinen Schritten. Mit einem Gehstock fühlt der Patient sich sicherer und kann besser gehen (vermehrte Propriozeption).

1.1.4 Infrastruktur

Neben dem sensorischen Input ist jede Bewegung von der entsprechenden Logistik abhängig. Sie umfasst

— die neurophysiologische und pathoneurophysiologische **Versorgung des Körpers** mit benötigten biochemischen Bausteinen und Energieträgern und
— den **Abtransport** verbrauchter Strukturen.

Unter dem Begriff der Infrastruktur werden alle **logistischen Leistungen des vegetativen Nervensystems** zusammengefasst, die mit den somatomotorischen Leistungen koordiniert werden müssen. Sie betreffen Bereiche, wie z. B.

- die Thermodynamik,
- den Stoffwechsel,
- die Atmung,
- das kardiovaskuläre System,
- die Leistung der reparativen Systeme des Körpers nach Verschleiß seiner Strukturen und
- die Empfindlichkeitseinstellung seines Sensoriums.

Die vegetativen Funktionen werden schwerpunktmäßig vom Hypothalamus gesteuert. Als Transportsystem der logistischen Leistungen stehen u. a. der **Blutkreislauf** und das **lymphatische System** zur Verfügung.

❯ Beispiel

- Schnelles Laufen geht mit einer Erhöhung der Atemfrequenz und des Herzzeitvolumens einher.
- Nach muskulärer Tätigkeit bilden die Abbauprodukte der Aktin- und Myosinfilamente eine lymphpflichtige Last, die durch das lymphatische System abtransportiert wird (s. unten).
- Bei niedriger Außentemperatur wird die Wärmeabgabe gedrosselt, die Durchblutung der Haut sinkt, und der Muskeltonus steigt.

1.1.5 Skelettmuskulatur

Ausführendes Organ der zentralnervös organisierten Bewegung ist die quer gestreifte Muskulatur. Sie ist mit einem Anteil von etwa 40 % des Körpergewichts das am stärksten ausgebildete Organ des Menschen.

Die Muskulatur hat im Wesentlichen

- **thermoregulierende,**
- **bewegende und**
- **zuggurtende**
  Funktionen.

Folgende Aspekte sollen kurz dargestellt werden:

- der Aufbau der Skelettmuskulatur,
- Kontraktion und Dekontraktion sowie
- die Kraftentfaltung.

Aufbau der Skelettmuskulatur (◼ Abb. 1.2)
Bindegewebige Hüllen

Der Skelettmuskel weist eine Reihe von bindegewebigen Hüllen auf, die das Bindegewebe der Sehne fortsetzen und die kontraktilen Muskelbestandteile umschließen. Der gesamte Muskel ist vom sog. **Epimysium** umgeben. Mehrere Faserbündel, von denen jedes aus ca. 10 bis 50 Muskelfasern besteht, werden vom **Perimysium** zusammengefasst, das eine Fortsetzung des Epimysiums darstellt. Die einzelne Muskelfaser wird vom feineren **Endomysium** umhüllt.

> **Wichtig**
>
> Der Skelettmuskel besteht zu ca. 80 % aus kontraktilen Elementen, den Sarkomeren, und zu ca. 20 % aus elastischen Elementen, dem Bindegewebe.

Die bindegewebigen Hüllen gewährleisten die Abgrenzung und Verschieblichkeit einzelner Muskelelemente gegeneinander. Sie dienen der Übertragung der Kontraktion über die Sehne auf die Gelenkpartner. Darüber hinaus sind sie reich an Nerven und Gefäßen.

Muskelfaser

Eine Muskelfaser durchzieht die gesamte Muskellänge und ist an beiden Enden mit den Sehnen verwachsen. Sie kann etliche Zentimeter lang sein. Der M. sartorius verfügt mit ca. 20 cm über die längsten Muskelfasern. Die Muskelfaser entspricht der **Muskelzelle**.

> **Wichtig**
>
> Auf einer Länge von 10 cm sind in der Muskelfaser bis zu 40.000 Zellkerne zu finden. Die hohe Zahl von Zellkernen als Träger der genetischen Information deutet auf den hohen Regenerationsbedarf dieses Gewebes hin.

Myofibrille

Eine Muskelfaser besteht aus mehreren hundert **Myofibrillenbündeln**. Eine Myofibrille durchzieht die gesamte Faser- und damit Muskellänge. Sie besteht aus zahlreichen hintereinander geschalteten Myofilamenten, auch Sarkomere genannt.

Sarkomere

Sarkomere bilden die **kleinste kontraktile Einheit des Skelettmuskels**. Eine Muskelfaser von 10 cm Länge ent-

1

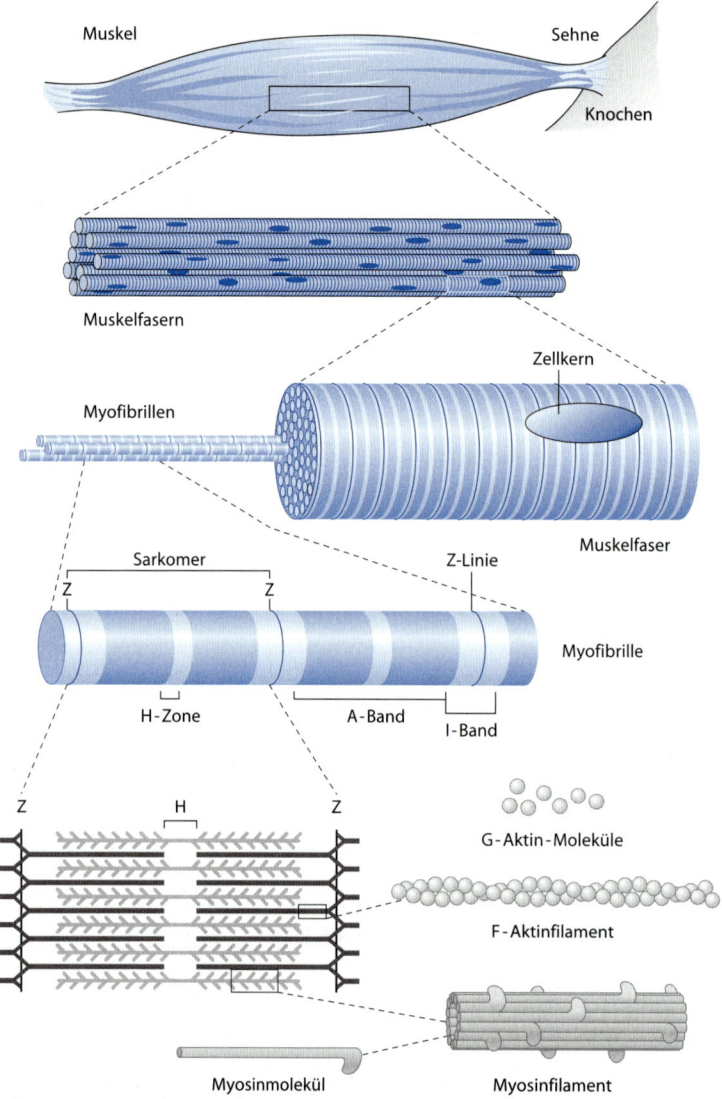

Abb 1.2. Aufbau des Skelettmuskels.
(Mod. nach Bloom u. Fawcett 1986)

hält 100–200 Milliarden Sarkomere. Sie bestehen aus dreidimensional angeordneten Eiweißmolekülen, dem **Aktin** und **Myosin**. Die Aktinfilamente sind an den Z-Scheiben des Sarkomers angeheftet, während die Myosinfilamente im mittleren Teil des Sarkomers zu finden sind. Jedes Myosinfilament ist von 6 Aktinfilamenten umgeben, jedes Aktinfilament hat zu jeweils 3 Myosinfilamenten den gleichen Abstand.

Lymphgefäße

Die Lymphgefäße, die im Peri- und Epimysium liegen, umgeben geflechtartig die Muskelfaserbündel. Die Lymphkapillaren bilden ein **feinmaschiges Netz** mit blind endenden, fingerförmigen Ausbuchtungen, die der **Resorption der lymphpflichtigen Last** dienen. Die sich an die Kapillaren anschließenden Gefäßabschnitte haben nur noch zum Teil resorbierende Funktion und üben vor allem eine ableitende Funktion aus (■ Abb. 1.3).

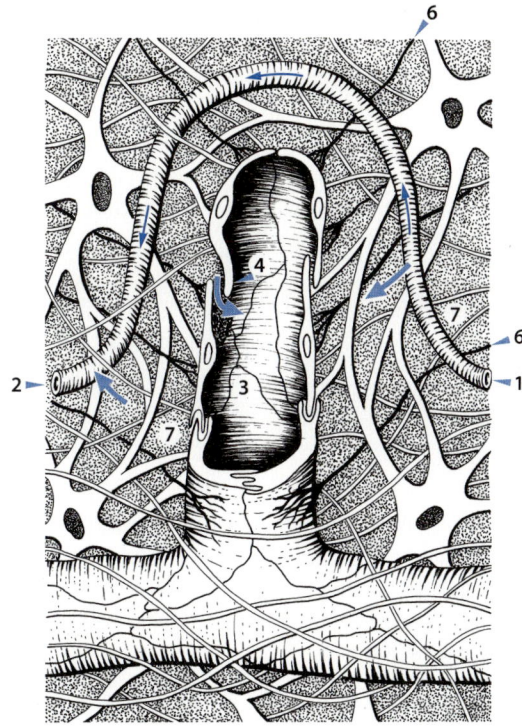

Ein Aktin-Myosin-Komplex steht für einige Kontraktionen zur Verfügung. Danach ist er „verbraucht", und die Abbauprodukte der Aktin- und Myosinfilamente gelangen in das Interstitium und werden durch das lymphatische System abtransportiert.

> **Wichtig**
>
> Versagt das Lymphgefäßsystem örtlich oder ist die lymphpflichtige Eiweißlast so hoch, dass sie trotz

eines gesteigerten Lymphzeitvolumens (Sicherheitsventilfunktion) nicht adäquat bewältigt werden kann, so kommt es zu einem Stau der Eiweißmoleküle im Interstitium. Da Eiweiß im Interstitium sogleich Wasser bindet, kann in manchen Fällen ein makroskopisch sichtbares Ödem entstehen (s. auch Kap. 2.1.1 „Mechanisches Überlastungsödem").

Kontraktion und Dekontraktion

Gemäß der Gleitfilamenttheorie kommt es bei der Kontraktion zu einem Ineinandergleiten der Aktin- und Myosinfilamente. Die Z-Scheiben der Sarkomere nähern sich an.

Ein Nervenimpuls löst an der motorischen Endplatte ein **Aktionspotenzial** aus, das die Muskelfasermembran, das Sarkolemm, erregt und sich in Form eines elektrischen Impulses über die gesamte Länge der Muskelfaser ausbreitet. Über das transversale Tubulussystem wird die Erregung elektrisch ins Innere der Muskelfaser geleitet. Die eigentliche **Kontraktion** erfolgt durch

- die Bindung der Myosinköpfe an die Aktinfilamente und
- eine Kippbewegung der Myosinköpfe.

Biochemische Prozesse

Die Voraussetzung für eine **Bindung von Aktin und Myosin** ist die Bindung von Adenosintriphosphat (ATP) an die Myosinköpfe, die dadurch eine elektrisch geladene **Myosin-ATP-Zwischenstufe** bilden (Stadium I). Der elektrische Impuls führt zur Ausschüttung von Kalziumionen, die sich an die Troponinmoleküle des Aktinfilaments anlagern. Hierdurch verändert sich die **Konfiguration des Tropomyosins,** und die Bindungsstellen für die elektrisch geladenen Myosinköpfe werden frei und von den nächstgelegenen besetzt. Die Verbindung von Aktin und Myosin ist hergestellt (◘ Abb. 1.4) (Stadium II).

◘ **Abb 1.4.** Biochemische Prozesse bei der Muskelkontraktion. Einteilung in Stadien I bis IV. (Mod. nach Schmidt 1998)

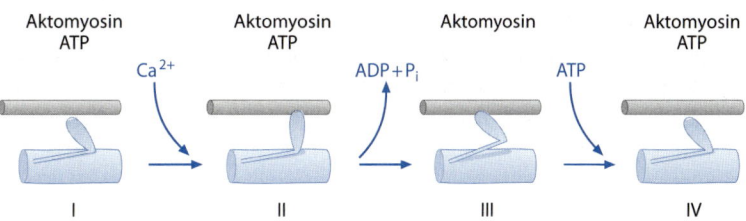

Diese mechanische Verbindung wird ohne Energieverbrauch aufgebaut. Es hat noch keine Bewegung stattgefunden.

Die **Kippbewegung** wird ermöglicht durch die Aufspaltung von ATP in Adenosindiphosphat (ADP) und anorganisches Phosphat mittels der ATP-spaltenden Aktivität der Myosinköpfe (ATPase). Ein Teil der hierbei freiwerdenden Energie wird für die Kippung der Myosinköpfe herangezogen, ein Teil geht in Wärmeenergie über (Stadium III).

> **Wichtig**
>
> Die Kippbewegung der Myosinköpfe erfolgt unter Energieverbrauch. Die chemische Energie des ATP wird zu etwa einem Viertel in mechanische Energie und zu etwa drei Vierteln in Wärmeenergie umgewandelt.

Eine Kippbewegung der Myosinköpfe bewirkt eine etwa 1%ige Verkürzung des Sarkomers. Erst durch die vielfache Wiederholung der auch als „Ruderschläge" bezeichneten Kippbewegung kommt es zur Muskelkontraktion. Eine ca. 30%ige Verkürzung des Sarkomers ist möglich.

Zur **Lösung der Querbrückenbindung** wird ebenfalls ATP benötigt. Die Aktin-Myosin-Bindung wird aufgehoben, und das Myosinköpfchen rotiert in seine Ausgangsstellung zurück (Stadium IV). Man spricht daher auch von der „Weichmacherwirkung" des ATP, die ausbleibt, wenn die Resynthetisierung von ATP nicht mehr erfolgt, wie z. B. bei Eintritt des Todes (Rigor mortis).

> **Wichtig**
>
> Da auch die Lösung der Querbrückenbindungen und das Auseinandergleiten der Aktin- und Myosinfilamente unter Energieverbrauch stattfindet, wurde **jede Form der Verlängerung eines Muskels** von Brügger als **Dekontraktion** bezeichnet. Der Begriff soll
> - den aktiven Prozess der Muskelverlängerung der kontraktilen Einheiten
> - im Gegensatz zur passiven Dehnung parallel elastischer Elemente des Muskels (bindegewebige Hüllen) und serienelastischer Elemente (Sehnen)
>
> verdeutlichen.

Passive Bewegung

Vergleicht man eine aktive mit einer passiven Bewegung, ergibt sich kein qualitativer, sondern nur ein **quantitativer Unterschied**. Auch die passiv durchgeführte Bewegung geht mit einer Kontraktion der Muskulatur einher, bei der Aktionspotenziale nachweisbar sind, und bei der die Aktin- und Myosinfilamente ineinander gleiten. Ein Muskel kann sich nicht „in Falten legen".

> **Wichtig**
>
> Unter einer konzentrischen Kontraktion wird sowohl die aktive als auch die passive Verkürzung eines Muskels verstanden.

> ℹ **Hinweis**
>
> Auch bei der passiv durchgeführten Beweglichkeitsprüfung eines Gelenks werden neben Kapsel- und Bandapparat stets muskuläre Strukturen mit erfasst. Die isolierte Beurteilung der beteiligten Strukturen ist daher nicht möglich.

Kraftentfaltung

Die Kraftentfaltung eines Muskels hängt u. a. von seinem mechanischen und physiologischen Wirkungsgrad ab.

Mechanischer Wirkungsgrad eines Muskels

Der mechanische Wirkungsgrad eines Muskels wird durch die **Bestimmung des Drehmoments** erfasst. Er ist das Produkt aus der einwirkenden Kraft (F) und dem wirksamen Hebel (h).

> **Wichtig**
>
> Durch die Veränderung der Körperhaltung bei bestimmten Bewegungen kann der wirksame Hebel verlängert und die Kraftentfaltung eines Muskels vergrößert werden.

> ❯ **Beispiel**
>
> Durch die Beckenkippung im Bewegungsmuster der aufrechten Körperhaltung verlängert sich der wirksame Hebel der ischiokruralen Muskulatur. Die Kraftfaltung der hüftextensorisch wirkenden Muskelgruppe ist daher in aufrechter Körperhaltung vergrößert, was z. B. beim Treppesteigen und Bücken von Bedeutung ist (vgl. Kap. 3.3.5).

Physiologischer Wirkungsgrad eines Muskels

Der physiologische Wirkungsgrad eines Muskels hängt von verschiedensten **Faktoren** ab:

- der Aktin-Myosin-Überlappung,
- der Kontraktionsgeschwindigkeit,
- der Rekrutierung motorischer Einheiten,
- der Anzahl der innervierten Motoneurone u. a.

Aktin-Myosin-Überlappung

Bei **starker Verkürzung** der Muskulatur (Annäherung von Ursprung und Ansatz) werden die Myosinfilamente zwischen den Z-Scheiben der Sarkomere komprimiert, die Aktinfilamente behindern einander. Die Bildung von Querbrücken ist erschwert. Die Muskelspannung ist reduziert.

Bei **Muskelruhelänge** (mittleres Bewegungsausmaß) sind die meisten Querbrücken möglich. Die Kraftentfaltung des Muskels ist optimiert.

Bei **starker Verlängerung** (Entfernung von Ursprung und Ansatz) der Muskulatur haben die Aktin- und Myosinfilamente nur wenige Bindungsmöglichkeiten. Die Muskelspannung ist reduziert (◘ Abb. 1.5).

> **Wichtig**
>
> Durch die Veränderung der Körperhaltung bei bestimmten Bewegungen kann die Querbrückenbildung verbessert und die Kraftentfaltung eines Muskels vergrößert werden.

> **Beispiel**
>
> Durch die Beckenkippung mit thorakolumbaler Lordosierung der Wirbelsäule im Bewegungsmuster der aufrechten Körperhaltung kann sich die Zahl der Querbrückenbildung der rückenstreckenden Muskulatur im Vergleich zur totalkyphotischen Einstellung der Wirbelsäule mit aufgerichtetem Becken deutlich erhöhen. Der physiologische Wirkungsgrad der Rückenmuskulatur ist daher in aufrechter Körperhaltung, z. B. beim Bücken, vergrößert (vgl. Kap. 3.3.5).

1.2 Hierarchie des zentralen Nervensystems (ZNS)

Die Entwicklung der hierarchischen Ordnung des ZNS und der motorischen Systeme wurde erstmals von Jackson (1835–1911) formuliert. Im Rahmen der Evolution erfolgte eine phylogenetisch (stammesgeschichtlich) optimierte Anpassung an die bestehenden Aufgaben. Hierbei kam es zu einem **Überbau mit zusätzlichen, leistungsfähigeren Steuerungssystemen**. Die bereits bestehenden Strukturen wurden teilweise weiterentwickelt, kamen aber vor allem unter die Kontrolle der phylogenetisch jüngeren Strukturen.

Neben dieser hierarchischen Organisation entwickelte sich gleichzeitig eine parallele, partnerschaftliche Zusammenarbeit zwischen den einzelnen Ebenen und Zentren. Sie beruht auf der zunehmenden **Spezialisierung von einzelnen motorischen Zentren**.

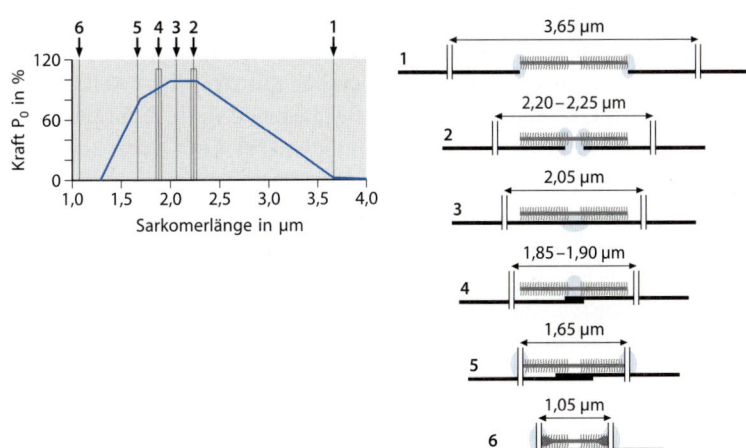

◘ **Abb 1.5.** Darstellung des Verhältnisses zwischen Muskelkraft und Muskellänge. (Mod. nach Carlson u. Wilkie 1971)

Prozesse der Bewegungsdurchführung

Die **Bewegungsinduktion**, der Wille eines selbst-bewussten Individuums, erfolgt in diesem Zusammenhang auf höchster Ebene. Ihr obliegt u. a. die Selektion der Meldungen, die im Kontext der Aufgabe relevant sind. Sie ist ein bewusster Vorgang.

Die weiteren Prozesse der **Bewegungsdurchführung** laufen unwillkürlich ab; die hierzu erforderlichen Bewegungsprogramme werden auf hierarchisch untergeordneten Ebenen realisiert.

> **Beispiel**
>
> Möchte eine Person ein Buch aus dem Regal holen, so ist ihr sowohl der Wunsch nach dem Buch als auch der derzeitige Standort des Buches im Regal an der gegenüberliegenden Wand aufgrund der optischen Sinneswahrnehmung bewusst. Die nun folgenden Bewegungen des Gehens und Ergreifens des Buches laufen unbewusst ab. Die Art und Weise der Beinbewegung, die zeitliche Reihenfolge und Intensität der Aktivierung der Handmuskeln erfolgen unwillkürlich.

Das Individuum kann Muskulatur nur über die beabsichtigte Bewegung und nicht über die „kortikale Ansteuerung" des einzelnen Motoneurons erreichen.

> **Wichtig**
>
> „Das Gehirn denkt nicht in Muskeln, sondern in Bewegungen!" (J.H. Jackson)

Die **Art und Weise der Bewegung** hängt vom augenblicklichen Zustand des ZNS und des Bewegungsapparates ab. Je nach Position des Körpers und allgemeinem Aktivitätszustand wird eine Bewegung mit anderen Muskelgruppen und in unterschiedlicher Intensität durchgeführt. Das realisierte Bewegungsmuster stellt daher weniger ein strukturelles als vielmehr ein funktionelles Ergebnis dar.

Erst wenn nach erfolgter Induktion der Bewegung Gegebenheiten eine **bewusste Einflussnahme auf die Bewegung** erforderlich machen, wird die höchste Ebene erneut aktiviert. Dies geschieht vor allem dann, wenn die hierarchisch untergeordneten Ebenen mit der Bearbeitung der sensiblen Afferenzen „überfordert" sind, und die afferenten Signale der Sinnesrezeptoren über den Thalamus die höchste Ebene erreichen.

> **Beispiel**
>
> Eine Person fährt Fahrrad und führt unwillkürlich die erforderlichen Gleichgewichtsreaktionen aus, bis unerwartet ein Fußball vor ihr auf die Straße rollt. Die sensorischen Afferenzen der Augen als optische Sinnesrezeptoren bewirken die bewusste Veränderung des Bewegungsprogramms „Fahrradfahren" und veranlassen ein abruptes Abbremsen.

Die bewusste Wahrnehmung von sensorischen Afferenzen auf kortikaler Ebene führt in der Regel zu einer bewussten **Korrektur der motorischen Aktivität**.

> **Beispiel**
>
> Propriozeptoren können beim Anheben eines Gegenstandes das Gefühl vermitteln, ein Gegenstand sei „zu schwer", was zu einer langsameren Hebebewegung unter einer erhöhten Rekrutierung motorischer Einheiten führen kann, oder zu der Entscheidung, den Gegenstand zu zweit anzuheben.

Bewegungsprogramme

Das ZNS arbeitet **programmorganisiert**.
- **Angeborene, also ererbte Programme** wie das Atmen, Saugen, Schlucken, Greifen, die Fortbewegung u. a. werden im Laufe des Lebens ergänzt
- durch zahlreiche **erlernte Programme**.

Einige Lehrmeinungen (Vojta) gehen sogar davon aus, dass die pränatal angelegten Bewegungsprogramme die Grundbausteine der menschlichen Motorik sind, auf denen die später erlernten Programme aufbauen können. Diese laufen nach häufiger Wiederholung im Sinne des motorischen Lernens nahezu automatisch ab, wie es z. B. beim Gehen, Schreiben und unterschiedlichen Sportarten der Fall ist.

Betrachtet man Bewegungsabläufe beim Menschen, so findet sich eine Ähnlichkeit in der **Ausprägung arttypischer Bewegungsmuster**.

> **Beispiel**
>
> - Beim zügigen Gehen ohne zusätzlich zu tragende Lasten lässt sich beim Vorschwingen des Spielbeins das Rückschwingen des gleichseitigen Armes sowie das Vorschwingen des Armes der Gegenseite beobachten.
> - Beim schnellen Laufen, bei dem eine rasche Abfolge der Armbewegung erforderlich ist, erfolgt das Armpendel bei annähernd rechtwinklig gebeugtem

Ellbogengelenk. Darüber hinaus geht es mit einer verstärkten Thoraxhebung einher, um die Kapazität der Lungen ausschöpfen zu können.

Andererseits weisen gleiche Bewegungsabläufe interindividuell spezifische Unterschiede auf, sodass man z. B. viele Menschen bereits aus der Ferne an ihrem Gangbild erkennen kann.

Die Ausprägung bestimmter Bewegungsmuster lässt sich auf die programmorientierte Arbeitsweise des ZNS zurückführen.

> **Wichtig**
>
> Im Sinne eines motorischen Lernens etablieren sich bei jedem Individuum unter physiologischen Voraussetzungen **Bewegungsmuster**, die
> - **effektiv,**
> - **ökonomisch** und
> - **strukturschonend**
>
> sind.

Sowohl die interindividuellen Gemeinsamkeiten als auch die spezifischen Unterschiede der Bewegungsprogramme lassen auf die Fähigkeit des ZNS schließen, Informationen aus der Peripherie zielgerichtet verarbeiten zu können.

Unter diesen Gesichtspunkten stellt das Bewegungsmuster der aufrechten Körperhaltung (AKH) nach Brügger im Rahmen der Evolution mit der Umstellung vom Vierfußgang zum bipedalen Gang eine optimale Anpassung an externe und interne Gegebenheiten dar. Es ist ein Bestandteil der phylogenetischen Entwicklung des Menschen (s. Kap. 3.1).

1.3 Motorisches Lernen

Neueren Erkenntnissen zufolge hängt die Struktur des Gehirns und somit auch seine Funktion ganz wesentlich davon ab, wie es benutzt wird. Die früher bestehende Vorstellung, nach seiner Reifung sei das Gehirn weitgehend unveränderlich, wird durch neuere Untersuchungen immer mehr widerlegt. Diese **Plastizität des zentralen Nervensystems** ist die Grundlage von Lernprozessen und Gedächtnisleistungen, die die elementare Voraussetzung für die Überlebensfähigkeit unter veränderlichen Umweltbedingungen bilden.

Motorische Lernprozesse als Teilbereich des Lernens beruhen daher auf der Fähigkeit des zentralen Nervensystems, sich neuen motorischen Aufgaben anzupassen.

> **Wichtig**
>
> Wirft man einen Blick auf die physiologischen Vorgänge, die motorischen Lernprozessen zugrunde liegen, so ist nachweisbar, dass die wiederholte neuronale Stimulation zu einer **Steigerung der synaptischen Übertragung** führt (Langzeitpotenzierung). Dieser zentralnervöse Anpassungsprozess ist mit einem „Trampelpfad" vergleichbar, der durch ständigen Gebrauch verbreitet und befestigt wird, und schließlich zur „Daten-Autobahn" wird.

In verschiedensten, v. a. sportwissenschaftlichen Untersuchungen stellt die Optimierung neu zu lernender Bewegungsabläufe ein zentrales Thema dar. Dazu wurde der Frage nachgegangen, wie motorisches Lernen abläuft, und in verschiedenen **Modellen** dargestellt, die jeweils Teilbereiche der Problematik erfassen.

> **ⓘ Tipp**
>
> Da die Vermittlung und Automatisierung neuer Bewegungsmuster im Brügger-Konzept eine große Rolle spielt, fließen Erkenntnisse aus dem Bereich des motorischen Lernens in die Therapie ein (s. auch Kap. 6.7 „ADL-Training").

Vorgestellt werden im Folgenden:
- das Closed Loop-Modell,
- die Schematheorie und
- die Stadien des Lernprozesses.

1.3.1 Closed Loop-Modell

Nach dem Closed Loop-Modell von Adams (1971) geht einer Bewegung ein **sensorisches Engramm** voraus, eine Vorstellung der neu durchzuführenden Bewegung. Sensorische Impulse, die nicht auf die eigene Bewegung zurückzuführen sind, werden auch als **Ex-Afferenzen** bezeichnet. Wenn sie einer Bewegung vorangehen und für sie von Bedeutung sind, werden sie auch **Feedforward-Informationen** genannt. Sie sind ein wichtiger Bestandteil der Bewegungsplanung.

❯ Beispiel

▬ Ein entgegenkommendes Auto, der Ball beim Volleyballspiel oder die Größe eines anzuhebenden Gegenstandes bestimmen die nachfolgende Bewegung.

▬ Der optische Eindruck des Gewichtes eines zu hebenden Gegenstandes nimmt Einfluss darauf, wie viele motorische Einheiten rekrutiert werden.

Wichtig

Je mehr sensorische Ex-Afferenzen über das optische, akustische und mechanorezeptive System vermittelt werden, umso präziser ist das sensorische Engramm.

ℹ Tipp

Eine neue zu lernende Bewegung sollte
▬ vorher besprochen werden (Hören),
▬ der Therapeut sollte sie vormachen (Sehen), und
▬ der Patient sollte sie an sich selber spüren (Propriozeption), evtl. unter Fazilitation durch den Therapeuten (Exterozeption) und ggf. am Therapeuten.

Die sensorischen Impulse, die durch eine Bewegung entstehen, werden auch als **Re-Afferenz** oder **Feedback-Informationen** bezeichnet. Sie spielen eine wesentliche Rolle für das motorische Lernen.

Konsequenzen für die Therapie

Je umfangreicher die Re-Afferenzen einer neuen Bewegung für den Patienten sind, umso leichter fällt ihm das Erlernen eines neuen Bewegungsmusters. Das heißt, dass das Feedback viele sensorische Bereiche erfassen soll:

▬ **Verbales Feedback:** Präzise Bewegungsaufträge sollten sich schwerpunktmäßig auf eine Korrektur pro Bewegungsdurchführung beschränken und den Patienten nicht überfordern, der Therapeut kann die Bewegungsqualität prozentual bewerten.

▬ **Optisches Feedback:** Es bieten sich beispielsweise eine Videodarstellung des Patienten, der Einsatz des Spiegels oder eine Demonstration des momentanen Übungsstandes durch den Therapeuten an.

▬ **Taktiles Feedback:** Dies schließt die Fazilitation der Bewegung, das Spüren der Differenz von der ursprünglichen zur gewünschten Bewegung und den Einsatz von Tape mit ein.

Wichtig

Aus tierexperimentellen Untersuchungen weiß man, dass die Bedeutung von Re-Afferenzen im Vergleich zu Ex-Afferenzen für die gelungene Ausführung von Bewegungsabläufen um ein Vielfaches höher ist.

ℹ Tipp

Für die Verbesserung der motorischen Leistung und einen gelungenen Transfer der neuen Bewegungsmuster in den Alltag ist es unabdingbar, die Bewegungsmuster variantenreich üben zu lassen, anstelle der in der Praxis oft üblichen theoretischen Anleitung von Patienten in verschiedenen Alltagssituationen.

1.3.2 Schematheorie

Nach der Schematheorie von Schmidt (1975, 1988, 1990) wird das Bestehen spezifischer motorischer Engramme für **jede** Bewegung negiert. Schmidt propagiert vielmehr die Existenz von

▬ generalisierten motorischen Programmen (GMP) und

▬ motorischen Handlungsschemata,
da Menschen in der Lage sind, vorher noch nie gemachte Bewegungen durchzuführen.

Ein **generalisiertes motorisches Programm** scheint die **Reihenfolge** der verschiedenen Aktivitäten einer Bewegungshandlung zu bestimmen. Dies ist vergleichbar mit den Gesetzmäßigkeiten des Satzbaus, die die Reihenfolge bestimmter Wortarten festlegen (Subjekt-Prädikat-Objekt). Innerhalb des generalisierten motorischen Programms gibt es

▬ **unveränderliche (invariante) Parameter**, wie z. B. den relativen Krafteinsatz, und

▬ **veränderliche (variante) Parameter** wie die Gesamtdauer der Bewegung, den Gesamtkraftaufwand und die Muskelselektion.

Wichtig

Im Gehirn sind beispielsweise nicht unendlich viele Bewegungsprogramme des Werfens abgespeichert, sondern die **Gesetzmäßigkeiten** der Wurfbewegung ganz generell.

Die **Spezifizierung** des generalisierten motorischen Programms erfolgt durch die vier verschiedenen **Komponenten des motorischen Handlungsschemas.** Sie umfassen:

- **Anfangsbedingungen:** Sie beinhalten Informationen aus Organismus und Umfeld.
- **Aktivitätseigenschaften:** Zu ihnen gehören Informationen über Richtung, Geschwindigkeit und Genauigkeit der durchzuführenden Bewegung.
- **Sensorische Konsequenzen:** Feedback-Informationen werden während der Durchführung der Bewegung fortlaufend weitergegeben (Re-Afferenzen).
- **Aktivitätsresultat:** Informationen über den Erfolg der Handlung werden im Vergleich zum gewünschten Resultat übermittelt.

Die Speicherung dieser vier Informationsquellen führt nach mehrmaliger Wiederholung derselben Bewegung zu einer abstrakten Beziehung zwischen den Komponenten. Motorisches Lernen kann demzufolge als Erwerb von Aktionsschemata angesehen werden.

Konsequenzen für die Therapie

Besteht der Lernprozess aus einer Speicherung von Gesetzmäßigkeiten einer Bewegung, so hat dies Konsequenzen für die Therapie, wenn ein Patient in die Lage versetzt werden soll, neue Bewegungsmuster selbstständig in seinen Alltag zu integrieren und folglich vorher nicht trainierte Situationen zu meistern.

> ℹ **Tipp**
>
> Folgende Aspekte sollten in der Therapie berücksichtigt werden:
>
> - **Variabilität der Übungen:** Ein Bewegungsmuster sollte in verschiedenen Ausgangsstellungen und situativen Zusammenhängen erarbeitet werden. Je größer die Variabilität der Übungen ist, umso besser kann das neue Bewegungsmuster auch auf unbekannte Situationen übertragen werden.
> - **„Context effects":** Durch das Üben von verschiedenen Bewegungen hintereinander im Gegensatz zum mehrmaligen Üben der gleichen Bewegung (Blocküben) ist die Bewegungsausführung in vorher nicht geübten Situationen signifikant besser. Die Bewegungsqualität der jeweils geübten Bewegung verbessert sich allerdings eher durch das Blocküben.
> - **Feedback:** Soll der Patient in seinem Alltag selbstständig werden, so ist ein direktes Feedback durch den Therapeuten (Extrinsic Feedback) nach jeder Bewe-

gungsausführung hinderlich, auch wenn es die Bewegungsqualität kurzfristig verbessert. Ein Feedback nach mehreren Ausführungen dagegen bewirkt die Konzentration des Patienten auf die sensorischen Afferenzen infolge der Bewegung (Intrinsic Feedback). Er wird dadurch unabhängiger vom Feedback des Therapeuten und ist für seinen Alltag besser gerüstet.
- **Transfer:** Die Fähigkeit, eine neu gelernte Bewegung in andere Situationen zu übertragen, wird durch die Gestaltung der Übungssituation beeinflusst. Je realistischer das Umfeld in der Lernphase gestaltet wird, umso größer ist der Transfer. Darüber hinaus ist der Transfer passiv geführter oder ausschließlich fazilitierter Bewegungsabläufe deutlich geringer im Vergleich zu aktiv durchgeführten Bewegungen.
- **Mentales Training:** Wird ein Bewegungsablauf mental wiederholt, so ist ein deutlicher Trainingserfolg bei der Ausführung der Bewegung zu verzeichnen.

> **Wichtig**
>
> Die gewonnenen Erkenntnisse sollen ein Feedback nach jeder Bewegungsausführung, passiv geführte Bewegungen, Fazilitationshilfen oder Blockübungen nicht ausschließen. Diese Maßnahmen erleichtern die **anfängliche Vermittlung** eines neuen Bewegungsmusters. Ihr Einsatz sollte jedoch im weiteren Verlauf des Trainings kritisch hinterfragt und nach Möglichkeit abgebaut werden.

1.3.3 Stadien des Lernprozesses

Der Lernprozess motorischer Fähigkeiten lässt sich in verschiedene **Stadien** unterteilen. Neurophysiologisch wird diese Vorstellung gestützt, da während eines motorischen Lernprozesses die Aktivierung verschiedener Hirnregionen nachgewiesen werden kann, die in Bezug zum jeweiligen Lernstadium steht.

> **Wichtig**
>
> In der Therapie sollten in Anpassung an das jeweilige Lernstadium unterschiedliche Strategien zur Verbesserung der Bewegungsdurchführung angewendet werden.

Folgt man der Einteilung in **drei Stadien**, lassen sich
- ein kognitives,
- ein assoziatives und
- ein autonomes Stadium

unterscheiden.

Kognitives Stadium

Das kognitive Stadium ist durch **das Verstehen der Aufgabenstellung und das Erlernen der Bewegung** gekennzeichnet. Dazu werden unterschiedlichste Informationsquellen (z. B. optisches und akustisches System) genutzt und verschiedene Strategien ausprobiert.

In diesem Stadium ist das Feedback durch den Therapeuten wesentlich für die Steigerung der Bewegungsqualität.

Assoziatives Stadium

Im assoziativen Stadium ist die beste **Strategie für die Lösung der Aufgabenstellung** gefunden. Es gilt nun, die Bewegungsdurchführung in Details zu verbessern.

In diesem Stadium nimmt die Bedeutung des Feedbacks durch den Therapeuten ab. Für die weitere Verbesserung der Bewegungsabläufe sind vornehmlich die Re-Afferenzen von Bedeutung.

Autonomes Stadium

Im autonomen Stadium erfolgt die Bewegung **automatisiert.**

In diesem Stadium kann die gelernte Bewegung mit anderen Tätigkeiten (z. B. Reden über ein anderes Thema) kombiniert werden. Einzelne verbesserungswürdige Aspekte der Bewegung können gezielt ins Bewusstsein gerufen werden.

Pathoneurophysiologie der gestörten Bewegung

Sabine Kubalek-Schröder

2

Funktionsabhängige Beschwerdebilder des Bewegungssystems äußern sich in Störungen des physiologischen Bewegungsablaufs. Diese können mit **Schmerzen am Haltungs- und Bewegungsapparat** einhergehen, die durch bestimmte Bewegungen oder Körperhaltungen ausgelöst oder verstärkt werden.

Da diesen Schmerzen häufig ein pathomorphologisch verändertes Korrelat im Gewebe fehlt, wurden in den vergangenen Jahrzehnten zunehmend psychogene Mechanismen für die strukturell nicht erklärbaren Schmerzphänomene verantwortlich gemacht. In neuerer Zeit konzentrieren sich Disziplinen wie die Schmerzbiologie und Schmerzphysiologie auf die **Dreidimensionalität des Schmerzes** mit seinen

- sensiblen,
- kognitiven und
- affektiven

Komponenten (◘ Abb. 2.1).

Während die **sensible Dimension** Lokalisation, Art, Intensität, Qualität und Verlauf des Schmerzes beinhaltet, werden unter der **kognitiven Dimension** alle Auswirkungen des Schmerzes auf unsere Gedanken zusammengefasst. Die **affektive Dimension** spiegelt die Gefühle wider, die der Schmerz in uns auslöst.

Nachdem sich **Schmerzdiagnostik und -therapie** zunächst vorwiegend mit der sensiblen Dimension befasst haben, werden nun verstärkt die kognitiven und affektiven Aspekte herangezogen, um zu neuen Erklärungsmodellen und Behandlungsansätzen zu kommen. Betont wird in

diesem Zusammenhang, dass Gedanken und Gefühle durch Verschaltung der entsprechenden zentralnervösen Strukturen das Schmerzerleben beeinflussen und daher in eine erfolgreiche Therapie mit einbezogen werden müssen.

Die Überlegungen Brüggers gehen über die gängigen Modelle zur Schmerzentstehung weit hinaus. Unter Anerkennung der kognitiven und affektiven Zusammenhänge erfährt v. a. die sensible Dimension eine deutliche Erweiterung: Im Rahmen des **nozizeptiven somatomotorischen Blockierungseffekts (NSB)** kommt dem Schmerz eine **Schutzfunktion** zu, die im menschlichen Organismus zu einer Verhaltensänderung führt, um

- drohenden Schaden abzuwenden oder
- einen bestehenden Schaden zu schützen und ggf. seine Heilung zu ermöglichen.

> **Wichtig**
>
> Die wahrgenommenen Schmerzen können sich an anderer Stelle als der ursächlich zugrunde liegende Schaden befinden und haben daher nur scheinbar kein morphologisches Korrelat.

Dieses Modell fügt sich widerspruchslos in das Gedankengut der Stressbiologie ein: Der menschliche Körper als Träger der genetischen Information verfügt über physiologische Mechanismen und Verhaltensstrategien, um das **Überleben** und die **Erhaltung der Homöostase** zu sichern, um seiner Aufgabe der **Sicherung und Weitergabe des Erbgutes** gerecht werden zu können. Zur Abwehr

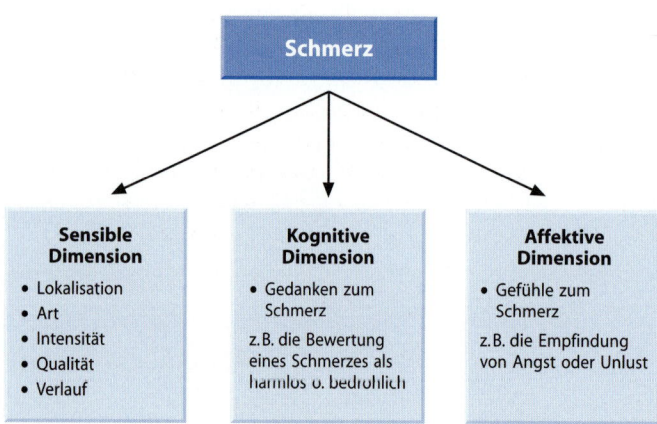

◘ **Abb 2.1.** Dreidimensionalität des Schmerzes

schädigender Einflüsse stehen ihm komplexe Abwehrmechanismen zur Verfügung, um funktionstüchtig zu bleiben. Schmerz kann in diesem Kontext als ein Bestandteil der Stressreaktion betrachtet werden, die den Organismus zu notwendigen Verhaltensänderungen motiviert und somit eine Schutzfunktion übernimmt.

> **Wichtig**
>
> Die Komplexität dieser Schutzfunktion wurde von Brügger erstmals beschrieben und ihre Gesetzmäßigkeiten seit den 50er-Jahren des vergangenen Jahrhunderts untersucht. Sein Konzept bietet ein schlüssiges Erklärungsmodell für eine Vielzahl von Schmerzphänomenen, die in der Medizin bis heute unerforscht geblieben sind.

2.1 Störfaktoren

Alle körperimmanenten Faktoren, die einem funktionellen Beschwerdebild ursächlich zugrunde liegen können, werden im Folgenden als **Störfaktor** bezeichnet. Unter diesem Begriff werden
- drohende Schädigungen des Organismus und
- bereits bestehende Schädigungen des Organismus

zusammengefasst, die eine Schutzreaktion erforderlich machen können.

Störfaktoren können unterschiedlichster Natur sein.

Drohende Schädigungen des Organismus

Drohende Schädigungen können
- eine für die Körperstrukturen **zu hohe Druck-, Zug- oder Biegebelastung** sowie
- **Torsions-** oder tangential angreifende **Scherkräfte**

sein.

Bestehende Schädigungen des Organismus

Bereits bestehende Schädigungen des Organismus gehen mit **pathomorphologischen Gewebeveränderungen** einher, die z. B.
- degenerativer,
- entzündlicher und
- tumoröser Art

sein können, um nur einen kleinen Ausschnitt zu nennen.

> **Wichtig**
>
> Allen Störfaktoren gemeinsam ist die nozizeptive Erfassung durch Rezeptoren und die zentralnervöse Verarbeitung der afferenten Impulse aus dem bedrohten oder geschädigten Gewebe, die bei ausreichender Summation zu einer Schutzreaktion führen.

Bekannte Phänomene sind in den verschiedensten medizinischen Disziplinen zu finden.

❯ Beispiel

- Im Rahmen eines akuten Abdomens, dessen Ursache z. B. eine entzündliche Reaktion im Bauchraum sein kann, erfährt die Bauchmuskulatur eine sog. „Abwehrspannung", um durch eine Ruhigstellung den ungestörten Ablauf reparativer Vorgänge zu ermöglichen.
- Dagegen findet man bei einer Vergrößerung der Gallenblase durch Verschluss des Gallengangsystems, dem sog. Gallenblasenhydrops, eine deutliche Tonusherabsetzung im Bereich der pathologisch veränderten Gallenblase, da hier der Druck der Bauchdecke die Nozizeption erhöhen würde; die Schwellung lässt sich somit in der Regel gut palpieren. Die übrige Bauchdecke steht unter massiver Abwehrspannung.
- Bekannt ist die akute „Kniegelenksblockierung" mit der sog. Giving-way-Symptomatik bei Meniskusschaden. Wird beispielsweise Innenmeniskusgewebe bei bestehendem Korbhenkelriss beim Gehen eingeklemmt, kommt es zu einer plötzlichen, stark schmerzhaften Bewegungsbehinderung, oft in Verbindung mit dem akuten Verlust der Tragefunktion des betroffenen Beines. Dieses Phänomen lässt sich nicht mechanisch erklären, da die Muskulatur ohne Schwierigkeiten das vergleichsweise geringfügige mechanische Hindernis, das das Meniskusgewebe darstellt, überwinden könnte. Die auftretende schmerzhafte Behinderung der Kniegelenksbeweglichkeit ist vielmehr eine muskuläre Schutzreaktion, um eine Vergrößerung des Meniskusschadens zu verhindern.
- Schonhaltungen nach Operationen und Traumen sowie „Schmerzskoliosen" bei Nervenwurzelreizungen stellen zentralnervös organisierte Schonprogramme dar.

Weniger bekannte **Ursachen für Schmerzen am Bewegungssystem** mit einem sehr hohen Stellenwert sind nach den Erkenntnissen Brüggers jedoch

- Fehlbelastungen des Skelettsystems infolge krummer Körperhaltung und
- Funktionsbeeinträchtigungen des Muskelgewebes.

Diese letztgenannten Störfaktoren sind maßgeblich auf **zwei Entwicklungen** zurückzuführen, die mit der zunehmenden Technisierung des Alltags einhergegangen sind. Analysiert man deren Auswirkung auf das menschliche Bewegungssystem, finden sich im Allgemeinen

- **zunehmende Bewegungsarmut** und
- **abnehmende Bewegungsvielfalt**.

Bewegungsarmut

Die zunehmende Motorisierung hat dazu geführt, dass der Mensch sich im Alltag deutlich weniger bewegt. Er fährt Auto, Bus und Zug, statt kleinere oder auch einmal größere Strecken zu Fuß zurückzulegen; er fährt Rolltreppe und Fahrstuhl, anstatt Treppe zu steigen.

Die Industrialisierung, Technisierung und Rationalisierung der Arbeitswelt haben zur Folge, dass auch die Bewegung am Arbeitsplatz in vielen Fällen auf ein Minimum reduziert ist.

Betrachtet man gängige Freizeitaktivitäten, die dem Ausgleich der berufsbedingten Bewegungsarmut dienen könnten, so dominieren bewegungsarme Aktivitäten, wie z. B. Fernsehen und Sitzen am Computer, die Freizeitgestaltung vieler Menschen. Auch der Alltag von vielen Kindern und Jugendlichen ist bereits vor Eintritt in das Berufsleben von wenig und einseitiger Bewegung geprägt.

Bewegungsmonotonie

Mit Bewegungsarmut geht eine Abnahme der Bewegungsvariabilität einher. Zahlreiche Tätigkeiten und Arbeitsplätze sind von Bewegungs- und Haltungsmonotonie gekennzeichnet, wie beispielsweise eine sitzende Berufstätigkeit am PC, Fließbandarbeit und lange Autofahrten.

Dies bedeutet eine häufige Wiederkehr gleichförmiger Bewegungsmuster.

Bewegungsmonotonie und Bewegungsarmut begünstigen die Entwicklung bestimmter Störfaktoren im menschlichen Organismus. Im Gegenzug wird verständlich, weshalb körperlich aktive Menschen im Allgemeinen weniger Störfaktoren entwickeln und daher weniger Schmerzen am Haltungs- und Bewegungsapparat verspüren.

> **Wichtig**
>
> Auch wenn man zwischen mehr und weniger geeigneten Sportarten unterscheiden kann, so spielt die Art der körperlichen Aktivität doch eine eher untergeordnete Rolle; den wichtigsten Aspekt stellt die Bewegung an sich dar.

2.1.1 Häufig auftretende Arten von Störfaktoren

Die Störfaktoren, die durch Bewegungsarmut und Bewegungsmonotonie begünstigt werden, betreffen vorwiegend

- die Fehlbelastung des Skelettsystems infolge krummer Körperhaltung,
- muskuläre Kontrakturen und
- mechanische Überlastungsödeme von Muskeln und Gelenken.

Fehlbelastung des Skelettsystems infolge krummer Körperhaltung (s. auch Abschnitt 2.4.1)

Analysiert man die Auswirkungen von Bewegungsarmut und -monotonie auf den menschlichen Haltungs- und Bewegungsapparat, so ist eine Verschiebung im ausgewogenen Verhältnis von Bewegungsmustern der aufrechten und krummen Körperhaltung hin zu **gehäuft auftretenden Bewegungselementen der krummen Körperhaltung** zu beobachten (vgl. Kap. 3.1 und 3.2). Daraus resultiert eine Überlastung bzw. Fehlbelastung des Skelettsystems, die sich insbesondere auf den Rumpf auswirkt (◘ Abb. 2.2):

- Für die Wirbelsäule bedeutet dies eine vermehrte **Biegebelastung**, die nozizeptiv erfasst wird.
- Im Bereich des ventralen Rumpfes führt eine verstärkte **Kompression der sternokostalen Verbindungen**, v. a. der Übergänge 5 und 6, der **Sternoklavikulargelenke** und der **Akromioklavikulargelenke** zur Stimulation der Nozizeptoren.
- Des Weiteren erfahren die **Brusthöhle** und der **Bauchraum** eine **Verkleinerung**, die die Funktion der inneren Organe beeinträchtigen kann. Die Vitalkapazität der Lunge ist beispielsweise bei gesenktem Brustkorb deutlich herabgesetzt.

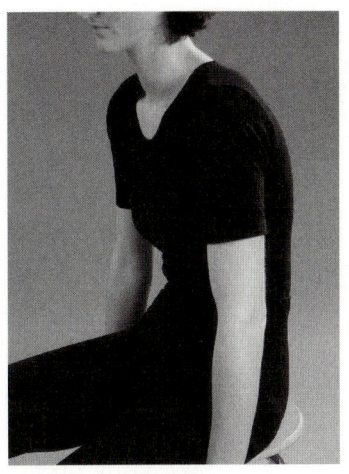 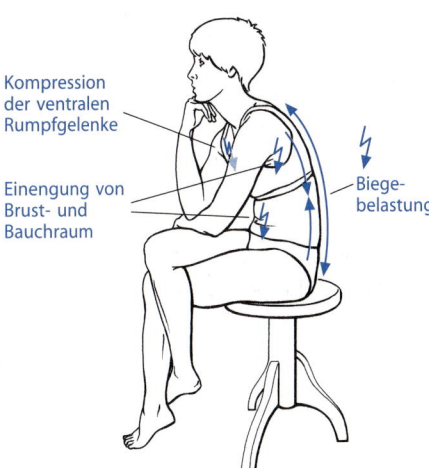

■ **Abb 2.2.** Typische Orte der Fehlbelastung des Skelettsystems infolge krummer Körperhaltung

Kompression der ventralen Rumpfgelenke

Einengung von Brust- und Bauchraum

Biegebelastung

Muskuläre Kontraktur (s. auch Abschnitt 2.4.2)

Das menschliche Muskelgewebe hat durch seine kontraktilen Bestandteile die Fähigkeit, sich zu verkürzen (**Kontraktionsfähigkeit**) und zu verlängern (**Dekontraktionsfähigkeit**). Durch Bewegungsarmut und eine Konzentrierung von Bewegungsmustern der krummen Körperhaltung büßen zahlreiche Muskeln ihr Bewegungsausmaß ein.

> **Wichtig**
>
> Jedes Defizit eines Muskels, seine physiologische Länge zu erreichen, wird als **muskuläre Kontraktur** bezeichnet.

Sie kann durch die Bewegung in einem eingeschränkten Ausmaß entstehen, bei der eine endgradige Verlängerung des Muskels unterbleibt; meist überwiegt seine konzentrische Aktivierung. Der Muskel verliert seine Dekontraktionsfähigkeit.

In der Praxis lassen sich **zwei Phänomene** häufig beobachten:

- Bereits wenige kurzfristige therapeutische Maßnahmen zur Beseitigung der muskulären Kontraktur, wie sie in der Funktionsanalyse (s. Kap. 4.3.2 „Diagnostische Dekontraktionen") verwendet werden, führen in der Mehrzahl der Fälle zu einer signifikanten Vergrößerung des Bewegungsausmaßes. Dies ist auch dann der Fall, wenn das Beschwerdebild schon viele Jahre besteht.
- Folgen keine weiteren muskelverlängernden Maßnahmen bzw. erfolgt keine Sicherung des hinzugewonnenen Bewegungsausmaßes durch dessen Integration in den Alltag, ist in kürzester Zeit ein Verlust der Dekontraktionsfähigkeit und eine Rückkehr in den Ausgangszustand zu beobachten.

Diesen Beobachtungen zufolge scheint ein **Längendefizit ohne gravierende strukturelle Veränderungen** auch über einen längeren Zeitraum hinweg bestehen zu können.

Unserer Hypothese zufolge wäre eine „**neuronale Abspeicherung**" des Längendefizits denkbar. In Anlehnung an die neueren Erkenntnisse zur Plastizität des zentralen Nervensystems könnte die Einschränkung des Bewegungsausmaßes zu einer Sollwertverschiebung der zentral gespeicherten Muskellänge im Sinne einer Angleichung an den Istwert des aktuell genutzten Bewegungsausmaßes führen.

Bei **Fortdauer der Bewegungseinschränkung** kann es zu einer Anpassungsreaktion im Bereich der kontraktilen Einheiten kommen.

> **Exkurs**
>
> Eine Anpassungsreaktion der Muskulatur an eine fortdauernde Bewegungseinschränkung wurde im Tierversuch bei Ruhigstellung im Gips bereits nach einer Versuchsdauer von wenigen Stunden beschrieben. Während sich an der in Verlängerung eingegipsten Muskulatur zusätzliche Sarkomere anlagerten, erfuhren die in Annäherung eingegipsten Muskelfasern einen **Abbau der in Serie geschalteten Sarkomere**. Allerdings darf in Frage gestellt werden, ob dieses Phänomen bei nicht ruhig gestellten Personen mit variantenreichen Bewegungsmustern eine bedeutende Rolle spielt.

2

Am Ende einer längeren muskulären Annäherung steht der **bindegewebige Umbau des Muskelgewebes**. Das Bindegewebe des Endo-, Peri- und Epimysiums, das die kontraktilen Einheiten umgibt, befindet sich in einem steten Umbauprozess gemäß der stimulierenden Spannungsreize bei Kontraktion und Dekontraktion. Unterbleiben diese Belastungsreize beispielsweise bei einem Muskel, der nicht mehr endgradig verlängert wird, so hat dies einen **Abbau der Grundsubstanz** und in geringerem Ausmaß auch der **kollagenen Fasern** zur Folge. Darüber hinaus bilden die kollagenen Fasern, durch den Verlust von Grundsubstanz angenähert, Verknüpfungen untereinander, sog. **pathologische Crosslinks**, die die Muskelverkürzung manifestieren.

> ℹ **Hinweis**
> Muskuläre Kontrakturen sind meist reversibel. Stark bindegewebige Verkürzungen müssen zahlreichen Dehnreizen einer höheren Intensität über einen langen Zeitraum hinweg ausgesetzt werden, um zu einer Verlängerung zu gelangen.

> **Wichtig**
>
> Wird der kontrakte Muskel auf Länge gefordert, sei es durch eine „passive" Dehnung (vgl. Kap. 1.1.5), sei es durch eine aktive Dekontraktion, werden die **Nozizeptoren im Muskelgewebe** stimuliert.

Häufig betroffene Muskeln

Da beim Bewegen in krummer Körperhaltung charakteristische Bewegungselemente wiederholt auftreten, gibt es bestimmte **Muskeln, die zu Kontrakturen neigen** und gehäuft zu Störfaktoren werden (vgl. Kap. 3.4 „Muskelverbände"), wie z. B.

- die Bauchmuskulatur,
- die horizontal adduzierende Schultermuskulatur,
- die armsenkende, adduzierende und innenrotierende Muskulatur des Schultergelenks,
- die Nackenmuskulatur,
- die extendierende, adduzierende und innenrotierende Muskulatur des Hüftgelenks und
- die zehen- und fußflektierende Muskulatur.

Darüber hinaus gibt die Anamnese des Patienten bezüglich seiner Berufstätigkeit und anderer **in seinem Alltag vorherrschenden Bewegungsmuster** Aufschluss über die mögliche Lokalisation von Kontrakturen (vgl. Kap. 4.1.1 „Anamnese").

> ❯ **Beispiel**
> - Eine Person mit einem überwiegend stehenden Beruf wie ein Lagerist oder Schalterbeamter kann u. a. eine Kontraktur der hüftextendierenden Muskulatur entwickeln.
> - Eine Person mit einem überwiegend sitzenden Beruf am Schreibtisch kann u. a. eine Kontraktur der ventralen Rumpfmuskulatur entwickeln.
> - Eine Person, die vorwiegend Schuhe mit einem erhöhten Absatz trägt, kann u. a. eine Kontraktur der fußflektierenden Muskulatur entwickeln.

Mechanisches Überlastungsödem (s. auch Abschnitt 2.4.3)

Mechanische Überlastungsödeme treten vornehmlich auf

- im **Muskelgewebe** und
- in kleinen **gelenkigen Verbindungen**.

Muskulatur

Mechanische Überlastungsödeme im Bereich der Muskulatur können hervorgerufen werden

- durch **intensiv repetierende Bewegungen** oder
- **kurzzeitige Maximalbelastungen**.

Intensiv repetierende Bewegungen

Haltungs- und Bewegungsmonotonie führen zu einer einseitigen Beanspruchung immer wieder gleicher Muskeln.

Bereits 1926 wurde von Obolenskaja und Goljanitzki in einer Reihe von Untersuchungen festgestellt, dass nach **längerer Wiederholung rascher einförmiger Bewegungen**, die mit einer gewissen Muskelanspannung durchgeführt werden, entzündungsähnliche Zustände auftreten

- im Interstitium,
- im Bereich der Sehnen und Sehnenscheiden,
- im angrenzenden Bindegewebe und
- in den beteiligten Gelenken.

Es ließen sich **Ödeme der Faszien** in der Nähe von Sehnen und **Ödeme im Interstitium der Muskulatur** beobachten.

Zahlreiche Tätigkeiten des täglichen Lebens weisen entsprechend intensive, repetierende Belastungen auf.

> ❯ **Beispiel**
> Das längere Schreiben mit dem Stift oder an einer Tastatur, Fließbandarbeiten, diverse Arbeiten im Haushalt, wie z. B. das Bügeln, aber auch verschiedene Sportarten sowie Handarbeiten können zu einem

mechanischen Überlastungsödem in der ausführenden Muskulatur führen.

ℹ Hinweis

In der Literatur wird diese Form des mechanischen Überlastungsödems auch als Obolenskaja-Goljanitzki-Effekt (OGE) bezeichnet.

> **Wichtig**
>
> Besonders bei Muskeln, die **in Annäherung von Ansatz und Ursprung arbeiten**, besteht die Gefahr einer mechanischen Überlastung, da die unterstützende Wirkung der parallel- und seriell-elastischen Komponente bei der Muskelkontraktion herabgesetzt ist (◻ Abb. 2.3).

Kurzzeitige Maximalbelastungen

Darüber hinaus können auch kurzzeitige Maximalbelastungen von Muskeln und ihren sehnigen Insertionen zu einer mechanisch bedingten Ödembildung führen. Dies ist der Fall bei

- **extremer Kontraktion** eines Muskels und
- **unkontrolliert schneller Entfernung** der Gelenkpartner, wie beispielsweise bei einer Zerrung.

Traumen unterschiedlichster Genese, wie z. B. die Schleuderverletzung der Halswirbelsäule (s. Kap. 10.3.2), und Stürze können solche Maximalbelastungen darstellen, da sie häufig sowohl mit muskulären Zerrungen als auch mit atypischen Kontraktionsbelastungen durch entsprechende Schutzreaktionen verbunden sind.

❯ Beispiel

- **Unkontrolliert schnelle Entfernung:** Ein Fußballspieler, dem auf dem feuchten Untergrund des Spielfeldes das Bein seitlich wegrutscht, kann ein mechanisches Überlastungsödem im Bereich des M. pectineus entwickeln.
- **Maximale Kontraktion als Schutzreaktion:** Ein Schlittschuhläufer spürt, dass er im Begriff steht, auf sein Gesäß zu fallen. Um im Gleichgewicht zu bleiben und den Sturz zu vermeiden, spannt er automatisch die Bauchmuskulatur an. Die unwillkürlich starke Kontraktion der Bauchmuskulatur kann zu einem mechanischen Überlastungsödem in ihrem Ansatzbereich an der Symphyse führen.
- **Maximale Kontraktion:** Das einmalige Heben einer schweren Last kann zu den typischen Überlastungsödemen an den Ansätzen der Bauchmuskulatur oder des M. glutaeus maximus führen (s. Kap. 3.4.3 „Funktion der Bauchmuskulatur").

Ein mechanisches Überlastungsödem wird als **Muskelbauchödem** oder **interstitielles Ödem** bezeichnet, wenn es im Muskelbauch lokalisiert ist. Im Bereich der Sehne, der Verankerung des Muskels am Knochen, spricht man von einem **Ansatzreiz**.

> **Wichtig**
>
> Das mechanische Überlastungsödem der Muskulatur führt **sowohl bei Kontraktion als auch bei Dekontraktion** des Muskels zu einem Anstieg nozizeptiver Impulse.

Gelenk

Gelenke benötigen als Grundlage für ihre ungestörte Funktion den Wechsel von physiologischer Belastung und Entlastung zur Ernährung des Gelenkknorpels. Die das Gelenk umgebende Kapsel und die Bänder erfahren durch Bewegungen ihre physiologischen Bildungsreize.

Mechanische Überlastungsödeme im Bereich der Gelenke können durch eine unphysiologische Gelenkbelastung entstehen wie u. a.

- durch **Traumen** oder
- durch **langfristige Scherbelastung**.

Traumen

Die Verletzung der Gelenkkapsel durch ein Trauma geht mit der Bildung eines mehr oder weniger stark ausgeprägten Ödems einher. Hier stehen eine unphysiologische

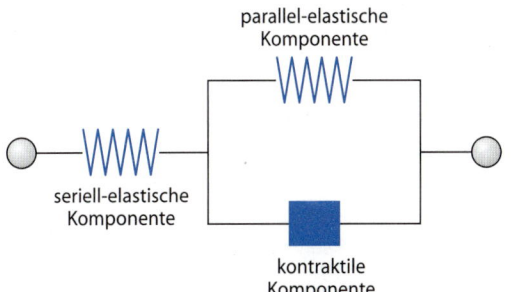

◻ **Abb 2.3.** Schematische Darstellung der kontraktilen Komponente (Aktin-, Myosinfilamente), seriell-elastischen Komponente (Sehnen) und parallel-elastischen Komponente (bindegewebige Hüllen des Muskels), Modell nach Hill

2

Traktion und Scherkräfte im Vordergrund, die zu **Mikrotraumen im Bereich der bindegewebigen Faserstrukturen** führen.

> **Beispiel**
>
> Ein Sturz beim Skifahren kann bei feststeckendem Skistock zu einer Zerrung mit nachfolgendem mechanischen Überlastungsödem des Akromioklavikulargelenks oder des Sternoklavikulargelenks führen.

Langfristige Scherbelastung

Befindet sich der Brustkorb eines Menschen in vorwiegend gesenkter Stellung, so erfahren z. B. ventral liegende Rumpfgelenke wie die Sternoklavikulargelenke, die Akromioklavikulargelenke und die sternokostalen Verbindungen eine vermehrte Scherbelastung. Die ständige mechanische Belastung kann zur **Ödembildung** führen. Im Zusammenhang mit der krummen Körperhaltung sind daher nicht selten sichtbare Ödeme der am stärksten belasteten sternokostalen Verbindungen in Höhe der 5. und 6. Rippe zu beobachten, die zu Störfaktoren werden können.

> **Beispiel**
>
> Eine Näherin arbeitet im Akkord an einer Nähmaschine. Durch die Thoraxsenkung und den Einsatz der Arme beim Vorschieben des Stoffes entwickelt sie u. a. ein mechanisches Überlastungsödem der sternokostalen Verbindungen 5 und 6.

> **Hinweis**
>
> In der Praxis findet man häufig eine Kombination aus
> – langfristiger Scherbelastung der ventralen Rumpfgelenke infolge krummer Körperhaltung und
> – intensiver repetierender Bewegungen der Arme in Adduktion, Innenrotation und horizontaler Adduktion der Schultergelenke mit entsprechender Ausprägung mechanischer Überlastungsödeme in der Muskulatur und in den Gelenken.

Wichtig

Besteht ein mechanisches Überlastungsödem in einem Gelenk, werden in der Mittelstellung des betreffenden Gelenks die geringsten nozizeptiven Afferenzen ausgelöst. Jede Bewegung, die mit einer verstärkten Traktion oder Kompression einhergeht, führt zu einem Anstieg der nozizeptiven Impulse.

Mechanische Überlastungsödeme sind im Bereich der Muskulatur und der Sehnen in der Praxis sehr viel häufiger zu finden als im Bereich von Gelenken.

> **Hinweis**
>
> Muskuläre Kontrakturen und mechanische Überlastungsödeme der Muskulatur treten häufig in Kombination auf.
>
> Die Identifikation der Störfaktoren erfolgt durch die Funktionsanalyse, dem diagnostischen Verfahren im Brügger-Konzept (s. Kap. 4). Sie gibt im Einzelfall Aufschluss darüber, ob eine muskuläre Kontraktur oder ein mechanisches Überlastungsödem im Vordergrund steht und mit welcher therapeutischen Maßnahme daher begonnen werden muss.

2.2 Zentralnervöse Organisation des Schonprogramms

Der menschliche Organismus steht in ständiger Auseinandersetzung mit seinem Umfeld. Zahlreiche **Regelprozesse und Abwehrmechanismen** stehen ihm zur Verfügung, um schädigenden Einflüssen entgegenwirken zu können und funktionstüchtig zu bleiben:

> **Beispiel**
>
> – Fieber bei bakterieller Infektion,
> – Lidschlussreflex zum Schutz des Auges,
> – Brechreiz bei verdorbenen Nahrungsmitteln,
> – Vasokonstriktion und Blutgerinnung bei einer Wunde.

Die **Modulation von Bewegungsmustern,** um gewebeschädigende Einflüsse zu vermeiden und bereits geschädigte Strukturen zu schonen, ist Bestandteil dieser globalen Abwehrmechanismen. Sie ist eine hohe adaptive Leistung des zentralen Nervensystems, dessen Arbeitsweise erst in Ansätzen erforscht ist.

Dem Modell Brüggers zufolge führt eine ausreichende Summation nozizeptiver Impulse eines oder mehrerer Störfaktoren supraspinal zu einer **Schutzreaktion** (◼ Abb. 2.4). Diese kann mit **Schmerzen** einhergehen, die in der Regel **am Ort des wirksamsten Schutzes** und nicht im Störfaktor selber auftreten.

Für das Phänomen einer nozizeptiv induzierten Veränderung der Bewegungsmuster prägte Brügger 1962 den Begriff des **nozizeptiven somatomotorischen Blockierungseffekts (NSB)**.

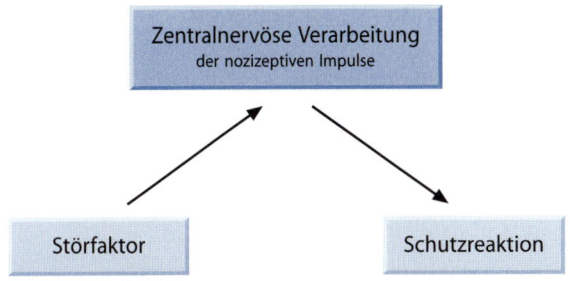

Abb 2.4. Schematische Darstellung der Schutzreaktion

2.2.1 Registrierung der Störfaktoren

Der menschliche Organismus verfügt über Empfangs- bzw. Aufnahmeeinrichtungen für bestimmte Reize, die aus seinem Inneren und aus seiner äußeren Umgebung auf ihn einwirken. Diese Rezeptoren bestehen aus **spezialisiertem Nervengewebe**, das durch spezifische Reize stimuliert wird. Dies hat eine Informationsweitergabe über die afferenten Fasern des peripheren Nerven zur Folge.

Rezeptoren, die sowohl bestehende als auch drohende Gewebeschäden registrieren, werden **Nozizeptoren** genannt.
Die **Schädigung** ist meist
- thermischer,
- mechanischer oder
- chemischer

Natur.

> **Exkurs**
> - Der Begriff der **Nozizeption** wird im Folgenden, wie auch in neuerer Literatur beschrieben, in seiner ursprünglichen Bedeutung der „Schadenserfassung" (von lat. noxa Schaden; capere, captus nehmen, fassen) verwendet, wenn es zur Auslösung und Weiterleitung von nozizeptiven Impulsen kommt, die dem Individuum nicht zwangsläufig bewusst sein müssen.
> - Von **Schmerzwahrnehmung** kann dagegen erst gesprochen werden, wenn die Erregung des nozizeptiven Systems die Großhirnrinde erreicht. Sie bezeichnet einen Bewusstseinszustand.

Nozizeptoren werden als freie Nervenendigungen oder nicht eingekapselte Endknäuel beschrieben, die in nahezu allen Strukturen des menschlichen Organismus vorkommen, mit wenigen Ausnahmen, wie z. B. dem Hirngewebe und dem Leberparenchym.

Nozizeption im Muskelgewebe
- In einer muskulären Kontraktur wird eine **zu große Längenforderung** nozizeptiv erfasst.
- Bei ödematös verändertem Muskelgewebe nach mechanischer Überlastung bewirkt das veränderte **chemische Milieu** und der verstärkte **mechanische Druck** auf umliegende Strukturen eine erhöhte Nozizeption. Diese kann sowohl durch einen Kontraktions- als auch einen Dekontraktionsimpuls zusätzlich verstärkt werden.

> ℹ **Hinweis**
> Oft lässt sich beobachten, dass die Beschwerden erst mehrere Stunden nach der beschwerdeauslösenden Situation einsetzen, wie z. B. bei einem Schleudertrauma. Dies lässt sich mit der langsam steigenden Volumenzunahme des Ödems erklären.

Weiterleitung der nozizeptiven Afferenzen

Die nozizeptiven Afferenzen werden über **zwei unterschiedliche Fasertypen** weitergeleitet:
- Die Impulse der nicht eingekapselten Endknäuel werden über **leicht myelinisierte A-delta-Fasern** mit einer Leitungsgeschwindigkeit von 10–30 m/s zentralwärts geleitet; ihnen wird v. a. die Weiterleitung von Druck- und Kältereizen und die der Nozizeption zugeordnet.
- Die dünneren **marklosen C-Fasern** der freien Endigungen leiten mit einer Geschwindigkeit von 0,5–2 m/s deutlich langsamer. Ihnen obliegt v. a. die Weiterleitung von nozizeptiven Afferenzen, Berührung sowie Wärme-, Kälte- und Juckreizen.

2.2.2 Funktion spinaler Strukturen

Zu jedem Zeitpunkt sind nozizeptive Afferenzen aus verschiedensten Geweben und unterschiedlichsten Ursachen nachweisbar, die als **„nozizeptives Grundrauschen"** bezeichnet werden können. Gemäß der hierarchischen Ordnung des zentralen Nervensystems (s. Kap. 1.2) werden nozizeptive Afferenzen erst dann zu höher gelegenen Zentren weitergeleitet, wenn ihre **Summation** entsprechend hoch ist, wenn Geweben also ein Schaden droht, der einer Bearbeitung auf höherer Ebene bedarf.

Mittels einer Reihe **inhibitorischer Systeme** verfügt der Organismus über eine Art „Filtersystem", durch das u. a. die supraspinale Weiterleitung nozizeptiver Signale begrenzt wird.

2

Die stark myelinisierten A-beta-Fasern der **Mechanorezeptoren** haben beispielsweise eine **hemmende Wirkung auf die Nozizeption.** Langsamer leitende nozizeptive und schnell leitende mechanorezeptive Afferenzen treffen im Hinterhorn des Rückenmarks auf ein hochkomplexes neuronales System, das für ihre Weiterleitung in andere Teile des Nervensystems verantwortlich ist. Örtliche und zeitliche Summation der nozizeptiven Impulse müssen hierbei den Input der mechanorezeptiven Afferenzen überwiegen, damit die Weiterleitung der nozizeptiven Signale supraspinal erfolgen kann.

Die Reduzierung von Nozizeption durch Vergrößerung des mechanorezeptiven Inputs lässt sich vielerorts beobachten:

> **Beispiel**
> - Durch Bewegen, Reiben, Klopfen, Hüpfen etc. wird die Schmerzwahrnehmung subjektiv verringert.
> - Der Muskeltonus erhöht sich automatisch bei Schmerzen z. B. während eines Zahnarztbesuchs.
> - Der Volksmund sagt, man soll die „Zähne zusammenbeißen", um Schmerz erträglicher werden zu lassen.
> - Die schmerzverringernde Wirkung von Bandagen, Tape-Verbänden, Epikondylitis-Spangen, TENS-Geräten etc. lässt sich zum Teil auf den vergrößerten mechanorezeptiven Input zurückführen.

2.2.3 Funktion supraspinaler Strukturen

Ist die Summation der nozizeptiven Afferenzen entsprechend hoch, erfolgt die **Weiterleitung** im Tractus spinothalamicus und im Tractus spinoreticularis.

Nozizeptive Impulse erreichen somit den Thalamus und die Formatio reticularis. Von hier erfolgt bei Bedarf die Weiterleitung zum sensomotorischen Kortex und zum Hypothalamus.

Unter dem Einfluss der nozizeptiven Afferenzen aus der Peripherie wird Brügger zufolge auf supraspinaler Ebene eine **Schutzreaktion** ausgelöst, die den drohenden Schaden abzuwenden bzw. den bestehenden Schaden zu minimieren versucht. Dadurch wird der Organismus in die Lage versetzt, trotz bestehender Störfaktoren handlungsfähig zu bleiben.

Diese Schutzreaktion beruht auf einer **Veränderung der Bewegungsprogramme,** die eine erhöhte Nozizeption hervorrufen. Sie wird daher auch als **Schonprogramm** oder **Modulationsprogramm** bezeichnet.

Durch die enge Verknüpfung von Somatomotorik und Infrastruktur (vgl. Kap. 1.1.4) umfasst das supraspinal organisierte Schonprogramm
- eine **arthrotendomyotische Reaktion** und
- eine **infrastrukturelle Begleitreaktion.**

Arthrotendomyotische Reaktion

Als Folge des nozizeptiven somatomotorischen Blockierungseffekts wird die Ausführung komplexer Bewegungsmuster dahingehend verändert, dass die nozizeptiven Afferenzen aus der Peripherie abnehmen.

Die Modulationsprogramme wirken sich aus auf
- die Arbeitsweise der **Muskeln** („myo") und **Sehnen** („tendo") sowie
- die **Gelenkstrukturen** („arthro").

Dies soll durch den Begriff der **a**rthro**t**endo**m**yotischen **R**eaktion (atmR) verdeutlicht werden.

> **Wichtig**
>
> Es kommt zu sog. **Ausweich- oder Schonbewegungen bzw. Schonhaltungen,** die dem Menschen unbewusst, gleichsam automatisch ablaufen.

> **Beispiel**
> - Eine Person streckt den Arm nach oben, um ein Glas in Kopfhöhe aus dem Schrank zu holen; hierbei zieht sie ihren gesamten Schultergürtel nach oben. Diese Elevationsbewegung des Schultergürtels stellt eine typische Ausweichbewegung dar, da der physiologische Bewegungsablauf der Armhebung mit einer Gleitbewegung des Schultergürtels in dorsokaudaler Richtung einhergeht. Die Person verringert durch sie das Ausmaß der Elevation im Humeroglenoidalgelenk und bewirkt so einen Schutz für Strukturen, die bei einer vergrößerten Elevation mit vermehrter Nozizeption reagieren würden. Diese Bewegungsmodifikation könnte z. B. bei einer Kontraktur der schulteradduzierenden und -innenrotierenden Muskeln wie des M. subscapularis zu beobachten sein.
> - Eine Person zeigt beim Gehen eine unterschiedliche Schrittlänge des rechten und linken Beines, ein „Schonhinken"; hierbei zieht sie das rechte Bein leicht nach. Sie verringert somit das Bewegungsausmaß der Flexion im rechten Hüftgelenk und der Dorsalextension im oberen Sprunggelenk und bewirkt so einen Schutz für Strukturen, die bei einer vergrößerten Hüftflexion oder Dorsalextension des Spielbeins mit ver-

mehrter Nozizeption reagieren würden. Dies könnte z. B. bei einem mechanischen Überlastungsödem nach Zerrung der plantarflektierenden Muskulatur auftreten.

Reflektorische Veränderung der muskulären Aktivität

Die Realisierung derartiger Schonprogramme bedarf der modifizierten Aktivität aller an dieser Bewegung beteiligten Muskeln.

- Muskelgruppen, die durch ihre Aktivität Gewebe schädigen bzw. einen bestehenden Gewebeschaden vergrößern würden, werden reflektorisch gebremst,
- Muskelgruppen, deren Aktivität einen Schutz des betroffenen Gewebes bedeutet, werden dagegen reflektorisch vermehrt aktiviert.

Muskulatur, deren Aktivität im Rahmen eines zentralnervös organisierten Schonprogramms eine **reflektorische Veränderung** erfährt, wird als **Tendomyose** bezeichnet (Brügger 1955 / 1958).

❯ Exkurs

Der Begriff **Tendomyose** wurde 1955 von Brügger geprägt und bezeichnete zunächst eine „reflektorische funktionsgebundene Schmerzhaftigkeit von Muskulatur" zur Abgrenzung anderer muskulärer Schmerzzustände, wie sie beispielsweise bei einer Myalgie oder Myositis vorliegen. Darüber hinaus sollte er verdeutlichen, dass sowohl die Sehne als auch der Muskel gleichermaßen von der Schmerzhaftigkeit betroffen sind. Später beschrieb er sie umfassender als „reflektorische funktionelle Eigenschaftsveränderung der Muskulatur", die nicht zwangsläufig mit Schmerzen verbunden sein muss.

- Die Muskeln, die durch ihre Annäherung die Nozizeption des Störfaktors verstärken würden, werden **hypoton tendomyotisch**; d. h. ihre Aktivität wird reflektorisch gedrosselt.
- Alle Muskeln, die durch ihre Annäherung die Nozizeption des Störfaktors reduzieren, werden vermehrt aktiviert; sie werden **hyperton tendomyotisch**. Ihre Dekontraktion wird zum Schutz des Störfaktors behindert.

❶ Hinweis

Da sich aktive und passive Bewegungen nur quantitativ voneinander unterscheiden (s. Kap. 1.1.5), entstehen tendomyotische Schaltungen bei jeder Form der Verlängerung oder Verkürzung.

Wichtig

Da unsere Bewegungen grundsätzlich in Bewegungsmustern ablaufen (s. Kap. 3.3), wirken sich Störfaktoren generell auf die **Ausführung komplexer Bewegungsabläufe** aus. Das hat zur Folge, dass sich Modifikationen der Bewegungsabläufe nicht nur in der Nähe der Störfaktoren finden lassen, sondern ebenso **weit vom Ort des Störfaktors** entfernt.

❯ Beispiel

Störfaktor Kontraktur der hüftextendierenden Muskulatur

Eine Person zeigt deutliche Bewegungsmodifikationen beim Treppensteigen. Wird der Fuß auf die nächsthöhere Stufe gesetzt und das Körpergewicht auf das vordere Bein verlagert, geht das physiologische Bewegungsmuster mit einer Vorneigung des Rumpfes, einer Beckenkippung, Abduktion und Außenrotation des Hüftgelenks sowie einer Dorsalextension und Pronation des oben stehenden Beines einher (vgl. Kap. 3.3.4). Dieser Bewegungsablauf erfordert eine Verlängerung der kontrakten hüftextendierenden Muskulatur.

Die durch die Verlängerung ausgelöste Nozizeption führt bei entsprechender Summation supraspinal zu einer Modifikation des Bewegungsmusters, die z. B. mit einer verringerten Vorneigung des Rumpfes, einer Beckenaufrichtung, einer Adduktion, Innenrotation der Hüftgelenke und einer Supination der Füße sowie einer Flexion der Zehen (sichtbare Krallbewegung) einhergehen kann.

Die Realisierung dieses Modulationsprogramms führt zu einer Verringerung der Nozizeption der hüftextendierenden Muskulatur. Dazu werden die Muskeln, die durch ihre Annäherung zum Schonprogramm beitragen, hyperton tendomyotisch, wie z. B. die Bauchmuskulatur, die adduzierende Muskulatur des Hüftgelenks, die Supinatoren des Fußes und die zehenflektierende Muskulatur. Die Muskeln, die durch ihre Verkürzung das Schonprogramm gefährden würden, werden hypoton tendomyotisch, wie z. B. die Rückenmuskulatur, die beckenkippende Muskulatur und die Dorsalextensoren und Pronatoren des Fußes.

2

Ist diese Bewegungsmodifikation zentralnervös organisiert, lässt sie sich nicht ohne weiteres auflösen. Wird z. B. die Bewegungskomponente der unerwünschten Hüftadduktion vom Therapeuten auskorrigiert, so kann man die Realisierung des Schonprogramms verstärkt an anderer Stelle beobachten, wie beispielsweise an einer vermehrten Reklination der Halswirbelsäule oder an einer verstärkten Kyphosierung der Wirbelsäule (s. Kap. 3.2).

> **ℹ Hinweis**
>
> Eine **Korrektur von Ausweichbewegungen**, wie sie in der physiotherapeutischen Praxis üblich ist, wird fragwürdig, wenn es dem Patienten selbst nach mehrmaliger Wiederholung nicht gelingt, die Bewegung zu verändern. Dann liegt in der Regel ein supraspinal organisiertes Schonprogramm vor, das der Patient nicht ohne weiteres willkürlich beeinflussen kann.

> **Wichtig**
>
> Ein zentralnervös organisiertes Schonprogramm zum Schutze eines Störfaktors kann nur durch die Behandlung dieses Störfaktors nachhaltig beeinflusst werden, da er der Bewegungsmodifikation ursächlich zugrunde liegt.

Tendomyosen stellen **keine dauerhaften Zustandsveränderungen** von Muskeln dar. Es handelt sich vielmehr um die unwillkürliche und regelhaft ablaufende Ansteuerung von Muskeln, die stets dem Ziel der Reduzierung von nozizeptiven Signalen aus einem oder mehreren Störfaktoren dient.

> **⊘ Vorsicht**
>
> Eine Tendomyose darf nicht mit einem muskulären Hypertonus oder Hypotonus gleichgesetzt werden!

Gemäß einer Hypothese könnte die verstärkte bzw. verringerte Aktivierung tendomyotischer Muskeln durch supraspinale Strukturen auf einer Steigerung bzw. Drosselung der Impulse der Gamma-Motoneurone beruhen, die über die Muskelspindeln den Tonus der Muskulatur beeinflussen.

Nach Beseitigung des Störfaktors ist die Tendomyose zeitgleich nicht mehr feststellbar.

> **Wichtig**
>
> Eine Tendomyose weist **kein pathomorphologisches Substrat** auf.

Sie kann bei längerfristigem Bestehen jedoch ein weiterer Störfaktor, eine sog. **Sekundärafferenz** werden (s. auch Abschnitt 2.2.4).

Unbewusste Bewegungsmodifikationen

Die Veränderung von Bewegungsmustern mit Hilfe tendomyotisch veränderter Muskeln erfolgt **unwillkürlich** und ist dem Individuum zunächst nicht bewusst.

> **ℹ Hinweis**
>
> In der physiotherapeutischen Praxis begegnen wir häufig dem Phänomen, dass sich Patienten z. B. subjektiv gerade auf die Behandlungsbank legen, objektiv aber ganz schief sind. Ein Schulterhochstand, eine asymmetrische Kopfstellung oder eine unterschiedliche Schrittlänge sind sichtbare Befunde, die dem Patienten oft nicht bekannt sind.

Die Fähigkeit des menschlichen Organismus, Bewegungsmuster zum Schutz von Störfaktoren zu verändern, versetzt das Individuum oft über einen langen Zeitraum hinweg in die Lage, trotz bereits bestehender Gewebeschäden **handlungsfähig und dabei schmerzfrei** zu bleiben. Durch die veränderten Bewegungsmuster kann dem Störfaktor **Heilung ermöglicht** werden.

> **ℹ Hinweis**
>
> Beobachten wir Menschen bei alltäglichen Aktivitäten, so findet sich eine Vielzahl von Bewegungsmustern, die scheinbar weder ökonomisch noch effektiv noch strukturschonend sind. Sie deuten auf bestehende Störfaktoren hin, ohne dass Schmerzen empfunden werden. Dazu gehören z. B.
> - die oft zu beobachtende frühzeitige Elevation des Schultergürtels bei Anhebung des Armes und
> - das mit Schwungholen verbundene, steile Aufstehen aus dem Sitz, das biomechanisch ungünstig ist (vgl. Kap. 3.3.3).

Unter physiologischen Voraussetzungen wären zahlreiche zu beobachtende Bewegungsmuster unökonomisch, ineffektiv und strukturbelastend. Unter Einbeziehung der nozizeptiven Afferenzen aus den Störfaktoren stellen sie jedoch die für den Organismus **zurzeit schonendste Beanspruchung** dar.

> **Wichtig**
>
> Die realisierte Bewegungsmodifikation entsteht aus der Summe der nozizeptiven Afferenzen aller Gewebe.

Bewegungsmodifikationen durch bewusste Wahrnehmung von Schmerzen

Dieses hocheffiziente System erfährt eine Steigerung durch die **Einbeziehung des Bewusstseins auf kortikaler Ebene**, wenn die unbewusste Modulation des sensomotorischen Systems keinen ausreichenden Schutz mehr bei drohendem bzw. bestehendem Gewebeschaden gewährleisten kann. In diesem Fall bedarf es der **bewussten Einflussnahme auf die Bewegungsmuster** (vgl. Kap. 1.2, „Hierarchie des ZNS").

Hierzu erfolgt die Weiterleitung nozizeptiver Afferenzen vom Thalamus zum Gyrus postcentralis der Großhirnrinde. Erst die kortikale Verarbeitung von nozizeptiven Impulsen geht mit der **Wahrnehmung von Schmerz** einher.

Die bewusste Wahrnehmung von Schmerzen veranlasst das Individuum, an der Schonung mitzuwirken, indem es die Haltungen und Bewegungen vermeidet, die die Nozizeption der Störfaktoren verstärken.

> **Wichtig**
>
> Der nozizeptive somatomotorische Blockierungseffekt unter Einbeziehung kortikaler Strukturen bedeutet in den meisten Fällen keine lokale Schmerzempfindung im geschädigten Gewebe. Vielmehr werden dem Individuum die **reflektorisch modifizierten Bewegungsmuster jetzt schmerzhaft bewusst**; die muskuläre Aktivierung tendomyotisch geschalteter Muskeln geht mit Schmerzen einher.

- **Hypoton tendomyotisch geschaltete Muskeln** werden bei **Kontraktion** schmerzhaft wahrgenommen; es kann ein Gefühl der „muskulären Müdigkeit", der „Schwere" empfunden werden. Auch die Druckdolenz des hypoton tendomyotisch geschalteten Muskels nimmt bei Kontraktion zu.

- **Hyperton tendomyotisch geschaltete Muskeln** werden bei **Dekontraktion** schmerzhaft wahrgenommen; hier wird häufig ein Gefühl der „muskulären Steifigkeit" beschrieben. Auch die Druckdolenz nimmt bei Dekontraktion zu.

Der Schmerz veranlasst das Individuum, die ursprünglich beabsichtigte Bewegung entweder dahingehend zu verändern, dass dem Störfaktor kein weiterer Schaden zugefügt wird, oder sie zu unterlassen, falls Ersteres nicht möglich ist. Das Handlungsziel muss dann in anderer Form realisiert werden.

> ❯ **Beispiel**
>
> - **Störfaktor Kontraktur der Bauchmuskulatur, subkortikale Ebene**
> Eine Person muss aus beruflichen Gründen täglich lange Strecken mit dem Auto zurücklegen und entwickelt daher eine Kontraktur der Bauchmuskulatur.
> Sie sitzt auf einem Stuhl in krummer Körperhaltung und möchte aufstehen. Bei der hierzu erforderlichen Vorverlagerung des Rumpfes mit zunehmender Beckenkippung (vgl. Kap. 3.3.3) erhöht sich die Nozizeption in der kontrakten Bauchmuskulatur durch die zunehmende Dekontraktion.
> Die Muskelgruppen der Hüftextensoren und der Plantarflexoren des Fußes z. B. können dieser Verlängerung durch eine vermehrte Aktivierung entgegenwirken. Sie werden hyperton tendomyotisch geschaltet. Das Bewegungsmuster des Aufstehens wird dahingehend modifiziert, dass sich das Becken vermehrt aufrichtet und die Person mit nur geringer Vorlage steil aufsteht. Die kontrakte Bauchmuskulatur bleibt somit in einer angenäherten Position.
> - **Störfaktor Kontraktur der Bauchmuskulatur, kortikale Ebene**
> Die oben beschriebene Kontraktur verstärkt sich im Laufe der Zeit und die Person gibt gelegentliche Rückenschmerzen an.
> Will sie aufstehen, reicht die unbewusste Bewegungsmodifikation des steilen Aufstehens mit aufgerichtetem Becken nicht mehr aus, um der kontrakten Bauchmuskulatur einen adäquaten Schutz zu gewährleisten. Die Person verspürt daher beim Aufstehen einen zunehmenden Kontraktionsschmerz der rückenstreckenden Muskulatur als Ausdruck ihrer hypoton tendomyotischen Schaltung. Darüber hinaus kann sie einen ziehenden Schmerz über eine Gesäßhälfte als Folge

2

der hyperton tendomyotischen Schaltung der hüft-extendierenden Muskulatur angeben. Das Aufstehen erfolgt z. B. über ein kräftiges Abstützen der Arme auf den Oberschenkeln, wobei die Bauchmuskulatur angenähert wird.

Die Person steht und möchte Wäschestücke in die sich über Kopfhöhe befindenden Schrankfächer legen. Die Nozizeption in der kontrakten Bauchmuskulatur wird durch die zunehmende Längenforderung, die durch die Ausgangsstellung Stand und die Armposition verursacht wird, verstärkt; die reflektorische Beckenaufrichtung gewährleistet keinen ausreichenden Schutz. Es kommt zum Kontraktionsschmerz der hypoton tendomyotisch geschalteten armhebenden Muskulatur ab ca. 140° Elevation. Der Schmerz und das Schweregefühl in den Armen veranlassen die Person, die Wäsche unter Zuhilfenahme einer Tritt-leiter bei geringerer Elevation einzuräumen. Dadurch verringert sich die Dekontraktion der Bauchmuskulatur.

> **Wichtig**
>
> **Schmerz** hat unter diesen Voraussetzungen eine elementar bedeutsame **Warn- bzw. Schutzfunktion.** Therapeutische Maßnahmen, die die Schmerz-wahrnehmung herabsetzen, ohne therapeutischen Einfluss auf die auslösenden Störfaktoren zu nehmen, sind daher äußerst fragwürdig. So muss z. B. die Indikation zur Narkosemobilisation bei schmerzhafter Schultersteife im Einzelfall über-dacht werden; im physiotherapeutischen Bereich sollte auch aus diesem Grund auf längere Eis-anwendungen verzichtet werden.

Da Störfaktoren zur Modulation ganzer Bewegungsmuster führen, können Schmerzen potenziell an all den Muskeln auftreten, die zum Schutz des Störfaktors tendomyotisch verändert sind. Dies erklärt den z. T. **großen Abstand** zwischen dem vom Individuum **wahrgenommenen Schmerz und dem zugrunde liegenden Störfaktor.**

> **ℹ Hinweis**
>
> Häufig befinden sich tendomyotische Schmerzen in den Muskeln, die den Schonmechanismus bei einer bestimmten Bewegung am wirkungsvollsten gewährleisten können; d. h. Muskeln, die den „Motor" für die nozizeptiv nicht akzeptierte Bewegung darstellen, sind dem Patienten schmerzhaft bewusst.

Steigerungsformen der Tendomyosen

Ist die Summation der nozizeptiven Impulse aus dem ge-schädigten Gewebe extrem hoch, so erfährt die tendo-myotische Schaltung eine Steigerung im Sinne einer **Desorganisation des Kontraktionsablaufes** (▪ Tabelle 2.1).

- **Hypoton tendomyotische Muskeln** weisen faszikuläre Zuckungen und Krämpfe bei oftmals nur geringfügiger konzentrischer Aktivität des Muskels auf.
- **Hyperton tendomyotische Muskeln** dagegen zeigen faszikuläre Zuckungen bei Dekontraktion im Sinne eines Rigors.

Merkmale der Tendomyosen

Im Gegensatz zu einer Hypotrophie bzw. Atrophie eines Muskels als Anpassung an seinen verringerten Gebrauch bzw. einer Hypertrophie infolge seiner verstärkten Beanspruchung handelt es sich bei einer Tendomyose um eine **zentralnervös organisierte Anpassung an eine Gefahr.**

> **ℹ Hinweis**
>
> Bei scheinbar geschwächten Muskeln, die sich einem Training hartnäckig widersetzen, kann eine hypoton tendomyotische Schaltung vorliegen.

> **❯ Beispiel**
>
> - Ragt Operationsmaterial wie eine Schraube in den Gelenkspalt des unteren Sprunggelenks, wird der M. tibialis anterior z. B. hypoton tendomyotisch geschaltet und lässt sich nicht auftrainieren.
> - Im Laufe einer seit vielen Jahren bestehenden Hüftgelenksarthrose hat sich das Gangbild verändert. Es haben sich mehrere Kontrakturen entwickelt, zu deren Schutz die abduzierenden Muskeln des Hüftgelenks hypoton tendomyotisch geschaltet werden. Ein positives Trendelenburg-Zeichen, das in der physiotherapeutischen Behandlung nach Totalendo-prothese des Hüftgelenkes auffällt, lässt sich daher durch ein Training der kleinen Gluäen nicht positiv beeinflussen. Störfaktor kann z. B. die zehen- und fußflektierende Muskulatur sein.

> **Wichtig**
>
> Hypoton tendomyotische Muskeln lassen sich nicht auftrainieren!

◨ Tabelle 2.1. Charakteristische Steigerungsformen der Tendomyosen. (Mod. nach Brügger)

	Hypotone Tendomyose	Hypertone Tendomyose
1. Bewegungshemmung, ohne bewusste Wahrnehmung	Bewegung geht mit verringerter Annäherung (Kontraktion) des Muskels einher	Bewegung geht mit verstärkter Annäherung (Kontraktion) des Muskels einher
2. Bewegungshemmung, mit bewusster Wahrnehmung	Kontraktionsschmerz: Zunehmender Schmerz bei Verkürzung des Muskels	Dekontraktionsschmerz: Zunehmender Schmerz bei Verlängerung des Muskels
	Zunehmender Druckschmerz bei Verkürzung des Muskels	Zunehmender Druckschmerz bei Verlängerung des Muskels
	Subjektives Gefühl der (schmerzhaften) muskulären Müdigkeit	Subjektives Gefühl der (schmerzhaften) muskulären Steifigkeit
3. Desorganisation des Kontraktionsablaufs	Faszikuläre Zuckungen bei Ermüdung des Muskels, häufig bei nur geringfügiger konzentrischer Aktivität sichtbar und spürbar U. U. schmerzhafter Muskelkrampf	Faszikuläre Zuckungen bei Dekontraktion des Muskels im Sinne eines Rigors sichtbar und spürbar U. U. schmerzhafter Muskelkrampf

ⓘ Hinweis

Scheinbar verkürzte Muskeln, die sich einer Dehnung bzw. Dekontraktion auch über längere Zeiteinheiten hinweg hartnäckig widersetzen, sind häufig zentralnervös organisierte hypertone Tendomyosen.

❯ Beispiel

Die ischiokrurale Muskelgruppe mit hüftstreckender bzw. beckenaufrichtender Funktion ist häufig hyperton tendomyotisch.

█ Wichtig █

Hyperton tendomyotische Muskeln lassen sich nicht dekontrahieren bzw. dehnen!

Dynamik der Tendomyosen

Da eine Tendomyose keine permanente Zustandsveränderung eines Muskels ist, sondern lediglich seine **reflektorische Funktionsänderung** beschreibt, kann eine Muskelgruppe von einem auf den anderen Moment hyperton oder hypoton tendomyotisch verschaltet werden und umgekehrt. Dies hängt ab

- von der auszuführenden Bewegung und
- von der Lokalisation und Nozizeption des vordergründigen Störfaktors.

Die Anpassung der tendomyotischen Schaltung an die aktuelle Bewegungssituation und ihre hieraus resultierende situationsabhängige Wandlungsfähigkeit wird als **Dynamik der Tendomyose** bezeichnet.

❯ Beispiel

Störfaktor Kontraktur der schulteradduzierenden, innenrotierenden Muskulatur

Eine Sekretärin arbeitet überwiegend mit dem Computer. Aufgrund der permanenten Annäherung der schulteradduzierenden, innenrotierenden Muskulatur entwickelt sie hier eine Kontraktur.

Sie sitzt im Auto und möchte sich anschnallen. Während die Arme noch im Schoß liegen, ist die Nozizeption aus dem Störfaktor so gering, dass zentralnervös keine Tendomyosen organisiert werden.

Während die Hand sich in zunehmender Außenrotation und Abduktion des Schultergelenkes auf den Gurt zu bewegt, steigt die Anzahl der nozizeptiven Signale, bis es zur Organisation einer Tendomyose kommt. Die Nackenmuskulatur wird hyperton tendomyotisch geschaltet; die Person zieht den Schultergürtel hoch und verringert dadurch die nozizeptiv nicht akzeptierte Außenrotation und Abduktion. Eventuell ist zusätzlich eine Mitbewegung des Rumpfes erforderlich (subkortikale Ebene).

Bei noch stärkerer Nozizeption des Störfaktors kann ein Kontraktionsschmerz des z. B. hypoton tendomyotischen M. deltoideus auftreten (kortikale Ebene).

Bei der nun folgenden Abwärtsbewegung führt die Hand das Gurtende zur Befestigung. Die Außenrotation und Abduktion der Schulter werden kontinuierlich verringert, parallel dazu verringert sich der nozizeptive Input aus der Kontraktur, sodass die tendomyotische Schutzschaltung ebenfalls abnimmt.

Desgleichen kann eine zunächst hypoton tendomyotisch geschaltete Muskelgruppe zu einer hypertonen Tendomyose werden oder umgekehrt, je nachdem, ob durch eine verstärkte Kontraktion oder Dekontraktion die Schutzfunktion optimiert wird.

> **Beispiel**

Störfaktor Ansatzreiz am Tuberculum minus
Die Sekretärin des obigen Beispiels spielt gelegentlich Tennis und entwickelt beim intensiven Üben des Aufschlags von oben einen Ansatzreiz am Tuberculum minus durch die Zerrung der Sehne des M. subscapularis. Bei Bewegungen des Armes in die Elevation gibt sie einen zunehmenden Kontraktionsschmerz der hypoton tendomyotisch geschalteten armhebenden Muskeln, wie z. B. des M. biceps brachii, an, ausgelöst durch die verstärkte Nozizeption des Ansatzreizes bei Verlängerung des M. subscapularis.

Bei der Abwärtsbewegung des Armes erfolgt ein augenblicklicher Wechsel der tendomyotischen Schaltung, denn auch hier erfährt der Ansatzreiz eine erhöhte Nozizeption. Durch das Ineinandergleiten der Muskelfasern des M. subscapularis wird auf die Sehne ein Zug ausgeübt, der mit einer hypertonen Tendomyose der armhebenden Muskulatur einhergeht.

Die tendomyotische Schaltung eines Muskels hängt auch von der Funktion ab, die er in verschiedenen Ausgangsstellungen hat.

> **Beispiel**

Störfaktor Kontraktur der Bauchmuskulatur
Beim Aufstehen aus dem Sitz wird die hüftextensorische Muskulatur hyperton tendomyotisch geschaltet (s. Beispiel S. 29 u. 30). Die Person steht daher mit einem stark aufgerichteten Becken ohne nennenswerte Rumpfvorlage auf (subkortikal) und verspürt im Moment der größten Verlängerung der Bauchmuskulatur den **Dekontraktionsschmerz der hyperton tendomyotischen Hüftextensoren** (kortikal).

Dieselbe Person ist aufgestanden und möchte zügig gehen. Die kontrakte Bauchmuskulatur erfährt im letzten Teil der Standbeinphase kurz vor Ablösen des Vorfußes die höchste Nozizeption durch die starke Längenforderung. Die hüftextendierende Muskulatur würde hier die Nozizeption durch einen kräftigen Abdruck des Standbeins noch verstärken und wird folglich hypoton tendomyotisch. Die Person verlagert demzufolge ihren Schwerpunkt nach hinten. Es entsteht das Bild eines Menschen, der „hinter seinen Beinen hergeht" (subkortikal); bei einem kräftigeren Abdruck mit erhöhter Nozizeption in der kontrakten Bauchmuskulatur kommt es zum **Kontraktionsschmerz der hypoton tendomyotischen Hüftextensoren** (kortikal).

Darüber hinaus kann die Schonbedürftigkeit unterschiedlicher Störfaktoren zu einer wechselnden tendomyotischen Schaltung derselben Muskelgruppe führen.

> **Beispiel**

Störfaktoren Kontraktur der Hüftextensoren und Biegespannung
Eine Person mit großer Körpergröße hat durch die beständige Einnahme der krummen Körperhaltung mit aufgerichtetem Becken eine Kontraktur der hüftextensorischen Muskulatur entwickelt.

Wenn die Person sich auf einen Stuhl an ihrem Schreibtisch setzt, werden nozizeptive Afferenzen aus der kontrakten hüftextensorischen Muskulatur durch die Hüftflexion ausgelöst und führen zu einer Schonhaltung in Annäherung. Die Person sitzt mit aufgerichtetem Becken bei leicht kyphosierter Wirbelsäule (subkortikale Ebene). Bei Greifbewegungen, die mit einer Vorverlagerung des Oberkörpers verbunden sind, verspürt sie den Kontraktionsschmerz der **hypoton tendomyotisch geschalteten Rückenmuskulatur** und nimmt eine verstärkt kyphotische Sitzposition ein (kortikale Ebene).

Verrichtet sie daraufhin eine Zeit lang ihre Schreibarbeiten in krummer Sitzhaltung, so nehmen die nozizeptiven Impulse aus den kontrakten Hüftextensoren durch die ausreichende Annäherung ab. Zunehmend melden jedoch nozizeptive Afferenzen aus den Wirbelkörpern die schädliche Biegebelastung, die auf die Wirbelsäule einwirkt. Ab einer gewissen Summation der nozizeptiven Signale kommt es zu einer **hypertonen Tendomyose der Rückenmuskulatur**. Die Person spürt einen ziehenden Dekontraktionsschmerz im Rücken, der dazu führt, dass sie sich aufrichtet und ihr Becken kippt.

Dies bedeutet zwar eine Abnahme der Biegespannung, provoziert jedoch nunmehr erneut die Kontraktur.

Die **„Wechselmeldung"** aus verschiedenen Störfaktoren kann zu gegensätzlichen tendomyotischen Schaltungen führen, je nachdem, welche Schonbedürftigkeit zu einem bestimmten Zeitpunkt im Vordergrund steht.

> **ⓘ Hinweis**
> Häufig beschreiben Patienten genau dieses Phänomen, weder längere Zeit die krumme noch die aufrechte Körperhaltung einnehmen zu können. Charakteristischerweise bleiben sie in ständiger Bewegung, empfinden sich selbst als „unruhig". In schweren Fällen wird eine starke Minderung der Lebensqualität angegeben.
> Diese Beschwerden können in manchen Fällen auch durch ein mechanisches Überlastungsödem verursacht werden. Gehen die Beschwerden mit Dysästhesien und Parästhesien der Beine einher, wird gelegentlich die Diagnose idiopathischer „Restless Legs" gestellt.

Polytope Beschwerdebilder

Da ganz unterschiedliche Bewegungen die Nozizeption ein und desselben Störfaktors auslösen können, variieren häufig auch die supraspinal organisierten Schonprogramme. Man spricht von
- **polytopen klinischen Erscheinungsbildern**, wenn mehr als ein Schmerzort beschrieben wird,
- im Gegensatz zum seltener auftretenden **monotopen Beschwerdebild** an nur einem Schmerzort.

> **❯ Beispiel**
> **Störfaktor Kontraktur der Bauchmuskulatur: polytopes Beschwerdebild bei einem Störfaktor**
> - Bei bestehendem Längendefizit in der Bauchmuskulatur können vermehrte noziszeptive Afferenzen bei der Elevation des Armes mit einer hypotonen Tendomyose der armhebenden Muskeln beantwortet werden; der Patient gibt einen entsprechenden Kontraktionsschmerz an.
> - Bei einer Räkelbewegung mit Wirbelsäulenextension kann bei gleicher Ursache die hypotone Tendomyose der Rückenmuskulatur zu einem stechenden Schmerz in der Brustwirbelsäule oder einem Gefühl des „Durchbrechens" in der Lendenwirbelsäule führen.
> - Ebenso typisch ist ein Dekontraktionsschmerz der hyperton tendomyotischen Brustmuskulatur, der sich

bei der Ausholbewegung des Armes beim Tennisspiel bemerkbar machen kann.

> **ⓘ Hinweis**
> In der Praxis sind schmerzhafte hypotone Tendomyosen häufiger zu beobachten als schmerzhafte hypertone Tendomyosen.

Variierende Schonprogramme können auch durch mehrere zeitgleich bestehende Störfaktoren verursacht werden: In Abhängigkeit von der beabsichtigten Bewegung steigt die Schutzbedürftigkeit der verschiedenen Störfaktoren in unterschiedlichem Maße. Durch diese **ständig wechselnde Rangfolge der Störfaktoren**, die eines spezifischen Schonprogramms bedürfen, ergibt sich fast zwangsläufig ein polytopes Beschwerdebild (s. auch Kap. 2.2.4 „Hierarchie der Störfaktoren").

> **❯ Beispiel**
> **Störfaktoren Kontraktur der Bauchmuskulatur und der hüftextensorischen Muskulatur: polytopes Beschwerdebild bei zwei Störfaktoren**
> Hängt eine Person im Stehen Wäsche auf und muss sich bücken, um ein Wäschestück aus dem Waschkorb zu holen, so hat diese Bewegung eine Verlängerung der kontrakten Hüftextensoren zur Folge, wogegen die Bauchmuskulatur in Annäherung gebracht wird. Ein ziehender Rückenschmerz als Ausdruck der hyperton tendomyotisch geschalteten Rückenmuskulatur kann beim Vorbeugen zum Schutz der Hüftextensoren auftreten. Dieser lässt nach, sobald die Person sich aufrichtet, da sich nun die Nozizeption der Hüftextensoren durch die erfolgte Annäherung verringert hat.
> Wird das Wäschestück jetzt an der über Kopfhöhe befindlichen Leine befestigt, erhöht sich durch die Verlängerung die Nozizeption der kontrakten Bauchmuskulatur. Es kann zu Schulterschmerzen durch die hypotone Tendomyose der armhebenden Muskeln kommen. Die Hüftextensoren erfahren in dieser Position keine nennenswerte Nozizeption.

Reflektorische Veränderungen an Gelenkstrukturen

Neben der zentralnervös organisierten Einflussnahme auf die Arbeitsweise von Muskeln und Sehnen werden im Rahmen der arthrotendomyotischen Reaktion auch **Gelenkstrukturen** in das reflektorische Geschehen mit einbezogen.

> **Wichtig**
>
> Gelenkkapselstrukturen können infolge des NSB (druck)schmerzhaft werden, ohne dass eine Gelenkaffektion vorliegt.

Die Behandlung der ursächlichen Störfaktoren führt zu einem Rückgang der Gelenksymptomatik.

> **ⓘ Hinweis**
>
> Die **reflektorischen Gelenkirritationen** aufgrund von Störfaktoren anderer Lokalisation sind deutlich von **autochthonen Gelenkreizzuständen** abzugrenzen, die einen eigenständigen Störfaktor bilden, wie beispielsweise bei einem traumatisierten Akromioklavikulargelenk oder einem mechanisch überlasteten Sternoklavikulargelenk; hier stellt das Gelenk die behandlungsbedürftige Struktur dar. Die Differenzierung erfolgt in Kap. 4 „Funktionsanalyse".

Infrastrukturelle Begleitreaktion

Unter dem Begriff der Infrastruktur werden alle **logistischen Leistungen des vegetativen Nervensystems** zusammengefasst, die mit den somatomotorischen Leistungen des animalen Nervensystems koordiniert werden müssen (s. Kap. 1.1.4).

Bedingt durch die enge funktionelle Verknüpfung beider Nervensysteme wird unter dem Einfluss von Störfaktoren auch die **Steuerung vegetativer Funktionen modifiziert**.

Anamnestische Angaben

Anamnestisch werden im Zusammenhang mit funktionellen Beschwerdebildern häufig angegeben:
- zeitweise, oft nachts geschwollene Finger oder Hände,
- kalte Extremitäten und/oder
- ein allgemeines Kältegefühl.

Subjektiv wird häufig eine allgemein **herabgesetzte Leistungsfähigkeit** beschrieben sowie eine **schnelle Ermüdbarkeit**.

Funktionelle Beschwerdebilder können mit Übelkeit, Atemnot und Schwindel einhergehen.

Inspektion

Im Inspektionsbefund finden sich im Rahmen der arthrotendomyotischen Reaktion
- reflektorische Ödeme und
- trophische Veränderungen.

Reflektorische Ödeme

Reflektorische Ödeme entstehen in Gelenken und tendomyotisch geschalteten Muskeln.

> **❯ Beispiel**
>
> — Ein reflektorisches Ödem im Bereich der tendomyotischen **finger- und handextendierenden Muskulatur** (Schonprogramm) kann z. B. infolge eines mechanischen Überlastungsödems der **finger- und handflektierenden Muskulatur** (primärer Störfaktor) entstehen. Durch die Behandlung des Störfaktors wird es beseitigt (s. Kap. 10.3.4 „Epikondylitis").
>
> — Ebenso kann es zu einer reflektorischen Ergussbildung z. B. im Kniegelenk kommen, die nach Behandlung des mechanischen Überlastungsödems der zehen- und fußflektierenden Muskulatur, ausgelöst durch eine ungewohnte, intensive Step-Aerobic, nicht mehr zu beobachten ist.

> **Wichtig**
>
> Reflektorische Ödeme sind Bestandteil des Schonprogramms und daher **nicht behandlungsbedürftig**.

Versucht der Therapeut, reflektorische Ödeme lokal zu behandeln, erreicht er meist nur vorübergehende oder gar keine Behandlungserfolge; in manchen Fällen tritt sogar eine Verstärkung der Beschwerden auf. Durch Behandlung der ursächlichen Störfaktoren werden sie langfristig beseitigt. Die Differenzierung zwischen einem reflektorischen Ödem und einem mechanischen Überlastungsödem erfolgt in Kap. 4 „Funktionsanalyse".

> **ⓘ Hinweis**
>
> Erst durch die unterlassene Behandlung des primären Störfaktors kann das vormals reflektorische Ödem z. B. im Bereich der finger- und handextendierenden Muskulatur zu einem sekundären Störfaktor werden, der neben der Behandlung der primären Störfaktoren u. U. lokal behandelt werden muss.

Trophische Veränderungen

Trophische Veränderungen der Haut treten vorzugsweise im Bereich der Hände und Füße auf. Hier lassen sich beobachten:
- zyanotische Verfärbungen,

rot-weiß marmorierte oder weiße Areale, die häufig nur Teilbereiche der Gliedmaßen, wie z. B. einzelne Finger, betreffen.

In der Therapie

Die Einflussnahme auf Störfaktoren kann schon bei geringer Dosierung lokal oder allgemein zu Schweißausbrüchen, häufig zu Kaltschweißigkeit, führen, die nicht durch die Intensität der therapeutischen Maßnahme zu erklären sind.

ℹ Hinweis

In der Praxis zeigt sich eine deutlich verstärkte thermische Wahrnehmung von Hitzeapplikationen im Bereich der Störfaktoren.

NSB-Zeichen

Alle Modifikationen, die im Rahmen der arthrotendomyotischen Reaktion und infrastrukturellen Begleitreaktion auftreten, werden Zeichen des nozizeptiven somatomotorischen Blockierungseffektes (NSB-Zeichen) genannt. Diese **NSB-Zeichen** umfassen **kortikale und subkortikale Modifikationen** wie u. a.

- Bewegungsbehinderungen und Ausweichbewegungen,
- Schmerzen,
- schmerzhafte muskuläre Müdigkeit oder Steifigkeit,
- faszikuläre Zuckungen und
- vegetative Sensationen wie eine verstärkte Schweißsekretion.

Sie finden in der Therapie besondere Beachtung (s. auch Kap. 6 „Therapeutische Maßnahmen").

2.2.4 Hierarchie der Störfaktoren

In der Mehrzahl der Fälle liegt dem pathophysiologischen Reflexgeschehen mehr als nur ein auslösender Faktor zugrunde.

Es liegt in der Natur der Bewegungsmuster, dass Bewegungsmonotonie sich grundsätzlich auf **mehrere Bewegungselemente** auswirken muss.

❯ Beispiel

Bewegt sich eine Person in vorwiegend krummer Körperhaltung, so können parallel z. B. Kontrakturen der Bauchmuskulatur, der Hüftextensoren, der Adduktoren und Innenrotatoren von Schulter und Hüftgelenk in unterschiedlicher Ausprägung entstehen.

Hinzu kommt, dass Schonprogramme, die über einen gewissen Zeitraum hinweg ausgeführt werden, zur **Entstehung sekundärer Störfaktoren** beitragen können.

❯ Beispiel

Eine Schneiderin, die im Sitzen viel an ihrer Nähmaschine arbeitet, hat eine Kontraktur der horizontal adduzierenden Schultermuskulatur. Sie leidet an Schmerzen zwischen den Schulterblättern, wenn sie sich streckt und dabei den Brustkorb hebt. Die Mm. rhomboidei und der M. erector trunci sind in dieser Situation hypoton tendomyotisch geschaltet. Die Bauchmuskulatur, die durch ihre konzentrische Aktivität die Nozizeption in den horizontal adduzierenden Muskeln herabsetzen kann, wird hyperton tendomyotisch geschaltet.

Die Schneiderin bevorzugt daher eine Sitzposition mit gesenktem Brustkorb und aufgerichtetem Becken. Wird die hyperton tendomyotische Aktivierung der Bauchmuskulatur über einen gewissen Zeitraum hinweg gefordert, so kann aus der vormals reflektorisch hypertonen Tendomyose eine weitere Kontraktur als Sekundärafferenz werden.

> **Wichtig**
>
> In den seltensten Fällen kann man von einem einzelnen Störfaktor ausgehen; in der Regel liegen den Beschwerdebildern **mehrere Störfaktoren** zugrunde.

In manchen Fällen bildet sich im Laufe vieler Jahre über den oben beschriebenen Weg eine regelrechte **Hierarchie der Störfaktoren** aus:

Der ursprüngliche Störfaktor wurde durch das Modulationsprogramm ausreichend geschützt, sodass jetzt die Nozizeption des sekundär oder auch tertiär entstandenen Störfaktors in den Vordergrund rückt. Dies bedeutet die zentralnervöse Organisation eines neuen Schonprogramms, das zusätzlich den Schutz des hinzugekommenen Störfaktors gewährleisten muss.

ℹ Hinweis

Klinisch zeigt sich häufig eine Verlagerung der Beschwerdesymptomatik.

❯ Beispiel

Die Schneiderin, die vormals über Schmerzen zwischen den Schulterblättern klagte, gibt nun einen stechenden Rückenschmerz bei Bewegungen in die

Körperaufrichtung an. Die jetzt im Vordergrund stehende Schonbedürftigkeit der sekundär entstandenen Kontraktur der Bauchmuskulatur findet einen wirkungsvollen Schutz durch die hypotone Tendomyose der rückenstreckenden Muskulatur.

Für die **Therapie** bedeutet das, dass eine Verringerung der Beschwerdesymptomatik zu Beginn häufig nicht durch die Beseitigung des primären Störfaktors zu erreichen ist. In diesen Fällen muss der Therapeut durch Behandlung der vordergründigen Störfaktoren für einen schrittweisen Abbau der Schonprogramme und somit für die Verringerung bis Beseitigung der Beschwerden Sorge tragen.

> ℹ️ **Hinweis**
>
> Im Therapieverlauf ist es daher nicht ungewöhnlich, dass der Patient, wenn die akute Beschwerdesymptomatik bereits abgenommen hat, über Beschwerden klagt, die er aus länger zurückliegender Zeit bereits kennt.

In vielen Fällen ist die Rangfolge der Störfaktoren nicht so starr ausgeprägt, sodass der im Vordergrund stehende Störfaktor je nach Situation wechseln kann (vgl. auch Abschnitt 2.2.3 „Dynamik der Tendomyosen").

> **Wichtig**
>
> Die Identifikation der im Vordergrund stehenden Störfaktoren erfolgt durch die Funktionsanalyse.

Die individuell an den Befund des Patienten angepasste Behandlung wird durch eine enge Verknüpfung von **diagnostischen und therapeutischen Maßnahmen** erzielt.

2.3   Funktionskrankheiten

Brügger bezeichnet **Schmerzzustände des Bewegungssystems**, die auf ein supraspinal organisiertes Schonprogramm für einen Krankheitsherd an ganz anderer Stelle zurückzuführen sind, als **Funktionskrankheiten**.

Damit wird den in der Medizin bekannten Schmerzphänomenen wie
- den Rezeptorschmerzen,
- den übertragenen und
- den projizierten Schmerzen,

der tendomyotische Schmerz funktioneller Beschwerdebilder hinzugefügt (◻ Abb. 2.5).

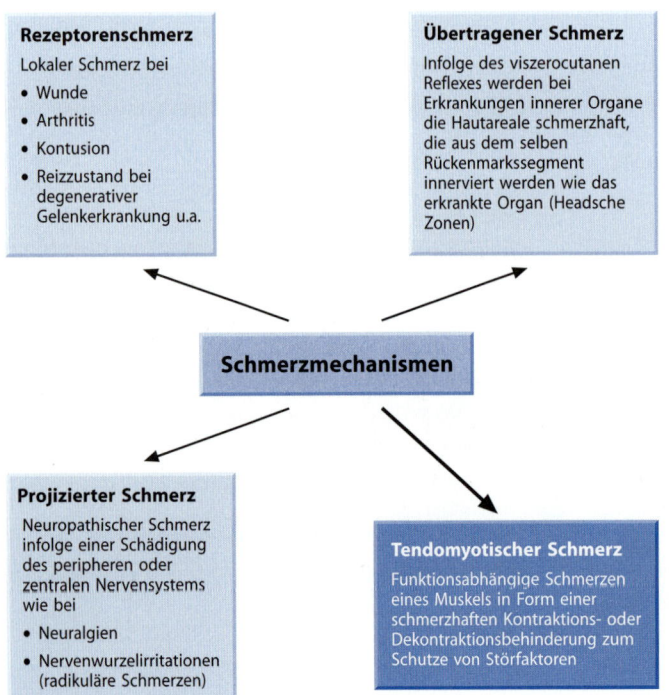

◻ **Abb 2.5.** Überblick über Schmerzphänomene am Bewegungssystem des Menschen

Rezeptorenschmerz
Lokaler Schmerz bei
- Wunde
- Arthritis
- Kontusion
- Reizzustand bei degenerativer Gelenkerkrankung u.a.

Übertragener Schmerz
Infolge des viszerocutanen Reflexes werden bei Erkrankungen innerer Organe die Hautareale schmerzhaft, die aus dem selben Rückenmarkssegment innerviert werden wie das erkrankte Organ (Headsche Zonen)

Schmerzmechanismen

Projizierter Schmerz
Neuropathischer Schmerz infolge einer Schädigung des peripheren oder zentralen Nervensystems wie bei
- Neuralgien
- Nervenwurzelirritationen (radikuläre Schmerzen)
- Phantomschmerzen u.a.

Tendomyotischer Schmerz
Funktionsabhängige Schmerzen eines Muskels in Form einer schmerzhaften Kontraktions- oder Dekontraktionsbehinderung zum Schutze von Störfaktoren

In der Nomenklatur Brüggers wird der Krankheitsherd, der Ort, von dem die Noziception ausgeht, auch **Afferenz** genannt. Das zentralnervös organisierte Schonprogramm wird dementsprechend als **Efferenz** bezeichnet
(◘ Abb. 2.6).

> **Wichtig**
>
> Es gilt: „Efferenz schützt Afferenz!"

Im Rahmen der arthrotendomyotischen Reaktion und in-
frastrukturellen Begleitreaktion des Organismus können
- **Schmerzlokalisation** und
- **Schmerzqualität und -quantität**

stark variieren.

> ❯ **Beispiel**
>
> Funktionskrankheiten gehen häufig mit „ziehenden
> muskulären Schmerzen", aber auch scheinbaren
> „Gelenkschmerzen" einher; gelegentlich werden
> „bohrende" und „stechende" Beschwerden sowie
> „Nervenschmerzen" angegeben. In Einzelfällen wer-
> den nicht dermatombezogene Sensibilitätsstörungen
> wie Hypästhesien und Parästhesien beschrieben.

> **Wichtig**
>
> Schmerzqualität und Schmerzquantität lassen
> keinen eindeutigen Ausschluss eines funktionellen
> Beschwerdebildes zu! (Vgl. Kap. 4.1.1)

Funktionskrankheiten gehen oft mit **Symptomen** einher,
die üblicherweise degenerativen Veränderungen zugeordnet werden, und mit Beschwerdebildern, die den Bereich der physiotherapeutischen Einflussnahme zu verlassen scheinen.

In der folgenden **Aufzählung** werden **typische Angaben** von Patienten, die unter Funktionskrankheiten leiden, zusammengestellt (◘ Abb. 2.7).

Viele der aufgelisteten Beschwerden stellen Leitsymptome klassischer Diagnosen dar. Ihre Bewertung unter
Berücksichtigung des NSB bedeutet eine Erweiterung der
diagnostischen und therapeutischen Möglichkeiten
(s. Kap. 10 „Diagnosen").

Ziehende Nacken- oder Kopfschmerzen

Sie gehen oft vom Nacken aus, können bis über das Schä-
deldach reichen, und sind evtl. verbunden mit

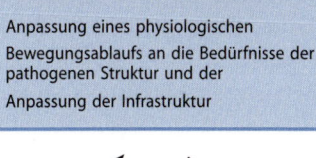

Zentralnervöse Verarbeitung
der nozizeptiven Impulse im Sinne der

- Anpassung eines physiologischen
  Bewegungsablaufs an die Bedürfnisse der
  pathogenen Struktur und der
- Anpassung der Infrastruktur

Afferenz
- Störfaktor
- Ursache des
  Krankheitsgeschehens
- pathoplastischer Teil,
  der eine verändernde
  Wirkung auf die
  physiologischen
  Bewegungsabläufe
  ausübt
- Ort der Behandlung

Efferenz
- Schonprogramm
- Schmerzort
- Ort der klinischen
  Symptomatologie
- Manifestation des
  Krankheitsbildes mit
  reflektorischer
  Zustandsänderung
  der Gewebe und der
  zugehörigen
  Infrastruktur

◘ **Abb. 2.6.** Schematische Darstellung des nozizeptiven somatomotorischen Blockierungseffektes (NSB)

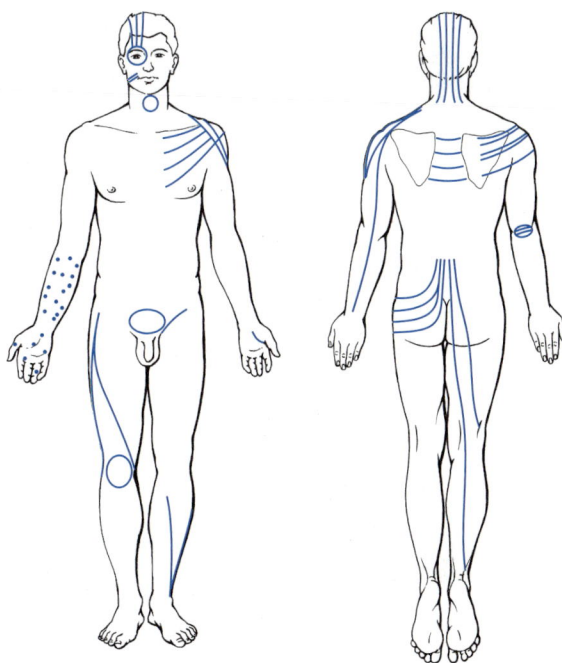

◘ **Abb. 2.7.** Typische Schmerzlokalisationen funktioneller Beschwerdebilder

2

— Sehstörungen und dem Gefühl, die Augen nur mit großer Mühe öffnen zu können,
— Schmerzen der Kiefergelenke oder
— Übelkeit und Erbrechen.

Sie sind häufig Ausdruck der tendomyotischen Schaltung der Nackenmuskulatur wie dem M. trapezius, der mimischen Muskulatur des Schädeldachs wie dem M. occipitofrontalis und der Kaumuskulatur wie dem M. masseter und dem M. temporalis.

Tinnitus und Schwindel

Die Ohrgeräusche können unterschiedlichster Intensität und Anamnese sein.

Globussymptom

Das Gefühl eines im Rachen steckenden Kloßes, häufig mit Schluckzwang, kann durch die tendomyotische Schaltung der ventralen Halsmuskulatur wie des oberen Rektussystems auftreten.

Stechender Schmerz zwischen den Schulterblättern

Dieser Schmerz ist häufig Ausdruck der tendomyotischen Verschaltung der Mm. rhomboidei.

Ziehende, z. T. stechende Schmerzen der Brustwand

Sie treten v. a. im Bereich des Herzens auf und können einhergehen mit
— einem Engegefühl beim Atmen oder
— dem Gefühl, nicht ausreichend Luft zu bekommen.

Solche Beschwerden können Ausdruck der tendomyotischen Verschaltung der ventralen Thoraxmuskulatur wie den Mm. pectorales maj. et min. und der Interkostalmuskulatur sein.

Lokale und ausstrahlende Schulterschmerzen

Zusätzlich zu ihnen können auftreten
— ein Schweregefühl des Arms bei Elevation und
— einschießende Schmerzen in den ganzen Arm, v. a. bei Abduktion und Außenrotation.

Die Schmerzen können Ausdruck der tendomyotischen Schaltung der meist abduzierenden, außenrotierenden und flektierenden Muskulatur des Schultergelenks wie des M. deltoideus und der Mm. supraspinatus et infraspinatus sein.

Schmerzen im Bereich des proximalen dorsalen Unterarms

Sie treten v. a. bei Dorsalextension der Hand auf und sind oft verbunden mit dem Gefühl der Kraftlosigkeit bei Greifaktivitäten.

Häufig sind sie Ausdruck der tendomyotischen Schaltung der extendierenden Muskulatur der Hand- und Fingergelenke, wie des M. extensor carpi radialis.

Einschlafen, Kribbelmissempfindungen und Gefühlsminderung in verschiedenen Körperregionen

Sie treten im Zusammenhang mit einer arthrotendomyotischen Reaktion häufig in den Gliedmaßen oder in Teilbereichen der Gliedmaßen auf, wie z. B. einzelner Finger oder der Fußsohle, und sind meist nicht dermatombezogen.

Schmerzen im Daumensattelgelenk

Sie können im Rahmen der arthrotendomyotischen Reaktion bei verschiedensten Afferenzen auftreten.

Rückenschmerzen

Ziehende oder stechende Rückenschmerzen (wie „Messerstiche") oder das Gefühl des „Durchbrechens",
— lokal im LWS-Bereich,
— ausstrahlend in den oberen Rücken,
— seitlich ausstrahlend in die Taille oder
— dorsal über das Gesäß ins Bein ausstrahlend,
sind häufig Ausdruck der tendomyotischen Schaltung der Rückenmuskulatur, der seitlichen Rumpfmuskulatur wie dem M. transversus abdominis, der hüftextendierenden Muskulatur wie dem M. gluteus max. und der ischiokruralen Muskelgruppe und der plantarflektierenden Muskulatur des M. triceps surae.

Chronische Obstipation und/oder Unterbauchbeschwerden unklarer Genese

Bei ihnen wird häufig zunächst ein gynäkologisches oder internistisches Krankheitsbild vermutet. Sie können z. B. Ausdruck der tendomyotischen Schaltung der Bauchmuskulatur sein.

Leistenschmerzen

Ziehende oder stechende Leistenschmerzen, die
— lokal auftreten,
— in den Oberschenkel ausstrahlen,
— bei Männern z. T. einhergehen mit Samenstrangneuralgien, schmerzhaftem Hodenziehen besonders bei hüftextendierenden Bewegungen,

können Ausdruck der tendomyotischen Schaltung der beckenkippenden und hüftflektierenden Muskulatur wie des M. iliopsoas und des M. rectus femoris sowie beim Mann des M. cremaster als Fortsetzung des M. obliquus internus abdominis sein.

Knieschmerzen

Einschießende, ziehende oder stechende Schmerzen und manchmal das Gefühl, „keine Gewalt" über das Knie zu haben, werden angegeben

- seitlich, medial oder lateral,
- auf oder unterhalb der Patella oder
- als dorsaler, „tiefer" Knieschmerz.

Sie können Ausdruck der tendomyotischen Schaltung der beckenkippenden und kniestreckenden oder -beugenden Muskulatur wie des M. rectus femoris, des M. tensor fasciae latae und des M. sartorius sein; ebenso kann die beckenaufrichtende und kniebeugende Muskulatur, wie z. B. der M. semimembranosus, der z. T. in die Kapsel des Kniegelenks einstrahlt, tendomyotisch geschaltet sein.

Laterale und mediale Schienbeinschmerzen und rezidivierende Supinationsdistorsionen

Diese können Ausdruck der tendomyotischen Schaltung der pronierenden und dorsalextendierenden Fußmuskulatur sein, wie z. B. der Mm. peronaei und des M. tibialis anterior.

> **Wichtig**
>
> Die schmerzhaft wahrgenommene tendomyotische Muskulatur des Schonprogramms stellt in der Regel die **Efferenz** dar und entspricht somit nicht dem Ort der Behandlung!

ℹ **Hinweis**

Betrachtet man **wechselnde polytope Beschwerdebilder** unter dem Aspekt zentralnervös organisierter Modulationsprogramme, können zahlreiche unerklärlich, z. T. widersprüchlich scheinende Schmerzphänomene aus einem neuen Blickwinkel beurteilt, diagnostiziert und therapiert werden. Sie rücken in einen plausiblen Gesamtkontext:

- **Bildgebende Verfahren** korrelieren häufig in keiner Weise mit dem vorliegenden Beschwerdebild. Gravierende degenerative Veränderungen können bei einem Patienten ohne klinische Symptomatologie bestehen.

Ein anderer Patient klagt über schwerste Schmerzzustände ohne das geringste pathomorphologische Korrelat im Gewebe. Das bedeutet, dass lokal am Schmerzort befindliche röntgenologische Auffälligkeiten wie ein verschmälerter Bandscheibenraum oder eine Verschmälerung des Gelenkspaltes nicht zwangsläufig die Ursache der Beschwerden sein müssen.

- **Vielfältige Beschwerden** oft schon junger Patienten lassen sich oft auf wenige Störfaktoren zurückführen und stellen nicht verschiedene Erkrankungen mit gänzlich unterschiedlichem Therapieansatz dar.
- **Scheinbar unstimmige Angaben des Patienten** bezüglich der Verstärkung bzw. Abschwächung seiner Beschwerden durch verschiedene Ausgangsstellungen und Tätigkeiten erhalten eine nachvollziehbare Erklärung. Aus der unterschiedlich hohen Nozizeption eines Störfaktors in verschiedenen Situationen resultiert ein unterschiedlich stark ausgeprägtes Schonprogramm. Auch **wechselnde Beschwerdeorte** sind nachvollziehbar.
- **Lokale Therapieansätze** bleiben häufig erfolglos oder haben eine hohe Rezidivrate. Setzt die Therapie in dem schmerzhaft bewussten efferenten Teil des pathophysiologischen Reflexgeschehens an, so unternimmt man den Versuch, den Organismus seines zentralnervös organisierten Schonprogramms zu berauben. Dies bedeutet bestenfalls eine nur kurzfristige Beschwerdelinderung, führt jedoch häufig sogar zu einer Verstärkung des Beschwerdebildes, wie z. B. dem Auftreten von Kopfschmerzen und evtl. Übelkeit nach einer Massage hyperton tendomyotisch geschalteter Nackenmuskulatur.

Somit liefert das Brügger-Konzept ein erweitertes Verständnis für Beschwerden und vermittelt neue kausale Therapieansätze, die darauf beruhen, die Störfaktoren aufzufinden, die dem Krankheitsbild ursächlich zugrunde liegen.

Es bietet hierzu ein diagnostisches Verfahren, das in seiner Gesamtheit als **Funktionsanalyse** bezeichnet wird. Ihm folgt die **Behandlung der Störfaktoren** und die **Prophylaxe** ihrer neuerlichen Entstehung.

2.4 Beispiele funktioneller Beschwerdebilder

Selbst hochkomplexe Beschwerdebilder lassen sich häufig auf muskuläre Störfaktoren zurückführen und sollten daher neben dem Ausschluss einer lokalen oder radikulären

Krankheitsursache stets mitbedacht werden. Auch bei degenerativen Krankheitsbildern können die ursächlichen Faktoren für die schmerzhaften Bewegungseinschränkungen in sekundär entstandenen muskulären Störfaktoren liegen (s. Kap. 10).

Im Folgenden wird an charakteristischen Beispielen die Wirkungsweise des nozizeptiven somatomotorischen Blockierungseffekts mit typischen tendomyotischen Schaltungen dargestellt.

2.4.1 Störfaktor Fehlbelastung des Skelettsystems infolge krummer Körperhaltung (KKH)

Wie unter Abschnitt 2.1.1 erläutert, gefährdet die **krumme Körperhaltung** zahlreiche Strukturen unseres Organismus. Beispielsweise wird an der Wirbelsäule die einwirkende **Biegebelastung** nozizeptiv registriert. Supraspinal organisierte Modulationsprogramme mit dem Ziel, die nozizeptiven Afferenzen zu reduzieren, wirken daher der Biegebelastung entgegen.
- Der den Körper aufrichtende Muskelverband wird **hyperton tendomyotisch geschaltet,**
- während Muskeln, die durch ihre konzentrische Aktivität die Einnahme der aufrechten Körperhaltung behindern würden, **hypoton tendomyotisch geschaltet** werden (◘ Abb. 2.8).

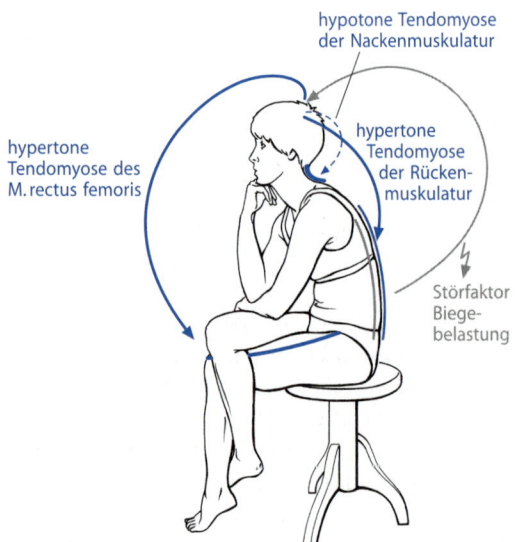

hypotone Tendomyose der Nackenmuskulatur

hypertone Tendomyose des M. rectus femoris

hypertone Tendomyose der Rückenmuskulatur

Störfaktor Biegebelastung

◘ **Abb 2.8.** Tendomyotische Schaltung bei transitorischer arthrotendomyotischer Reaktion

Da Störfaktoren, die auf einer kurzzeitigen Fehlbelastung des Skelettsystems beruhen, vorübergehender Natur sind und bei Einnahme der aufrechten Körperhaltung behoben sind, wird das von ihnen ausgelöste Schonprogramm auch als **transitorische arthrotendomyotische Reaktion** bezeichnet.

Anamnestisch geben Patienten **längere Tätigkeiten in krummer Körperhaltung** als beschwerdeauslösendes bzw. schmerzverstärkendes Moment an. Subjektiv wird die Einnahme der aufrechten Körperhaltung als entlastend und wohltuend empfunden.

❯ Beispiel
- Eine Person hat während der Nacht in krummer Körperhaltung auf der Seite geschlafen. Am Morgen schmerzt ihr Rücken, und sie verspürt das Bedürfnis, sich zu strecken. Hier ist die Rückenmuskulatur hyperton tendomyotisch geschaltet. Nach Räkelbewegungen ist der Rückenschmerz nicht mehr da.
- Eine Person verspürt nach einer mehrstündigen Autofahrt Nacken- und Rückenschmerzen und möchte Wirbelsäule und Nacken strecken. Hier ist die Rückenmuskulatur hyperton tendomyotisch und die Nackenmuskulatur hypoton tendomyotisch geschaltet. Nach einer kleinen Pause mit Streckbewegungen sind die Beschwerden weg.
- Eine Person verspürt nach längerem Sitzen in krummer Körperhaltung einen zunehmenden Schmerz über der Kniescheibe. Hierbei kann es sich um die hyperton tendomyotische Schaltung des M. rectus femoris in seiner Funktion als Beckenkipper handeln; der Schmerz tritt nach mehreren Bewegungen in aufrechter Körperhaltung nicht mehr auf.

Den Beispielen gemeinsam ist die kurzfristige Auflösung der Beschwerden, nachdem die aufrechte Körperhaltung eingenommen wurde. Daher wird in der Funktionsanalyse die Einnahme einer stark korrigierten aufrechten Körperhaltung zur Diagnostik eingesetzt, um transitorische von persistierenden Beschwerden abzugrenzen (vgl. Kap. 4.3.2).

2.4.2 Störfaktor muskuläre Kontraktur

Bei einer muskulären Kontraktur werden durch jede dem Muskel zurzeit nicht mögliche **aktive oder** bei stärkerer Ausprägung auch **passive Verlängerung** vermehrt nozizeptive Afferenzen ausgelöst (s. auch Kap. 2.1.1).

▬ Dies erfordert eine **hypoton tendomyotische Verschaltung** aller Muskeln, die bei einer bestimmten Bewegung durch ihre konzentrische Kontraktion eine weitere Verlängerung des kontrakten Muskels hervorrufen würden.

▬ Dagegen werden die Muskeln, die durch ihre konzentrische Kontraktion die Annäherung des kontrakten Muskels gewährleisten können, **hyperton tendomyotisch geschaltet** (◻ Abb. 2.9).

Bedingt durch unseren Alltag finden sich **Kontrakturen** überwiegend in Muskelgruppen, die sich während der ständigen Aktivierung von Bewegungsmustern der krummen Körperhaltung in Annäherung von Ansatz und Ursprung befinden. Klassische Lokalisationen von Kontrakturen stellen daher **Muskelgruppen des beckenaufrichtenden und thoraxsenkenden Verbands** dar, wie u. a.

▬ die Bauchmuskulatur,
▬ die hüftstreckende und -adduzierende Muskulatur,
▬ die innenrotierende, adduzierende Muskulatur des Schultergelenks,

▬ die Finger- und Handflexoren und
▬ die Zehen- und Fußflexoren.

Im Gegensatz zur transitorischen arthrotendomyotischen Reaktion trägt hierbei die Einnahme der aufrechten Körperhaltung nicht zu einer Verringerung der Beschwerden bei. Gerade die Muskelgruppen, die mit ihrer konzentrischen Aktivität am Bewegungsmuster der aufrechten Körperhaltung beteiligt sind, sind in diesem Fall hypoton tendomyotisch geschaltet.

> **Wichtig**
>
> Die konzentrische Aktivität des kontrakten Muskels stellt kein Problem dar.

Charakteristisch für eine oder mehrere Kontrakturen ist ein allmählicher, oft über Jahre **langsam zunehmender Beschwerdeverlauf** ohne einen dem Patienten bekannten Auslöser.

Anamnestisch geben Patienten häufig an, dass **sich ihre Beschwerdesymptomatik reduzieren lässt** durch

▬ vermehrte Bewegung und
▬ Wärme.

> ℹ **Hinweis**
>
> Führt Bewegung zu einem länger anhaltenden Rückgang der Beschwerden, so lässt sich dies nicht allein auf die Erhöhung des mechanorezeptiven Inputs zurückführen. Hier werden durch die Bewegung vielmehr **globale Dekontraktionsimpulse** gesetzt, die einen therapeutischen Effekt auf die Kontraktur haben. Infolge der Antagonistenhemmung auf Rückenmarksebene führen Bewegungen wie zügiges Gehen zu Kontraktionsimpulsen der rückenstreckenden Muskulatur und somit zu Dekontraktionsimpulsen der beispielsweise kontrakten Bauchmuskulatur.

Dies erklärt auch zum Teil erhebliche **Anlaufschmerzen**, die erst bei zunehmender Bewegung abnehmen. Nach längerem Verharren in einer Position führt Bewegung, die die kontrakte Muskulatur verlängert, zunächst zu einer erhöhten Nozizeption der Kontraktur. Der nozizeptive somatomotorische Blockierungseffekt bewirkt die Auslösung tendomyotischer Schmerzen, die Teil des reflektorischen Schonprogramms sind. Erst bei fortwährender Bewegung führen die Dekontraktionsimpulse zu einer Reduzierung der nozizeptiven Afferenzen aus der Kontraktur

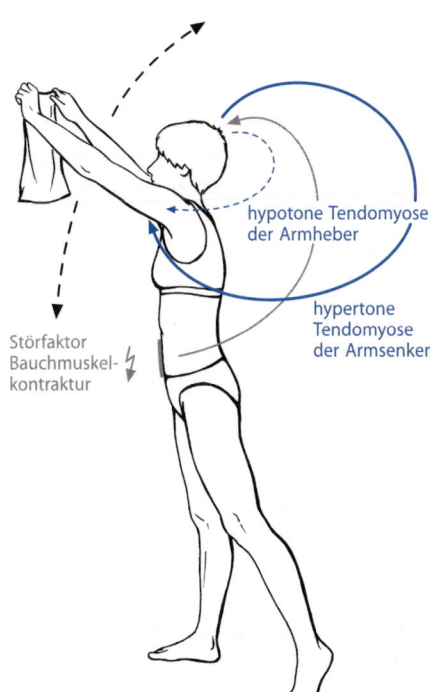

▬ **Abb 2.9.** Tendomyotische Schaltung der armhebenden und -senkenden Muskeln bei Kontraktur der Bauchmuskulatur bei Armhebung und Armsenkung

und somit zu einer Verringerung der arthrotendomyotischen Reaktion.

In diesem Zusammenhang lässt sich auch die für Kontrakturen typische **„Morgensteifigkeit"** verstehen. Eine nächtliche Schlafposition in Annäherung der Störfaktoren bedeutet häufig Schmerzfreiheit während der Nachtruhe. Die erhöhte Nozizeption bei Bewegung am Morgen führt jedoch zu den häufig von Patienten nach dem Aufstehen geschilderten Beschwerden, die sich im Laufe des Tages verflüchtigen.

Patienten beschreiben eine **Beschwerdeverschlechterung bei nasskaltem Wetter**; häufig werden Klimaanlagen als Beschwerdeauslöser angegeben.

> ℹ **Hinweis**
> Da die durch Muskelarbeit freiwerdende Energie zu nahezu zwei Dritteln in Wärmeenergie umgesetzt wird, stellen die Muskeln die „Wärmelieferanten" unseres Organismus dar. Die **Thermoregulation** geht vom Hypothalamus aus, der durch Warm- und Kaltsensoren der Haut Informationen aus dem Umfeld des Organismus erhält, und dient der Homöostase, d. h. dem Erhalt der vom Organismus benötigten „Betriebstemperatur".
> — Bei von außen zugeführter Kälte reagiert der Organismus folglich mit einer allgemeinen Erhöhung des Muskeltonus, um die Körpertemperatur konstant halten zu können. Da dies zwangsläufig mit einer Tonisierung der kontrakten Muskeln einhergeht, führt Kälte zu einer Verstärkung des Längendefizits im kontrakten Muskel; die erhöhte Nozizeption bei Bewegung führt allgemein zu einer Verstärkung der Beschwerden, da das Schonprogramm früher und stärker ausgelöst wird.
> — Von außen zugeführte Wärme dagegen bewirkt eine Herabsetzung des allgemeinen Muskeltonus und hat somit einen positiven Effekt auf muskuläre Kontrakturen. Das supraspinal ausgelöste Schonprogramm wird später und in geringerer Ausprägung auftreten.

Der Patient empfindet **Wärme** subjektiv als **wohltuend**. Häufig werden
— warme Vollbäder,
— Saunabesuche und
— Aufenthalte in warmen Ländern
als beschwerdelindernd angegeben.

> ℹ **Hinweis**
> Die positive Wirkung muskelrelaxierender Medikamente ist z. T. auf die allgemeine Tonussenkung zurückzuführen, die auch die Kontrakturen erreicht.

Im **Inspektionsbefund** zeigen sich gelegentlich **Einziehungen bzw. Einschnürungen der Haut** über kontrakten Muskeln; hier ist nicht selten der Turgor der Haut erhöht.

> ℹ **Hinweis**
> Sowohl kontrakte als auch tendomyotisch geschaltete Muskeln können druckdolent sein, sodass die Palpation allein keine differenzialdiagnostischen Informationen liefert.

2.4.3 Störfaktor mechanisches Überlastungsödem

Bei einem **Muskelbauchödem oder Ansatzreiz** führt im Gegensatz zur Kontraktur **jede Verlängerung, aber auch jede Verkürzung** der betreffenden Muskulatur zu erhöhter Nozizeption im mechanisch überlasteten Gewebe. Ein **mechanisch überlastetes Gelenk** erfährt eine erhöhte Nozizeption bei verstärkter **Traktion, Kompression oder Scherbelastung**. Das supraspinal organisierte Schonprogramm wird daher zu einer Mittelstellung des Gelenks führen. Die **tendomyotische Verschaltung** ist, dem Schonbedürfnis des Störfaktors angepasst, hier sehr wechselhaft (◻ Abb. 2.10a,b).

Mechanische Überlastungsödeme entstehen in den **Muskeln**, die
— im Alltag immer wieder **gleichförmig beansprucht** werden bzw.
— **kurzzeitigen Maximalbelastungen** ausgesetzt sind (s. Kap. 2.1.1).

Ihre **Lokalisation** kann in Abhängigkeit von der jeweiligen **Anamnese** sehr unterschiedlich sein.

> ▶ **Beispiel**
> Eine Friseurin mit vorwiegend stehender Tätigkeit hat eine Kontraktur der hüftextendierenden Muskulatur mit gelegentlich auftretenden Rückenschmerzen. Nach einem Wochenende mit intensiver Gartenarbeit leidet sie an einer akuten Lumboischialgie. Die zahlreichen Tätigkeiten in gebückter Stellung haben zu einem mechanischen Überlastungsödem

hypotone
Tendomyose
der Armheber

Störfaktor
Symphysen-
ansatzreiz

a

hypertone
Tendomyose
der Armheber

Störfaktor
Symphysen-
ansatzreiz

b

◻ Abb 2.10a,b. Tendomyotische Schaltung der armhebenden Muskulatur bei Symphysenansatzreiz. a Armhebung, b Armsenkung

des M. glutaeus maximus durch Zerrung des verkürzten Muskels geführt.

Die Patientin steht leicht gebeugt und kann sich
weder aufrichten noch krümmen. Sie gibt heftigste
Rückenschmerzen an, die in das Bein ausstrahlen. Sobald sie sich weiter beugt, erhöht sich durch die Verlängerung des M. glutaeus maximus die Nozizeption
im ödematösen Gewebe. Die Rückenmuskulatur und
hüftstreckende Muskulatur, wie z. B. die ischiokrurale
Muskelgruppe, werden **hyperton tendomyotisch**
geschaltet. Es kommt zum einschießenden Dekontraktionsschmerz dieser Muskulatur.

Richtet sich die Patientin dagegen auf, erhöht die
Kontraktion des ödematösen Muskels die Nozizeption
und bewirkt eine **hypotone Tendomyose** der Rückenmuskulatur und der Hüftstrecker. Der Kontraktionsschmerz der hypoton tendomyotischen Rückenmuskulatur wird häufig mit einem „Gefühl des Durchbrechens" im Bereich der Lendenwirbelsäule beschrieben.

Da die Bewegungsmuster der krummen Körperhaltung
bei den meisten Menschen überwiegen, finden sich in bestimmten Muskelverbänden, die in krummer Körperhaltung einer vermehrten mechanischen Belastung ausgesetzt sind (vgl. Kap. 3.4), häufig mechanische Überlastungsödeme. Hinzu kommen **einseitige Tätigkeiten der
Hände und Füße:**

- Im Bereich der Hände wird oft die fingerflektierende
  Muskulatur durch die vielfältigen Greifaktivitäten
  überbeansprucht,
- paralleles bzw. innenrotiertes Gehen hat häufig eine
  Überlastung der supinierenden Muskeln des Fußes
  zur Folge.

Mechanische Überlastungsödeme gehen in der Regel mit
besonders starken, alltagsbestimmenden Beschwerden
einher. Meist treten die Beschwerden plötzlich akut auf,
und der **auslösende Faktor** ist dem Patienten geläufig.

ⓘ **Hinweis**
Manchmal jedoch werden auslösendes Moment und
Beschwerden vom Patienten nicht als zusammen-
gehörig empfunden und müssen vom Therapeuten
erfragt werden.

2

> **Beispiel**

Ein Patient leidet seit drei Wochen an einer akuten Lumbalgie. Den zwei Monate zurückliegenden grippalen Infekt mit ungewöhnlich starkem, auch nächtlichem Husten, der zu einem Symphysenansatzreiz bei mechanisch überlasteter Bauchmuskulatur führte, bringt er mit seinen Rückenschmerzen nicht in Zusammenhang (vgl. Kap. 9„Behandlungsbeispiel").

Kurzzeitige Maximalbelastungen der Muskeln, Sehnen und Gelenke liegen häufig bei **Traumen** vor. Unfälle und Stürze müssen genauestens rekapituliert werden, um Hinweise auf mechanisch überbeanspruchte Strukturen zu bekommen.

> **Beispiel**

Schleuderverletzung der Halswirbelsäule
s. Kap. 10.3.2.

Ebenso bedeuten **Operationen** eine Traumatisierung auch des umliegenden Gewebes und eine Überdehnung muskulärer und kapsulärer Strukturen. Hier geben
- die Operationslagerung und die Schnittführung,
- die postoperative Lagerung und
- eine postoperativ auftretende Schonhaltung
Aufschluss über potenzielle Störfaktoren.

> **Beispiel**

Eine Strumektomie geht mit einer Traumatisierung der ventralen Halsmuskulatur einher. In kürzerem oder längerem Abstand zur Operation können Kopf- und Nackenschmerzen, z. T. auch Schulterschmerzen auftreten, die durch Behandlung des mechanischen Überlastungsödems der ventralen Halsmuskeln beseitigt werden können.

> **Hinweis**

— Je stärker ein mechanisches Überlastungsödem ausgeprägt ist, umso mehr bevorzugen die Patienten **Ruhe** in bestimmten Ausgangsstellungen. Der Wechsel von Positionen, besonders nach längerem Verharren in einer Ausgangsstellung, und der Bewegungsbeginn nach einer Pause kann äußerst schmerzhaft sein. Weitere stärkere Bewegung und Belastung verstärken die Beschwerden.
— Einzig ein **leichtes, wiederholtes Bewegen** ohne nennenswerte Belastung, wie z. B. Schüttelbewegungen der Hand bei mechanisch überlasteten Finger- und Handflexoren, wird häufig als beschwerdelin-

dernd angegeben, da über die Anregung der Infrastruktur der Abtransport des Ödems beschleunigt wird.
— Charakteristisch sind **zunehmende Beschwerden im Tagesverlauf**, da das Überlastungsödem durch weitere gleichförmige Bewegungen unterhalten wird.

Im **Inspektionsbefund** finden sich meist **Ödeme am Ort der mechanischen Überlastung**, der nicht mit dem Schmerzort identisch ist.

Im Zusammenhang mit vehementen mechanischen Überlastungsödemen wird manchmal ein **lokaler Schmerz** angegeben.

> **Hinweis**

Der Muskelkater, der neben der Übersäuerung im Muskel auch mit einer Zerstörung der Z-Scheiben und einem mechanischen Überlastungsödem einhergeht, wird beispielsweise am Ort der Überlastung empfunden.

Weitaus häufiger jedoch lösen mechanische Überlastungsödeme **vehemente Schonprogramme** aus, deren Lokalisation nicht identisch mit dem ursächlichen Störfaktor ist.

Mechanische Überlastungsödeme weisen eine **hohe Druckdolenz** auf, die sich weder durch Veränderung der Körperhaltung noch durch Dekontraktionen verringern lässt.

2.4.4 Störfaktor Narbengewebe

Nicht selten sind Narben Störfaktoren funktioneller Beschwerdebilder. Daher gilt ihnen im **Inspektionsbefund** ein besonderes Augenmerk. Das gilt auch dann, wenn die Narbe reizlos abgeheilt ist, ihr Ursprung viele Jahre zurückliegt und sie vom Patienten nicht mehr als störend empfunden wird.

Die **Bildung von Narbengewebe** ist Teil des **Wundheilungsprozesses**. Jede Wundheilung bewirkt die stufenweise Abdichtung der Wunde gegenüber der Außenwelt mit einem Ersatz des zerstörten Gewebes. Dabei können nur Bindegewebe und Knochen durch gleichartige Gewebe ersetzt werden. Alle anderen Gewebsdefekte werden durch Bindegewebe aufgefüllt.

Querdurchtrennungen von Muskelgewebe sind problematischer als Längsschnitte.

In der **Proliferationsphase** der Wundheilung erfolgt die **Bildung von Kollagen** durch Fibroblasten und die Einsprossung von Gefäßen. Es entsteht das **Granulationsgewebe**, ein zell- und gefäßreiches, faserarmes Bindegewebe, das dem Schutz vor eindringenden Erregern dient.

In der **Reparationsphase** erfolgt durch die Umwandlung des Granulationsgewebes die eigentliche Narbenbildung. Dabei kommt es zu einer ausgeprägten **Kollagensynthese**. In den neu einwachsenden Fibroblasten bilden sich Aktinketten, die sich mit der Zellmembran verbinden, sodass sich die Zelle kontrahieren kann. Parallel hierzu produziert die Zelle Fibronektin, wodurch sie sich mit anderen Zellen und extrazellulären Bestandteilen verbinden kann. Die Funktion der sog. **Myofibroblasten** besteht darin, die Wunde so klein wie möglich zu halten und möglichst schnell mit neuem Gewebe zu füllen.

Wichtig

Die Aktivität der Myofibroblasten, das gesamte Gewebe zusammenzuziehen und zu stabilisieren, wird als **Wundkontraktion** bezeichnet. **Das Gewebe schrumpft bis zu 30 %.**

Die Vaskularisation vermindert sich, und aus dem früher gefäßreichen, roten Granulationsgewebe wird weißes, zellarmes und straffes Bindegewebe.

Wichtig

Dem **Heilungsprozess abträgliche Dehnreize** bedeuten eine Stimulierung von Nozizeptoren. Dies hat eine reflektorische Schonhaltung des Patienten zur Folge, die in einer Annäherung des Wund- bzw. Operationsgebietes besteht.

Bewegungen, die das Narbengewebe unter Dehnungsstress bringen, können daher im Rahmen des nozizeptiven somatomotorischen Blockierungseffekts mit Schmerzen verbunden sein (◘ Abb. 2.11).

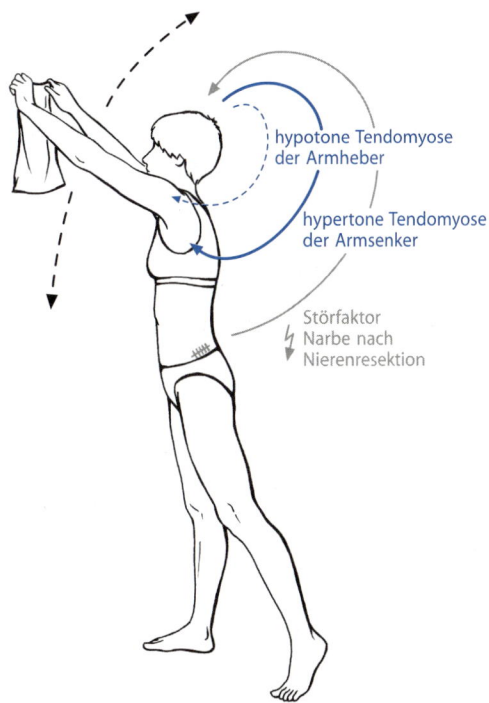

◘ **Abb 2.11.** Hypotone Tendomyose der Armheber und hypertone Tendomyose der Armsenker bei Z. n. Nierenresektion

❯ Beispiel

Störfaktor dorsolaterale Narbe bei Nierenresektion
Ein Patient klagt über zunehmende Schulterschmerzen im Bereich der armhebenden Muskulatur bei der Schulterelevation und -außenrotation nach einer sechs Monate zurückliegenden Nierenoperation.

Im Inspektionsbefund zeigt sich eine großflächige Narbe im Taillenbereich sowie eine Rumpfverkürzung der gleichen Seite. Die Nozizeption des Operationsgebietes und der Narbe erfordert eine Annäherung mittels u. a. einer hypertonen Tendomyose des M. latissimus dorsi und des M. quadratus lumborum. Bei Elevation des Armes bewirkt die vermehrte Nozizeption eine hypotone Tendomyose der armhebenden Muskeln, wie z. B. des M. biceps brachii, Teilen des M. deltoideus und des M. pectoralis major, mit entsprechender Schmerzsymptomatik.

Die therapeutische Beeinflussung des Narbengewebes bewirkt automatisch die Auflösung des nunmehr überflüssig gewordenen Schonprogramms.

ℹ Hinweis

Oft sind Narben die Ursache sekundärer Störfaktoren in Form von muskulären Kontrakturen bzw. mechanischen Überlastungsödemen.

❯ Beispiel

In obigem Beispiel könnten sich sekundäre Störfaktoren in armsenkenden Muskeln als Folge der hypertonen Tendomyose manifestieren, wie z. B. im M. latissimus dorsi und im M. triceps brachii.

2.4.5 Weitere Störfaktoren

Da **jeder** drohende bzw. bestehende Schaden nozizeptiv registriert wird und supraspinal zur Auslösung eines Schonprogramms führt, gäbe es unzählige Störfaktoren, die hier zu nennen wären.

❯ Beispiel

▬ Ein **lumbaler Bandscheibenvorfall** mit starker Nervenwurzelreizung wird eine Schonhaltung zur Folge haben, die die Nozizeption der Nervenwurzel durch eine Raumvergrößerung deutlich herabsetzt. In der Praxis sehen wir zum Teil bizarre „Schmerzskoliosen", die willkürlich in dieser Form nicht zu leisten wären.

▬ Ebenso wird eine **subkapitale Humerusfraktur** reflektorisch eine Ruhigstellung erfahren. Armbewegungen, die die Nozizeption im Bereich der Frakturstelle vergrößern, werden schmerzhaft gebremst.

▬ Eine verstärkte Kompression auf einen **entzündeten Schleimbeutel** durch eine abduktorische Bewegung des Arms führt bei einer Bursitis subdeltoidea zu einer hypotonen Tendomyose der schulterabduzierenden Muskeln, wie z. B. des M. deltoideus und des M. supraspinatus.

▬ Eine **operative Versorgung einer Weber-C-Fraktur**, bei der unbeabsichtigt Operationsmaterial in den Gelenkspalt hineinragt, führt durch die hohe Nozizeption und Gefährdung der Gelenkstrukturen bei Bewegung zu so ausgeprägt schmerzhafter tendomyotischer Verschaltung, dass eine krankengymnastische Mobilisierung ausgeschlossen ist. Die Revision mit Beseitigung der Störfaktoren ermöglicht sofort eine angemessene Rehabilitation.

▬ Die Subluxation des Radiusköpfchens beim plötzlichen Hochreißen von Kindern am Arm führt zur sog. **Chassaignac-Lähmung**, einer Pseudoparese des Unterarms, die nach Reposition sofort behoben ist. Hier wird die durch Bewegung drohende Gefäß- und Nervenschädigung nozizeptiv registriert und ein adäquates Schonprogramm in Form der vollständigen Fixation des Unterarms in Pronation ausgelöst.

▬ Auch **degenerative Veränderungen** werden ab einem gewissen Schweregrad supraspinale Schonprogramme auslösen. Man denke an das völlig veränderte Gangbild eines Patienten mit schwerer Coxarthrose.

Die Liste potenzieller Störfaktoren ließe sich beliebig erweitern, da der nozizeptive somatomotorische Blockierungseffekt (NSB) ein **allgemein gültiges Funktionsprinzip der Motorik** darstellt.

ℹ Hinweis

Einer überraschend hohen Zahl funktioneller Schmerzphänomene liegen jedoch die oben beschriebenen Funktionsbeeinträchtigungen der Muskulatur und Fehlbelastungen des Skelettsystems zugrunde, die auf Bewegungsarmut und Bewegungsmonotonie als Folge unserer kulturellen Entwicklung zurückzuführen sind. Der Stellenwert dieser Störfaktoren als Ursache von Schmerzen am Haltungs- und Bewegungsapparat ist ungleich höher als der anderer ursächlicher Faktoren.

Da sich ein Großteil dieser Störfaktoren auf die beständige Einnahme der krummen Körperhaltung zurückführen lässt, ist es für Diagnostik und Therapie im Brügger-Konzept unerlässlich, die komplexen Bewegungsmuster der aufrechten und krummen Körperhaltung dezidiert zu kennen.

Bewegungsmuster der aufrechten und krummen Körperhaltung

Sabine Kubalek-Schröder

3

Die menschliche Motorik basiert auf komplexen Bewegungsmustern, deren Spektrum unendlich vielfältig ist.

> **Wichtig**
>
> Unter physiologischen Bedingungen etablieren sich im menschlichen Organismus Bewegungsmuster, die ökonomisch, effektiv und strukturschonend sind.

Brügger sieht in diesem Zusammenhang die Bewegungsmuster der **aufrechten Körperhaltung (AKH)** als Bestandteil der menschlichen Phylo- und Ontogenese, die die genannten Kriterien in jeder Hinsicht erfüllen.

Die verschiedenen Bewegungsmuster der **krummen Körperhaltung (KKH)** dagegen verlassen die biomechanisch optimal gestaltete Körperhaltung.

Da bei der Mehrheit der zivilisatorisch geprägten Menschen die krumme Körperhaltung im Alltag überwiegt, kommt es zu charakteristischen Fehlbelastungen des Skelettsystems. Längerfristig können muskuläre Kontrakturen und mechanische Überlastungsödeme entstehen, die in den Muskelgruppen, die durch die krumme Körperhaltung vermehrt angenähert bzw. aktiviert werden, gehäuft auftreten.

Diese Störfaktoren führen supraspinal zur Auslösung des **nozizeptiven somatomotorischen Blockierungseffektes (NSB),** der eine Veränderung der Haltungs- und Bewegungsmuster bewirkt. Häufig erzwingen diese Störfaktoren die krumme Körperhaltung zur Schonung.

Die einzelnen Bewegungskomponenten bzw. Muskelgruppen mit ihrer Auswirkung auf die Bewegungsmuster der aufrechten und krummen Körperhaltung detailliert zu kennen ist daher im Brügger-Konzept von elementarer Bedeutung:

- **In der Diagnosti**k: Die Analyse von Bewegungsmustern am Patienten gibt häufig Hinweise auf die mögliche Lokalisation von Störfaktoren und auf bestehende Schonprogramme zum Schutz dieser Störfaktoren.
- **In der Therapie:** Die Vermittlung und Automatisierung der aufrechten Körperhaltung stellen einen grundlegenden Behandlungsinhalt dar, weil sie zur Beseitigung der Störfaktoren und zur Prophylaxe ihrer neuerlichen Entstehung beitragen.

3.1 Funktionelle Betrachtungen der knöchernen Konstruktion des Rumpfskeletts

Aspekte zur phylogenetischen und ontogenetischen Entwicklung des menschlichen Skelettsystems

Betrachtet man das menschliche Skelettsystem unter **phylogenetischen Aspekten,** so stellen

- die **bipede Aufrichtung auf die Hinterextremitäten,** die Beine, und
- die daraus resultierende **vielseitige Verwendbarkeit sehr beweglicher Vorderextremitäten,** der Arme,

zwei wesentliche Schritte in der Entwicklung zum Menschen dar. Gleichzeitig veränderte und vergrößerte sich das Gehirn.

Die **Aufrichtung auf zwei Beine** führte im Verlauf der Stammesgeschichte zu einem sich von einem Quadrupeden deutlich unterscheidenden **Bauplan des Skeletts** (◘ Abb. 3.1).

- Ein in frontaler Ebene ausgerichtetes **Becken** wird zunehmend sagittal eingestellt. Die beim Quadrupeden ausschließlich extendierenden Hüftmuskeln, die **Glutäalmuskulatur,** werden beim Menschen daher teilweise zu Abduktoren, den kleinen Glutäen, die die beim Zweibeingang erforderliche seitliche Stabilisation übernehmen (◘ Abb. 3.2).

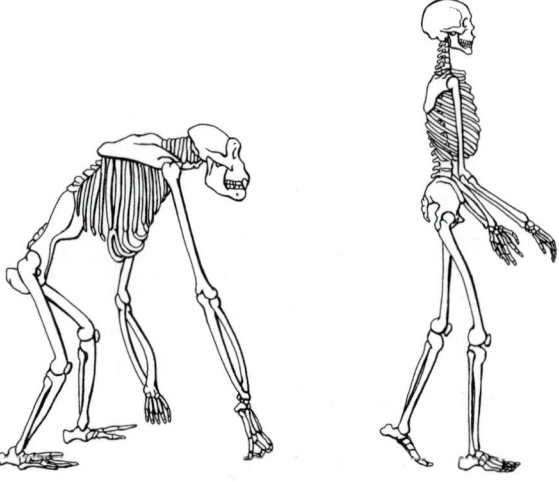

◘ **Abb 3.1.** Skelett eines Menschenaffen im Vergleich zum Skelett eines Menschen

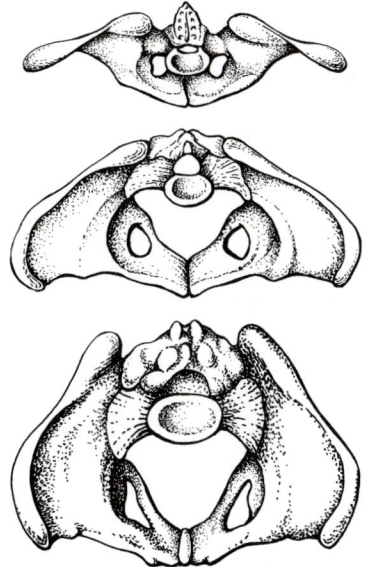

Abb 3.2. Verschiedene Primaten-Becken in Aufsicht: Schimpanse (*oben*), Hominide „Lucy" (*Mitte*), Homo sapiens (*unten*)

Richtet sich im Vergleich ein Vierfüßer, wie z. B. ein Menschenaffe, auf und geht auf zwei Beinen, so fehlt die abduktorische Verankerung des Spielbeins am Standbein. Daher muss er sein Körpergewicht über das jeweilige Standbein bringen und zeigt ein „positives Duchenne-Zeichen".

▬ Es erfolgt die Streckung der **Hüft- und Kniegelenke**. Ein Menschenaffe kann weder Knie- noch Hüftgelenk bis zur Nullstellung extendieren. Das einwirkende Körpergewicht führt daher im bipedalen Stand zu einer unökonomischen Beanspruchung der leicht gebeugten Gelenke durch die ständig erforderliche muskuläre Zuggurtung.

▬ Die **Hand** erfährt ihre Umgestaltung zum Greiforgan. Besonders die **Oppositionsbewegung des Daumens** ist von großer Bedeutung.
Die vornehmliche Steh- und Gangfunktion der vorderen Extremitäten eines Quadrupeden geht mit weniger differenzierten Fingerbewegungen einher.

Ganz im Sinne der Evolutionsbiologie sieht Brügger daher den Konstruktionsplan des menschlichen Skeletts im Verlauf der Menschheitsgeschichte als ideale Anpassung an die Umweltbedingungen, die für das menschliche Individuum maßgeblich sind.

> **Wichtig**
>
> Schmerzzustände am Haltungs- und Bewegungsapparat sind nicht auf eine phylogenetisch noch nicht abgeschlossene Aufrichtung zurückzuführen, wie mancherorts vertreten wird.
>
> Brügger sieht die Ursache der zunehmenden Schmerzproblematik in der durch kulturelle Veränderungen bedingten Modifizierung des menschlichen Umfeldes: Bewegungsarmut und -monotonie gehen mit Störfaktoren einher, die zum Verlassen der optimalen aufrechten Körperhaltung führen.

Betrachtet man die **ontogenetische Entwicklung der Wirbelsäule des Menschen**, so sind beim Embryo die Krümmungen der Wirbelsäule, die für das erwachsene Skelett charakteristisch sind, erst angedeutet.

▬ Embryonal vorgeprägt ist die lumbosakrale Krümmung bei kyphotischer Einstellung der gesamten übrigen Wirbelsäule.

▬ Mit dem Anheben des Kopfes aus Bauchlage beginnt sich ab dem 3. postnatalen Monat zunächst die halslordotische Krümmung herauszubilden.

▬ Die lordotische Ausprägung der Lendenwirbelsäule entwickelt sich erst mit beginnender Körperaufrichtung beim Stehen und Gehen auf zwei Beinen am Ende des ersten Lebensjahres.

▬ Bis zum Abschluss des Wachstums ist eine Weiterentwicklung und Formung beider lordotischer Abschnitte zu beobachten.

Die Frage, ob vorwiegend die genetische Prägung oder die einwirkenden physikalischen Kräfte bei der bipedalen Aufrichtung des Menschen für die charakteristische Form der Wirbelsäule verantwortlich sind, ist bis heute nicht abschließend geklärt.

Das Rumpfskelett als funktionelle Formation

Betrachtet man die menschliche **Wirbelsäule** unter dem Aspekt der funktionellen Formation unter dem Einfluss der Schwerkraft, sei sie phylogenetischer oder ontogenetischer Natur, so fällt auf, dass das sog. zentrale Achsorgan **exzentrisch** liegt. Es befindet sich dorsal im Rumpf, sodass von ventral auf die Wirbelsäule einwirkende Kräfte ungleich höher sind als von dorsal. Vor allem der Schädel, der Brustkorb und die Arme stellen **ventrale Gewichte** dar, die durch Arbeiten vor dem Körper und durch zusätzlich einwirkende Gewichte, wie z. B. beim Tragen von diversen Gegenständen, zunehmen.

Diese von ventral auf die Wirbelsäule einwirkenden Lasten, die zwangsläufig zu einer starken Biegebelastung der Wirbelsäule führen würden, erfordern eine **Zuggurtung von dorsal**. Im Vergleich mit einer stabförmigen Wirbelsäule ermöglichen die zwei lordotischen Wölbungen der Rückenmuskulatur eine optimale und Raum sparende Zuggurtung der ventralen Gewichte (■ Abb. 3.3).

- Der Lastarm der ventralen Gewichte zur Wirbelsäule wird reduziert, die ventralen Drehmomente nehmen entsprechend ab. Der Kraftarm wird gleichzeitig verlängert und der Wirkungsgrad der zuggurtenden Rückenmuskulatur dadurch erhöht.
- Durch die vielfältigen Verankerungen der Rückenmuskulatur ergibt sich ein weites Spektrum muskulärer Verläufe und extendierender Funktion in den verschiedensten Körperhaltungen und Bewegungen.

> **Wichtig**
>
> Die Biegespannungen in der Wirbelsäule, die durch die ventralen Gewichte von Kopf und Thorax entstehen, können durch die Zuggurtung der Rückenmuskulatur in eine **axiale Belastung** umgewandelt werden. Das knöcherne System der Wirbelsäule wird dadurch um ein Vielfaches belastbarer.

Brügger spricht daher von **zwei funktionellen Lordosen**, der thorakolumbalen und der zervikothorakalen Lordose, die von einer kräftig ausgeprägten Rückenmuskulatur

verspannt werden, die jeweils ca. auf Höhe von Th 5/6 enden. Bei anatomischer Betrachtung entspricht Th 5/6 dem Scheitelpunkt der Kyphose.

- Die **thorakolumbale Lordose** hat vornehmlich zuggurtende Wirkung auf den Brustkorb und die Armgewichte. Diese Lordose ist u. a. aufgrund des großen ventralen Gewichts und der daher vermehrt erforderlichen Zuggurtung die längere und muskulär stärker ausgeprägte der beiden Lordosen.
- Die **zervikothorakale Lordose** dient insbesondere der Zuggurtung des Kopfgewichtes.

> ⓘ **Hinweis**
>
> - Für die Vermittlung der aufrechten Körperhaltung ist die **thorakolumbale Lordose** die bedeutsamere der beiden Lordosen. Sie ist bei der überwiegenden Mehrheit der zivilisatorisch geprägten Bevölkerung zu gering ausgeprägt. Dabei kann sie gänzlich fehlen wie bei totalkyphotischer Einstellung der Wirbelsäule oder sich auf einen zu kurzen Abschnitt beschränken wie bei einer lumbalen Hyperlordose.
> - Die **zervikothorakale Lordose** dagegen ist bei Absenkung des ungenügend gezuggurteten Brustkorbes zu stark ausgeprägt.

> **Wichtig**
>
> Die zuggurtenden Kräfte der thorakolumbalen Lordose reichen bis ca. Th 5/6 hinauf, um die Thoraxhebung für ventral liegende Strukturen optimal zu gestalten.

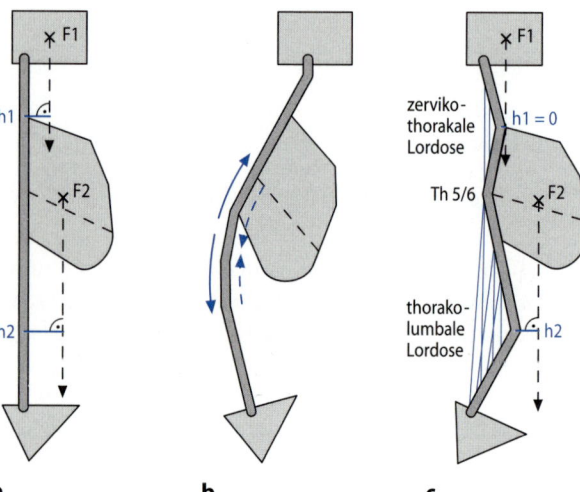

a   **b**   **c**

■ **Abb 3.3a–c.** Schematische Darstellung der ventral auf die Wirbelsäule einwirkenden Gewichte (F1 und F2) und der sich hieraus ergebenden Lastarme (h1 und h2). **a** Stabwirbelsäule. **b** Biegebelastung durch ventrale Drehmomente. **c** Zuggurtende Wirkung der Rückenmuskulatur mit Hilfe zweier funktioneller Lordosen

Der **Thorax** stellt eine in sich **stabile Bogenkonstruktion** dar, die gelenkige Verbindungen mit der Wirbelsäule hat. Sensible Punkte sind die sternokostalen Verbindungen. Besonders die Sternokostalverbindungen 5, 6 und 7 werden bei gesenktem Brustkorb aufgrund der nach ventromedial aufsteigenden Rippenverläufe einer Druck- und Scherbelastung ausgesetzt. Dies wird durch Armaktivitäten vor dem Körper noch verstärkt (■ Abb. 3.4).

> **ℹ Hinweis**
>
> Nicht selten entwickeln sich im Bereich der sternokostalen Verbindungen 5 und 6 mechanische Überlastungsödeme (s. auch Kap. 2.1.1) durch die permanente Fehlbelastung, die sich durch Auslösung des NSB in
> — Schulterschmerzen,
> — einem BWS-Syndrom oder
> — anderen Beschwerden
> äußern können.

Erst durch eine Lordosierung des thorakolumbalen Übergangs werden die entsprechenden Rippenpaare angehoben. Dies hat eine mechanische Entlastung der sternokostalen Verbindungen zur Folge.

Darüber hinaus erfahren auch weitere ventrale Rumpfgelenke, wie das Akromioklavikulargelenk und das Sternoklavikulargelenk, eine verstärkte Kompressions- und Scherbelastung bei gesenktem Brustkorb.

> **ℹ Hinweis**
>
> In krummer Körperhaltung kann im Rahmen der transitorischen arthrotendomyotischen Reaktion (s. auch Kap. 2.2.3 und 2.4.1) die Palpation verschiedenster Muskelbäuche, wie die des M. pectoralis major, sehniger Insertionen, wie die der Bauchmuskulatur an der Symphyse, und Gelenke, wie die der sternalen Rumpfgelenke, schmerzhaft sein. Dieser Druckschmerz ist bei Personen, die unter keinen weiteren Störfaktoren leiden, bei Einnahme der aufrechten Körperhaltung mit Anhebung des Thorax und Lordosierung des thorakolumbalen Übergangs nicht mehr auszulösen.
>
> Die **Palpation druckdolenter ventraler Rumpfgelenke** in krummer Körperhaltung im Vergleich zur schmerzfreien Palpation in aufrechter Körperhaltung kann daher zur Motivation des Patienten für die aufrechte Körperhaltung herangezogen werden.
>
> Nimmt die Druckdolenz dagegen bei Einnahme der aufrechten Körperhaltung zu, ist dies ein Hinweis auf eine sog. persistierende arthrotendomyotische Reaktion, die durch Störfaktoren ausgelöst wird, deren Nozizeption in aufrechter Körperhaltung zunimmt.

Die zur Aufrichtung erforderliche **Lordosierung des thorakolumbalen Übergangs** geht in der Regel mit einer **Entlordosierung** der am Patienten häufig im Stand zu beobachtenden lumbalen Hyperlordose einher (■ Abb. 3.5). Da die Lordosierung hierdurch auf einen längeren Wirbelsäulenabschnitt ausgedehnt wird, kommt es zu einer geringeren lordotischen Einstellung der einzelnen Abschnitte im Lumbalbereich.

■ Abb 3.4a–c.
Vermehrte Kompressionsbelastung der sternokostalen Verbindungen 5/6 bei gesenktem Thorax

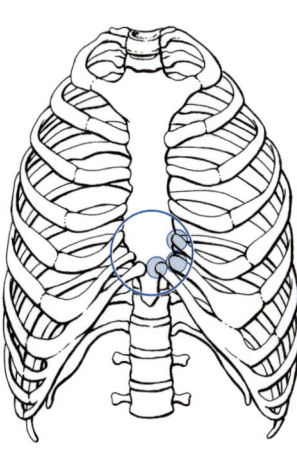

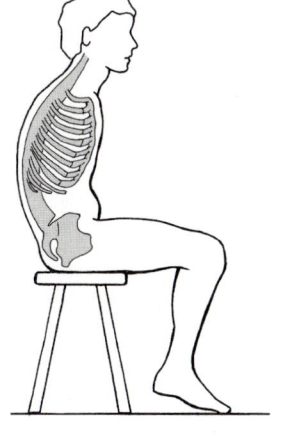

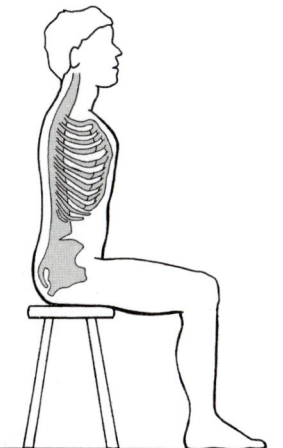

a   b   c

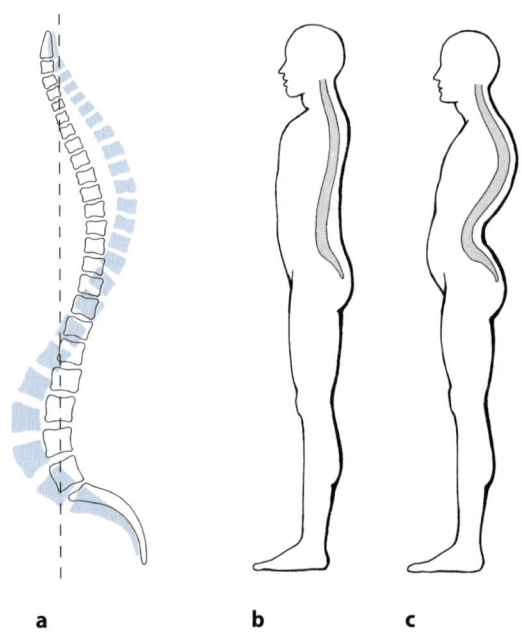

a   b   c

◨ **Abb 3.5.** a Schematische Darstellung der lumbalen Entlordosierung bei Lordosierung des thorakolumbalen Übergangs. b Aufrechte Körperhaltung mit thorakolumbaler Lordosierung im Stand. c Hohlrundrücken mit verstärkter Ausprägung der LWS-Lordose

Daher führt die Lordosierung des thorakolumbalen Übergangs auch nicht zu einer vermehrten Belastung dorsaler Strukturen der Wirbelsäule wie der Dornfortsätze und Intervertebralgelenke.

Brügger sieht die **Ursache einer lumbalen Hyperlordose** wie bei einem haltungsbedingten Hohlrundrücken nicht in einer Insuffizienz der Bauchmuskulatur, sondern in einer ungenügenden Aufrichtung des Stammes durch die fehlende Thoraxhebung. Der therapeutische Ansatz liegt daher im Auffinden und Behandeln der Ursachen hierfür und in einem Training der aufrechten Körperhaltung mit Betonung der Thoraxhebung (vgl. Kap. 3.2.2).

⊗ **Vorsicht**

Die von Brügger angestrebte **thorakolumbale Lordose**, die im Bewegungsmuster der aufrechten Körperhaltung die axiale Belastung der Wirbelsäule gewährleistet, darf nicht mit einer **lumbalen Hyperlordose**, dem sog. „Hohlkreuz", verwechselt werden!

Befindet sich die Wirbelsäule in einer **großbogigen Kyphose**, so sind die einzelnen Wirbelkörper einer starken Biegebelastung ausgesetzt, besonders wenn die von ven-

tral auf die Wirbelsäule einwirkenden Gewichte durch das Heben oder Tragen von diversen Gegenständen vergrößert werden.

ℹ **Hinweis**

Die verkürzte lordotische Krümmung der Lendenwirbelsäule bei Rund- oder Hohlrundrücken führt u. a. zu dem häufig zu beobachtenden erhöhten Tonus (die „Verspannung") der lumbalen rückenstreckenden Muskulatur bei Personen mit krummer Körperhaltung. Große ventrale Drehmomente müssen auf einer kleineren Strecke dorsal gezuggurtet werden.

Eine Untersuchung zur Konstruktion von Schleudersitzen belegt die Bedeutung der thorakolumbalen Lordose für die Stabilität der Wirbelsäule.

❯ **Exkurs**

Eine Studie an Leichenwirbelsäulen, die zur Reduzierung ventraler Kompressionsfrakturen an der Wirbelsäule nach der Betätigung von Schleudersitzen beitragen sollte, ergab eine signifikant erhöhte Belastbarkeit der lumbalen Wirbelkörper bei Lordosierung mittels eines 5 cm dicken Holzblocks auf Höhe von L1 (Ewing et al. 1972).

Bei der Bewältigung schwerer Traglasten und beim Gewichtheben ist eine automatische Lordosierung des thorakolumbalen Übergangs zu beobachten (◨ Abb. 3.6a,b).

Die **Konstruktion der Wirbelsäule** stellt sich somit als **ideal verspannter Pfeiler mit tragender Funktion** dar, sofern die aufrechte Körperhaltung eingenommen werden kann.

ℹ **Hinweis**

Die krumme Körperhaltung stellt kein Problem dar, wenn sie gelegentlich eingenommen wird und immer wieder von Bewegungsmustern der aufrechten Körperhaltung abgelöst wird. Wird die aufrechte Körperhaltung jedoch aus dem Alltag verdrängt oder kann sie bei einer starken Beanspruchung, wie z. B. beim Heben schwerer Gegenstände, nicht mehr eingenommen werden, trägt dies zur Entstehung von charakteristischen Störfaktoren bei (s. Kap. 2.1).

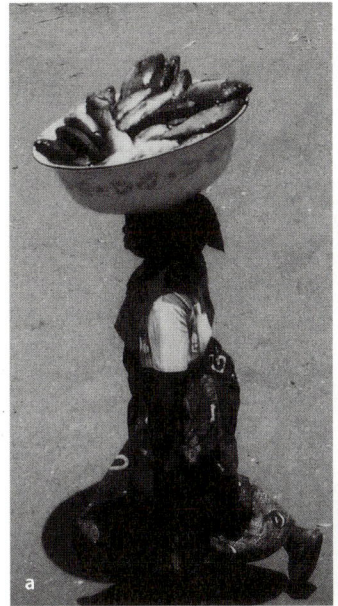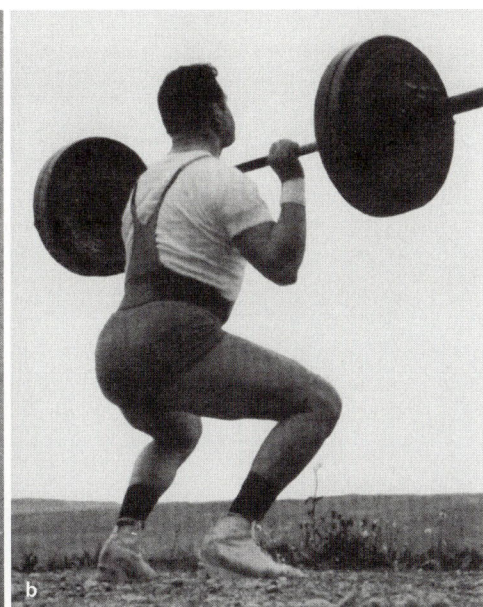

■ **Abb 3.6a,b.** Automatische Lordosierung des thorakolumbalen Übergangs **a** beim Tragen einer schweren Last auf dem Kopf, **b** beim Heben einer schweren Scheibenhantel durch Schweizermeister Jakob Theobald (Brügger 1980, 1986)

3.2 Komponenten der aufrechten und krummen Körperhaltung

Die axiale Belastung der Wirbelsäule bei gleichzeitiger Entlastung der ventralen Rumpfgelenke wird durch das Bewegungsmuster der aufrechten Körperhaltung realisiert. Dieses setzt sich im Wesentlichen aus mehreren **grundlegenden Komponenten** zusammen, die

— die Beckenstellung,
— die Thoraxposition,
— die Kopfstellung,
— die Position des Schultergürtels,
— die Beinachsen und
— den Arbeitssektor

betreffen.

> **Wichtig**
>
> Bei der folgenden Beschreibung der einzelnen Komponenten ist stets zu beachten, dass jede physiologische Bewegung in einem Gelenk eine Bewegung im Nachbargelenk nach sich zieht (Haglund). Die Komponenten treten daher innerhalb von Bewegungsabläufen niemals isoliert auf.

> **ⓘ Hinweis**
>
> Die Koppelung der Komponenten innerhalb verschiedener Bewegungsmuster wird unter Abschnitt 3.3 beschrieben, die beteiligten Muskelverbände unter Abschnitt 3.4. Angaben bezüglich ihrer Vermittlung am Patienten finden sich in Kapitel 6.

3.2.1 Beckenstellung

Die Bewegungen des Beckens werden unmittelbar auf Wirbelsäule und Bein übertragen durch die engen Verbindungen in Form der Iliosakralfugen und Hüftgelenke. Für die Bewegungsmuster der aufrechten und krummen Körperhaltung stehen hierbei die Bewegungsausschläge in der **Sagittalebene** im Vordergrund.

Das Bewegungsmuster der aufrechten Körperhaltung geht mit einer Senkbewegung des vorderen oberen Beckenabschnitts nach ventral einher, der **Beckenkippung** (■ Abb. 3.7a):

— Durch die Verbindung des Beckens mit der Wirbelsäule wird **thorakolumbal lordosiert**.
— Im Hüftgelenk bedeutet sie je nach Ausgangsstellung eine mehr oder weniger stark ausgeprägte **Hüftflexion** mit dem Becken als Punctum mobile und dem Oberschenkel als Punctum fixum sowie eine **Hüftabduktion und -außenrotation**.

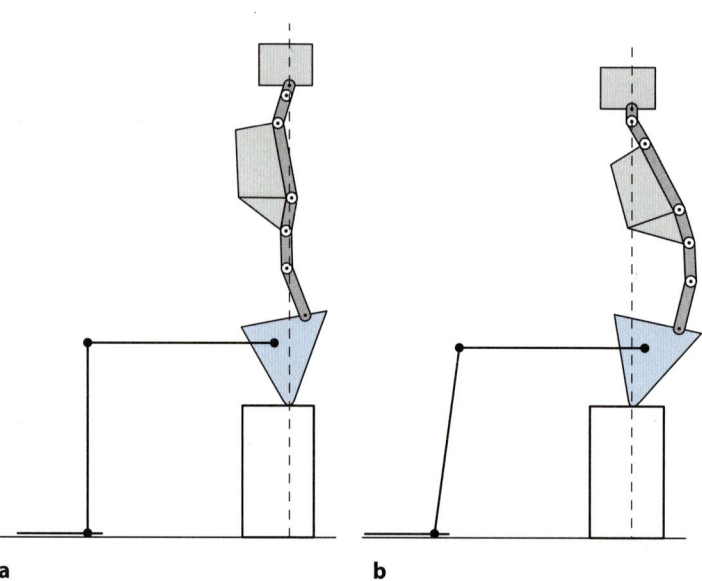

Abb 3.7a,b. Beckenstellung in aufrechter und krummer Körperhaltung

a   b

Dagegen ist das Bewegungsmuster der krummen Körperhaltung mit einer Anhebung des vorderen oberen Beckenabschnitts nach dorsal verbunden, die als **Beckenaufrichtung** bezeichnet wird (Abb. 3.7b). Sie geht einher

– mit einer **Kyphosierung der Wirbelsäule** und
– mit einer **Abnahme der Flexion im Hüftgelenk.**

! Vorsicht

Die gelegentlich propagierte „Mittelstellung" des Beckens gewährleistet keine aufrechte Körperhaltung mit axialer Belastung der Wirbelsäule. Sie bewirkt u. a. eine nur ungenügende Hebung des Brustkorbs und führt daher zu Biegespannungen in der Wirbelsäule, deren Nozizeption eine transitorische arthrotendomyotische Reaktion auslösen kann. Darüber hinaus kann sie zur Entstehung von muskulären Störfaktoren, wie z. B. einer Kontraktur der Bauchmuskulatur, beitragen.

ⓘ Tipp

Mit Hilfe eines **Federtests** kann der Patient die Stabilität der axial belasteten Wirbelsäule in aufrechter Körperhaltung spüren.

Dazu sitzt er in krummer Körperhaltung mit aufgerichtetem Becken auf einem festen Hocker. Der Therapeut gibt auf Schultern oder Kopf einen vorsichtig federnden, kaudal gerichteten Druck. Das spürbare Nachgeben resultiert aus der verstärkten Kyphosierung der Wirbelsäule. Der gleiche Test wird in Becken-

mittelstellung und bei gekipptem Becken durchgeführt. Patient und Therapeut können in Beckenmittelstellung die zunehmende Biegung der Wirbelsäule, wenn auch in abgeschwächter Form, noch deutlich spüren. In aufrechter Körperhaltung mit gekipptem Becken nimmt die federnde Bewegung deutlich ab. Die Stabilität der axial belasteten Wirbelsäule wird auf diese Weise für den Patienten nachvollziehbar.

Wichtig

Die Bewegung des Beckens wirkt sich zwangsläufig auf die Position des Brustkorbs und auf weitere Gelenke aus, wie z. B. auf das Schultergelenk, und umgekehrt.

3.2.2 Thoraxposition

Im Bewegungsmuster der aufrechten Körperhaltung erfolgt zusätzlich zur Beckenkippung eine **Anhebung des Brustkorbes** nach ventrokranial (Abb. 3.8a). Beide Komponenten zusammen gewährleisten die thorakolumbale Lordose.

Die **Senkung des Thorax** nach dorsokaudal führt dagegen zur Einnahme der krummen Körperhaltung mit einer verstärkten Kyphosierung der Wirbelsäule bei aufgerichtetem Becken. Es entsteht das Haltungsbild des totalrunden Rückens (Abb. 3.8b).

■ **Abb 3.8a,b.** Thoraxposition in aufrechter und krummer Körperhaltung

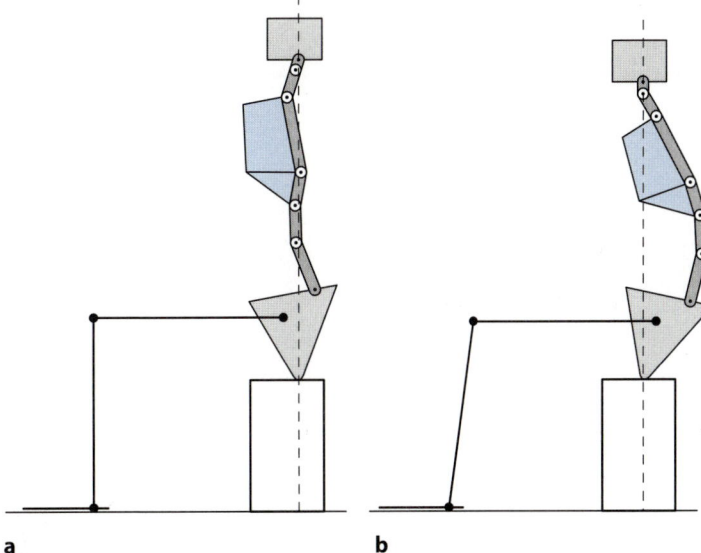

a   b

Da bei vermehrt kyphosierter Wirbelsäule Sternum und Symphyse als Bezugspunkte von Thorax und Becken eine Annäherung erfahren, wurde von Brügger der Begriff der **sternosymphysalen Belastungshaltung** zur Bezeichnung dieser Form der krummen Körperhaltung geprägt.

Auswirkungen der Thoraxposition auf Brust- und Bauchraum

Die Thoraxsenkung, die mit einer verstärkten Kyphosierung der Brustwirbelsäule einhergeht, bedingt eine **Verkleinerung des Brustkorbumfangs,** die die in ihm liegenden Brustorgane behindert. So kann eine Beeinträchtigung der Lunge zu einer Einschränkung der Atemfunktion führen. Die Sauerstoffversorgung verschlechtert sich, der Energieumsatz wird gemindert, was zu einer anhaltenden Leistungsminderung im Alltag führen kann.

> **Beispiel**
> Personen, bei denen Höchstleistungen u. a. von einer Optimierung ihrer Vitalkapazität abhängen, haben durchweg eine aufrechte Körperhaltung mit gehobenem Brustkorb, wie beispielsweise Opernsänger und Sprinter (■ Abb. 3.9 und 3.10).

Neben der Verringerung des Brustkorbumfangs geht die krumme Körperhaltung auch mit einer **Verkleinerung des Bauchraumvolumens** einher. Diese kann zu einer Beeinträchtigung der Funktion der Bauchorgane führen.

> **Beispiel**
> So beschreiben Patienten nicht selten chronische Obstipationsbeschwerden, die durch die Behinderung der Peristaltik in krummer Körperhaltung verursacht werden können und im Zuge eines Trainings der aufrechten Körperhaltung nicht mehr auftreten.

> ℹ **Hinweis**
> Es stellt sich die Frage, ob Beschwerden bei einer Gebärmuttersenkung, wie beispielsweise eine Harninkontinenz, durch den erhöhten intraabdominellen Druck bzw. die intraabdominelle Enge infolge krummer Körperhaltung verstärkt oder mit verursacht werden können. Auf jeden Fall sollte das häufig mit einem Beckenbodentraining verbundene konzentrische Training der Bauchmuskulatur unterbleiben.

Die zur aufrechten Körperhaltung notwendige Beckenkippung und Thoraxhebung ist nur dann möglich, wenn die Bauchmuskulatur nicht vorwiegend konzentrisch angespannt wird. Ein von vielen

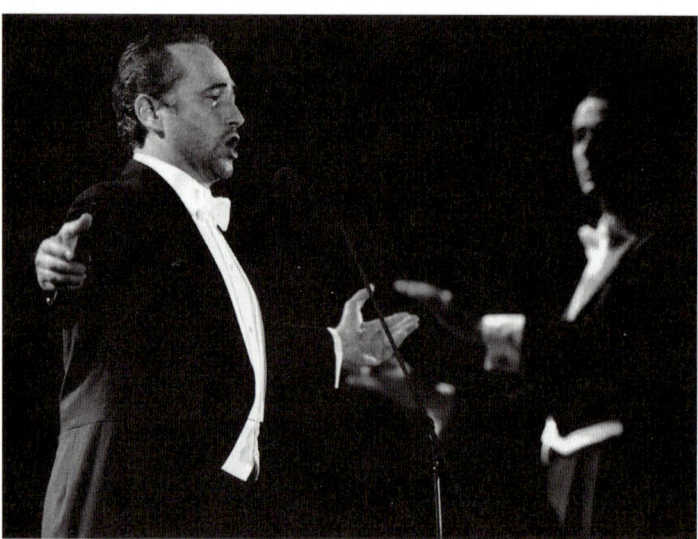

Abb 3.9. Anhebung des Thorax nach ventrokranial bei dem Tenor José Carreras. Quelle: dpa (Deutsche Presse Agentur)

Patienten ganz unwillkürlich angespannter Bauch muss bewusst zur Entspannung bzw. Verlängerung gebracht werden (**Abb. 3.11**)!

In aufrechter Körperhaltung ohne ein Längendefizit der Bauchmuskulatur weisen Brust- und Bauchraum das größtmögliche Volumen auf. In dieser Haltung sind physiologische Atemzüge, die in einer Kombination aus **Brust- und Bauchatmung** bestehen, möglich. In krummer Körperhaltung dagegen ist die Kontraktion des Zwerchfells zumeist eingeschränkt, die Tiefe der Atemzüge nimmt ab.

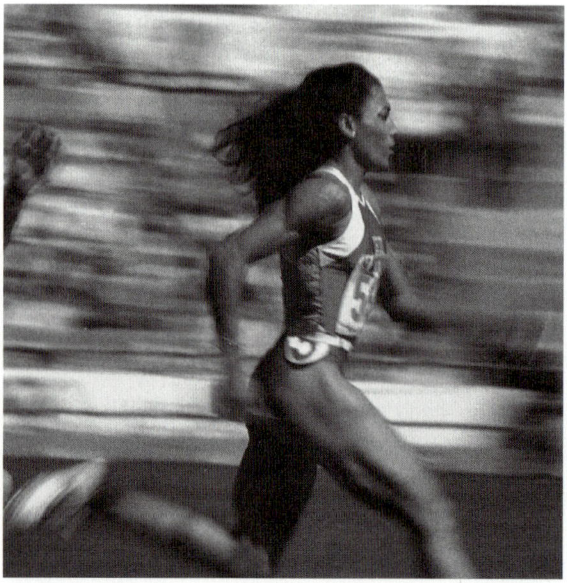

ℹ Hinweis

— Bei vielen Personen lässt sich das Phänomen beobachten, dass es bei gekipptem Becken und gehobenem Brustkorb schwerer fällt, tief in den Bauch zu atmen, als in krummer Körperhaltung. Dies ist ein Hinweis darauf, dass hier ein Längendefizit der Bauchmuskulatur vorliegt, das lokal oder global behandelt werden muss, je nachdem ob die Verkürzung der Bauchmuskulatur der Störfaktor ist oder die Bauchmuskulatur lediglich zum Schutz eines anderen Störfaktors hyperton tendomyotisch geschaltet ist.

— Da die Inspirationsstellung des Thorax mit seiner Anhebung einhergeht, wird bei mangelndem Gefühl für die Brustkorbhebung die Bewegung oft mit der Einatmung kombiniert. Im Laufe eines Trainings der aufrechten Körperhaltung nimmt dies automatisch ab. Zu Beginn einer Behandlung jedoch kann die Wahrnehmung des Patienten für die Thoraxposition mit Hilfe der Atmung erarbeitet werden.

Abb 3.10. Anhebung des Thorax nach ventrokranial bei der Sprinterin Florence Griffith-Joyner. Quelle: AP (Associated Press)

◻ **Abb 3.11.** Die konzentrische Kontraktion der Bauchmuskulatur fördert die krumme Körperhaltung

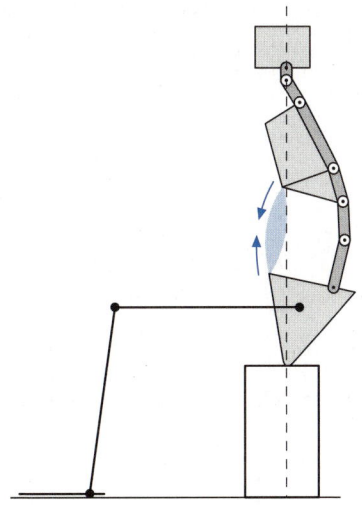

Weitere typische Bewegungsmuster bei eingeschränkter Thoraxhebung

Neben der oben beschriebenen Totalkyphose der Wirbelsäule lassen sich im Zusammenhang mit einer eingeschränkten Thoraxhebung weitere typische Bewegungsmuster der krummen Körperhaltung beobachten.

Dorsaler Überhang

Ein Defizit bei der Thoraxhebung nach ventrokranial führt häufig dazu, dass der Brustkorb kompensatorisch nach hinten angehoben wird. Dieser **dorsale Überhang** ermöglicht keine thorakolumbale Lordosierung (◻ Abb. 3.12).

Die mit einem dorsalen Überhang einhergehende **Rückverlagerung des oberen Rumpfes** wird kompensiert durch

- eine verstärkte Extension der unteren Wirbelsäulenabschnitte und
- im Stand zusätzlich durch eine Extension der Hüftgelenke bei vorgeschobenem Becken.

Dies ist v. a. dann der Fall, wenn große ventrale Drehmomente einer Zuggurtung bedürfen, die von der ungenügend trainierten Rückenmuskulatur nicht geleistet werden kann.

> ❯ **Beispiel**
> Frauen in fortgeschrittener Schwangerschaft sind hierfür ein klassisches Beispiel.

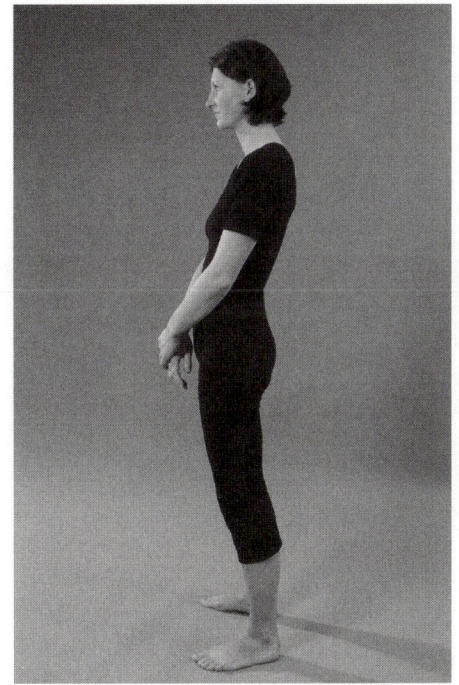

◻ **Abb. 3.12.** Dorsaler Überhang im Stand

> ℹ **Hinweis**
> Der dorsale Überhang geht mit einer Annäherung der oberen Abschnitte der Bauchmuskulatur in Nähe des unteren Rippenbogens und der hüftstreckenden

Muskulatur einher. Die im Zusammenhang mit einer **Schwangerschaft** häufig auftretenden Lumbalgien oder Lumboischialgien sind daher häufig Ausdruck der tendomyotischen Verschaltung der Rückenmuskulatur und der ischiokruralen Muskelgruppe bei einer Kontraktur oder einem mechanischen Überlastungsödem des M. glutaeus max. und der oberen Bauchsowie der Interkostalmuskulatur.

Hohlrundrücken und lumbale Hyperlordose

Häufig ist eine ungenügende Thoraxhebung die Ursache für das klinische Bild des **haltungsbedingten Hohlrundrückens**. Die kompensatorische Hyperlordose bewirkt, dass die Person trotz eingeschränkter Thoraxhebung im Lot bzw. Gleichgewicht bleibt.

ⓘ Tipp

In der Praxis sind Patienten mit einer **Hyperlordose der Lendenwirbelsäule** bei stark gekipptem Becken im Stand häufig zu beobachten. Diese wird in vielen Fällen durch eine eingeschränkte Thoraxhebung verursacht.

▬ Ein kausaler Therapieansatz besteht darin, die Ursache der eingeschränkten Thoraxhebung herauszufinden, zu behandeln und im Idealfall zu beseitigen, sodass ein Training der aufrechten Körperhaltung mit Betonung der Thoraxhebung und mit Reduktion des hyperlordotischen Abschnitts (s. Abschnitt 3.1, ◘ Abb. 3.5) möglich wird.

▬ Da jede Bewegung in die Beckenaufrichtung mit einer Thoraxsenkung gekoppelt ist, die Bestandteil des Bewegungsmusters der krummen Körperhaltung ist, unterbleibt im Brügger-Konzept selbst ansatzweise die Aufrichtung des Beckens zum Ausgleich der lumbalen Hyperlordose.

▬ In der Therapie wird die verbale und taktile Betonung auf die Thoraxhebung gelegt. Die thorakolumbale Lordose wird nur so weit fazilitiert, wie beide Komponenten an der Bewegung beteiligt sind.

❶ Vorsicht

Die vielfach propagierte konzentrische Aktivierung der Bauchmuskulatur zum Ausgleich der lumbalen Hyperlordose stellt sich als ein Behandlungsansatz dar, der auf einer lokal stark begrenzten, mechanischen Sichtweise beruht und häufig kontraproduktiv ist.

Ganz im Gegenteil zementiert ein vorwiegend konzentrisches Training der Bauchmuskulatur oft das Bewegungsmuster der krummen Körperhaltung mit gesenktem Brustkorb und aufgerichtetem Becken.

> **Wichtig**
>
> Die Bewegung des Brustkorbs wirkt sich nicht nur auf die Beckenposition und die Hüftgelenke und umgekehrt, sondern auch auf andere Bewegungskomponenten, wie z. B. die Kopfstellung, aus.

3.2.3 Kopfstellung

Die Stellung von Becken und Thorax beeinflusst über die Halswirbelsäule auch die Position des Kopfes, wenngleich hier eine größere Variabilität gegeben ist, die den optimalen Einsatz der höheren Sinnesorgane ermöglicht. So können beispielsweise unabhängig von der Körperhaltung Augenbewegungen von Kopfbewegungen begleitet werden oder akustische Signale zu Hin- oder Abwendbewegungen des Kopfes führen.

Das Bewegungsmuster der aufrechten Körperhaltung geht einher mit

▬ einer **Inklination des Kopfes** und
▬ einer **Abnahme der Halswirbelsäulen-Lordose**.

Die Intervertebralgelenke befinden sich hierbei in einer physiologischen Mittelstellung (◘ Abb. 3.13a).

Dagegen führt das Bewegungsmuster der krummen Körperhaltung zu

▬ einer **verstärkten Lordose der Halswirbelsäule**
▬ mit einer **Endstellung der Intervertebralgelenke**.

Häufig ist in diesem Zusammenhang eine verstärkte **Reklination der oberen Kopfgelenke und Translation des Kopfes nach ventral** zu beobachten (◘ Abb. 3.13b).

ⓘ Hinweis

Die Translation des Kopfes nach ventral, die eine kürzere, verstärkte Lordose der Halswirbelsäule und einen verlängerten Lastarm des Kopfgewichts zur Folge hat, kann zur vielfach beobachtbaren Überlastung der Nackenmuskulatur beitragen.

Abb 3.13a,b. Kopfstellung in aufrechter
und krummer Körperhaltung

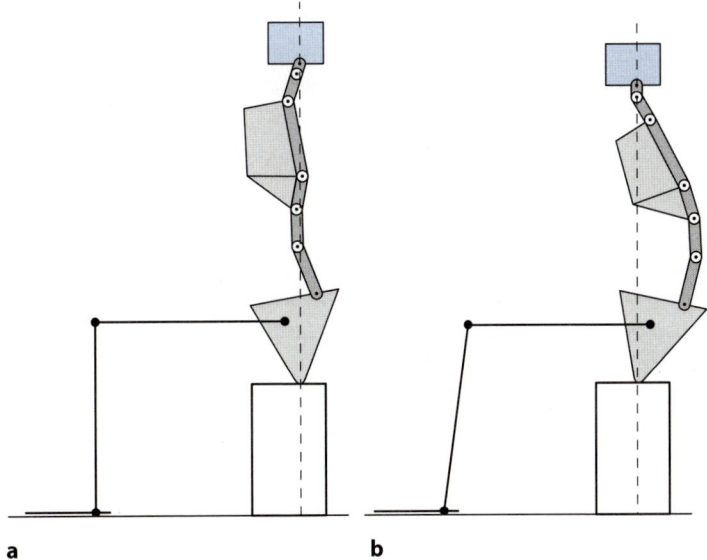

a   b

Einfluss der Körperhaltung
auf das Bewegungsausmaß der HWS

Das Bewegungsmuster der aufrechten Körperhaltung mit
axialer Belastung der Wirbelsäule und physiologischer
Mittelstellung der Intervertebralgelenke ermöglicht ein
vergrößertes Bewegungsausmaß der Kopfrotation, wenn
die Kopfbeweglichkeit nicht durch Störfaktoren beeinträchtigt wird. Dies bedeutet, dass Drehbewegungen des
Kopfes in krummer Körperhaltung sehr viel früher von
Rumpfbewegungen begleitet werden müssen.

 Tipp

Als kleinen **Test** kann man eine Person in krummer
Körperhaltung sitzen und den Kopf so weit drehen lassen, wie dies ohne weitere Rumpfbewegungen möglich ist. Der Kopf sollte in dieser Position gehalten und
die aufrechte Körperhaltung eingenommen werden.
Dann lässt sich der Kopf weiter rotieren. Ist dies nicht
der Fall oder treten sogar Schmerzen im Nacken-
bereich auf, so ist dies ein Indiz für die Existenz von
Störfaktoren mit tendomyotischer Verschaltung der
kopfdrehenden Muskulatur, die diese Bewegung
behindern.

Bei **Arbeiten über Kopf,** wie beispielsweise beim Streichen
einer Zimmerdecke oder bei Autoreparaturarbeiten unter
einer Hebebühne, muss der Kopf zurückgeneigt werden,
was in aufrechter Körperhaltung durch eine Extensionsbe-
wegung der Halswirbelsäule bei gehobenem Brustkorb

sowie einer Reklination in den oberen Kopfgelenken ermöglicht wird.

In krummer Körperhaltung bei gesenktem Brustkorb
befindet sich die Halswirbelsäule durch die verstärkte
Lordose in annähernd endgradiger Extension, die oberen
Kopfgelenke sind rekliniert. Die Rückneigung des Kopfes
ist daher nur eingeschränkt möglich. Das hat zur Folge,
dass die erforderliche Kopfeinstellung durch eine Hyper-
lordosierung der Lendenwirbelsäule bei vorgeschobenem Becken erreicht wird, ein weiteres Beispiel dafür,
dass Bewegungen in krummer Körperhaltung im Gegensatz zu Bewegungen in aufrechter Körperhaltung unökonomisch und strukturbelastend sind.

 Tipp

▬ Bei der Anpassung von Multifokalbrillen ist unbedingt auf die Einnahme der aufrechten Körperhaltung
zu achten. Andernfalls erzwingen sie im beruflichen
Alltag am PC beispielsweise das Bewegungsmuster
der krummen Körperhaltung, um optimale Sichtver-
hältnisse zu erreichen.

▬ Die Stellung von Ober- und Unterkiefer zueinander
variiert in Abhängigkeit von der Körperhaltung, sodass
bei kieferorthopädischen oder zahnmedizinischen
Eingriffen, die Auswirkungen auf die Kongruenz der
Kauflächen haben, auf die Einnahme der aufrechten
Körperhaltung geachtet werden sollte.

3

Die Stellung des Kopfes beeinflusst u. a. die
Becken- und Thoraxstellung, aber auch die Position
des Schultergürtels und umgekehrt.

3.2.4 Position des Schultergürtels

Am Schultergürtel, der sich aus Klavikula und Skapula
zusammensetzt, hängt das Gewicht der Arme. Im Bewegungsmuster der aufrechten Körperhaltung erfährt der
Schultergürtel eine **Retraktion**, auch **Retroposition** genannt, sodass er mit seinem Gewicht auf dem Thorax
ruht, die Schulterblätter gleiten dorsokaudal (◘ Abb.
3.14a).

In krummer Körperhaltung bildet der **protrahierte
Schultergürtel** durch den verlängerten Lastarm zur Wirbelsäule ein verstärktes ventrales Gewicht, das dorsal gezuggurtet werden muss. Mit der Protraktion ist eine Elevation des Schultergürtels verbunden (◘ Abb. 3.14b).

Durch **Armeinsatz** z. B. bei Arbeiten im Haushalt wie
- dem Aufhängen von Wäsche,
- dem Bügeln oder
- dem Ausschütteln von Kissen etc.

werden die ventralen Drehmomente verstärkt.

Dies erklärt zu einem großen Teil die **muskuläre Überlastung der Nackenmuskulatur**, die bei Personen, die eine
krumme Körperhaltung bevorzugt einnehmen, gehäuft
beobachtet werden kann. In dieser Haltung ist die Na-

ckenmuskulatur durch Elevation des Schultergürtels in
ständiger Annäherung. Darüber hinaus „hängen" das Gewicht von Schultergürtel und Armen und weitere ventrale Gewichte vorwiegend an der Nackenmuskulatur, da der
Schultergürtel nicht auf dem gehobenen Thorax ruht.

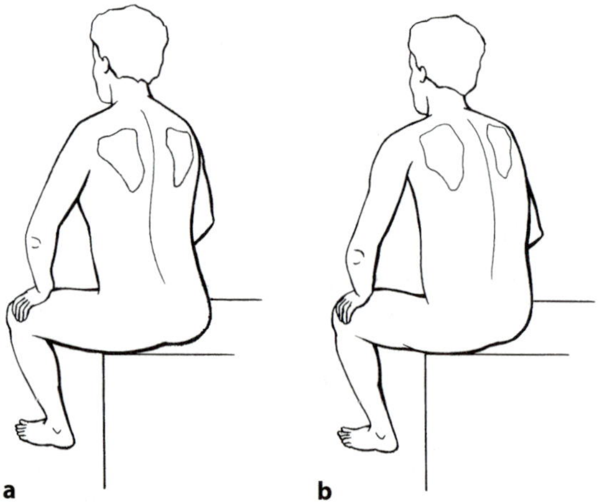

ⓘ Hinweis

- Für die Korrektur der Schultergürtelposition im
Bewegungsmuster der aufrechten Körperhaltung ist
wichtig, dass diese kein Bestandteil einer aktiven Grund-
spannung ist, sondern dass infolge der Thoraxhebung
das Schultergürtelgewicht „fallen gelassen" werden
kann. Die Schulterblätter bewegen sich dabei automatisch in dorsokaudaler Richtung auf dem Thorax. Die
aktive Fixation der Schulterblätter in dorsokaudaler
Position behindert dagegen den freien Armeinsatz.
- Personen, bei denen die Beckenkippung und
insbesondere die Thoraxhebung nur eingeschränkt
möglich ist, versuchen die aufrechte Körperhaltung
häufig über eine forcierte Retraktion des Schultergürtels zu erreichen, was oft mit einem dorsalen
Überhang und/oder einer Adduktionsbewegung der
Schulterblätter an die Wirbelsäule („Klemmen" der
Skapulae) verbunden ist und kein aufrechtes Bewegungsmuster darstellt.

| Wichtig | |

Die Position des Schultergürtels ist an die Bewegungen von Kopf, Thorax und Becken gekoppelt
und wirkt sich darüber hinaus u. a. auf die Gelenke
der unteren Extremität aus und umgekehrt.

3.2.5 Beinachsen

Die Beinstellung nimmt maßgeblich Einfluss auf die Körperhaltung. In aufrechter Körperhaltung geht die Beckenkippung in den meisten Ausgangsstellungen einher mit
- einer **Außenrotation und**
- **Abduktion der Hüftgelenke.**

| Wichtig | |

Betrachtet man die knöcherne Konstruktion des
Beckens mit der ventrolateral ausgerichteten Hüft-
pfanne und den Bandapparat des Hüftgelenks, ist
die Flexionsebene des Hüftgelenks abduzierend!

a   b

◘ **Abb 3.14a,b.** Schultergürtelposition in aufrechter und krummer
Körperhaltung

Abb 3.15a,b. Beinachsen in aufrechter und krummer Körperhaltung

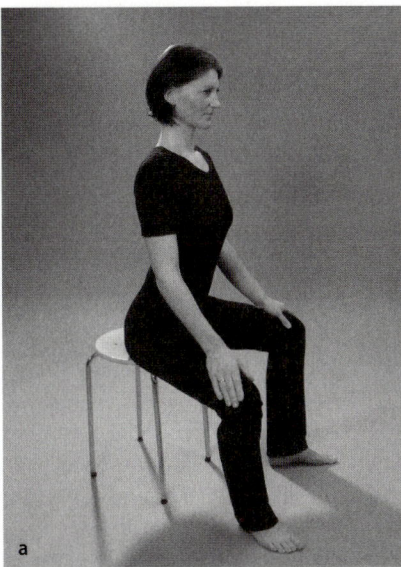

a

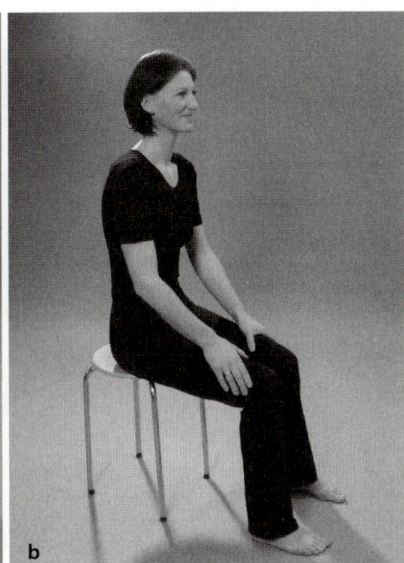

b

Bei korrekter Beinachseneinstellung sollten die Oberschenkellängsachse und die Fußlängsachse annähernd deckungsgleich sein (■ Abb. 3.15a und ■ Abb. 3.16a).

Dies spielt v. a. eine Rolle bei **Positionen mit gebeugtem Hüft- und Kniegelenk,** wie z. B.

— beim Sitzen,
— bei Bewegungsübergängen wie dem Aufstehen und Hinsetzen und
— beim Bücken.

> **Beispiel**
> Beobachtet man Kinder beim Bücken nach Gegenständen auf dem Boden, kann man die automatische Koppelung von Hüftflexion mit Abduktion und Außenrotation deutlich sehen (s. ■ Abb. 3.53).

— Eine **Adduktion und**
— **Innenrotation der Hüftgelenke**

dagegen führt zu einer Aufrichtung des Beckens und bahnt somit das Bewegungsmuster der krummen Körperhaltung (s. ■ Abb. 3.15b).

Auswirkungen der Beinachsen auf die Körperhaltung

— Können die Hüftgelenke bei Positionen mit gebeugtem Hüft- und Kniegelenk **nicht ausreichend abduziert und außenrotiert** werden, ist eine nach medial gerichtete Oberschenkellängsachse bei nach lateral gerichteter Fußlängsachse zu beobachten, die nicht

deckungsgleich sind. Das führt zu einer Beckenaufrichtung und vermehrten Kyphosierung der Wirbelsäule (■ Abb. 3.16b).

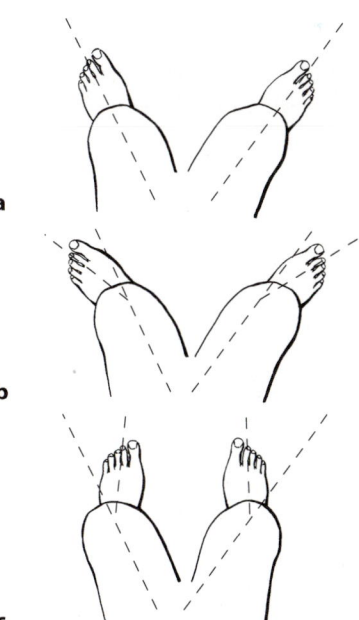

a

b

c

■ Abb. 3.16a–c. Ausgangsstellung Sitz. **a** Korrekte Einstellung der Beinachsen. **b** Fehlstellung der Beinachsen bei nach medial gerichteter Oberschenkellängsachse. **c** Fehlstellung der Beinachsen bei nach medial gerichteter Fußlängsachse

ℹ Hinweis

Bei vielen Personen lässt sich beobachten, dass bei dem Versuch, das Becken zu kippen (Hüftflexion des proximalen Hebels), die korrekte Beinachseneinstellung verlassen wird und die **Oberschenkel adduziert und innenrotiert** werden. Dieses Phänomen deutet in der Regel auf das Vorhandensein von Störfaktoren, wie z. B. eine Kontraktur der zehenflektierenden Muskulatur, hin. Es ist häufig beim Aufstehen aus dem Sitz und beim Bücken zu beobachten, wobei sich die Knie aufeinander zu bewegen.

▬ Andererseits führt auch eine **zu starke Abduktion, Außenrotation der Hüftgelenke** zur Aufrichtung des Beckens und initiiert somit die krumme Körperhaltung. Auch in diesem Fall sind die beiden Achsen nicht deckungsgleich. Dies ist z. B. deutlich erkennbar beim Sitzen mit weit abduzierten Beinen (▪ Abb. 3.16c und 3.17).

▬ Bei **gestrecktem Hüftgelenk**, wie beispielsweise im Stand oder im Liegen, werden die Beine nach außen gedreht und im Liegen zusätzlich leicht abduziert, um das Becken besser kippen zu können.

Wichtig

Die Bewegungen des Hüftgelenks nehmen Einfluss auf die Position der Knie- und Fußgelenke und wirken sich auf die Becken-, Thorax-, Kopf- und Schultergürtelposition aus und umgekehrt.

3.2.6 Arbeitssektor

Der Arbeitssektor entsteht durch eine **gedachte Verlängerung der Oberschenkel- und der Fußlängsachse** in Positionen mit gebeugtem Hüft- und Kniegelenk, wie z. B. beim Sitzen oder Bücken, im Stand durch die gedachte Verlängerung der Fußlängsachse. Der Bereich zwischen der rechten und linken Achse wird hierbei als Arbeitssektor bezeichnet (▪ Abb. 3.18a, b).

Innerhalb des Arbeitssektors können Tätigkeiten und Bewegungen **in aufrechter Körperhaltung** durchgeführt werden (▪ Abb. 3.19a).

Er sollte besonders beachtet werden bei Tätigkeiten
▬ im Sitz,
▬ im Stand,
▬ beim vorgeneigten Arbeiten und
▬ beim Bücken und Heben von Gegenständen.

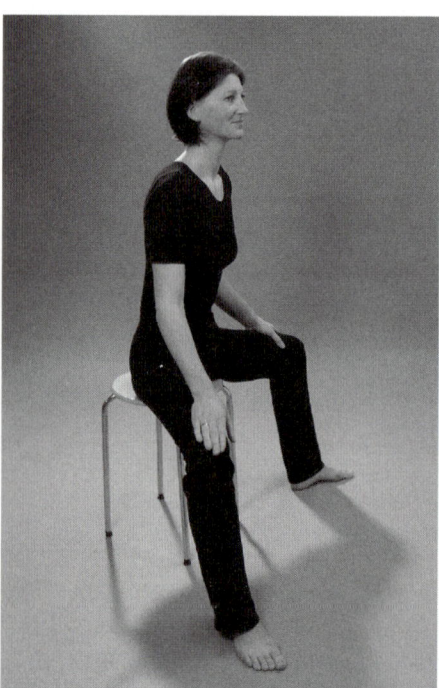

▪ **Abb 3.17.** Beckenaufrichtung und Fehlstellung der Beinachsen bei starker Abduktion und Außenrotation der Hüftgelenke

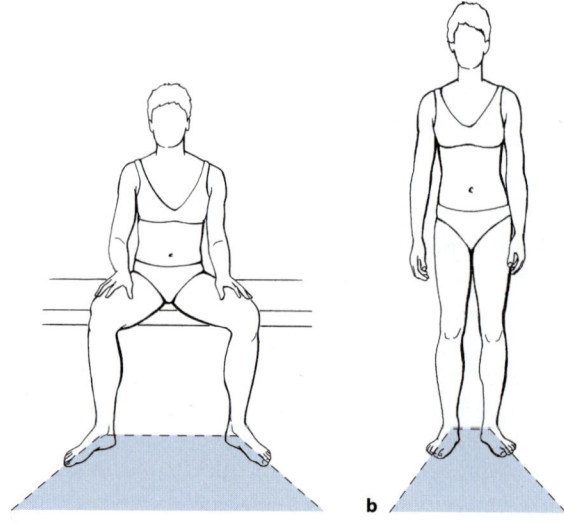

a   b

▪ **Abb 3.18a,b.** Arbeitssektor im Sitz und im Stand

◘ Abb 3.19a,b. Tätigkeiten innerhalb und außerhalb des Arbeitssektors

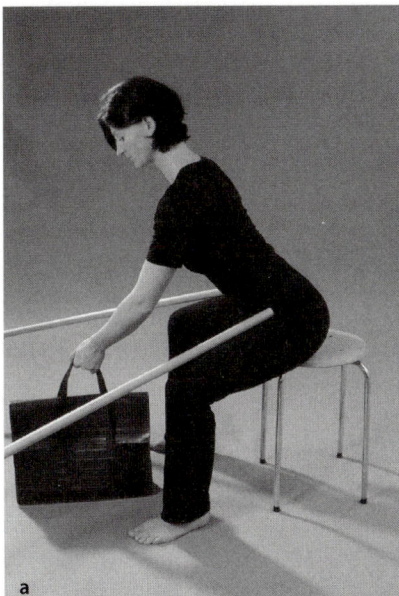
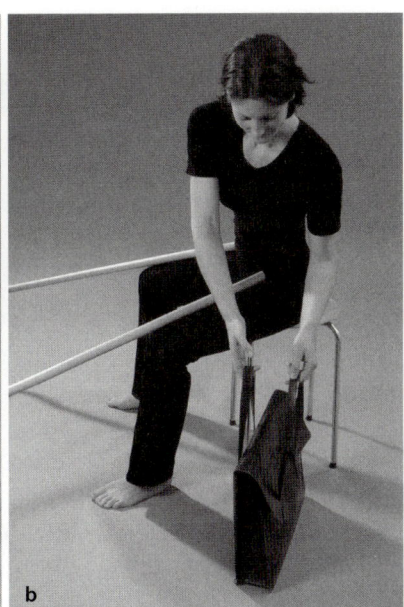

a   b

Tätigkeiten **außerhalb des Arbeitssektors** erschweren die Beibehaltung der aufrechten Körperhaltung. Sie führen zu einer Rotation in der Wirbelsäule und einer hiermit verbundenen Flexion (◘ Abb. 3.19b). Die Wirbelsäule wird somit **Biege- und Torsionsbelastungen** ausgesetzt. Daher sollten Tätigkeiten außerhalb des Arbeitssektors vermieden werden und wenn möglich der Arbeitssektor durch Veränderung der Beinstellung an das jeweilige Tätigkeitsfeld angepasst werden (s. Kap. 6.1).

> **Wichtig**
>
> Je größer die einwirkende Last und je länger der Lastarm ist, umso wichtiger ist die Beachtung des Arbeitssektors.

3.2.7 Zahnradmodell

Zur Veranschaulichung der gesetzmäßigen Koppelung der einzelnen Bewegungskomponenten im Bewegungsmuster der aufrechten und krummen Körperhaltung in einer Ausgangsstellung wurde von Brügger das sog. **Zahnradmodell** gewählt (◘ Abb. 3.20).

Die **Realisierung der aufrechten Körperhaltung** durch die oben beschriebenen Komponenten stellt sich bei jedem Menschen anders dar. Das theoretische Ideal der Aufrichtung muss **individuell angepasst** werden. Demge-

mäß ergibt sich eine individuell unterschiedliche Gewichtung der Korrektur einzelner Komponenten.

Im Zentrum steht die **gleichmäßige thorakolumbale Lordosierung** mit entsprechend ausgeprägter Beckenkippung und Brustkorbhebung. Der Therapeut sollte die Beinachsen und die Schultergürtelposition so einstellen, dass diese gewährleistet ist.

Das Ziel ist ein **harmonisches Zusammenspiel der einzelnen Komponenten**. Die verstärkte Ausprägung einer Komponente beeinträchtigt in der Regel das globale Bewegungsmuster der aufrechten Körperhaltung.

Konstitutionelle Gegebenheiten, wie z. B. eine allgemeine Hypo- bzw. Hypermobilität, und verschiedenste Störfaktoren wie angeborene oder erworbene Fehlbildungen des Skelettsystems, z. B. eine knöchern fixierte BWS-Kyphose, beeinflussen die Bewegungsmuster und können der Einnahme einer idealen aufrechten Körperhaltung Grenzen setzen.

> **❯ Beispiel**
>
> Ein Patient mit hypomobiler Konstitution wird die ihm mögliche aufrechte Körperhaltung mit einer geringeren Beckenkippung und Brustkorbhebung erreichen als eine hypermobile Person, deren Aufrichtung wesentlich größere Bewegungsexkursionen voraussetzt.

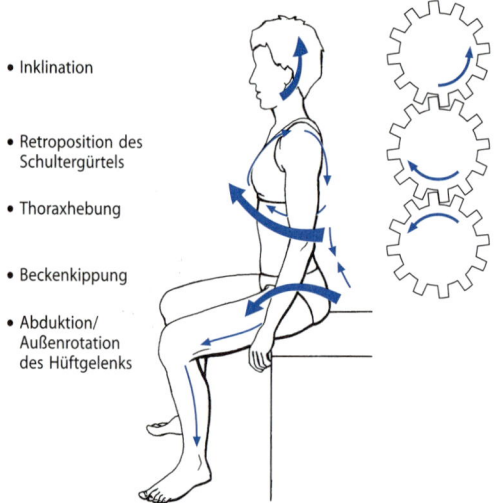

- Inklination

- Retroposition des Schultergürtels

- Thoraxhebung

- Beckenkippung

- Abduktion/ Außenrotation des Hüftgelenks

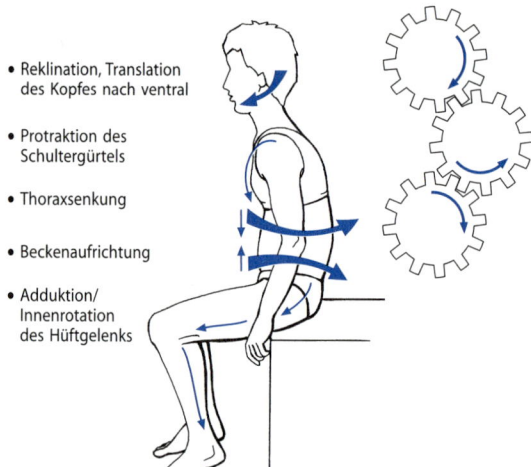

- Reklination, Translation des Kopfes nach ventral

- Protraktion des Schultergürtels

- Thoraxsenkung

- Beckenaufrichtung

- Adduktion/ Innenrotation des Hüftgelenks

◻ Abb 3.20. Zahnradmodell nach Brügger, Ausgangsstellung Sitz

ⓘ Hinweis

Beschwerden einer Person mit hyper- oder hypomobilem Konstitutionstyp sind häufig tendomyotischer Natur aufgrund anderer Störfaktoren und lassen sich durch die Behandlung dieser beseitigen, obschon sich die Hyper- bzw. Hypomobilität nicht verändert hat.

3.3   Koppelung von Bewegungskomponenten

Die menschliche Motorik basiert auf komplexen Bewegungsmustern, der intakte menschliche Organismus kennt keine isolierten Bewegungen (Duchenne).

Jedes Bewegungsmuster besteht aus zahlreichen Einzelbewegungen, die innerhalb der Freiheitsgrade der beteiligten Gelenke stattfinden. Da die Einzelbewegungen Bestandteile von komplexen Bewegungsmustern sind, werden sie als **Bewegungskomponenten** bezeichnet. Diese stehen innerhalb eines Bewegungsmusters in einer **gesetzmäßigen Koppelung** zueinander.

Das Spektrum verschiedener Bewegungskoppelungen ist unendlich groß. Die **Realisierung bestimmter Bewegungsmuster** hängt u. a. ab von
- dem jeweiligen Handlungsziel,
- biomechanischen Kopplungen artikulärer und muskulärer Natur,
- der biologischen Notwendigkeit der Materialschonung,
- körperlichen Voraussetzungen, wie z. B. Körpergröße und Trainingszustand,

- psychogenen Faktoren, wie z. B. der momentanen Stimmungslage, und
- der Verarbeitung momentaner Ausgangsstellungen.

Das globale Bewegungsmuster der aufrechten Körperhaltung geht am **Stamm** immer mit einer Beckenkippung und Thoraxhebung einher; Beckenaufrichtung und Thoraxsenkung sind grundsätzlich Bestandteil der krummen Körperhaltung.

Im Bereich der **Extremitäten** setzen sich die Bewegungsmuster der aufrechten und krummen Körperhaltung dagegen aus unterschiedlichen Bewegungskomponenten zusammen, die von der jeweiligen Ausgangsstellung und Tätigkeit abhängen. Das Ausmaß der einzelnen Bewegungskomponenten kann individuell sehr unterschiedlich sein.

> **Wichtig**
>
> ▬ Da jedes Bewegungsmuster aus mehreren Bewegungskomponenten besteht, die in einer gesetzmäßigen Koppelung zueinander stehen, wirken sich **Funktionsstörungen** der einzelnen Bewegungskomponenten unter dem Einfluss des NSB nicht nur lokal aus, sondern **modifizieren die Ausprägung globaler Bewegungsmuster!**
> ▬ Da sich auch die Bewegungsmuster der aufrechten und krummen Körperhaltung aus zahlreichen miteinander gekoppelten Bewegungskomponenten zusammensetzen, kann **jede Bewegungseinschränkung bzw. jeder muskuläre**

> **Störfaktor** in mehr oder weniger starker Ausprägung **Einfluss auf die Körperhaltung** nehmen.

Überwiegen die Bewegungsmuster der krummen Körperhaltung im Alltag, entstehen längerfristig in den Muskelgruppen, die in krummer Körperhaltung angenähert bzw. vermehrt aktiviert werden, muskuläre Kontrakturen und mechanische Überlastungsödeme.

Die Nozizeption dieser Störfaktoren wird häufig durch ihre Verlängerung im Bewegungsmuster der aufrechten Körperhaltung erhöht. Eine Schonung erfahren diese Störfaktoren durch die Einnahme der krummen Körperhaltung.

Dieser **Circulus vitiosus** zementiert die krumme Körperhaltung und behindert zunehmend die Einnahme der aufrechten Körperhaltung (◨ Abb. 3.21). Dabei können Beschwerden im Rahmen eines Schonprogramms entsprechend der Komplexität der Bewegungsmuster an den unterschiedlichsten Muskeln auftreten.

Verlassen eine oder mehrere Bewegungskomponenten zentralnervös organisiert die gesetzmäßige Koppelung der Bewegungsmuster der aufrechten Körperhaltung, so wird dies als **Abweichung vom globalen Bewegungsmuster der aufrechten Körperhaltung** bezeichnet. Diese Abweichungen stellen subkortikale NSB-Zeichen dar, die dem Patienten in der Regel nicht bewusst sind (s. Kap. 2.2.3). Sie sind stets ein Indiz für bestehende Störfaktoren. Versucht der Physiotherapeut, diese „Ausweichbewegungen" zu korrigieren, treten

▬ Modifikationen des Bewegungsmusters an anderer Stelle oder

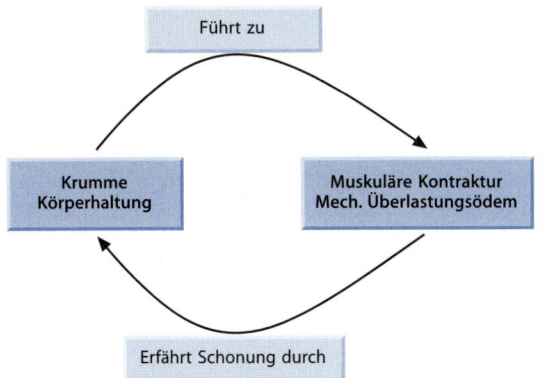

◨ **Abb 3.21.** Circulus vitiosus aus krummer Körperhaltung und Störfaktoren

▬ Schmerzen (kortikales NSB-Zeichen)

auf.

> ❯ **Beispiel**
> Bei Fazilitation der aufrechten Körperhaltung ist mit zunehmender Beckenkippung und Thoraxhebung eine Adduktion der Beine zu beobachten, obwohl die Flexionsebene des Hüftgelenks abduzierend ist.
>
> Fazilitiert der Therapeut die Hüftgelenksabduktion, ist sogleich eine verringerte Beckenkippung und eine Krallbewegung in den Zehen die Folge.
>
> Werden alle Ausweichbewegungen verbal auskorrigiert, gibt der Patient einen Schmerz in der Rückenmuskulatur oder in der abduzierenden Hüftmuskulatur an.

Abweichungen vom Bewegungsmuster der aufrechten Körperhaltung beruhen häufig auf Dekontraktionsstörungen der Muskulatur.

> **Wichtig**
>
> Die Unfähigkeit eines Muskels, seine physiologische Länge zu erreichen, wird als **Dekontraktionsdefizit** bezeichnet. Ein Muskel mit einem Dekontraktionsdefizit kann allerdings sowohl Afferenz, z. B. kontrakt oder mechanisch überlastet, als auch Efferenz, nämlich hyperton tendomyotisch, sein. Ein sichtbares Dekontraktionsdefizit ist somit nicht generell mit einem Störfaktor identisch, sondern kann Teil des zentralnervös organisierten Schonprogramms sein.

Da die Bewegungsmodifikationen sich sowohl in der Nähe der Störfaktoren als auch weit von ihnen entfernt befinden können, ist eine **Funktionsanalyse zur Differenzierung zwischen Afferenz und Efferenz** erforderlich.

3.3.1 Bewegungsmuster Sitz

Untere Extremität

Wählt man die **Ausgangsstellung des nicht angelehnten Sitzes mit beiden Füßen als Punctum fixum am Boden,** so variieren die Gelenkstellungen der unteren Extremität in Abhängigkeit von der Körperhaltung (◨ Abb. 3.22a,b). Umgekehrt wird die Körperhaltung durch die jeweiligen Gelenkstellungen bedingt.

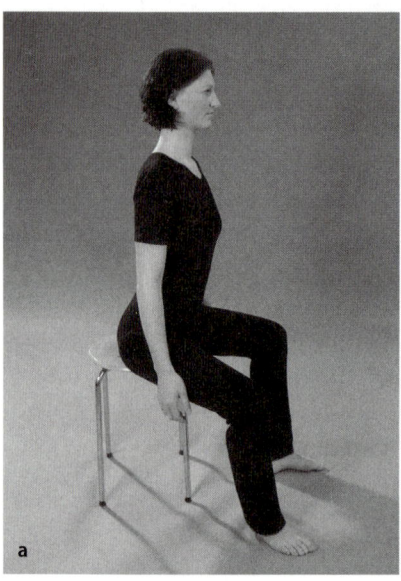
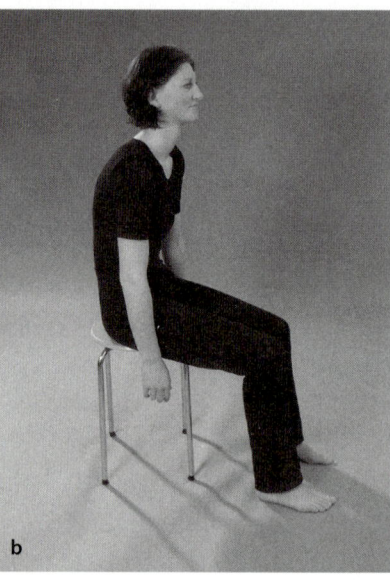

a   b

Abb 3.22a,b. Ausgangsstellung nicht angelehnter Sitz mit beiden Füßen als Punctum fixum in aufrechter und krummer Körperhaltung

Dies hängt zusammen mit
- dem im Sitz bestehenden „**Gestängemechanismus**" und
- der **abduktorischen Flexionsebene** im Hüftgelenk.

Gestängemechanismus

Im Sitzen bildet die jeweilige Kontaktfläche der Tubera ischiadica mit der Sitzfläche die Drehachse der Bewegung von der Beckenaufrichtung in die Beckenkippung und umgekehrt. Da sich die Hüftgelenke oberhalb der Drehachse befinden, beschreiben sie bei jeder Beckenbewegung einen bogenförmigen Weg, der auf die Oberschenkelknochen übertragen wird. Weiter laufend verändern sich daraufhin die Bewegungsausschläge der Kniegelenke und Sprunggelenke (**Abb. 3.23**).
- Die **Beckenkippung** bewirkt in dieser Position eine Ventralbewegung des Oberschenkels und geht daher mit einer vergrößerten Knieflexion und Dorsalextension einher.
- Die **Beckenaufrichtung** dagegen hat eine Dorsalbewegung des Oberschenkels zur Folge und ist mit einer Abnahme der Knieflexion und zunehmender Plantarflexion verbunden.

> **ⓘ Hinweis**
> Die Dorsalextension des Fußes ist nur dann Bestandteil des Bewegungsmusters der aufrechten Körperhaltung, wenn der Fuß Punctum fixum und der Unterschenkel Punctum mobile ist (**Abb. 3.24a**). Wird die

Dorsalextension mit dem Fuß als Punctum mobile ausgeführt, bahnt dies in der Regel das Bewegungsmuster der krummen Körperhaltung (**Abb. 3.24b**). Zur Schulung des Bewegungsmusters der aufrechten Körperhaltung im Sitz sollte der Patient daher seine Füße am Boden stehen lassen.

Verbindung von abduktorischer Flexionsebene im Hüftgelenk und Gestängemechanismus

- Da die Flexionsebene des Hüftgelenks abduzierend ist (s. Kap. 3.2.5 „Beinachsen"), geht die **Beckenkippung**

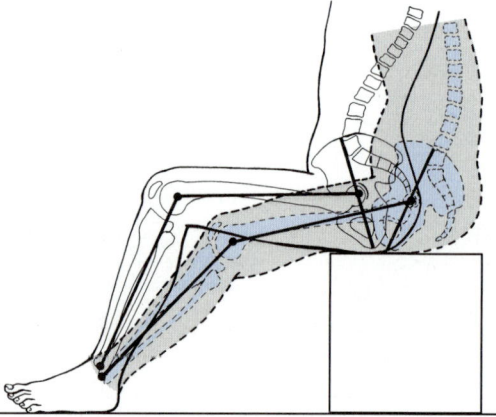

Abb 3.23. Auswirkung des Gestängemechanismus auf die Bewegungskomponenten der unteren Extremität im Bewegungsmuster der aufrechten und krummen Körperhaltung im Sitz

Abb 3.24a,b. Dorsalextension bei Fuß Punctum fixum mit Beckenkippung (a) und bei Fuß Punctum mobile mit Beckenaufrichtung (b)

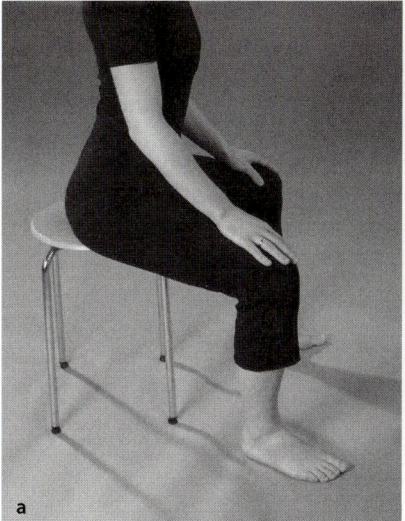
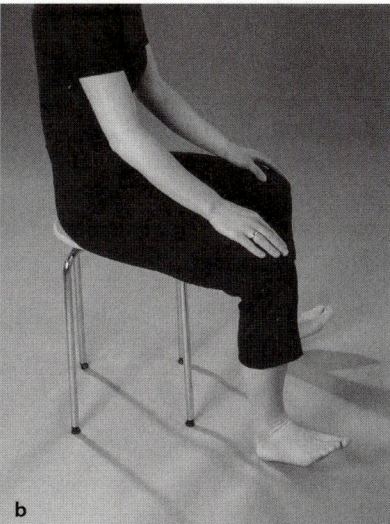

a   b

Tabelle 3.1. Bewegungskomponenten der aufrechten und krummen Körperhaltung im Bereich der unteren Extremität, Ausgangsstellung „Nicht angelehnter Sitz" mit beiden Füßen als Punctum fixum

Bewegungsmuster der aufrechten Körperhaltung	Bewegungsmuster der krummen Körperhaltung
Beckenkippung	Beckenaufrichtung
Flexion des Hüftgelenks	Extension des Hüftgelenks
Abduktion des Hüftgelenks	Adduktion des Hüftgelenks
Außenrotation des Hüftgelenks	Innenrotation des Hüftgelenks
Vermehrte Flexion des Kniegelenks	Verringerte Flexion des Kniegelenks
Dorsalextension des oberen Sprunggelenks	Plantarflexion des oberen Sprunggelenks
Pronation des unteren Sprunggelenks	Supination des unteren Sprunggelenks
Extension, Abduktion (Divergenz) der Zehen	Flexion, Adduktion (Konvergenz) der Zehen

mit einer Abduktion und Außenrotation im Hüftgelenk einher. In Verbindung mit dem Gestängemechanismus kommt es im unteren Sprunggelenk zu einer verstärkten Pronation.

– Die **Beckenaufrichtung** ist mit einer Hüftextension des proximalen Hebels verbunden. Sie führt zu einer Adduktion und Innenrotation im Hüftgelenk und zu einer Supination im unteren Sprunggelenk (**Tabelle 3.1**).

ⓘ Hinweis

Kann man bei einer sitzenden Person beobachten, dass sie

– die Beine übereinander schlägt,

– die Oberschenkel adduziert und innenrotiert,

– die Kniegelenke vermehrt streckt und die Füße plantarflektiert,

– die Füße unter den Stuhl zieht und die Fersen dabei abhebt oder

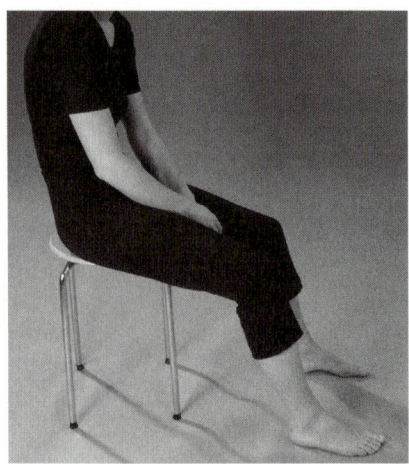

□ Abb 3.25. Typische Abweichungen vom Bewegungsmuster der aufrechten Körperhaltung

■ die Fußsohlen in Supination aneinander legt,
so weicht sie vom Bewegungsmuster der aufrechten Körperhaltung ab, bzw. das Bewegungsmuster der krummen Körperhaltung wird initiiert (□ Abb. 3.25).

Wählt man dagegen den **nicht angelehnten Sitz seitlich an einer Bank- oder Hockerkante**, sodass eine Gesäßhälfte keinen Kontakt mit der Sitzfläche hat, und streckt das ent-

sprechende Bein nach hinten, so sind die Bewegungskomponenten der Hüftextension und Knieextension Bestandteil der aufrechten Körperhaltung. Im hinteren Bein besteht in diesem Fall kein Gestängemechanismus.

Obere Extremität

Im Bereich der oberen Extremität entscheidet die **Positionierung der Arme** über die beteiligten Bewegungskomponenten. Hängen die Arme neben dem Körper frei herab, sind die Bewegungskomponenten im Sitz, Stand oder in Rückenlage nahezu identisch (□ Tabelle 3.2).

> **ℹ Hinweis**
> Kann man bei einer sitzenden Person beobachten, dass sie
> ■ die Arme vor dem Körper verschränkt,
> ■ das Kinn mit den Händen abstützt oder
> ■ die Hände in Pronation und Innenrotation auf den Oberschenkeln abstützt,
> so weicht sie vom Bewegungsmuster der aufrechten Körperhaltung ab, bzw. das Bewegungsmuster der krummen Körperhaltung wird initiiert.

Bei allen Bewegungskomponenten entscheidet nicht zuletzt ihr **Bewegungsausmaß**, ob sie zur aufrechten oder krummen Sitzhaltung führen.

□ Tabelle 3.2. Bewegungskomponenten der oberen Extremität in aufrechter und krummer Körperhaltung bei frei hängenden Armen

Bewegungsmuster der aufrechten Körperhaltung	Bewegungsmuster der krummen Körperhaltung
Thoraxhebung	Thoraxsenkung
Inklination des Kopfes	Reklination des Kopfes
Retraktion des Schultergürtels	Protraktion des Schultergürtels
Außenrotation des Schultergelenks	Innenrotation des Schultergelenks
Leichte Extension des Schultergelenks	Leichte Flexion des Schultergelenks
Extension des Ellenbogens	Flexion des Ellenbogens
Supination des Unterarms	Pronation des Unterarms
Dorsalextension des Handgelenks	Palmarflexion des Handgelenks
Extension, Abduktion (Divergenz) der Finger, Reposition des Daumens	Flexion, Adduktion (Konvergenz) der Finger, Opposition des Daumens

> **Beispiel**
Die Beckenkippung geht mit einer Abduktion in den Hüftgelenken einher. Eine endgradige Abduktion der Hüftgelenke führt im Sitzen jedoch zu einer Beckenaufrichtung (s. ◘ Abb. 3.17).

Das Öffnen der Hände, das mit einer leichten Dorsalextension einhergehen kann, verbunden mit einer Außenrotation in den Schultergelenken, unterstützt die Thoraxhebung, der Schultergürtel gleitet dorsokaudal. Eine endgradige Dorsalextension der Handgelenke bahnt dagegen eine Elevation und Protraktion des Schultergürtels (◘ Abb. 3.26a–c)

Störfaktoren

Ist das Sitzen in krummer Körperhaltung ein im Alltag vorherrschendes Bewegungsmuster, treten muskuläre Kontrakturen und mechanische Überlastungsödeme in bestimmten Muskelgruppen gehäuft auf. Sie können entsprechend der individuellen Sitzposition variieren.

Betroffen sind v. a. folgende **Muskelgruppen:**
- die Bauchmuskulatur,
- die horizontal adduzierende, innenrotierende und adduzierende Muskulatur des Schultergelenks,
- die Nackenmuskulatur,
- die adduzierende und innenrotierende Muskulatur des Hüftgelenks,
- die zehen- und fußflektierende Muskulatur, die supinierende Fußmuskulatur.

| **Wichtig** | |
Besteht ein Dekontraktionsdefizit in diesen Muskelgruppen, kann die aufrechte Körperhaltung nicht störungsfrei eingenommen werden.

Wird die aufrechte Körperhaltung bei bestehenden Störfaktoren fazilitiert, können Abweichungen vom Bewegungsmuster der aufrechten Körperhaltung (subkortikale NSB-Zeichen) auftreten.

> **Beispiel**
- Mit zunehmender Thoraxhebung und Beckenkippung werden die Oberschenkel adduziert.
- Bei zunehmender Beckenkippung mit Abduktion und Außenrotation im Hüftgelenk ist eine Krallbewegung der Zehen oder ein Abheben der Fersen zu beobachten.
- Mit zunehmender Beckenkippung und Thoraxhebung ist eine Innenrotation der Arme im Schultergelenk verbunden.

3.3.2 Bewegungsmuster Stand

Stehen mit beiden Füßen auf gleicher Höhe

Im Stand, bei dem beide Füße sich auf gleicher Höhe am Boden befinden, wird das **Bewegungsmuster der auf-**

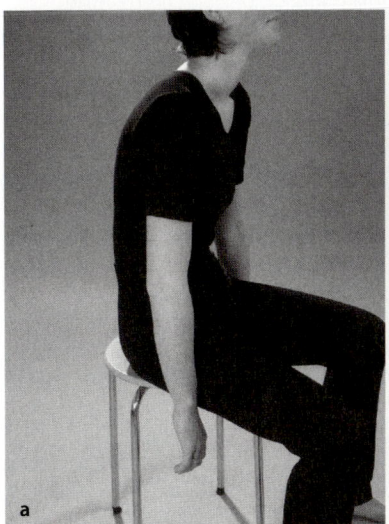 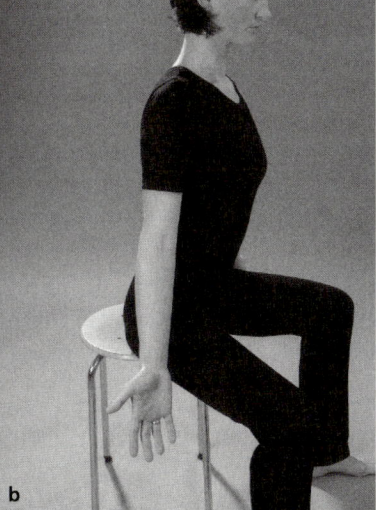 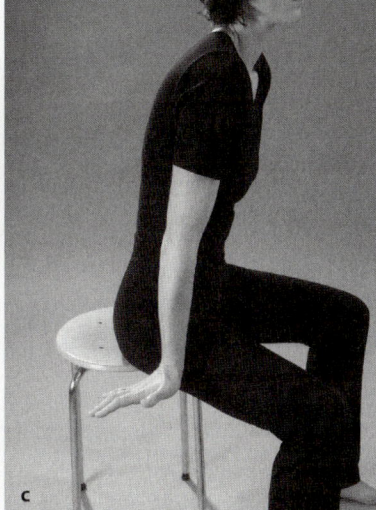

a   b   c

◘ **Abb 3.26.** **a** Thoraxsenkung bei Innenrotation der Schultergelenke und leicht flektierten Fingern. **b** Thoraxhebung bei Außenrotation der Schultergelenke und geöffneten Händen mit gestreckten Fingern. **c** Elevation und Protraktion des Schultergürtels bei endgradiger Dorsalextension der Handgelenke

3

rechten Körperhaltung durch folgende Bewegungskomponenten realisiert:

- die **Beckenkippung** ist verbunden mit einer leichten Hüftflexion,
- das Ausmaß der Abduktion entspricht im Stand der Nullstellung,
- die Außenrotation der Hüfte wird durch die Auswärtsdrehung des gesamten Beines einschließlich der Füße erzielt,
- die Kniegelenke befinden sich in der sog. potenziellen Beugebereitschaft, d. h., sie sind nicht in Extension fixiert (◻ Tabelle 3.3 und ◻ Abb. 3.27a).

Wichtig
Da im Stand die Verbindung beider Hüftgelenke die Drehachse für die sagittalen Beckenbewegungen bildet, gibt es in dieser Position keinen Gestängemechanismus wie im Sitz.

ⓘ Hinweis

In aufrechter Körperhaltung ist die **Fußbelastung** gleichmäßig über die gesamte Fußsohle verteilt.

In krummer Körperhaltung mit kyphosierter Wirbelsäule besteht eine vermehrte Fersenbelastung (◻ Abb. 3.27b).

Wird bei gesenktem Brustkorb das Becken jedoch ventral translatiert, wird verstärkt der Vorfuß belastet (◻ Abb. 3.28).

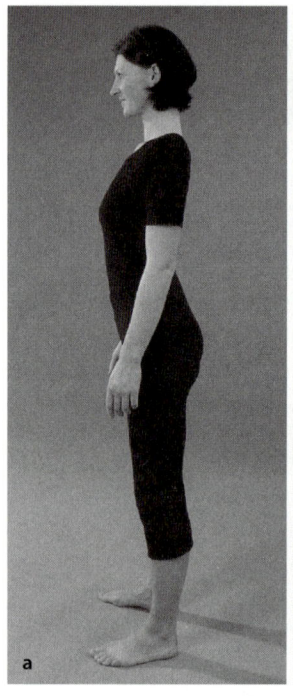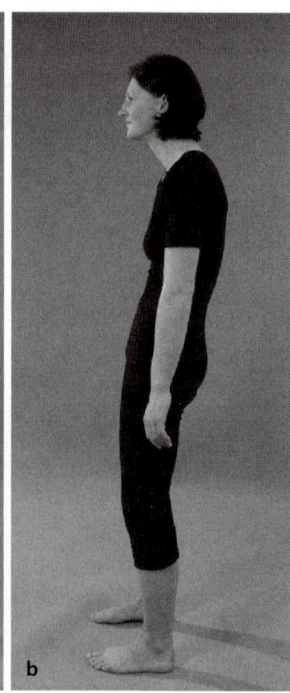

a   b

◻ **Abb 3.27a,b.** Ausgangsstellung Stand mit beiden Füßen auf gleicher Höhe in aufrechter und in krummer Körperhaltung

Kann man bei einer stehenden Person beobachten, dass sie
- die Füße parallel bzw. einwärts gedreht am Boden aufstellt (Innenrotation des Hüftgelenks),
- die Füße ungleichmäßig belastet (vermehrte Hüftadduktion des belasteten Beins),

◻ **Tabelle 3.3.** Bewegungskomponenten der unteren Extremität in aufrechter und krummer Körperhaltung im Stand, Fußstellung auf gleicher Höhe

Bewegungsmuster der aufrechten Körperhaltung	Bewegungsmuster der krummen Körperhaltung
Beckenkippung	Beckenaufrichtung
Geringe Flexion des Hüftgelenks	Extension des Hüftgelenks
Außenrotation des Hüftgelenks	Innenrotation des Hüftgelenks
Nullstellung des Hüftgelenks bezüglich der Bewegungen um die sagittale Achse	Adduktion des Hüftgelenks
„Potenzielle Beweglichkeit" (Klein-Vogelbach) des Kniegelenks	Extension oder verstärkte Flexion des Kniegelenks
Füße stehen plan am Boden und zeigen nach außen	Inversionsstellung des Vorfußes mit Anhebung des Fußinnenrands, z. T. kombiniert mit Zehenflexion

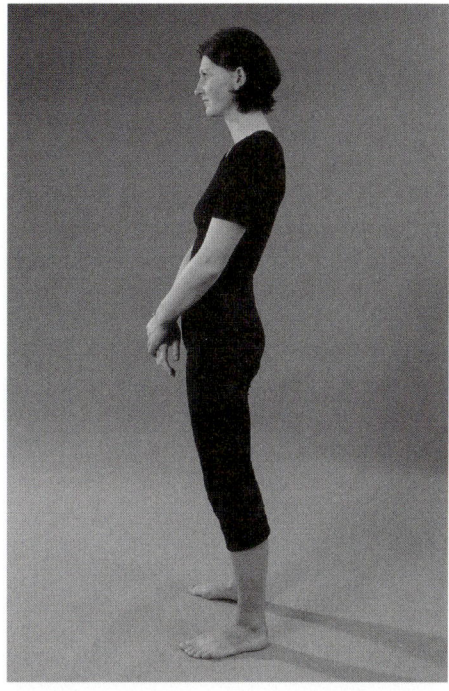

Abb 3.28. Verstärkte Vorfußbelastung bei nach ventral translatiertem Becken

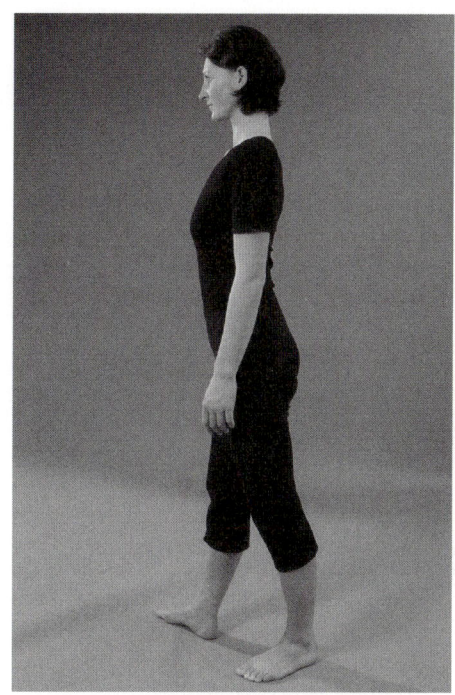

Abb 3.29. Ausgangsstellung Schrittposition

— die Beine verschränkt aufstellt oder
— die Kniegelenke durchstreckt (vermehrte Hüftextension und Plantarflexion),
so weicht sie vom Bewegungsmuster der aufrechten
Körperhaltung ab, bzw. das Bewegungsmuster der
krummen Körperhaltung wird initiiert
(s. ◘ Abb. 3.27b).

Stehen in Schrittstellung

In Schrittstellung sind in den beiden Beinen unterschiedliche, z. T. gegensätzliche Bewegungskomponenten am
Bewegungsmuster der aufrechten Körperhaltung beteiligt (◘ Abb. 3.29).
— Während im **vorderen Bein** die Bewegungskomponenten der Fußstellung auf gleicher Höhe entsprechen (Fuß als Punctum fixum),
— sind im **hinteren Bein** Komponenten zu beobachten,
die denen im Sitz bei einem nach hinten gestreckten
Bein ähneln (Fuß als Punctum mobile) (◘ Tabelle 3.4).

> ℹ **Hinweis**
> In Abhängigkeit von den jeweiligen Störfaktoren kann
> es einem Patienten entweder in Schrittstellung oder
> bei Fußstellung auf gleicher Höhe leichter fallen,
> die aufrechte Körperhaltung einzunehmen.

Beim Fehlen jedweder Störfaktoren ist es in der Regel
leichter, die aufrechte Körperhaltung in Schrittstellung
einzunehmen. Dies hängt v. a. mit der **Vergrößerung der
Unterstützungsfläche** in Richtung der Brustkorbhebung
nach ventral zusammen. Die erforderliche Begleit- oder
Stützmotorik z. B. der dorsalen Streckmuskulatur des
Beines ist daher in Schrittstellung deutlich geringer.

> ℹ **Hinweis**
> Die Bewegungskomponenten der **oberen Extremität**
> sind mit dem Bewegungsmuster im Sitz identisch und
> hängen von der Armposition ab.

Störfaktoren

Stellt das Stehen in krummer Körperhaltung ein im Alltag
vorherrschendes Bewegungsmuster dar, treten muskuläre Kontrakturen und mechanische Überlastungsöde-

3

◻ **Tabelle 3.4.** Bewegungskomponenten der unteren Extremität in aufrechter und krummer Körperhaltung im Stand, Schrittstellung hinteres Bein

Bewegungsmuster der aufrechten Körperhaltung	Bewegungsmuster der krummen Körperhaltung
Beckenkippung	Beckenaufrichtung
Extension des Hüftgelenks	Flexion des Hüftgelenks
Innenrotation des Hüftgelenks	Außenrotation des Hüftgelenks
Extension des Kniegelenks	Flexion des Kniegelenks
Plantarflexion des oberen Sprunggelenks	Dorsalextension des oberen Sprunggelenks
Supination des unteren Sprunggelenks	Pronation des unteren Sprunggelenks

me in bestimmten Muskelgruppen gehäuft auf. Sie können entsprechend der individuellen Standposition variieren.

Betroffen sind v. a. folgende **Muskelgruppen:**
- die hüftextensorische Muskulatur,
- die horizontal adduzierende, innenrotierende und adduzierende Muskulatur des Schultergelenks,
- der M. latissimus dorsi bei Translation des Beckens nach ventral,
- die zehen- und fußflektierende Muskulatur, die supinierende Fußmuskulatur.

> **Wichtig**
>
> Besteht ein Dekontraktionsdefizit in diesen Muskelgruppen, kann die aufrechte Körperhaltung nicht störungsfrei eingenommen werden.

Wird die aufrechte Körperhaltung bei bestehenden Störfaktoren fazilitiert, können Abweichungen vom Bewegungsmuster der aufrechten Körperhaltung (subkortikale NSB-Zeichen) auftreten.

> ❯ **Beispiel**
>
> - Mit zunehmender Thoraxhebung wird das Becken aufgerichtet.
> - Bei zunehmender Thoraxhebung und Beckenkippung wird der Kopf nach ventral translatiert.

> **Wichtig**
>
> Generell ist die krumme Körperhaltung im Sitz ausgeprägter als im Stand, die Wirbelsäule im Sitz daher einer vielfach höheren Biegebelastung ausgesetzt.

3.3.3 Bewegungsmuster Aufstehen aus dem Sitz

Der Bewegungsübergang des Aufstehens ist abgeschlossen, wenn sich der Körper über der neuen Unterstützungsfläche im Stand befindet. Da sich die Unterstützungsfläche vom Sitz zum Stand nach ventral verlagert, muss das Körpergewicht über die neue Unterstützungsfläche platziert werden. Hierzu bedarf es einer ausreichenden **Vorverlagerung des Rumpfes.**

Aufstehen in aufrechter Körperhaltung

In aufrechter Körperhaltung erfolgt die **Vorverlagerung des Rumpfes mit annähernd axial belasteter Wirbelsäule** bei gekipptem Becken und gehobenem Brustkorb (◻ Abb. 3.30).

> **Wichtig**
>
> Die axiale Belastung der Wirbelsäule bei vorverlagertem Rumpf wird durch die verstärkte zuggurtende Aktivität der Rückenmuskulatur gewährleistet (◻ Abb. 3.31).

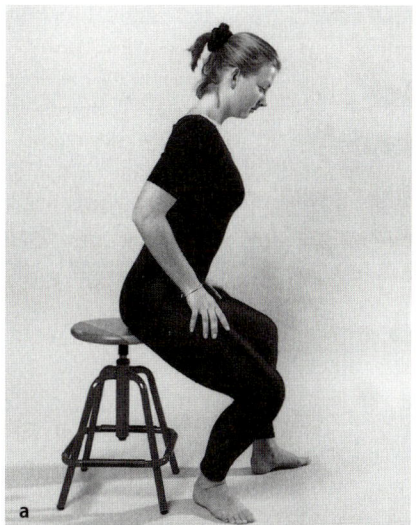
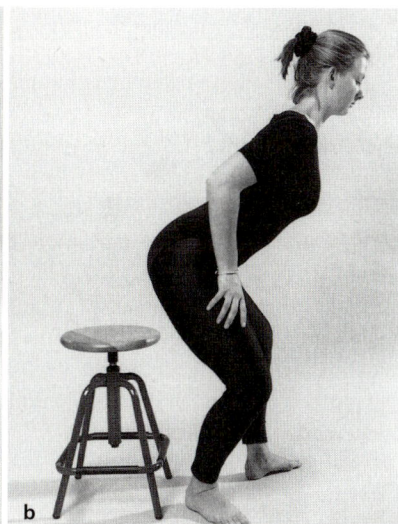

☐ **Abb 3.30a,b.** Aufstehen mit Rumpfvorlage in aufrechter Körperhaltung

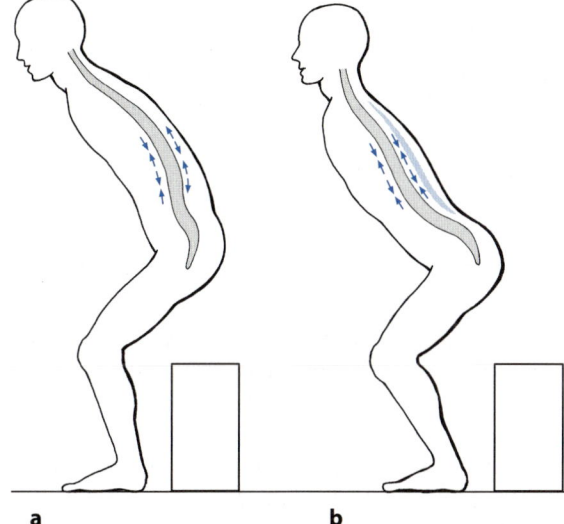

a   **b**

☐ **Abb 3.31. a** Zunehmende Biegespannungen in der Wirbelsäule durch Vorneigen des Rumpfes in krummer Körperhaltung. **b** Verstärkte zuggurtende Aktivität der Rückenmuskulatur bei Rumpfvorlage in aufrechter Körperhaltung zur Umwandlung der Biegespannungen in Druckspannungen (axiale Belastung)

— Die Hüftgelenke werden flektiert, abduziert und außenrotiert. Über den **Gestängemechanismus** kommt es zu den beschriebenen Bewegungsausschlägen der Knie- und Fußgelenke (vgl. Abschnitt 3.3.1 „Bewegungskomponenten Sitz").

— Ist das Gesäß von der Unterlage abgehoben, erfolgt die **Aufrichtung des Körpers in die Senkrechte**, die Knie- und Hüftgelenke werden zunehmend extendiert.

Aufstehen in krummer Körperhaltung

In krummer Körperhaltung ist die **Vorverlagerung des Rumpfes unzureichend:**

— Sie erfolgt mit kyphotisch eingestellter Wirbelsäule bei aufgerichtetem Becken und gesenktem Brustkorb.

— Die Hüftflexion ist durch die Beckenaufrichtung verringert, ebenso Abduktion und Außenrotation und die Bewegungsausschläge von Knie- und Fußgelenken.

ℹ Hinweis

Kann man bei einer aufstehenden Person beobachten, dass sie

— die Füße parallel bzw. einwärts gedreht am Boden aufstellt (Innenrotation des Hüftgelenks),

— bei nach außen zeigenden Füßen die Knie nach medial führt (Adduktion des Hüftgelenks bzw. Supination des unteren Sprunggelenks),

— den Oberkörper nur ungenügend nach vorne verlagert oder

— sich mit den Händen auf den Oberschenkeln abstützt, wobei die Finger aufeinander zu zeigen,

so weicht sie vom Bewegungsmuster der aufrechten Körperhaltung ab, bzw. das Bewegungsmuster der krummen Körperhaltung wird initiiert.

Analysiert man den Bewegungsübergang vom Sitz zum Stand, so erweist sich das Bewegungsmuster der aufrechten Körperhaltung neben der axialen Belastung der Wirbelsäule im Hinblick auf **zwei weitere biomechanische Faktoren,**

— den Gesamtkörperschwerpunkt und
— die Kniebelastung,

als ökonomisch und strukturschonend.

Gesamtkörperschwerpunkt

Vergleicht man dieselbe Sitzposition, befindet sich der Gesamtkörperschwerpunkt eines Menschen **in krummer Körperhaltung weiter dorsal** als in aufrechter Haltung, sodass der Kraftaufwand, das Körpergewicht über der neuen Unterstützungsfläche zu platzieren, erhöht ist. Die muskuläre Aktivität muss demzufolge verstärkt oder anderweitig kompensiert werden.

> **ⓘ Hinweis**
> Häufig sind beschleunigende Bewegungselemente zu beobachten wie
> — das Schwungholen mit beiden Armen,
> — die ruckartige Reklination des Kopfes oder
> — das schnelle Hochziehen des Schultergürtels beim Aufstehen mit kyphosierter Wirbelsäule.

Das Phänomen verstärkt sich, wenn die Füße weit vorgestellt sind, und der Weg zur neuen Unterstützungsfläche folglich länger ist (◘ Abb. 3.32).

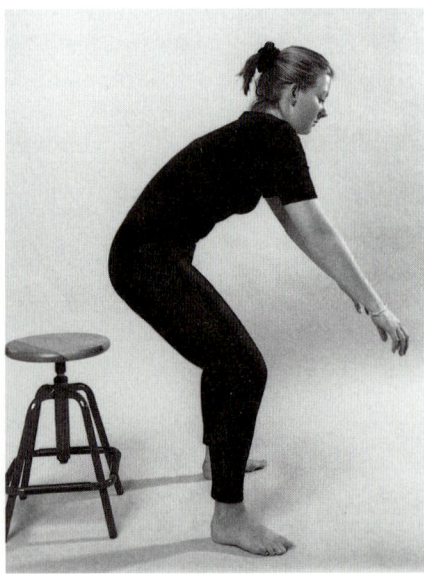

◘ **Abb 3.32.** Aufstehen mit unzureichender Rumpfvorlage in krummer Körperhaltung

In **aufrechter Körperhaltung** dagegen ist der **Gesamtkörperschwerpunkt weiter vorn.** Die erforderliche Vorverlagerung des Rumpfes ist daher mit weniger Kraftaufwand verbunden. Werden zusätzlich die Füße zurückgestellt und das Gesäß an der vorderen Stuhlgrenze positioniert, wird das Aufstehen zusätzlich erleichtert (s. ◘ Abb. 3.30a, b und ◘ Abb. 3.34).

Kniebelastung

Ein wesentlicher Teil der Muskelaktivität beim Aufstehen wird von der kniestreckenden Muskulatur geleistet, die den Körper gegen die Schwerkraft in die Senkrechte bringt.

In **krummer Körperhaltung** sind die Kniegelenke beim Aufstehen aus dem Sitz einer größeren Belastung ausgesetzt als in aufrechter Körperhaltung.

Der **auf die Kniegelenke wirkende Teilkörperschwerpunkt liegt weiter dorsal,** da der Rumpf in diesem Bewegungsmuster nicht ausreichend vorverlagert wird. Das Körpergewicht, das um den Drehpunkt Kniegelenke bewegt werden muss, bildet daher einen Lastarm, der von der kniestreckenden Muskulatur gezuggurtet werden muss. Das Gleiche gilt für das Hinsetzen (◘ Abb. 3.33).

> **Wichtig**
> Jeder Bewegungsübergang vom Sitz zum Stand und umgekehrt, der mit einer ungenügenden Vorverlagerung des Rumpfes durchgeführt wird, hat eine erhöhte muskuläre Aktivität der kniestreckenden Muskulatur zur Folge und erhöht den Anpressdruck der Patella!

> **ⓘ Hinweis**
> Schmerzen im Bereich der kniestreckenden und hüftbeugenden Muskulatur beim Aufstehen und Hinsetzen sind jedoch häufig tendomyotischer Natur und nicht unbedingt auf die mechanische Mehrbelastung zurückzuführen. Sie sind durch eine Korrektur der Beinachsen oder die Behandlung muskulärer Störfaktoren z. B. in der hüftadduzierenden und zehenflektierenden Muskulatur positiv zu beeinflussen.

In **aufrechter Körperhaltung** wird das Becken gekippt und der Rumpf thorakolumbal lordosiert nach ventral verlagert.

- Der auf die Kniegelenke einwirkende Lastarm wird hierdurch gravierend verringert und geht gegen null.
- Die zuggurtende Aktivität der kniestreckenden Muskulatur wird verringert, die Belastung der Kniegelenke reduziert (◘ Abb. 3.34).

ℹ Tipp

Ein kleiner **Test**, ob die Vorverlagerung des Rumpfes im Einzelfall ausreichend ist, kann in dem Moment durchgeführt werden, in dem das Gesäß bereits von der Sitzfläche abgehoben worden ist:

- Ist die Vorverlagerung nicht ausreichend und der Rumpf zu weit dorsal, ist die verstärkte Aktivität des M. quadriceps spürbar; u. U. heben sich durch die verstärkte Aktivität der dorsalextendierenden Muskeln die Zehen von der Unterlage.
- Ist die Vorverlagerung ausreichend, stehen beide Füße ohne erkennbare Aktivität der Fußmuskulatur stabil am Boden.

Störfaktoren

Wird das Aufstehen und Hinsetzen vorwiegend in krummer Körperhaltung mit ungenügender Vorverlagerung des Rumpfes und unzureichender Abduktion und Außenrotation in den Hüftgelenken durchgeführt, kann dies zur Entstehung muskulärer Kontrakturen und mechanischer Überlastungsödeme in bestimmten Muskelgruppen beitragen.

Zu diesen **Muskelgruppen** gehören u. a.:
- die hüftextensorische Muskulatur,
- die adduzierende, innenrotierende Muskulatur des Hüftgelenks,
- die zehen- und fußflektierende Muskulatur, die supinierende Fußmuskulatur.

Wichtig

Besteht ein Dekontraktionsdefizit in diesen Muskelgruppen, kann die aufrechte Körperhaltung nicht störungsfrei eingenommen werden.

Wird die aufrechte Körperhaltung bei bestehenden Störfaktoren fazilitiert, können Abweichungen vom Bewegungsmuster der aufrechten Körperhaltung (subkortikale NSB-Zeichen) auftreten.

❯ Beispiel

- Mit zunehmender Vorverlagerung des Rumpfes werden die Oberschenkel adduziert.
- Bei Vorverlagerung des Rumpfes und Abduktion, Außenrotation der Hüftgelenke wird die Halswirbelsäule verstärkt lordosiert und der Kopf nach ventral translatiert.

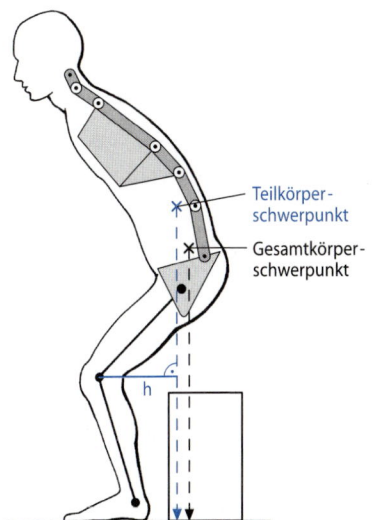

◘ **Abb. 3.33.** Darstellung des auf die Kniegelenke einwirkenden Lastarms (h) in krummer Körperhaltung

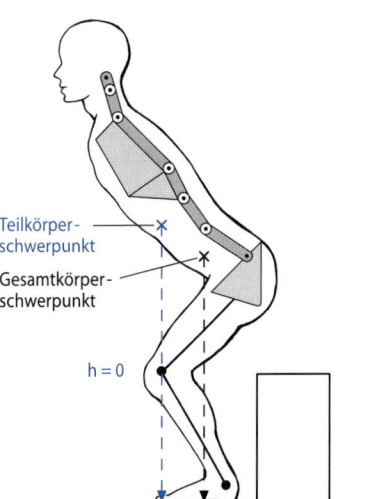

◘ **Abb. 3.34.** Darstellung des gegen null gehenden Lastarms (h) in aufrechter Körperhaltung

3.3.4 Bewegungsmuster Gang

Der Gang ist ein **sehr komplexes Bewegungsmuster**, an dem zahlreiche arthromuskuläre Einheiten beteiligt sind. Die Bewegungsmuster der aufrechten und krummen Körperhaltung unterscheiden sich daher in einer Vielzahl von Bewegungskomponenten (◘ Tabelle 3.5 und ◘ Abb. 3.35a, b).

Gehen in aufrechter Körperhaltung

Die zentralen Bewegungskomponenten der Beckenkippung und Thoraxhebung bewirken eine **Vorverlagerung des Gesamtkörperschwerpunktes** im Vergleich zur krummen Körperhaltung.

Dies hat zur Folge, dass im Zuge eines reaktiven Gehens das **Schritttempo steigt.**

Mit steigendem Schritttempo verstärkt sich das **Armpendel,** das in sagittaler Ebene frei schwingen kann, wenn der Schultergürtel in Retraktion auf dem Thorax ruht.

◘ **Tabelle 3.5.** Bewegungskomponenten der aufrechten und krummen Körperhaltung beim Gehen

Körperabschnitte	Bewegungsmuster der aufrechten Körperhaltung	Bewegungsmuster der krummen Körperhaltung
Rumpf	Beckenkippung/Thoraxhebung mit thorakolumbaler Lordose der Wirbelsäule	Beckenaufrichtung/Thoraxsenkung mit lang gezogener Kyphose der Brust- und Lendenwirbelsäule
	Vorverlagerung des Gesamtkörperschwerpunktes →reaktive Schritte/"fallverhinderndes" Gehen	Rückverlagerung des Gesamtkörperschwerpunkte →aktives Anheben des jeweiligen Spielbeins
	Retraktion/Retroposition des Schultergürtels mit Dorsokaudal-Gleiten der Skapulae	Protraktion des Schultergürtels
Obere Extremität	Außenrotation der Schultergelenke	Innenrotation und Adduktion der Schultergelenke
	Frei schwingendes Armpendel in Flexion/Extension der Schultergelenke bei geöffneter Hand und leicht flektiertem Ellbogengelenk	Reduziertes Armpendel in vermehrter Innenrotation und Adduktion der Schultergelenke vor dem Körper, u. U. Konvergenz der Finger bei verstärkter Ellbogenflexion
Kopf – Nacken	Entlordosierung der Halswirbelsäule mit Inklination der Kopfgelenke	Verstärkte Lordosierung der Halswirbelsäule, z. T. in Kombination mit der Translation des Kopfes nach ventral
Hüftgelenk	Leichte Flexion, Außenrotation, Abduktion in der Spielbeinphase	Flexion ohne Außenrotation und Abduktion, evtl. mit Innenrotation und Adduktion in der Spielbeinphase
	Extension, Innenrotation in der Abdruckphase des Standbeins	verringerte Extension bei verstärkter Innenrotation und Adduktion in der Abdruckphase des Standbeins
Kniegelenk	Wechsel zwischen Flexion und Extension, Abdruck des Standbeins in Extension	Verstärkte Flexion, häufig Fehlen der Extension in der Abdruckphase des Standbeins
Fuß	Fußstellung nach außen →Außenrotation des Hüftgelenks	Fußstellung parallel bzw. nach innen →Innenrotation des Hüftgelenks
	Dorsalextension, Supination in der Spielbeinphase	Häufig reduzierte Dorsalextension bei verstärkter Supination in der Spielbeinphase
	Plantarflexion, Pronation in der Abdruckphase des Standbeins	Reduzierte Plantarflexion bei Supination in der Abdruckphase des Standbeins
	Abdruck erfolgt über Großzehenballen	Abdruck erfolgt über die Kleinzehenseite

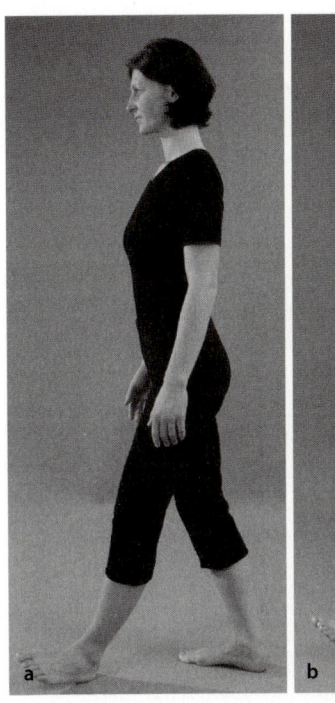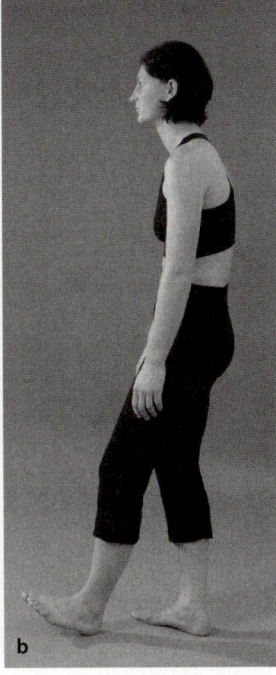

Abb 3.35a,b. Gehen in aufrechter und krummer Körperhaltung

ℹ Hinweis

Bei jedem Schritt läuft eine Gegenrotation zwischen Schulter- und Beckengürtel ab, die im reaktiven Armpendel ihren Ausdruck findet. In der Gangschule wird daher auf ein aktives Erarbeiten des Armpendels verzichtet; es wird lediglich reaktiv gebahnt.

Die **Schrittlänge** nimmt zu.

Wichtig

Unabhängig von der Körperhaltung wird die Spurbreite schmaler, je schneller eine Person geht.

Bei gekipptem Becken ist der wirksame Hebel der ischiokruralen Muskulatur größer als bei aufgerichtetem Becken; der **Wirkungsgrad der hüftextendierenden Muskelgruppe** ist daher höher. Dies äußert sich in einem verstärkten Abdruck am Ende der Standbeinphase, der mit einer verstärkten Hüft- und Wirbelsäulenextension einhergeht (■ Abb. 3.36).

Die Außenrotation in den Hüftgelenken, bei der die Füße nach außen zeigen, hat die effiziente **Stabilisation der Fußgewölbe** zur Folge:

— Zu **Beginn der Standbeinphase** wird der Fuß in Dorsalextension und leichter Supination aufgesetzt, die Fußbelastung liegt zu Beginn des Sohlenkontakts auf dem Fußaußenrand.

— In der **Mitte der Standbeinphase** wird der ganze Fuß belastet.

— Die **Ablösung des Fußes** über den Abdruck der Großzehe findet in Plantarflexion und Pronation statt.

— Die **fußgewölbestabilisierende Muskulatur**, wie vor allem der M. tibialis posterior, die flektierende Muskulatur der Zehen und die Mm. peronaei, kann besonders dann effektiv arbeiten, wenn die Muskeln im Bewegungsablauf sowohl kontrahieren als auch dekontrahieren, ihre Belastung dadurch variiert.

Wichtig

Daher soll die Pronations-/Supinationsachse des unteren Sprunggelenkes annähernd in Fortbewegungsrichtung eingestellt werden. (vgl. Kap. 6.7.1 „Gangschule").

— Der **Abdruck über die Großzehe** aktiviert den M. abductor hallucis, der ebenfalls eine gewölbestabilisierende Funktion hat und der Valgisierung der Großzehe (Hallux valgus) entgegenwirkt.

Beim **Treppensteigen oder Bergaufgehen** herrschen vergleichbare Bedingungen wie beim Aufstehen (vgl. Abschnitt 3.3.3). Um das Körpergewicht auf die neue Unter-

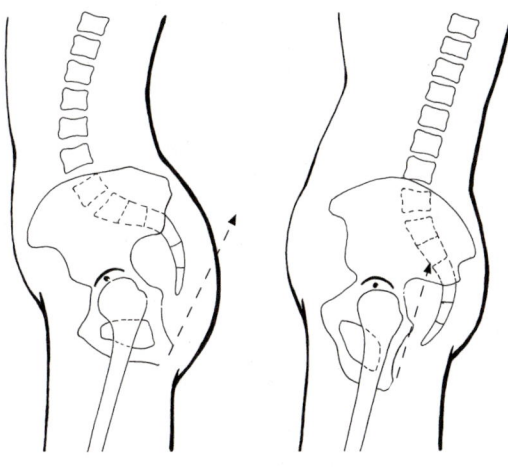

Abb 3.36a,b. Wirksamer Hebel (h) der ischiokruralen Muskulatur im Stand in aufrechter und krummer Körperhaltung

stützungsfläche des vorderen und höheren Fußes zu positionieren, bedarf es einer ausreichenden Rumpfvorlage bei abduzierten und außenrotierten Beinen, um den Gesamtkörperschwerpunkt weiter nach vorn zu bringen und die Kniebelastung zu verringern.

Gehen in krummer Körperhaltung

Die zentralen Bewegungskomponenten der Beckenaufrichtung und Thoraxsenkung bewirken eine **Rückverlagerung des Gesamtkörperschwerpunktes** im Vergleich zur aufrechten Körperhaltung.

Daher sind bei manchen Personen zu Beginn jeder Spielbeinphase **Beschleunigungsimpulse des Kopfes** in Ventraltranslation zu beobachten, um den Körper über die neue Unterstützungsfläche zu positionieren. Dieses Phänomen verstärkt sich beim Treppauf- oder Bergaufgehen sowie beim Schieben schwerer Gegenstände.

Durch die Rückverlagerung des Gesamtkörperschwerpunkts **sinkt das Schritttempo**, da im Gegensatz zum reaktiven Schritt in aufrechter Körperhaltung das Spielbein vermehrt aktiv angehoben werden muss.

Mit sinkendem Schritttempo nimmt das **Armpendel** ab, das bei protrahiertem Schultergürtel nicht mehr frei in sagittaler Ebene schwingen kann, sondern, insgesamt abgeschwächt, in vermehrter Adduktion und Innenrotation des Schultergelenks abläuft.

Die **Schrittlänge** nimmt ab. Dies hat reduzierte Kontraktions- und Dekontraktionsimpulse für die gesamte Hüftmuskulatur zur Folge.

Die Aufrichtung des Beckens führt zu einer Innenrotation im Hüftgelenk. In Abhängigkeit vom Ausmaß der Hüftrotation stehen die Füße parallel oder zeigen nach innen. Diese Fußstellung kann zu einer **Überlastung der fußgewölbestabilisierenden Muskulatur** führen:

- Der Fuß wird zu **Beginn der Standbeinphase** in Dorsalextension, Supination aufgesetzt, die Belastung liegt auch hier wie in aufrechter Haltung auf dem Fußaußenrand.
- Die Belastung bleibt jedoch auch in der **Mitte der Standbeinphase** auf dem Fußaußenrand.
- Der **Abdruck** erfolgt über die Kleinzehen in Plantarflexion und Supination.
- Dadurch **fehlen das muskuläre Wechselspiel** um die Pronations-/Supinationsachse **und die Verwringung des Vorfußes** in Eversion und Inversion.
- Dies führt zu einer **verstärkten muskulären Beanspruchung** der supinierenden Fußmuskulatur, wie z. B. des M. tibialis posterior, und der zehenflektierenden Muskulatur, die daraufhin ihrer Aufgabe

der Gewölbestabilisation nicht mehr genügen können.

> ℹ **Hinweis**
> Supinationsdistorsionen werden durch diese Fußstellung begünstigt (vgl. Kap. 10.3.7 „Rezidivierende Supinationstraumen").

- Durch den **Abdruck über die Kleinzehenseite** fehlt zudem die Aktivierung des M. abductor hallucis.

> ℹ **Hinweis**
> Die im Zuge der Beckenaufrichtung verringerte Außenrotation im Hüftgelenk zu Beginn der Spielbeinphase sowie die verstärkte Aktivität der adduzierenden Muskulatur des Hüftgelenks kann sich in einer deutlichen Annäherung der Oberschenkel äußern, die nicht selten zu einem verstärkten Abrieb an der Innenseite der Hose führt.

Beim **Treppensteigen oder Bergaufgehen** ist die Rumpfvorlage unzureichend. Die Füße werden parallel oder einwärts gedreht aufgesetzt. Das Becken ist aufgerichtet und die Hüftgelenke sind adduziert und innenrotiert.

Das **individuelle Gangbild** führt über die jeweilige Fußbelastung zu ganz unterschiedlich ausgeprägter Abnutzung der Schuhsohlen und Hornhautbildung an der Fußsohle (vgl. Kap. 4.1.2 „Ganganalyse").

> ℹ **Hinweis**
> Kann man bei einer Person beobachten, dass beim Gehen
> - die Füße parallel bzw. einwärts gedreht aufgesetzt werden (Innenrotation des Hüftgelenks) oder
> - der Körperschwerpunkt zu weit dorsal liegt,
> so weicht sie vom Bewegungsmuster des Gehens in aufrechter Körperhaltung ab, bzw. das Bewegungsmuster der krummen Körperhaltung wird initiiert.

Störfaktoren

Geht eine Person vorwiegend in krummer Körperhaltung mit paralleler Fußstellung, treten muskuläre Kontrakturen und mechanische Überlastungsödeme in bestimmten Muskelgruppen gehäuft auf.

Sie betreffen v. a. folgende **Muskelgruppen**:
- die zehen- und fußflektierende Muskulatur, die supinierende Fußmuskulatur,
- die gesamte das Hüftgelenk umgebende Muskulatur durch den kleineren Bewegungsausschlag,

- die Bauchmuskulatur,
- die horizontal adduzierende, innenrotierende und adduzierende Muskulatur des Schultergelenks.

> **Wichtig**
>
> - Besteht ein Dekontraktionsdefizit in diesen Muskelgruppen, kann das Bewegungsmuster des Gangs in aufrechter Körperhaltung nicht störungs-frei eingenommen werden.
> - Da der Gang ein hochkomplexes Bewegungs-muster darstellt, wirkt sich die Störung einer Bewegungskomponente meist auf das gesamte Gangbild aus.

Wird die aufrechte Körperhaltung bei bestehenden Stör-faktoren fazilitiert, können Abweichungen vom Bewe-gungsmuster der aufrechten Körperhaltung (subkortika-le NSB-Zeichen) auftreten.

> **Beispiel**
>
> - In aufrechter Körperhaltung ist eine einseitige Abnahme des Armpendels zu beobachten.
> - Die aufrechte Körperhaltung geht mit einer Ver-kleinerung der Schrittlänge einher.

3.3.5 Bewegungsmuster Bücken

Viele Tätigkeiten im Alltag sind mit einer **Neigung des Rumpfes nach vorn unten** verbunden. Die Bewegungs-muster der aufrechten und krummen Körperhaltung beim Bücken zeigen deutliche Unterschiede (◘ Abb. 3.37a, b).

> **Wichtig**
>
> Da das Bücken häufig mit dem Anheben oder Absetzen schwerer Gewichte einhergeht, ist die Beibehaltung der axialen Belastung der Wirbel-säule bei dieser Bewegung von besonders großer Bedeutung.

Bücken in aufrechter Körperhaltung

In aufrechter Körperhaltung erfolgt die Vorneigung des thorakolumbal lordosierten Stammes unter verstärkter Aktivierung der zuggurtenden Rückenmuskulatur wie beim Aufstehen aus dem Sitz (s. ◘ Abb. 3.31a, b) (vgl. Ab-schnitt 3.3.3).

Die **korrekte Einstellung der Beinachsen** (s. Ab-schnitt 3.2.5) stellt hierbei die Voraussetzung für die Be-ckenkippung dar.

- Befinden sich die **Füße beim Bücken auf gleicher Höhe**, werden beide Hüftgelenke flektiert, abduziert und außenrotiert bei zunehmender Knieflexion sowie Dorsalextension und Pronation der Sprunggelenke.

◘ **Abb 3.37a,b.** Bücken in aufrechter und krummer Körperhaltung

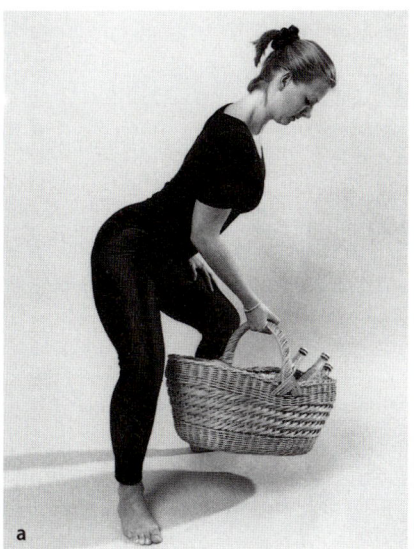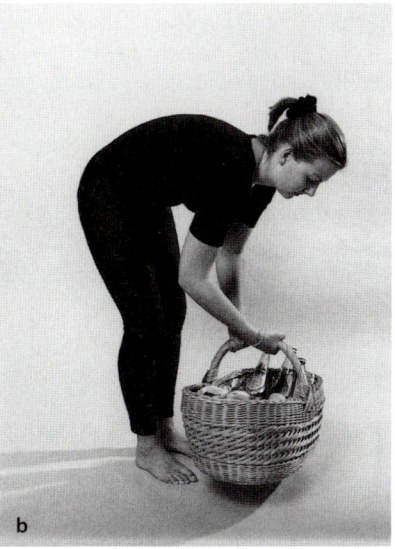

■ Befinden sich die **Beine in Schrittstellung**, so gelten für das vordere Bein die gleichen Komponenten wie oben beschrieben. Das hintere Bein dagegen befindet sich in nur leichter Knieflexion bei geringer Hüftflexion. Wird das hintere Bein ganz abgehoben, wird das Bein im Knie- und Hüftgelenk gestreckt.

Bei gekipptem Becken ist der mechanische Wirkungsgrad der ischiokruralen Muskelgruppe, die beim Bücken exzentrisch arbeitet, vergrößert. Die **Kraftentfaltung der Ischiokruralen** wird somit in aufrechter Körperhaltung optimiert (■ Abb. 3.38).

ℹ **Tipp**

Das **Ausmaß der Oberkörpervorlage** ist bei jeder Person leicht unterschiedlich, da die Körperproportionen stark variieren können. Als Anhaltspunkt kann dienen, dass das Lot des Massenmittelpunkts aller Körpergewichte, die auf die Kniegelenke einwirken, bei der Vorneigung des Rumpfes zwischen die Knie fällt, sodass kein nennenswerter Lastarm entsteht. Der entsprechende Teilkörperschwerpunkt befindet sich oberhalb des Gesamtkörperschwerpunktes, also vor der Wirbelsäule etwas oberhalb des Bauchnabels.

Im Bewegungsmuster der aufrechten Körperhaltung gibt es **verschiedene Möglichkeiten,** sich zu bücken. Ihnen gemeinsam ist
■ die thorakolumbale Stabilisierung der Wirbelsäule in Oberkörpervorlage
■ bei variabler Einstellung der Extremitäten.

Sie unterscheiden sich in der Beineinstellung, werden mit oder ohne Armstütz durchgeführt. Die Auswahl bestimmter **Bückvarianten** hängt von der beabsichtigten Tätigkeit und von den zu hebenden Gewichten ab (vgl. Kap. 6.7 „Therapie", „ADL Hebe- und Bückverhalten").

Bücken in krummer Körperhaltung

In krummer Körperhaltung wird der Oberkörper über die **Flexion der Wirbelsäule** nach vorn unten bewegt (s. ■ Abb. 3.37 b).

Wichtig
Die Wirbelsäule wird einer extremen Biegebelastung ausgesetzt.

■ Das Becken wird so lange wie möglich in Aufrichtung gehalten.
■ Die zunehmende Hüftflexion geht häufig mit einer Rückverlagerung des Gesäßes bei überstreckten Kniegelenken und einer Plantarflexion der oberen Sprunggelenke einher.
■ Manchmal ist eine leichte Knieflexion bei adduzierten, evtl. innenrotierten Hüftgelenken zu beobachten.

ℹ **Hinweis**

Kann man bei einer sich bückenden Person beobachten, dass sie
■ die Füße parallel bzw. einwärts gedreht am Boden aufstellt (Innenrotation des Hüftgelenks),
■ bei nach außen zeigenden Füßen die Knie nach medial führt (Adduktion des Hüftgelenks bzw. Supination des unteren Sprunggelenks) oder

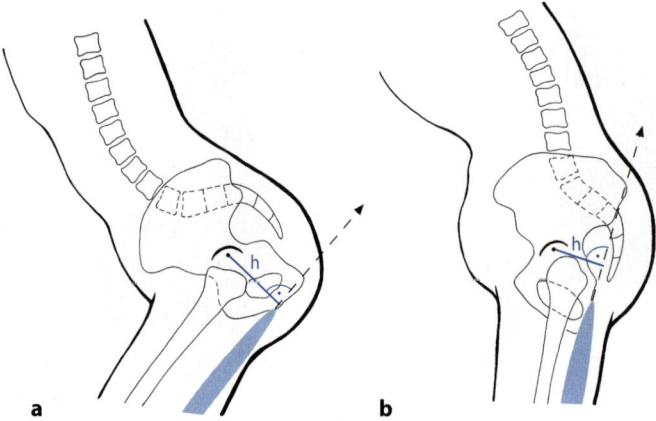

■ **Abb 3.38a,b.** Wirksamer Hebel (h) der ischiokruralen Muskulatur beim Bücken in aufrechter und krummer Körperhaltung

a   b

in Schrittstellung das hintere Becken seitlich nach oben bewegt („aufdreht"),
so sind die Beinachsen nicht korrekt eingestellt, und die Person weicht vom Bewegungsmuster der aufrechten Körperhaltung ab, bzw. das Bewegungsmuster der krummen Körperhaltung wird initiiert.

Störfaktoren

Werden bückende Tätigkeiten vorwiegend in krummer Körperhaltung mit falscher Beinachsenstellung durchgeführt, kann dies zur Entstehung muskulärer Kontrakturen und mechanischer Überlastungsödeme in bestimmten Muskelgruppen beitragen.

Häufig betroffene **Muskelgruppen** sind:
- die adduzierende, innenrotierende Muskulatur des Hüftgelenks,
- die zehen- und fußflektierende Muskulatur, die supinierende Fußmuskulatur,
- die hüftextensorische Muskulatur,
- die Bauchmuskulatur,
- die horizontal adduzierende, innenrotierende und adduzierende Muskulatur des Schultergelenks,
- die ellbogenflektierende Muskulatur,
- die finger- und handflektierende Muskulatur.

Wird die aufrechte Körperhaltung bei bestehenden Störfaktoren fazilitiert, können Abweichungen vom Bewegungsmuster der aufrechten Körperhaltung (subkortikale NSB-Zeichen) auftreten.

> **Beispiel**
> Eine Korrektur der Beinachsen geht mit einer verstärkten Kyphosierung der Wirbelsäule einher.
> Die Auswärtsdrehung der Füße wird mit zunehmender Beckenkippung von einer Adduktion der Hüftgelenke begleitet.

Bücken mit senkrecht eingestelltem Oberkörper

Der Versuch, eine axiale Belastung der Wirbelsäule durch ein **„senkrechtes Bücken" ohne Oberkörpervorlage** zu erzielen, erweist sich bei genauerer Analyse als unzureichend und strukturbelastend (◻ Abb. 3.39b):
- Die Beckenkippung kann nicht beibehalten werden. Mit zunehmender Hüftflexion erfolgt die Beckenaufrichtung und **Kyphosierung der Wirbelsäule**.
- Gegenstände können nur über eine verstärkte **Protraktion des Schultergürtels** ergriffen werden.
- Die kniestreckende Muskulatur, die beim Bücken exzentrische Arbeit zu leisten hat, muss verstärkt kontrahieren, um den **größeren Lastarm** zu zuggurten. Das auf die **Kniegelenke** einwirkende Körpergewicht bildet einen wirksamen Hebel, der beim Bücken mit Oberkörpervorlage gegen null geht. Die Kniegelenke sind daher beim senkrechten Bücken einer erhöhten Belastung ausgesetzt (◻ Abb. 3.40a, b) (vgl. Abschnitt 3.3.3 „Aufstehen ohne Rumpfvorlage").
- Ebenso muss die plantarflektierende Muskulatur verstärkt exzentrisch kontrahieren.

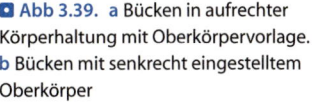

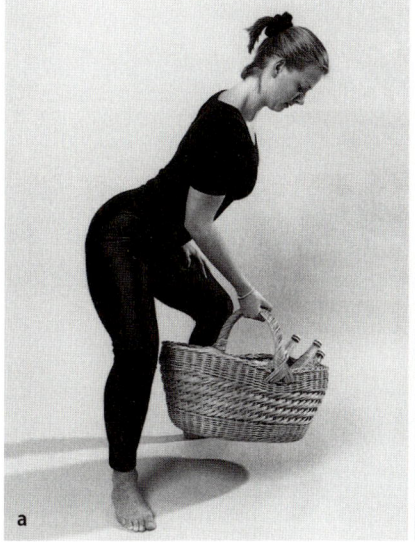 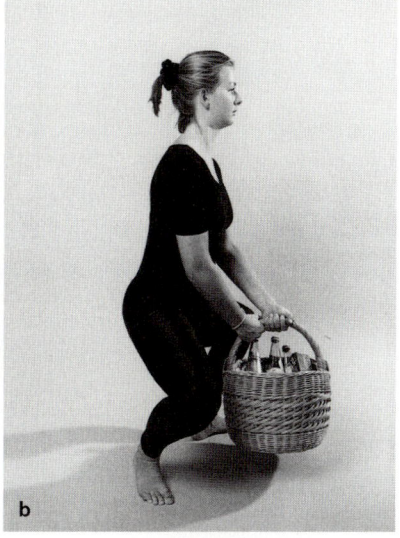

◻ **Abb 3.39. a** Bücken in aufrechter Körperhaltung mit Oberkörpervorlage. **b** Bücken mit senkrecht eingestelltem Oberkörper

a   b

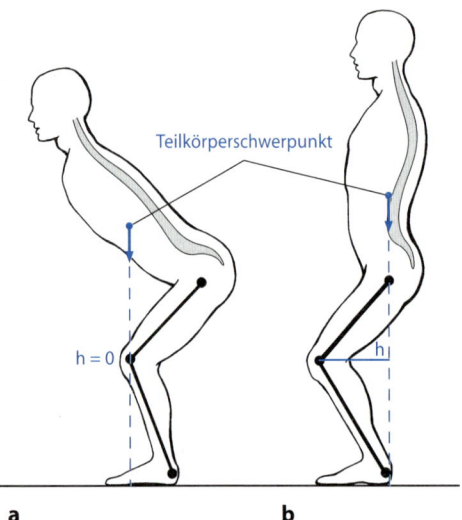

 Teilkörperschwerpunkt

Abb 3.40a,b. Darstellung des Lastarms h (wirksamer Hebel) auf das Kniegelenk beim Bücken **a** mit Oberkörpervorlage, **b** ohne Oberkörpervorlage

— Die **Unterstützungsfläche reduziert** sich im Laufe des Bückvorgangs auf die Zehen. Dies erschwert v. a. das Anheben von schweren Gegenständen und kann zu einer Überlastung der Wadenmuskulatur führen.

3.3.6 Bewegungsmuster Liegen in Rückenlage

Liegt eine Person in aufrechter Körperhaltung flach auf dem Rücken, so sind im Zuge der **Beckenkippung** die Beine leicht abduziert und außenrotiert. Infolge der Thoraxhebung liegen die **Arme**

— entweder in Außenrotation gestreckt neben dem Körper; die Hände sind geöffnet, die Daumen zeigen nach außen, was einer Supination im Unterarm entspricht, oder

— in Elevation, Außenrotation bei mehr oder weniger gebeugten Ellbogengelenken (■ Abb. 3.41a).

ⓘ Hinweis

Kann man bei einer auf dem Rücken liegenden Person beobachten, dass sie

— die Beine übereinander schlägt (Adduktion des Hüftgelenks),

— die Beine eng nebeneinander (Adduktion des Hüftgelenks) in Nullstellung oder Innenrotation der Hüftgelenke legt,

— die Kniegelenke gern unterlagert, z. B. mit einer Knierolle (verstärkte Hüftflexion, die weiterlaufend die Beckenaufrichtung bahnt),

Abb 3.41a,b. Liegen in aufrechter und krummer Körperhaltung

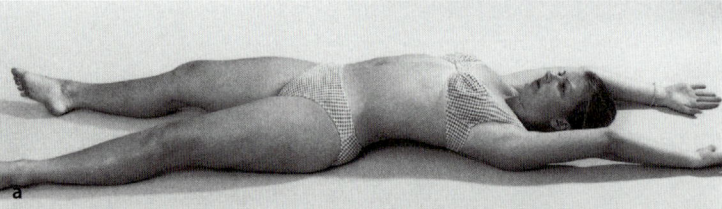

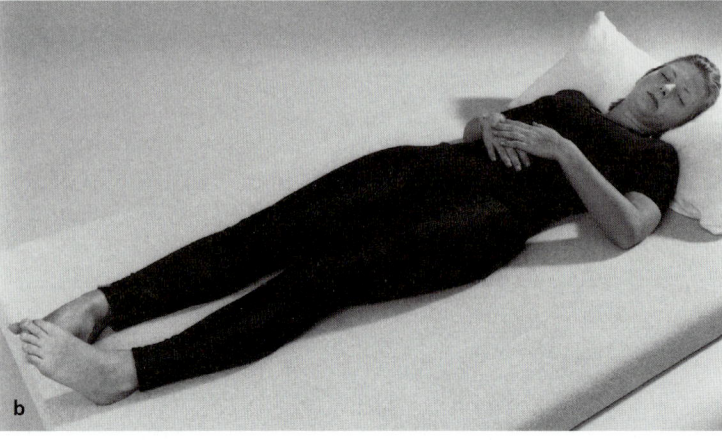

— die Beine anstellt (starke Hüftflexion, die die Beckenaufrichtung zur Folge hat),

— ein Bein seitlich abgespreizt ablegt (starke Abduktion, Außenrotation der Hüftgelenke mit Knieflexion) oder

— die Hände auf dem Bauch ablegt oder die Arme vor dem Bauch verschränkt (Innenrotation, Adduktion der Schultergelenke),

so weicht sie vom Bewegungsmuster der aufrechten Körperhaltung ab, bzw. das Bewegungsmuster der krummen Körperhaltung wird initiiert (◘ Abb. 3.41b).

Wird die aufrechte Körperhaltung bei bestehenden Störfaktoren fazilitiert, können Abweichungen vom Bewegungsmuster der aufrechten Körperhaltung (subkortikale NSB-Zeichen) auftreten.

> **Beispiel**
— Mit zunehmender Thoraxhebung lässt sich ein- oder beidseits ein verstärkter Handschluss beobachten.

— Im Zuge einer verstärkten Beckenkippung und Thoraxhebung tritt eine Reklinationsbewegung des Kopfes auf (Pressbewegung in die Unterlage).

— Mit Einnahme der aufrechten Körperhaltung ist eine verstärkte Supination und Plantarflexion der Füße verbunden.

3.4 Muskelgruppen und Muskelverbände

Da jede Bewegung sich aus einer Vielzahl von Bewegungskomponenten zusammensetzt, werden die komplexen Bewegungsmuster stets durch zahlreiche **muskuläre Funktionsgruppen** umgesetzt, die parallel und in Serie geschaltet sind und gemeinsam die Bewegung realisieren. Alle Muskelgruppen, die an der Umsetzung eines bestimmten Bewegungsmusters beteiligt sind, indem sie sich gemeinsam entweder verkürzen oder verlängern, werden als **Muskelverband** bezeichnet.

Muskelverbände stellen eine fein aufeinander abgestimmte **Zusammenarbeit kontrahierender und dekontrahierender Muskeln** zur Realisierung bestimmter Bewegungsmuster dar, die bei jeder Bewegung anders zusammengesetzt sein können.

Wichtig

— Brügger spricht in diesem Zusammenhang von einem **Synergismus** (griech.: Zusammenarbeit) aller Muskeln, die an einer störungsfreien Bewegung beteiligt sind, unabhängig davon, ob sie eine Verkürzung oder Verlängerung erfahren. Im herkömmlichen Sprachgebrauch wird hier von einem Antagonismus von Muskeln mit gegensätzlicher Funktion gesprochen.

— Der Begriff des **Antagonismus** (griech.: gegeneinander gerichtete Wirkungsweise) wird im Brügger-Konzept dagegen verwandt, wenn eine Störung im eumetrischen Ablauf einer Bewegung auftritt, wie z. B. bei einer Kontraktur oder einem mechanischen Überlastungsödem.

Vergleicht man Bewegungsmuster der aufrechten und krummen Körperhaltung miteinander, zeigt sich an zahlreichen Beispielen, dass neben einer verringerten Belastung des Skelettsystems die Beanspruchung der Muskulatur in aufrechter Körperhaltung ökonomischer ist und einzelne Muskelgruppen somit entlastet werden.

> **Beispiel**
— Entlastung der knieextendierenden und plantarflektierenden Muskulatur beim Aufstehen und Hinsetzen sowie beim Bücken durch die ausreichende Vorverlagerung des Rumpfes (s. Abschnitt 3.3.3 und 3.3.5).

— Entlastung der zehen- und fußflektierenden, supinierenden Muskulatur beim Gehen mit auswärts gedrehten Füßen (s. Abschnitt. 3.3.4).

— Entlastung des M. pectoralis major bei schiebenden Tätigkeiten durch Vergrößerung des beteiligten Muskelverbands und Reduzierung des Lastarms in aufrechter Körperhaltung (s. Abschnitt 3.4.4).

Treten Beschwerden in Bewegungsmustern der aufrechten Körperhaltung auf, die trotz der erhöhten muskulären und strukturellen Belastung bei Einnahme der krummen Körperhaltung nicht mehr zu beobachten sind, ist dies ein deutlicher Hinweis auf tendomyotische Schmerzen bei bestehenden Störfaktoren im Rahmen des NSB.

> **Beispiel**

Ein Patient gibt Schmerzen im M. quadriceps über der Kniescheibe an, wenn er mit einer Vorverlagerung des Rumpfes aufsteht.

Dieser Schmerz tritt nicht auf, wenn er steil aufsteht bei vermehrter Adduktion und Innenrotation der Hüftgelenke, obwohl die kniestreckende Muskulatur in dieser Position verstärkt kontrahieren muss, um den größeren Lastarm auszugleichen (s. Abschnitt 3.3.3).

In diesem Fall ist die kniestreckende Muskulatur, die z. T. auch beckenkippende Funktion hat, wie z. B. der M. rectus femoris, hypoton tendomyotisch geschaltet zum Schutz eines Störfaktors, der durch die Vorverlagerung des Rumpfes in aufrechter Körperhaltung eine verstärkte Nozizeption erfährt, wie z. B. bei einer Kontraktur des M. adductor magnus.

Da die Bewegungsmuster der aufrechten und krummen Körperhaltung in Abhängigkeit von Ausgangsstellung und Tätigkeit variieren können, sind auch unterschiedliche Muskelverbände an der Realisierung der jeweiligen Bewegungsmuster beteiligt.

> **Wichtig**
>
> Führt eine Person die Mehrzahl ihrer Tätigkeiten in krummer Körperhaltung aus, so treten bestimmte Bewegungskomponenten gehäuft auf, die zur gleichförmigen Aktivierung einer Reihe von Muskelgruppen führen.

Dies geht längerfristig vor allem mit einem **Dekontraktionsdefizit und/oder einer mechanischen Überlastung bestimmter Muskeln** einher, die häufig zu Störfaktoren werden und daher in der Funktionsanalyse besondere Beachtung erfahren (◘ Abb. 3.42).

Sind ein oder mehrere dieser Muskeln zu Störfaktoren geworden, behindern sie die störungsfreie Einnahme der aufrechten Körperhaltung und zahlreiche andere Bewegungen, bei denen sie dekontrahieren müssen (◘ Abb. 3.43).

Im **Bereich der oberen Extremität** sind dies:
- die Adduktoren, Innenrotatoren, Extensoren und die horizontalen Adduktoren des Schultergelenks,
- die Pronatoren des Unterarms,
- die Flexoren der Finger und der Hand,
- die Oppositoren des Daumens.

Im **Bereich des Rumpfes** betroffene Muskeln sind:
- die Rotatoren der Halswirbelsäule,
- die Bauchmuskulatur,
- die Rotatoren des Thorax.

Im **Bereich der unteren Extremität** gehören dazu:
- die Extensoren und Flexoren, Adduktoren sowie die Außen- und Innenrotatoren des Hüftgelenks,
- die Flexoren der Zehen und des Fußes.

Ein Störfaktor, der primär eine einzelne Bewegungskomponente bzw. Muskelgruppe betrifft, wirkt sich durch seine Nozizeption automatisch auf einen ganzen Muskelver-

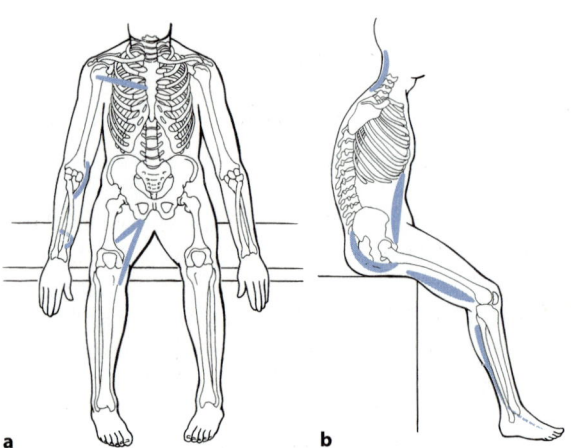

a   b

◘ **Abb 3.42a,b.** In krummer Körperhaltung angenäherte Muskelgruppen

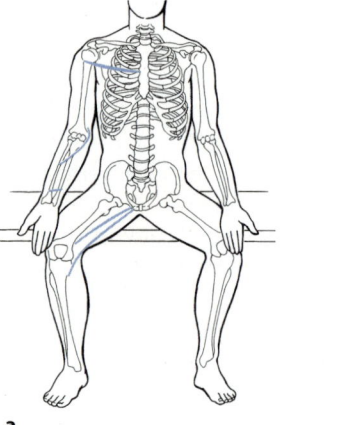
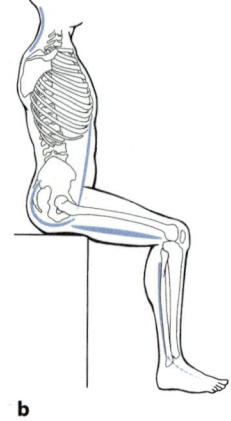

a   b

◘ **Abb 3.43a,b.** In aufrechter Körperhaltung müssen diese Muskelgruppen dekontrahieren

band aus, da die zentralnervös organisierten **Schonprogramme** stets eine Modifikation der komplexen Bewegungsmuster darstellen (s. Kap. 2.2.3).

Die Schonprogramme werden somit durch die reflektorisch veränderte Aktivität aller an der Bewegung beteiligten Muskeln realisiert, deren tendomyotische Schaltung **entsprechend den Erfordernissen des Organismus** an jeweils unterschiedlicher Stelle schmerzhaft bewusst werden kann.

Führt man sich einen **reflektorisch veränderten Muskelverband** vor Augen, ergibt sich die Unterteilung von

- Muskeln, die innerhalb des Verbandes den Störfaktor durch ihre verstärkte konzentrische Kontraktion schützen können, die daher verstärkt aktiviert bzw. **hyperton tendomyotisch geschaltet** werden, und
- Muskeln, die innerhalb des Verbandes dem Störfaktor durch ihre verstärkte konzentrische Kontraktion Schaden zufügen können und daher weniger aktiviert bzw. **hypoton tendomyotisch geschaltet** werden.

> **Beispiel**
> Eine **Kontraktur der Bauchmuskulatur** führt bei Einnahme der aufrechten Körperhaltung im Sitz zu einer
> - **hypotonen Tendomyose** der Rückenmuskulatur, der Beckenkipper, der Abduktoren und Außenrotatoren des Hüftgelenks, der Dorsalextensoren und Pronatoren des Fußes, der inklinierenden Muskulatur des Kopfes, der Abduktoren, Außenrotatoren und Flexoren des Schultergelenks, der Extensoren des Ellbogengelenks, der Supinatoren des Unterarms, der Extensoren der Hand- und Fingergelenke und der Repositoren des Daumens; und zu einer
> - **hypertonen Tendomyose** der beckenaufrichtenden Muskulatur, der Adduktoren und Innenrotatoren des Hüftgelenks, der Plantarflexoren und Supinatoren des Fußes, der reklinierenden Muskulatur des Kopfes, der Adduktoren, Innenrotatoren und horizontalen Adduktoren des Schultergelenks, der Flexoren des Ellbogengelenks, der Pronatoren des Unterarms, der Flexoren der Hand- und Fingergelenke und der Oppositoren des Daumens.

Das Auftreten tendomyotischer Schmerzen an gänzlich anderer Stelle als der ursächliche Störfaktor wird durch die Aktivierung von komplexen Muskelverbänden erklärlich.

> **Wichtig**
> Häufig wird die tendomyotische Schaltung in der Muskulatur schmerzhaft wahrgenommen, deren Blockierung einen besonders wirkungsvollen Schutz des Störfaktors garantiert.

> **Beispiel**
> Eine Patientin gibt **Schmerzen im Bereich des oberen Sprunggelenks und in der dorsal extendierenden Muskulatur des Fußes** an, die während eines kürzlich begonnenen Lauftrainings auftreten. Sie hat zunehmend das Problem, dass sie nach einer kurzen Einlaufzeit Schmerzen beim Heben des rechten Fußes verspürt, die so stark werden können, dass sie hinkend das Laufen beenden muss.
>
> In ihrem Alltag als Hausfrau und Mutter treten diese Beschwerden nicht auf.
>
> Die Funktionsanalyse ergibt, dass die dorsal extendierende Muskulatur des rechten Fußes hypoton tendomyotisch zum Schutz einer Kontraktur der Bauchmuskulatur mit partiellem Symphysenansatzreiz als Afferenz geschaltet ist.
>
> **Erklärung des Beschwerdebilds:** Die Kontraktur der Bauchmuskulatur hat sich in den vergangenen Jahren ohne Lauftraining durch eine verstärkte krumme Körperhaltung ohne entsprechenden körperlichen Ausgleich entwickelt.
>
> Auf Nachfrage gibt die Patientin gelegentliche Rückenschmerzen an, die in manchen Situationen auf die hyperton tendomyotische Rückenmuskulatur zur Aufhebung der Biegebelastung zurückgeführt werden können, in anderen Situationen jedoch Ausdruck der hypotonen Tendomyose der Rückenmuskulatur zum Schutz der kontrakten Bauchmuskulatur sind.
>
> Ihr aufgenommenes Lauftraining geht mit einer Zerrung der kontrakten Bauchmuskulatur rechts einher, durch den bei ihr rechts stärker ausgeprägten extensorischen Abdruck des Standbeins. Das sich hieraus entwickelnde mechanische Überlastungsödem im Bereich des rechten Tuberculum pubicum führt supraspinal zu einem Schonprogramm, das die Aktivität der Bauchmuskulatur auf ein Minimum reduziert.
>
> Da zu Beginn der Spielbeinphase die Bauchmuskulatur im Bewegungsmuster konzentrisch arbeiten muss, ist die hypotone Tendomyose der fußhebenden Muskulatur in dieser Phase ein wirkungsvoller Schutz des mechanischen Überlastungsödems. Das Hinken

verhindert darüber hinaus den kraftvollen Abdruck des Standbeins, der mit einer Dekontraktion der Bauchmuskulatur einhergeht und wiederum die Nozizeption des Überlastungsödems erhöhen würde.

Eine Reihe **für das Brügger-Konzept bedeutsamer Muskelverbände** wird im Folgenden dargestellt.

Zu ihnen gehören:

- der diagonal aufrichtende Muskelverband,
- kraniale und laterale thoraxhebende Muskelverbände,
- die Bauchmuskulatur,
- Muskelverbände beim Schieben, Ziehen und Tragen und
- der Muskelverband der Beinachsen.

3.4.1 Diagonal aufrichtender Muskelverband

Die Darstellung in Serie geschalteter aufrichtender Muskelgruppen beim sitzenden Menschen in einer **diagonal verlaufenden „Muskelschlinge"** (Brügger) veranschaulicht den Funktionszusammenhang verschiedenster Muskeln, die topographisch weit entfernt voneinander liegen können. Hierbei stehen die abgebildeten Muskeln jeweils stellvertretend für weitere parallel geschaltete Muskeln, die in gleicher Funktion synergistisch arbeiten (◘ Abb. 3.44).

- Der **M. pectoralis major** ist bei Arm Punctum fixum und Thorax Punctum mobile ein kräftiger Muskel, der die Thoraxhebung unterstützt (Atemhilfsmuskel).
- Damit der Arm zum Punctum fixum für die Thoraxhebung werden kann, wird zeitgleich der **M. infraspinatus**, der ebenso wie der M. pectoralis major am Tuberculum majus des Oberarms fixiert ist und Verbindung mit dem Schulterblatt hat, aktiviert.
- Die hierzu wiederum erforderliche Fixierung des Schulterblatts erfolgt durch den **M. trapezius pars ascendens**, der wie der M. infraspinatus am Schulterblatt verankert ist und durch seine Verbindung mit der Wirbelsäule dazu beiträgt, dass der Arm mitsamt dem Schulterblatt zum Punctum fixum für die Thoraxhebung werden kann.
- Der **M. transversus abdominis** ist als kaudaler Thoraxheber Bestandteil des Bewegungsmusters (s. Abschnitt 3.4.3) wie auch die **Rückenmuskulatur**.
- Zeitgleich trägt der **M. tensor fasciae latae** als einer der flektierenden Muskeln des Hüftgelenks zur Beckenkippung bei.
- Im Bewegungsmuster gewährleisten die **Mm. peronaei** die Pronation und der **M. tibialis anterior** die Dorsalextension, die mit dem Gestängemechanismus einhergehen. Bei Fuß Punctum fixum unterstützen die Mm. peronaei im Hüftgelenk die Abduktion und der M. tibialis anterior die Beckenkippung. Der **M. tibialis posterior** stabilisiert die Fußgewölbe.

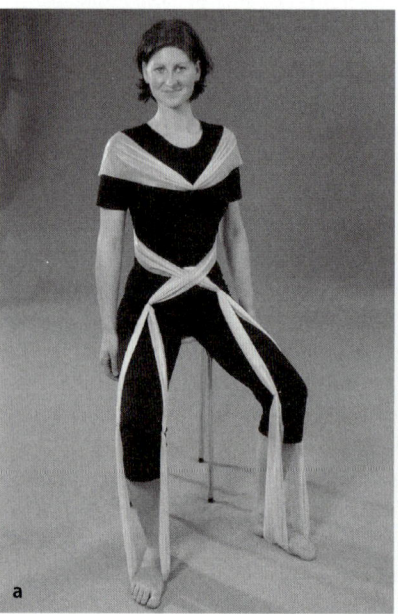 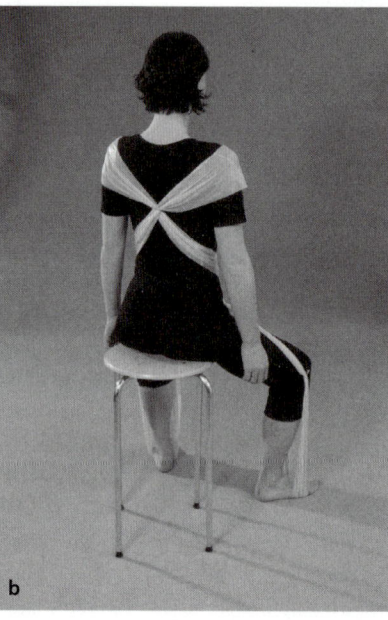

◘ **Abb 3.44a,b.** Darstellung des diagonal aufrichtenden Muskelverbands im Sitz mit einem Theraband

a   b

Der **M. sartorius** beendet als weiterer beckenkippender Muskel den diagonalen Verband.

> ℹ️ **Hinweis**
> Die diagonal aufrichtenden Muskelverbände werden im Bewegungsmuster der aufrechten Körperhaltung beidseits aktiviert. Ist die Aktivierung einer Muskulatur einseitig gestört, so wirkt sich dies auf den gesamten muskulären Verband aus. Im Bereich des Rumpfes kann z. B. das Bild einer funktionellen skoliotischen Fehlhaltung entstehen (❑ Abb. 3.45).

3.4.2 Kraniale und laterale thoraxhebende Muskelverbände

Unter den **kranialen Thoraxhebern** werden Muskeln zusammengefasst wie
- der M. sternocleidomastoideus,
- die Mm. scaleni und
- die Muskeln des oberen Rektussystems, die auch als untere Zungenbeinmuskulatur bezeichnet werden.

Ihr Verlauf zwischen Sternum bzw. Rippen und Kopf ermöglicht es ihnen, bei der Thoraxhebung mitzuwirken, wenn der Kopf bzw. die Halswirbelsäule als Punctum fixum fungieren.

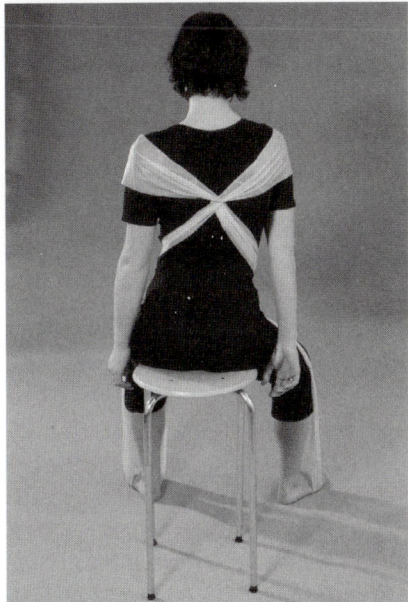

❑ **Abb 3.45.** Bild einer funktionell skoliotischen Fehlhaltung im Zuge einer einseitig unterschiedlichen Aktivierung von Muskelgruppen

> ℹ️ **Hinweis**
> Ist die Mitwirkung der kranialen Thoraxheber mit einer sichtbaren Anspannung verbunden, deutet dies auf einen Störfaktor mit entsprechender tendomyotischer Verschaltung oder auf eine Atemwegserkrankung hin, da sie zur Atemhilfsmuskulatur gehören.

Beim **M. sternocleidomastoideus** ist dies allerdings nur der Fall, wenn sich der Kopf in Verlängerung der Wirbelsäule befindet. Ist der Kopf rekliniert, wie z. B. in krummer Körperhaltung, kann er keine thoraxhebende Funktion ausüben, sondern manifestiert die verstärkte Lordose der Halswirbelsäule.

Wird das Schulterblatt durch die Mm. rhomboidei oder den M. trapezius fixiert, wie z. B. bei aufgestützten Armen, kann der M. serratus anterior als Rippenheber bei der Thoraxhebung mitwirken. Diese Muskeln werden daher als **laterale Thoraxheber** bezeichnet.

3.4.3 Funktion der Bauchmuskulatur

Die **Bauchmuskulatur** hat gemäß ihrer Faserverläufe bei konzentrischer Kontraktion eine
- rumpfflektierende,
- rumpfrotierende und
- rumpflateralflektierende
Funktion.

Im Verband mit der **Rückenmuskulatur** und den **beckenkippenden Muskeln** trägt die Bauchmuskulatur jedoch zur aufrechten Körperhaltung bei. In dieser Funktion wird die Bauchmuskulatur daher auch als **kaudaler Thoraxheber** bezeichnet. Ihre Funktion bei der Thoraxhebung wird deutlich, wenn man die beteiligten Muskelgruppen als gleichzeitig aktivierten Verband im Gesamtzusammenhang sieht:
- Bei der Thoraxhebung wird der **M. rectus abdominis** unter gleichzeitiger Verlängerung zum relativen Punctum fixum der anderen, in ihn bzw. in die ihn umhüllende Rektusscheide einstrahlenden Bauchmuskeln (❑ Abb. 3.46).
- Betrachtet man die anatomische Lage des **M. transversus abdominis**, so wird deutlich, dass er über die Fascia thoracolumbalis indirekt an der Wirbelsäule inseriert und ventral mit allen Fasern in die Rektusscheide einstrahlt. Sein Faserverlauf ist horizontal. Somit kann er thorakolumbal lordosieren, wobei die Rektusscheide das Punctum fixum darstellt. Sein kranialer

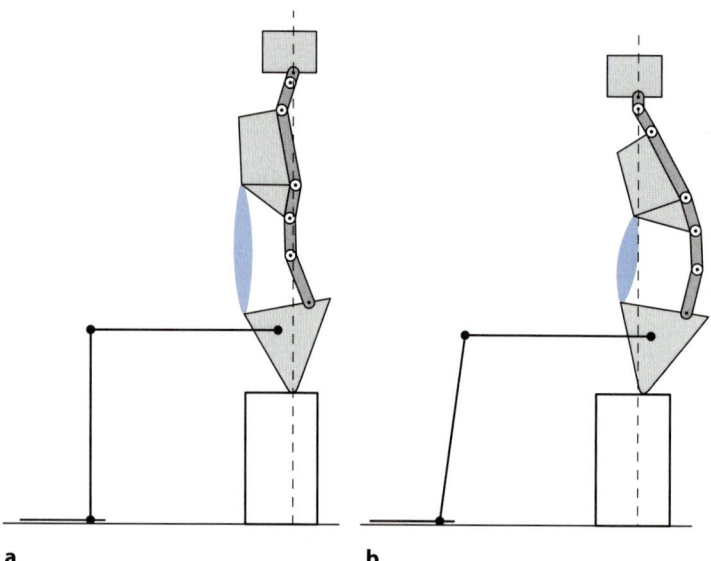

■ **Abb 3.46a,b.** Schematische Darstellung der Verlängerung des M. rectus abdominis in aufrechter Körperhaltung

a   **b**

Teil inseriert an der Innenfläche des 6. bis 12. Rippenknorpels und unterstützt bei Kontraktion die Thoraxhebung (■ Abb. 3.47).

▬ Die **Mm. obliquii interni et externi** erfahren bei dieser Bewegung in der Mehrheit eine Verlängerung.

ⓘ Tipp

Um die Anspannung der Bauchmuskulatur bei der Thoraxhebung zu spüren, wird eine stehende Versuchsperson aufgefordert, ihre Arme gestreckt auf einem Gegenstand, der sich auf Höhe ihrer Schultern befindet, oder auf den Schultern einer zweiten Person abzulegen, wobei das Schultergürtelgewicht ganz abgegeben werden soll. Die Hüftgelenke sind flektiert, abduziert und außenrotiert, die Kniegelenke leicht flektiert.

Wird die Versuchsperson aufgefordert, aus dieser Ausgangsposition die Arme und den Brustkorb anzuheben, ist die vermehrte Anspannung der gesamten Bauchmuskulatur spürbar und für den Untersuchenden zu palpieren.

> **Wichtig**
>
> Die störungsfreie Mitwirkung der Bauchmuskulatur an der Aufrichtung des Rumpfes im Verband mit der Rückenmuskulatur, anderen thoraxhebenden Muskelgruppen und dem beckenkippenden System setzt eine **ausreichende Dekontraktionsfähigkeit** besonders ihrer ventralen Anteile voraus.

In **krummer Körperhaltung** ist der oben beschriebene Muskelverband aus Rücken-, Bauch- und beckenkippender Muskulatur nicht aktiv. Wird z. B. ein schwerer Gegenstand mit flektierter Wirbelsäule vom Boden aufgehoben, so kann die hierzu erforderliche Thoraxhebung nur geringfügig von der Rückenmuskulatur unterstützt werden, da deren physiologischer Wirkungsgrad durch die minimale Überlappung der Aktin- und Myosinfilamente in

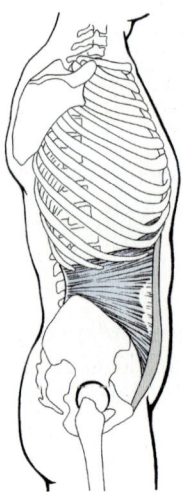

■ **Abb 3.47.** Verlauf des M. transversus abdominis

dieser Position sehr gering ist. In dieser Situation wird der M. transversus abdominis im Verband mit den anderen Bauchmuskeln verstärkt aktiviert. Diese unphysiologische Überbeanspruchung der Bauchmuskulatur führt in vielen Fällen zu einem mechanischen Überlastungsödem (s. Kap. 2.1.1) im Bereich der Symphyse und wird daher als **Symphysenansatzreiz** bezeichnet.

ℹ Hinweis

Da ein Großteil der Fasern der Bauchmuskulatur in das Ligamentum inguinale einstrahlen, welches punktuell am Tuberculum pubicum befestigt ist, ist hier neben den Cristae pubicae häufig der Symphysenansatzreiz lokalisiert.

Ein Symphysenansatzreiz kann mit vernichtenden Rückenschmerzen, die z. T. ins Bein ausstrahlen, einhergehen und führt aufgrund der ähnlichen Anamnese und eines vergleichbaren klinischen Bildes häufig zur Diagnosestellung einer Lumbalgie oder Lumboischialgie bei Verdacht auf Wurzelkompression (s. Kap. 10.1.4).

❗ Vorsicht

Ein ausschließlich konzentrisches Training der Bauchmuskulatur verringert ihre Dekontraktionsfähigkeit, kann zu ihrer mechanischen Überlastung führen und setzt der Einnahme der aufrechten Körperhaltung Grenzen.

3.4.4 Muskelverbände beim Schieben, Ziehen und Tragen

Durch die Einnahme der aufrechten Körperhaltung kommt es neben den bereits beschriebenen positiven Auswirkungen auf den Haltungs- und Bewegungsapparat u. a. beim
- Schieben,
- Ziehen und
- Tragen

von Gegenständen zu einer ökonomischeren Beanspruchung der Muskulatur.

Schieben von Gegenständen

Werden Gegenstände **in krummer Körperhaltung** geschoben, so kommt es u. a. zu einer deutlichen Kontraktion
- des M. pectoralis major,
- der Bauchmuskulatur und
- des M. triceps brachii (◘ Abb. 3.48a).

Durch die Einnahme der **aufrechten Körperhaltung** werden die genannten Muskeln mechanisch entlastet durch Beteiligung weiterer Muskelgruppen, wie beispielsweise
- der Rückenmuskulatur und
- der hüftstreckenden Muskeln.

Darüber hinaus kann das eigene Körpergewicht beim Schieben wirkungsvoll eingesetzt werden (◘ Abb. 3.48b).

◘ **Abb 3.48a,b.** Schieben eines Gegenstandes in krummer und aufrechter Körperhaltung

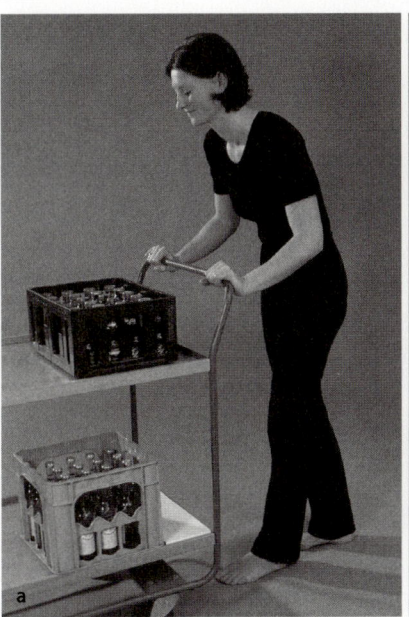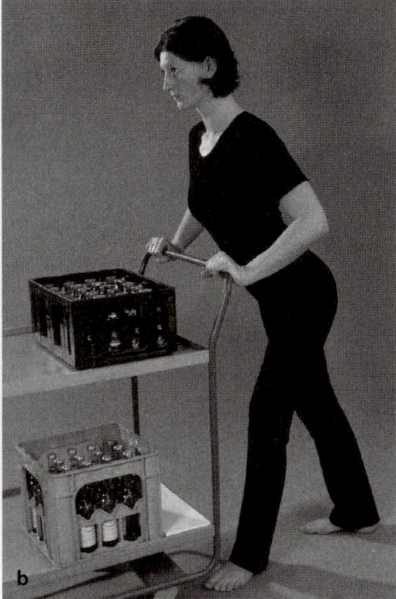

Ziehen von Gegenständen

Ähnlich stellt sich das Ziehen von Gegenständen dar. In **krummer Körperhaltung** werden u. a. eingesetzt

— die extendierenden, innenrotierenden Muskeln des Schultergelenks, wie z. B. der M. latissimus dorsi und der M. pectoralis major,
— die Bauchmuskulatur und
— der M. biceps brachii (◘ Abb. 3.49a).

In **aufrechter Körperhaltung** werden diese durch den zusätzlichen **Einsatz der Rückenmuskulatur** mechanisch entlastet. Wenn möglich, wird der Oberkörper nach dorsal verlagert, sodass das eigene Körpergewicht das Ziehen von Gegenständen zusätzlich unterstützt (◘ Abb. 3.49b).

Tragen von Gegenständen

Beim **einseitigen Tragen** von Gegenständen werden in **krummer Körperhaltung** u. a. eingesetzt

— die adduzierende, innenrotierende Muskulatur des Schultergelenks und
— die flektierende Muskulatur des Ellbogens.

Auch hier bewirkt die **aufrechte Körperhaltung** eine **Beteiligung der Rückenmuskulatur** und somit eine Entlastung der oben genannten Muskelgruppen. Darüber hinaus wird durch die Thoraxhebung die Nackenmuskulatur mechanisch entlastet, an der in krummer Körperhaltung

das gesamte Gewicht von Arm und zu tragendem Gegenstand hängt (vgl. Abschnitt 3.2.4).

> **Wichtig**
>
> Die ökonomischere Beanspruchung der Muskulatur durch eine Erweiterung des Muskelverbands, die aus der aufrechten Körperhaltung resultiert, stellt eine **Prophylaxe von mechanischen Überlastungsödemen** dar, die infolge schiebender, ziehender und tragender Aktivitäten in krummer Körperhaltung häufig zu beobachten sind.

3.4.5   Muskelverband der Beinachsen

Bei **paralleler Einstellung** der Beinachsen in der Sagittalebene (s. Abschnitt 3.2.5) in **krummer Körperhaltung** wird bei zunehmender Hüft- und Knieflexion das Körpergewicht v. a. gezuggurtet vom

— M. quadriceps und
— M. triceps surae,

die durch exzentrische Kontraktion fallverhindernd wirken bzw. bei der umgekehrten Bewegung konzentrisch kontrahieren.

Werden die Beinachsen im Bewegungsmuster der **aufrechten Körperhaltung** durch die Außenrotation und Ab-

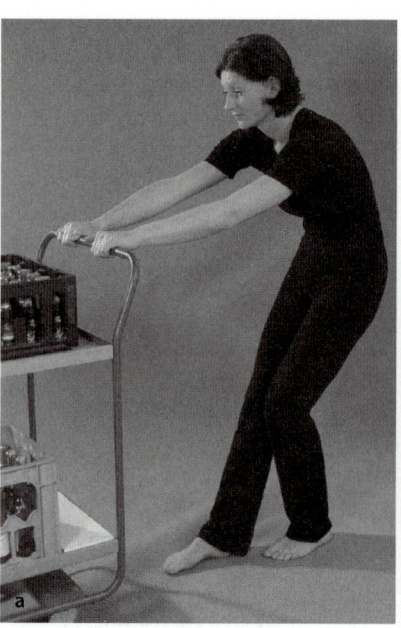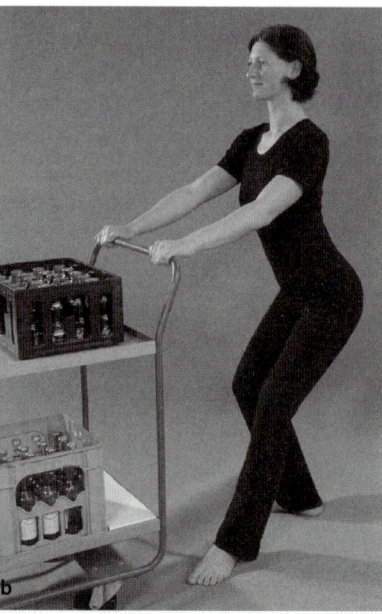

◘ **Abb 3.49a,b.** Ziehen eines Gegenstandes in krummer und aufrechter Körperhaltung

duktion der Hüftgelenke in **frontosagittaler Ebene** eingestellt, bedeutet dies eine ökonomischere Muskelaktivität im Verband. Zusätzlich zu den genannten Muskelgruppen kommt die stark ausgeprägte **hüftadduzierende Muskulatur** zum Einsatz, was zu einer deutlichen Entlastung des M. quadriceps und des M. triceps surae führt (◘ Abb. 3.50).

> ### Wichtig
> Durch die korrekte Einstellung der Beinachsen werden neben einer verstärkten Dekontraktion der Adduktoren und Extensoren des Hüftgelenks sowie der Supinatoren des Fußes viele Bewegungen des Alltags wie Bücken, Treppesteigen, Aufstehen und Hinsetzen ökonomischer durchgeführt.

ⓘ Hinweis
- Bei Bewohnern von gebirgigen Gegenden, die regelmäßig längere Strecken bergauf und bergab zurücklegen müssen, fällt eine deutlich abduzierte, außenrotierte Einstellung der Hüftgelenke auf.
- Viele Menschen, die in ihrer Freizeit in die Berge gehen, klagen über Kniebeschwerden, die insbesondere beim Bergabgehen mit paralleler Beinachseneinstellung auftreten . Werden die Hüftgelenksadduktoren durch die Korrektur der Beinachsen zusätzlich aktiviert, lassen die Beschwerden häufig nach.

3.4.6 Funktionswechsel einer Muskelgruppe innerhalb eines Muskelverbands

Die **Funktion einer Muskelgruppe** im Bewegungsmuster der aufrechten Körperhaltung kann in Abhängigkeit von der jeweiligen Situation **variieren**.
- Es gibt Situationen, in denen eine Muskelgruppe durch ihre konzentrische Kontraktion im Verband der aufrechten Körperhaltung mitarbeitet.
- In einer anderen Situation muss dieselbe Muskelgruppe dagegen dekontraktionsfähig sein.

> ### Wichtig
> Die Funktionsänderung liegt häufig in einem Wechsel von Punctum fixum und Punctum mobile begründet.

Obere Extremität
- An der oberen Extremität ist bei **Arm Punctum mobile** die armhebende Muskulatur mit ihrer konzentrischen Kontraktion Bestandteil des Bewegungsmusters der aufrechten Körperhaltung, z. B. wenn eine Person ein Buch in ein Regal räumt. Die armsenkende Muskulatur muss dekontraktionsfähig sein, damit das Bewegungsmuster störungsfrei ablaufen kann (◘ Abb. 3.51a).
- Dagegen kann in einer Situation, in der die **Arme Punctum fixum** sind, z. B. weil sich die Person auf einem Tisch abstützt, die armsenkende Muskulatur durch ihre Kontraktion im körperaufrichtenden Muskelverband mitarbeiten (◘ Abb. 3.51b).

Untere Extremität
- Im Bereich der unteren Extremität kontrahiert die hüftflektierende Muskulatur im Bewegungsmuster der aufrechten Körperhaltung, wenn das **Becken** das **Punctum mobile** darstellt, die Hüftextensoren hingegen müssen dekontraktionsfähig sein (◘ Abb. 3.52a).
- Wird das **Bein** zum **Punctum mobile**, kann die hüftstreckende Muskulatur im körperaufrichtenden Muskelverband durch ihre Kontraktion mitarbeiten. Die Hüftflexoren dagegen müssen sich verlängern (◘ Abb. 3.52b).

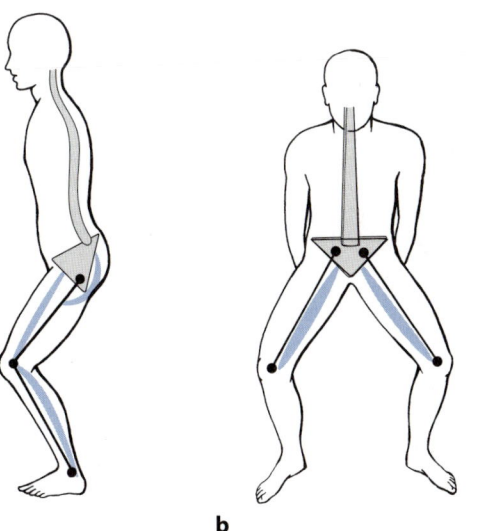

a   b

◘ **Abb 3.50a,b. a** Muskelverband bei sagittaler Einstellung der Beinachsen **b** Muskelgruppe der Hüftgelenksadduktoren in frontosagittaler Einstellung der Beinachsen zusätzlich zu den in **a** dargestellten Muskeln

3

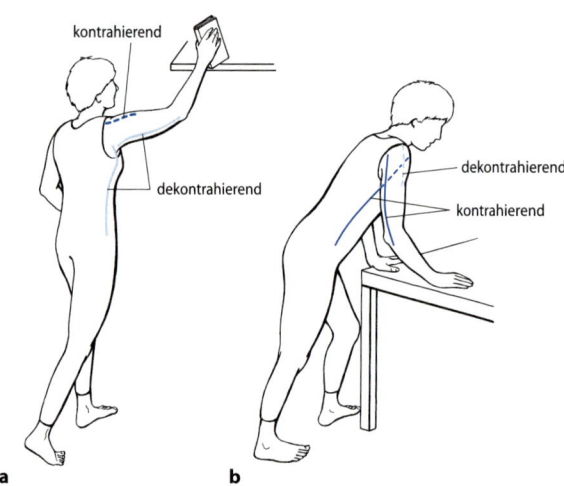

◘ Abb 3.51a,b. Darstellung des Funktionswechsels der armhebenden und armsenkenden Muskulatur bei Wechsel von Punctum fixum und mobile

3.5 Beeinflussende Faktoren der Körperhaltung

Da der Mensch sowohl knöchern als auch muskulär eine ideale Konzeption seines Haltungs- und Bewegungsapparates in Form der aufrechten Körperhaltung besitzt, stellt sich die Frage, warum diese mit zunehmendem Lebensalter immer seltener anzutreffen ist.

Bei der Beobachtung von **Kindern** fällt eine beeindruckend große Bewegungsvielfalt ins Auge. Statische Positionen, wie z. B. das Sitzen, werden nicht lange beibehalten, sondern ständig von Bewegung abgelöst.

Der Anteil krummer Bewegungsmuster ist im kindlichen Alltag wesentlich geringer als in dem der Erwachsenen.

- Das Bücken erfolgt automatisch mit abduzierten Beinen und mehr oder weniger gestreckter Wirbelsäule (◘ Abb. 3.53).
- Kinder ziehen nicht permanent ihren Bauch ein, wie es für zahlreiche Erwachsene charakteristisch ist.
- Bei Kindern beobachtet man kein Sitzen mit übereinander geschlagenen Beinen, wie es für die Erwachsenen so typisch ist.

ⓘ **Hinweis**
Die wechselnde tendomyotische Schaltung einer Muskelgruppe in den verschiedenen Situationen liegt zum Teil in ihrem Funktionswechsel zur Realisierung der aufrechten Körperhaltung begründet (s. auch Kap. 2.2.3 „Dynamik der Tendomyose").

ⓘ **Hinweis**
Allerdings fehlt Kindern die Außendrehung der Füße beim Gehen. Dies liegt am Tibiatorsionswinkel, dessen Ausprägung erst mit dem etwa 12. Lebensjahr abgeschlossen ist. In manchen Fällen kann die parallele Fußstellung auf eine Problematik der Hüftgelenke hindeuten, wie z. B. auf eine Subluxation.

◘ Abb 3.52a,b. Darstellung des Funktionswechsels der hüftbeugenden/beckenkippenden und hüftstreckenden/beckenaufrichtenden Muskulatur bei Wechsel von Punctum fixum und mobile

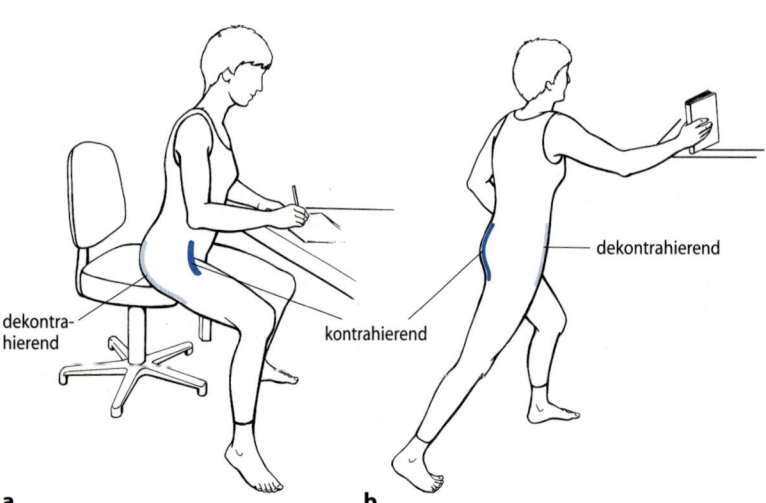

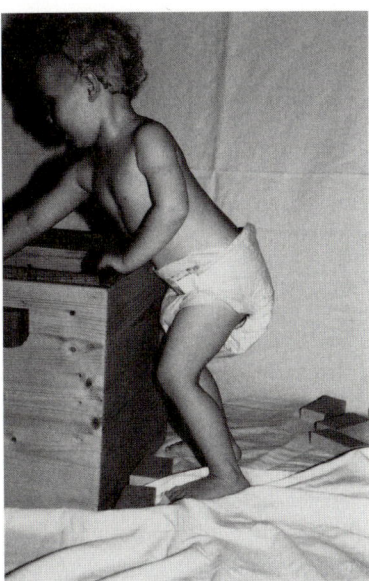

Abb 3.53. Automatische Rumpfvorlage mit gestreckter Wirbelsäule und Abduktion, Außenrotation der Hüftgelenke bei der Bückbewegung eines zweijährigen Kindes

Im Laufe ihrer Entwicklung sind Kinder mit **zunehmender Bewegungsarmut** konfrontiert. Die Bewegungsvielfalt wird schrittweise zerstört durch

- langes erzwungenes Sitzen in der Schule und bei den Hausaufgaben,
- Bus- oder Autofahrten auf dem Schulweg,
- immer weniger Wege, die zu Fuß oder mit dem Fahrrad bewältigt werden, und
- Freizeitaktivitäten, die sich auf den Fernseher und den PC konzentrieren.

ⓘ Tipp
Leiden Kinder und Jugendliche an haltungsbedingten Rückenschmerzen, ist für die Sicherung des krankengymnastischen Behandlungserfolgs die Motivation zu einer ständigen sportlichen Aktivität entscheidend.

Darüber hinaus sind viele Kinder von **schlechten Vorbildern** umgeben. Auf viele Erwachsene, die für die Kinder eine Vorbildfunktion haben, treffen die oben genannten Faktoren bezüglich der Bewegungsarmut in Beruf und Freizeit ebenso zu. Sie leiden selbst unter einer krummen Körperhaltung und gehen keiner sportlichen Betätigung nach.

ⓘ Hinweis
Eine Haltungsschulung oder ein sog. Haltungsturnen bei Kindern sollte daher immer eine Sensibilisierung der betreuenden Erwachsenen für die Konsequenzen ihres Verhaltens auf die Kinder beinhalten, ggf. deren gesonderte Behandlung.

Nicht kindgerechtes Mobiliar, wie z. B. das Sitzen am Tisch auf großen Stühlen, bei denen die Füße keinen Bodenkontakt haben, begünstigt die krumme Körperhaltung.

Nicht zuletzt beeinflusst der **Zeitgeist** den angestrebten Haltungstyp (■ Abb. 3.54).

▶ Beispiel
- Bei der Präsentation neuer Mode in den Medien, bei der noch bis vor wenigen Jahren die aufrechte Körperhaltung dominierte, wird in jüngerer Zeit häufig eine lässig krumme Körperhaltung eingenommen.
- Die Mode selbst kann die Einnahme der aufrechten Körperhaltung begünstigen oder erschweren, wie z. B. die enge Jeansmode der 70er-Jahre, die eine Beckenaufrichtung erzwang, enge Miniröcke, die eine ausreichende Hüftabduktion und damit eine Beckenkippung verhinderten, oder Schuhe mit hohen Absätzen.
- Das Mobiliar der weichen Polstergarnitur oder der harten Holzstühle nimmt Einfluss auf die Gewohnheitshaltung.

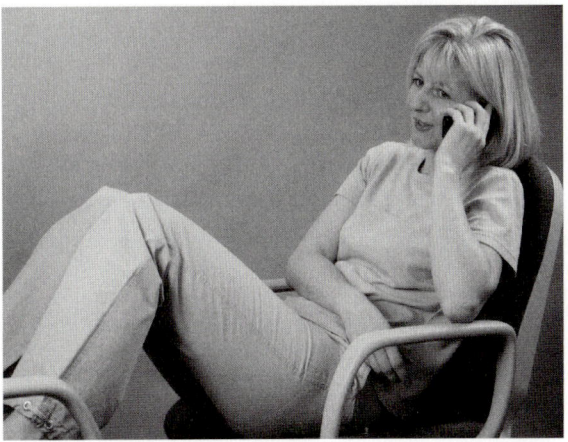

Abb 3.54. Sternosymphysale Belastungshaltung als lässige Gewohnheitshaltung

Auch eine **depressive Verstimmung oder Erkrankung** kann die krumme Körperhaltung begünstigen.

3.6   Längerfristige Auswirkungen der krummen Körperhaltung

Bereits eine nur **kurzzeitig eingenommene krumme Körperhaltung** führt supraspinal zur Auslösung einer transitorischen arthrotendomyotischen Reaktion (s. Kap. 2.1.1 und 2.4.1), die die aufrechte Körperhaltung zum Ziel hat. Spielen die Bewegungsmuster der krummen Körperhaltung im Alltag einer Person jedoch keine nennenswerte Rolle, ist kein nachhaltig schädigender Einfluss auf den Organismus anzunehmen.

Problematisch wird die krumme Körperhaltung jedoch, wenn sie die Bewegungsmuster der aufrechten Körperhaltung weitgehend aus dem Alltag verdrängt und auch in Situationen, die den Organismus einer extremen Belastung aussetzen, eingenommen wird.

Dies kann im Laufe der Zeit neben den in Kapitel 2 beschriebenen typischen muskulären Störfaktoren auch zu **strukturellen Veränderungen des Skelettsystems** führen, da die Struktur unseres Organismus ganz entscheidend den auf ihn einwirkenden Kräften unterliegt.

Unterschiedlichste **formative Bildungsreize** bestimmen die Ausprägung des sich in ständigem Umbau befindlichen Organismus.

ⓘ Hinweis

„La fonction forme l'organe." (de Lamarck)

❯ Beispiel

- Chronischer Druck und Reibung als formativer Bildungsreiz des Hautgewebes führen zu verhornenden Veränderungen, der Schwielenbildung, vorzugsweise an Händen und Füßen.
- Eine Abnahme des formativen Bildungsreizes dagegen geht mit einer Auflösung der Verhornung einher, wie sie z. B. an der Fußsohle bettlägeriger Patienten zu beobachten ist.

ⓘ Tipp

Die individuell unterschiedliche Schwielenbildung der Fußsohlen gibt daher Aufschluss über das Gangbild einer Person und kann in den Inspektionsbefund der Funktionsanalyse einfließen (s. Kap. 4.1.2).

Auch die **Bauelemente des Bewegungsapparates**, wie z. B.

- das Knochengewebe und
- das Knorpelgewebe,

unterliegen formativen Bildungsreizen, die in Abhängigkeit von der Körperhaltung variieren.

Knochengewebe

Gerichteter Druck und Zug führt zum Aufbau des Knochens. Die Anordnung der Knochenbälkchen verläuft in Richtung der **Druck- und Zugspannungen**, denen das Gewebe ausgesetzt ist (Trajektorien).

- Ein funktionell nicht beanspruchter Knochen wird daher abgebaut. Der sog. **Inaktivitätsosteoporose** wird bei einem querschnittsgelähmten Patienten z. B. mit dem Stehbrett entgegengewirkt.
- Ein stark auf Druck belasteter Knochen führt zu einer Verdichtung (**Sklerosierung**) des Knochengewebes.

> **Wichtig**
>
> Durch die in der krummen Körperhaltung herrschenden hohen Druck- und Zugspannungen reagiert das knöcherne System der Wirbelsäule mit einer Sklerosierung der Grund- und Deckplatten der Wirbelkörper, knöchernen Ausziehungen und Randzackenbildung, wie sie bei der Osteochondrose und Spondylose bekannt sind.

Knorpelgewebe

Allseitiger Druck oder Zug ist der formative Bildungsreiz für Knorpelgewebe. Die Versorgung des Knorpels mit Nährstoffen und Energieträgern erfolgt aus der Synovia durch eine Art Pumpmechanismus und Diffusion. Hierzu ist der **Wechsel von Belastung und Entlastung des Knorpels** erforderlich.

- Überbeanspruchung in Form einer zu hohen Druckbelastung kann z. B. durch allgemeines Übergewicht oder durch eine umschriebene Erhöhung der Druckbelastung, sog. **Druckspannungsspitzen**, infolge einer Fehlbelastung auftreten. Das Missverhältnis zwischen Be- und Entlastung führt zu einer Fehlernährung und nachfolgender Zerstörung des Knorpelgewebes und kann schlussendlich in einer **Arthrose des Gelenks** enden.
- Störungen der synovialen Umwälzung mit knorpelschädigender Wirkung können auch durch die therapeutische **Ruhigstellung** eines Gelenks verursacht werden.

ℹ Hinweis

Die über einen langen Zeitraum beständig eingenommene krumme Körperhaltung kann eine knorpelschädigende Wirkung haben und somit zur Entstehung einer Arthrose beitragen, da verschiedene Gelenke oder Teile von ihnen einer **erhöhten bzw. einer zu geringen Belastung** ausgesetzt sind.

▬ Das Bewegungsausmaß im Hüftgelenk ist beim **Gehen in krummer Körperhaltung** verringert (s. Abschnitt 3.3.4). Ein kleinerer Teil der überknorpelten Fläche des Hüftgelenks wird daher einer erhöhten Belastung ausgesetzt, wogegen andere Teile eine geringere Belastung erfahren.

▬ Bewegungsmuster, die in krummer Körperhaltung mit einer unzureichenden Vorverlagerung des Rumpfes durchgeführt werden, wie z. B. Bückbewegungen, das Aufstehen aus dem Sitz und dem Einbeinkniestand und das Treppesteigen (vgl. jeweils dort in Abschnitt 3.3), gehen mit einem **erhöhten Anpressdruck der Patella** einher und können zu degenerativen Veränderungen an der Kniescheibe im Sinne einer Retropatellararthrose oder Chondropathia patellae beitragen.

▬ Die **einseitige Belastung der Bandscheibe** infolge der vorwiegend auf Biegung beanspruchten Wirbelsäule begünstigt deren Degeneration.

▬ Eine **Spondylarthrose** findet man häufig in Verbindung mit der lumbalen Hyperlordose bei mangelnder Thoraxhebung.

Die **reflektorische Ruhigstellung** eines oder mehrerer Gelenke infolge der Modulation von Bewegungsmustern innerhalb des NSB kann eine Schädigung des Knorpels begünstigen.

Neben den häufig auftretenden muskulären Kontrakturen und mechanischen Überlastungsödemen können auch degenerative Veränderungen bei entsprechend hoher Nozizeption den nozizeptiven somatomotorischen Blockierungseffekt auslösen (s. Kap. 10).

Welcher Störfaktor im Einzelfall im Vordergrund steht und die behandlungsbedürftige Struktur darstellt, muss mit Hilfe geeigneter diagnostischer Verfahren herausgefunden werden.

Die Identifizierung muskulärer Kontrakturen und mechanischer Überlastungsödeme erfolgt durch das **diagnostische Verfahren der Funktionsanalyse**, das in der Differenzialdiagnostik von funktionsabhängigen Beschwerdebildern des Bewegungssystems eine entscheidende Rolle spielt.

Teil II
Befundaufnahme und Therapie

Funktionsanalyse

Sabine Kubalek-Schröder

Die Funktionsanalyse ist das **diagnostische Verfahren im Brügger-Konzept**, das zur Ermittlung von Art und Ort der Beschwerdeursachen, den sog. Störfaktoren, führt.

Da funktionsabhängige Beschwerden des Bewegungssystems vielfach Ausdruck zentralnervös organisierter Schonprogramme zum Schutz unterschiedlichster Störfaktoren sind, kommt der Ermittlung der Faktoren, die der Beschwerdesymptomatik ursächlich zugrunde liegen, eine zentrale Bedeutung zu. Die Funktionsanalyse bildet daher die **Grundlage jeder Therapie**.

Einer Vielzahl der zentralnervös organisierten Schonprogramme liegen
- Fehlbelastungen des Skelettsystems infolge KKH,
- muskuläre Kontrakturen oder
- mechanische Überlastungsödeme von Muskelgewebe und kleinen Gelenken

ursächlich zugrunde. Das **Ziel der Funktionsanalyse** ist es, diese Störfaktoren voneinander unterscheiden und von anderen potenziellen Beschwerdeursachen abgrenzen zu können.

Die Funktionsanalyse bedient sich dazu verschiedener **diagnostischer Maßnahmen**, die einen spezifischen therapeutischen Effekt auf den vermuteten Störfaktor haben. Eine Bewertung erfolgt durch die Überprüfung des Grades verschiedener Funktionsstörungen, sog. **Kontrollbefunde**, vor und direkt im Anschluss an eine diagnostische Maßnahme (◘ Abb. 4.1).

Die Funktionsanalyse basiert auf den Informationen der **Befundaufnahme**, die der Therapeut aus Anamnese und Inspektion des Patienten erhält. Hieraus entwickelt er eine **Arbeitshypothese**, die Vermutungen über Art und Ort der eigentlichen Störfaktoren enthält. Ihre Verifizierung erfolgt durch **Probebehandlungen**:
- Graduelle Verbesserungen der Funktionsstörungen deuten auf eine zutreffende Identifizierung der Störfaktoren hin,
- sich verschlechternde Kontrollbefunde erfordern eine weitere Suche nach Störfaktoren (◘ Abb. 4.2).

4.1   Befundaufnahme

Die Befundaufnahme setzt sich zusammen aus
- **Anamnese** und
- **Inspektion** des Patienten.

Da sie die Grundlage für die sich anschließende Arbeitshypothese bildet, entscheiden Anzahl und Präzision der Informationen über die Qualität der Arbeitshypothese. Sie stellen einen entscheidenden Faktor für den Therapieerfolg und die Dauer der Behandlung dar. Für den Therapeuten bedeutet dies eine Befragung und Beobachtung des Patienten unter einem anderen Blickwinkel. Die Informationen werden sogleich unter dem Aspekt analysiert,

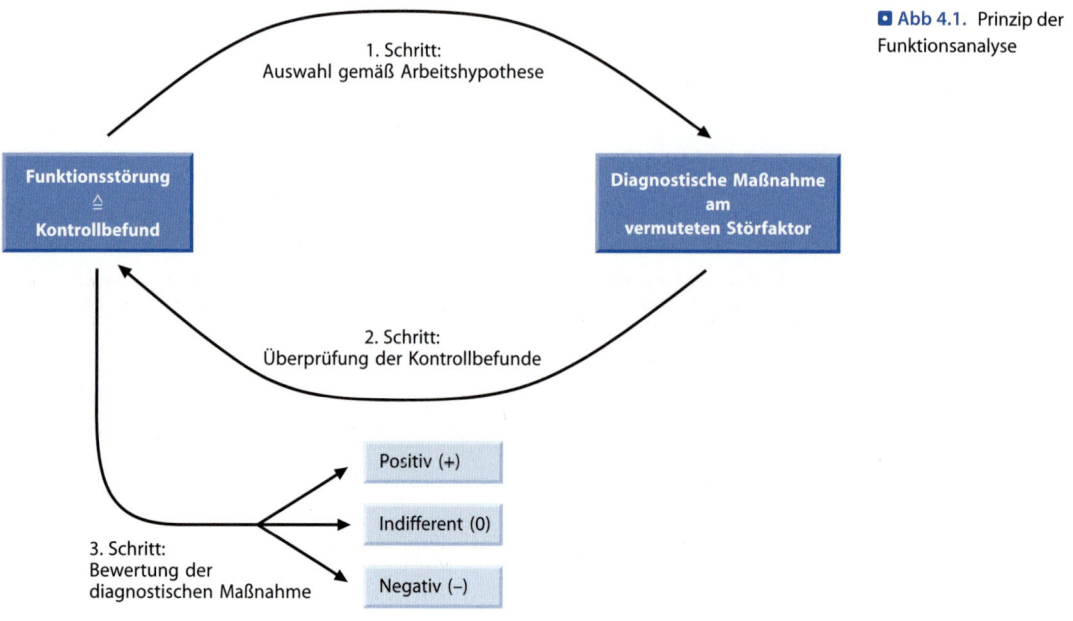

◘ **Abb 4.1.** Prinzip der Funktionsanalyse

ob sie Hinweise auf die **Art des Störfaktors** und seine **Lokalisation** beinhalten.

Da funktionsabhängige Beschwerden häufig durch muskuläre Störfaktoren verursacht werden, spielt die **Interpretation der muskulären Aktivität** des Patienten eine große Rolle. In der Anamnese und bei der Inspektion analysiert der Therapeut die für den Patienten charakteristischen Bewegungsmuster dahingehend, ob durch eine vermehrte Aktivität bestimmter Muskelgruppen das **muskuläre Gleichgewicht** gestört ist bzw. auf eine Bewegungs- oder Haltungsmonotonie geschlossen werden kann.

4.1.1 Anamnese

Da die Anamnese bereits Aufschluss über potenzielle Störfaktoren geben kann, spielt die Befragung des Patienten im Brügger-Konzept eine wesentliche Rolle. Sie gliedert sich in:

- **Beschwerdeanamnese** und
- **allgemeine Anamnese**.

Beschwerdeanamnese

Dieser Teil der Anamnese bezieht sich zunächst auf das **akute Beschwerdebild des Patienten**. Es äußert sich zumeist in einer Schmerzsymptomatik, kann aber auch von neurovegetativen Symptomen, wie beispielsweise Schwindel, bestimmt werden. Die Anamnese beinhaltet Fragen nach

- der Lokalisation,
- der Art,
- dem auslösenden Faktor,
- nach Provokation und Reduktion der Beschwerden.

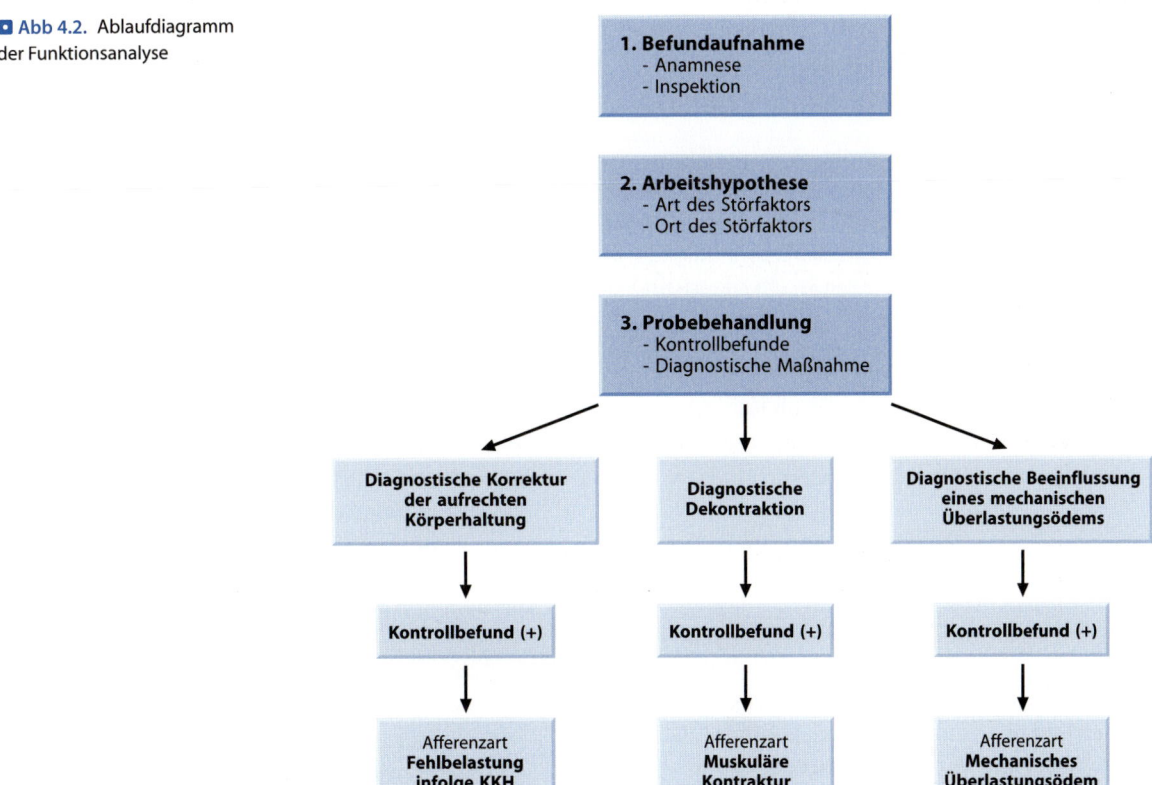

■ **Abb 4.2.** Ablaufdiagramm der Funktionsanalyse

Lokalisation

- Wo befinden sich die Beschwerden?
- Wohin strahlen die Schmerzen u. U. aus?

Die Beschwerdelokalisation stellt häufig die **Efferenz** dar, also den Ort, der einen wirkungsvollen Schutz für einen an anderer Stelle befindlichen Störfaktor verkörpert. Da erst die Behandlung der Störfaktoren zu einer Verringerung der Beschwerden führt, ist in diesen Fällen der Ort der Beschwerden nicht identisch mit dem Ort der Behandlung.

Qualität

- Welcher Art sind die Beschwerden?

Beschwerdequalitäten lassen keine zwingenden Rückschlüsse auf die Art der Störfaktoren zu. Auch Beschwerden, die neuralgisch, muskulär, arthrogen etc. anmuten, können Bestandteil **reflektorischer Schmerzphänomene** aufgrund muskulärer oder anderer Störfaktoren sein.

> **Beispiel**
> Patienten, die unter Funktionskrankheiten des Bewegungssystems leiden, geben nicht selten „einschießende" Schmerzen oder Sensibilitätsstörungen, wie z. B. Parästhesien und Hypästhesien, an. Ebenso schildern Patienten häufig einen arthrogen anmutenden Schmerz, wie beispielsweise beim Aufstützen der Hände im Handgelenk.

In einigen Fällen kann die Beschwerdequalität jedoch Aufschluss über die vorliegende tendomyotische Schaltung geben. Ein Gefühl der **muskulären Müdigkeit**, die mit Schmerzen einhergehen kann, ist charakteristisch für eine **hypotone Tendomyose**.

> **Beispiel**
> Patienten schildern häufig ein Gefühl des „Durchbrechens" im Rücken oder ein Empfinden von „Kraftlosigkeit" beim Heben eines Armes.

Dagegen weist ein Gefühl der **muskulären Steifigkeit**, die schmerzhaft sein kann, auf eine **hypertone Tendomyose** hin.

> **Beispiel**
> Patienten schildern oft einen „steifen Nacken" oder beschreiben das Gefühl einer „zu kurzen" Muskulatur im Bereich des M. pectoralis oder der ischiokruralen Muskeln.

Beginn

- Seit wann bestehen die Beschwerden?
- Was bzw. welche Tätigkeit ging dem Beginn der Symptomatik voraus?
- Ist dem Patienten bekannt, was die Beschwerden verursachte?

Die Kenntnis des **auslösenden Faktors** liefert oft den ersten entscheidenden Hinweis auf die vorliegenden Störfaktoren. Der Therapeut analysiert, welche Bedeutung die beschwerdeauslösende Tätigkeit für muskuläre und gelenkige Strukturen hat.

Ist dem Patienten ein konkreter auslösender Faktor bekannt, der der beschriebenen Beschwerdesymptomatik voranging, liegt in der Mehrzahl der Fälle ein **mechanisches Überlastungsödem** vor. Häufig handelt es sich um für den Patienten ungewohnte Tätigkeiten mit einer ungewöhnlichen Beanspruchung von Muskulatur und kleinen Gelenken, aber auch um Traumen und Operationen.

> **Beispiel**
> - So gibt ein Patient den einmal jährlich anfallenden Baum- und Strauchschnitt als Auslöser für starke Schulterschmerzen bei mechanischer Überlastung der sternokostalen Verbindungen, der finger- und handflektierenden Muskulatur und der horizontal adduzierenden Schultermuskulatur an.
> - Ein anderer Patient klagt über starke Rückenschmerzen seit einem Umzug, bei dem er viele schwere Kartons in krummer Körperhaltung gehoben hat. Da beim Anheben in dieser Körperhaltung die Rückenmuskulatur nur ungenügend eingesetzt werden kann, kann die mechanische Überlastung der Bauchmuskulatur hier zu einem Symphysenansatzreiz geführt haben (vgl. Kap. 3.4.3).

> **Tipp**
> Kann der Patient den **Zeitpunkt des Beschwerdebeginns** eindeutig benennen, unter Umständen sogar das Datum, so sollte der Therapeut nachfragen, welche ungewöhnlichen Tätigkeiten dem Beschwerdebeginn vorangingen. In der Regel handelt es sich um Tätigkeiten innerhalb der vorangegangenen 48 Stunden.

Wichtig

Im Allgemeinen gilt: Je kürzer die Zeit zwischen beschwerdeauslösender Tätigkeit und beginnender Schmerzsymptomatik ist, umso stärker ist die

> Ausprägung des mechanischen Überlastungs-
> ödems.

Gehen den Beschwerden stets Tätigkeiten in krummer Körperhaltung voraus, die bei der Einnahme der aufrechten Körperhaltung wieder abnehmen, ist eine **momentane Fehlbelastung des Skelettsystems infolge KKH** als Ursache der Beschwerden anzunehmen.

> **Beispiel**
> Die Patienten geben Tätigkeiten wie langes Sitzen oder Liegen in krummer Körperhaltung an sowie gebücktes Arbeiten.

Ist dagegen kein eindeutiger Beschwerdebeginn feststellbar und nehmen die Beschwerden im Laufe der Zeit langsam zu, liegen ihnen häufig **muskuläre Kontrakturen** zugrunde. Hier sind oft Veränderungen der Lebensumstände, die nicht unmittelbar vor dem Beschwerdebeginn liegen, für die zunehmende Schmerzsymptomatik verantwortlich, wie z. B. der Beginn einer Ausbildung, die von vielen Schreibarbeiten im Sitzen begleitet ist.

> **Beispiel**
> Ein Patient beschreibt schon etliche Jahre zurückliegende Rückenschmerzen, die mal stärker, mal schwächer ausgeprägt sind und auch bei Einnahme einer aufrechten Körperhaltung nicht abnehmen. Ein Wechsel seines Arbeitsplatzes hat seinerzeit zu vermehrtem Sitzen am Schreibtisch geführt, was z. B. eine Kontraktur der Bauchmuskulatur zur Folge haben kann. Aufgrund der gestiegenen Arbeitsbelastung hat er sich immer seltener die Zeit für sein früher mehrmals wöchentliches Tennisspiel genommen.

> **Tipp**
> Liegt der Beginn der Beschwerden schon länger zurück und kann er vom Patienten manchmal sogar in der Größenordnung von mehreren Jahren nicht genau oder erst nach längerem Nachdenken angegeben werden, sollte der Therapeut nach Hinweisen auf eine dem Beschwerdebeginn vorangehende **Haltungsmonotonie** suchen, die häufig mit abnehmender ausgleichender Bewegung einhergeht.

Provokation

— Durch was bzw. durch welche Tätigkeit oder Haltung werden die Beschwerden verstärkt?

Für den Therapeuten stellt sich hier die Frage, welcher Störfaktor in der vom Patienten beschriebenen Situation eine vermehrte Nozizeption erfährt, sodass das **Schonprogramm** ausgelöst wird.

> **Beispiel**
> Ein Patient gibt bei allen Bewegungen der Hand, die mit einer Dorsalextension einhergehen, einen Kontraktionsschmerz der finger- und handextendierenden Muskulatur im Bereich des Epicondylus humeri radialis an. Die Ursache kann z. B. eine Kontraktur der opponierenden Muskulatur des Daumens sein, die durch Bewegungen der Hand in die Dorsalextension eine vermehrte Nozizeption durch die zunehmende Dekontraktion erfährt. Das zentralnervös ausgelöste Schonprogramm führt zu einer hypotonen Tendomyose der finger- und handextendierenden Muskulatur.

Da alle Bewegungen in komplexen Bewegungsmustern ablaufen, können mit einem Schonprogramm mehrere Störfaktoren gleichzeitig, auch weiter entfernt liegende, erfasst werden.

> **Beispiel**
> Bei einem Patienten wird die Beckenkippung im Sitz durch einen Leistenschmerz blockiert. Mögliche Afferenzen könnten u. a. eine Kontraktur der hüftextensorischen oder der hüftadduzierenden Muskulatur sein oder ein mechanisches Überlastungsödem der zehen- und fußflektierenden Muskulatur, da eine Beckenkippung im Sitz u. a. mit einer Abduktion im Hüftgelenk und einer Dorsalextension im oberen Sprunggelenk einhergeht. Die durch die Beckenkippung ausgelöste Verlängerung der entsprechenden Muskeln bewirkt in den Störfaktoren eine vermehrte Nozizeption, die supraspinal zu einer hypoton tendomyotischen Schaltung der hüftflektierenden Muskeln führt.

Reduktion

— Durch was bzw. durch welche Tätigkeit oder Haltung werden die Beschwerden gelindert?

Diese Situation stellt einen **nozizeptiv akzeptierten Bewegungsradius** dar. Für den Therapeuten stellt sich die Frage, welcher Störfaktor hier einen adäquaten Schutz erfährt.

> **Beispiel**

— Bei einem Patienten nimmt der Rückenschmerz ab, wenn er sich auf den Rücken legt und die Beine anstellt. Mögliche Störfaktoren wären hier z. B. Kontrakturen der hüftflektierenden Muskulatur und der Bauchmuskulatur. Durch die Annäherung dieser Muskelgruppen verringert sich deren Nozizeption, was dazu führt, dass das zentralnervös organisierte Schonprogramm in Form einer hypotonen Tendomyose der Rückenmuskulatur nicht mehr ausgelöst wird.

— Bei einem anderen Patienten nehmen die Rückenschmerzen in Bauchlage ab. Hier kommt es z. B. zu einer Annäherung der hüftextendierenden und plantarflektierenden Muskulatur.

Tipp

Da dem Patienten häufig die präzise Beantwortung der drei letzten Fragen nach Beginn, Provokation und Reduktion der Schmerzen schwer fällt, erhält der Therapeut oft erst durch **gezieltes Nachfragen** bzw. durch die Vorgabe möglicher Beispiele die erforderlichen Hinweise. Fragestellungen wie:

— „Treten die Beschwerden eher im Sitz als im Stand auf?",

— „Schlafen Sie lieber auf dem Rücken mit hochgelagerten Beinen oder auf dem Bauch?" oder

— „Wachen Sie morgens bereits mit Ihren Schmerzen auf oder entwickeln sich diese während des Tages?",

helfen dem Patienten, charakteristische Merkmale seiner Beschwerden darzustellen.

Da die möglichen Bewegungsmuster einer alltäglichen Bewegung wie das Bücken nach einem Stift auf dem Boden sehr vielfältig sind, ist die präzise Kenntnis der Bewegungsmuster, auf die sich der Patient bezieht, von großer Bedeutung. Der Therapeut sollte **ungenaue Angaben des Patienten präzisieren**, indem er angegebene Positionen oder Tätigkeiten vom Patienten vormachen lässt bzw. selber vormacht.

Über die Schmerzsymptomatik, die akut im Vordergrund steht, hinaus wird der Patient nach **weiteren Beschwerden** befragt. Der Therapeut kann auf diese Weise weitere Informationen über das aktuelle oder frühere Schonprogramm des Patienten erhalten. Dabei werden vom Therapeuten systematisch alle Körperregionen angesprochen, da der Patient sekundär bestehende oder schon länger zurückliegende Beschwerden aufgrund fehlender Kenntnis des möglichen Gesamtzusammenhangs meist nicht ungefragt erwähnt.

Tipp

Es empfiehlt sich eine **straffe Führung der Anamnese** durch den Therapeuten, um die genannten Fragen bereits in der ersten Therapieeinheit bei den ein bis zwei im Vordergrund stehenden Beschwerden vollständig zu erarbeiten und zügig zu einer ersten Arbeitshypothese zu gelangen.

Allgemeine Anamnese

In der allgemeinen Anamnese macht sich der Therapeut ein Bild von der Situation des Patienten mit der Überlegung, welche Bewegungsmuster im **Alltag des Patienten** vorherrschen. Sie beinhaltet Fragen nach

— Berufstätigkeit,
— Freizeitaktivitäten,
— Traumen,
— zurückliegenden Operationen,
— Nebenerkrankungen des Patienten,
— bisherigen Behandlungsansätzen und ihrem Erfolg sowie
— dem primären Ziel der Therapie.

Berufstätigkeit

— Welche Tätigkeiten führt der Patient im Berufsalltag aus?
— Ist das Tätigkeitsfeld von Haltungs- und Bewegungsmonotonie gekennzeichnet?
— Wird die jeweilige Tätigkeit z. B. überwiegend im Sitzen oder Stehen ausgeübt?
— Werden gleichförmige Bewegungsmuster vielfach wiederholt?

Überwiegt eine **gleich bleibende Ausgangsstellung** am Arbeitsplatz deutlich, ist auf Dauer die Entwicklung **muskulärer Kontrakturen** wahrscheinlich; die jeweilige Position lässt dann Rückschlüsse auf den Ort der Störfaktoren zu.

> **Beispiel**

Eine sitzende Tätigkeit am PC mit abgesenktem Brustkorb kann zur Entwicklung einer Kontraktur der horizontal adduzierenden Schultermuskulatur führen.

Ist eine Arbeit von der steten **Wiederholung gleichförmiger Bewegungsmuster** gekennzeichnet, so ist die Ausbildung **mechanischer Überlastungsödeme** wahrscheinlich.

> **Beispiel**
>
> Eine Arbeit, die zu einem Großteil aus langen Auto-
> fahrten besteht, kann z. B. zur Ausbildung mechani-
> scher Überlastungsödeme der zehen- und fußflektie-
> renden Muskulatur aufgrund der Pedalbedienung
> führen.

Wichtig

Eine genaue Analyse der Bewegungsmuster,
die am Arbeitsplatz vorherrschen, liefert wichtige
Hinweise auf Art und Ort der Störfaktoren.

Freizeitaktivitäten

- Womit verbringt der Patient regelmäßig seine Frei-
  zeit?
- Wie wird die jeweilige Tätigkeit, Sportart ausgeübt?
- Stellt sie einen Ausgleich zu den Erfordernissen des
  Arbeitsplatzes dar oder beinhaltet sie ähnliche Bewe-
  gungskomponenten?

Hier sollte sich der Therapeut ein Bild von den Tätigkeiten machen, die der Patient in seiner alltäglichen Freizeit
bevorzugt. Freizeitaktivitäten bilden im Idealfall einen
**Ausgleich zu berufsbedingter Haltungs- und Bewegungs-
monotonie.**

> **Beispiel**
>
> Eine Sekretärin mit zu 80 % sitzender Tätigkeit am
> Schreibtisch joggt täglich 30 Minuten oder führt ein
> zügiges Gehtraining, ein sog. „Walking", durch. Sie setzt
> damit in ihrer Freizeit Dekontraktionsimpulse für die
> Muskulatur, die sich während der Arbeitszeit in über-
> wiegend angenäherter Position befindet, wie z. B. die
> ventrale Rumpfmuskulatur.

Häufig verstärken Freizeitaktivitäten Beschwerden, da sie
**die gleichen Muskelgruppen in krummer Körperhaltung
beanspruchen.**

> **Beispiel**
>
> Eine Sekretärin mit zu 80 % sitzender Tätigkeit am
> Schreibtisch strickt in ihrer Freizeit täglich bis zu
> 1,5 Stunden vor dem Fernseher oder sie surft im
> Internet.

Nicht selten führen Freizeitaktivitäten zu einer **Traumatisierung verkürzter Muskulatur.**

> **Beispiel**
>
> Eine Sekretärin mit zu 80 % sitzender Tätigkeit am
> Schreibtisch entwickelt z. B. eine zunehmende
> Kontraktur der adduzierenden und innenrotierenden
> Schultermuskulatur. Beim Training des Tennisauf-
> schlags von oben führt eine schnelle Ausholbewe-
> gung des Armes nach hinten oben zu einem Ansatz-
> reiz am Tuberculum minus, bedingt durch die Zerrung
> der verkürzten Muskeln. Die Sekretärin leidet darauf-
> hin unter akut auftretenden Schulterschmerzen im
> Bereich des M. deltoideus als Ausdruck der hypoton
> tendomyotischen Schaltung bei abduzierenden,
> flektierenden und außenrotierenden Bewegungen der
> Schulter sowie bei adduzierenden, extendierenden
> und innenrotierenden Bewegungen als Ausdruck der
> hyperton tendomyotischen Schaltung zum Schutz des
> Ansatzreizes.
>
> Steht bei der Sekretärin eine Verkürzung ihrer
> Bauchmuskulatur im Vordergrund, kann die oben
> beschriebene Ausholbewegung des Armes ebenso zu
> einer Zerrung der kontrakten Bauchmuskelfasern mit
> Symphysenansatzreiz führen. Wieder kann ein akuter
> Schulterschmerz im Bereich des M. deltoideus auf-
> treten.

Traumen

- Liegen Unfälle, Stürze, Zerrungen etc. vor?

Hier interessiert der jeweilige **Unfallhergang.** Eine Analyse der abgelaufenen Bewegungen ergibt, welche Strukturen auf welche Weise einer Belastung ausgesetzt waren.
Darüber hinaus stellt sich die Frage nach **Schonprogrammen,** die im Anschluss an das Trauma zum Schutz der ver-
letzten Strukturen organisiert wurden; sie können für die
Bildung sekundärer Störfaktoren verantwortlich sein.

> **Beispiel**
>
> Ein Patient kommt mit Rückenschmerzen in die Be-
> handlung. Er gibt einen heftigen Sturz auf das Steiß-
> bein vor einigen Wochen als beschwerdeauslösend an.
> Der durch die Prellung verursachte lokale Schmerz
> über dem Sakrum ist abgeklungen; die jetzt bestehen-
> de Symptomatik ist z. B. auf einen Symphysenansatz-
> reiz zurückzuführen. Da der Patient während des
> Stürzens als automatische Schutzreaktion seine
> Bauchmuskulatur kräftig anspannt, kommt es zu
> einer Zerrung am Ansatz der Bauchmuskulatur mit
> einem mechanischen Überlastungsödem im Bereich
> der Cristae pubicae und der Tubercula pubica.

Operationen

- Hat der Patient sich bislang Operationen unterziehen müssen?

Operationen sind im Hinblick auf Funktionskrankheiten aus mehreren Gründen bedeutsam:
- Zum einen können Störfaktoren durch die **Traumatisierung von Gewebe** bei der Lagerung während der Operation entstehen; deshalb sollten Informationen darüber in die Arbeitshypothese einfließen.
- Zum anderen interessieren sowohl die **postoperative Lagerung** als auch die prä- und postoperative **Schonhaltung**.

> **Beispiel**
> Ein Patient entwickelt drei Monate nach einer dreifachen Bypass-Operation mit Sternotomie ein Schulter-Arm-Syndrom rechts. Der operative Zugang sowie die intraoperative Lagerung führen zu einer Traumatisierung zahlreicher schwerpunktmäßig ventral liegender Strukturen wie u. a. der sternokostalen Verbindungen, der Interkostalmuskulatur und der adduzierenden und innenrotierenden Schultermuskulatur. Der Patient gibt an, nach der Operation die Arme vermehrt vor dem Körper gehalten zu haben und Armtätigkeiten vermehrt rechts in stärkerer Innenrotation durchgeführt zu haben; Bewegungen in Außenrotation, Abduktion und Elevation habe er vermieden. Der Thorax ist gesenkt. Der zugrunde liegende Störfaktor ist ein mechanisches Überlastungsödem des M. pectoralis major rechts.

- Häufig sind **Narben** eigenständige Störfaktoren (s. Kap. 2.4.4). Die mit der Reparationsphase der Wundheilung verbundene Schrumpfung des Narbengewebes bedarf eines **Schonprogramms**, das zu einer Vermeidung von Dehnreizen und einer Annäherung des Wundgebietes führt.

> **Beispiel**
> Eine Patientin kann nach einem Kaiserschnitt Rückenschmerzen entwickeln, die Ausdruck der hypoton tendomyotischen Schaltung der Rückenmuskulatur zum Schutz der Narbe sind. Die Rückenschmerzen lassen vorübergehend nach, wenn die Patientin eine krumme Körperhaltung einnimmt, bei der ihr Becken aufgerichtet und das Narbengewebe entlastet ist. Nach einer Narbenbehandlung ist die aufrechte Körperhaltung mit gekipptem Becken wieder

schmerzfrei möglich, da die tendomyotische Schaltung der Rückenmuskulatur supraspinal unterbleibt.

Nicht selten führen unbehandelte Narben zu **sekundären Störfaktoren** in Form muskulärer Kontrakturen oder mechanischer Überlastungsödeme.

> **Beispiel**
> Gibt die Patientin mit Kaiserschnitt beispielsweise zwei Jahre später Rückenschmerzen an, die nach der Entbindung erstmalig aufgetreten sind, seitdem aber langsam zunehmen, so kann eine Kontraktur der Bauchmuskulatur und der hüftextensorischen Muskulatur z. B. für die Beschwerden verantwortlich sein, da die permanente Beckenaufrichtung eine Verkürzung dieser Muskeln begünstigt.

Nebenerkrankungen

- Leidet der Patient unter weiteren Erkrankungen, die nicht primär seinen Bewegungsapparat betreffen?

Nebenerkrankungen des Patienten können zu **spezifischen muskulären Verkürzungen und Überlastungen** führen, die auslösende Störfaktoren einer behandlungsbedürftigen Schmerzsymptomatik werden.

> **Beispiel**
> - So kann ein Patient mit Asthma bronchiale eine Kontraktur oder ein mechanisches Überlastungsödem der Bauchmuskulatur und der Atemhilfsmuskulatur entwickeln, die für Rücken- und Schulterschmerzen verantwortlich sein können.
> - Das Krankheitsbild des M. Crohn kann von starken Rückenschmerzen bei Symphysenansatzreiz und/ oder einer Kontraktur der Bauchmuskulatur begleitet werden.
> - Ein Patient mit M. Parkinson kann eine Kontraktur der ventralen Rumpfmuskulatur entwickeln, die zu Nacken- und Kopfschmerz führt.

Auch internistische, gynäkologische, urologische, otologische und viele andere Krankheitsbilder können ihre Ursache in muskulären Störfaktoren haben oder durch sie verstärkt werden (s. auch Kap. 2.3).

> **Beispiel**
> Eine chronische Obstipation kann durch eine kontrakte oder hyperton tendomyotisch geschaltete

Bauchmuskulatur verursacht oder durch sie verstärkt werden.

Bisherige Behandlung

- Welche therapeutischen Maßnahmen wurden bislang durchgeführt und wie war das Ergebnis?

Hier erhält der Therapeut oft Hinweise darauf, ob die bisherigen Behandlungsmaßnahmen **Einfluss auf die Störfaktoren** genommen haben oder ob der Therapieansatz im **Schonprogramm des Patienten** lag.

Beispiel

- Eine Nackenmassage, die zu heftigsten Kopfschmerzen führt, stellt in den meisten Fällen eine Behandlung der Efferenz dar. So kann z. B. ein mechanisches Überlastungsödem der sternokostalen Übergänge zu einer hypertonen Tendomyose der Nackenmuskulatur führen.
- Bewirkt eine Nackenmassage dagegen eine Linderung der Beschwerden, kann sich hier ein Störfaktor befinden, beispielsweise in Form einer Kontraktur durch die permanente Elevation des Schultergürtels.
- Eine stagnierende Beschwerdesymptomatik nach Eis- und Friktionsbehandlung des M. extensor carpi radialis brevis und des M. extensor digitorum communis bei Epicondylitis humeri radialis deutet auf einen Störfaktor an anderer Stelle, wie z. B. die finger- und handflektierende Muskulatur, hin.
- Rückenschmerzen, die mit einer Wirbelsäulenextension im Schlingentisch behandelt werden, jedoch ständig wieder auftreten, weisen auf einen Störfaktor hin, der mit dieser Maßnahme nicht therapiert wird, wie z. B. einen Symphysenansatzreiz.
- Eine manualtherapeutische Manipulationsbehandlung, die aufgrund der wiederkehrenden, gleich bleibenden Beschwerdesymptomatik in immer kürzeren Abständen wiederholt werden muss, deutet auf einen Störfaktor an einer anderen Stelle hin.

Primäres Therapieziel

- Bei welcher Tätigkeit empfindet der Patient die Einschränkung durch seine Beschwerden am deutlichsten, sodass ein Behandlungserfolg hier für ihn im Vordergrund steht?
- Welches schmerzfreie Intervall würde bereits eine Besserung seiner Situation bedeuten?
- Was wären erste Anzeichen dafür, dass die Therapie einen positiven Effekt hat?

Mit diesen Fragen soll die **Erwartung des Patienten an die Therapie** konkretisiert werden. Der Therapeut erfährt, welche Verbesserung in der Erledigung seiner alltäglichen Aufgaben für den Patienten im Vordergrund steht.

> **Wichtig**
>
> Da eine positive Veränderung in diesem Bereich für den Patienten maßgeblich den Therapieerfolg bestimmt, sollte das primäre Therapieziel aus Sicht des Patienten in der Behandlung besonders berücksichtigt werden.

Dies kann durch die Auswahl entsprechender Kontrollbefunde und das Training von entsprechenden Alltagssituationen geschehen. Zudem sollte der Therapeut dieses Anliegen des Patienten bei der Nachfrage nach seinen Beschwerden im Auge behalten.

Beispiel

So stehen für eine Reihe von Patienten längere beschwerdefreie Belastungsphasen während der Arbeit im Vordergrund. Ein anderes Beispiel ist eine ältere Dame, die gern wieder an ihrer Wandergruppe teilnehmen möchte, die sie wegen ihrer Hüftschmerzen aufgeben musste.

Darüber hinaus gewinnt der Therapeut einen Einblick in den **Schweregrad der Beschwerden**, insbesondere, wenn der Patient konkrete Zeitangaben macht.

Beispiel

- Für einen Patienten wäre schon eine Unterbrechung des permanenten dorsalen Beinschmerzes eine Verbesserung.
- Einem zweiten Patienten wäre bereits geholfen, wenn der rasende Kopfschmerz einen halben Tag lang ohne Medikamenteneinnahme fern bliebe.
- Ein dritter wacht zweimal in der Nacht wegen Rückenschmerzen auf.
- Ein anderer Patient möchte wieder joggen können, ohne dass er nach 15 Minuten das Bein vor Schmerzen nachziehen muss.

Tipp

Erweisen sich das Beschwerdebild und die Krankengeschichte des Patienten als sehr komplex, kann eine **differenzierte Befragung** auf mehrere Behandlungseinheiten verteilt werden. In diesem Fall sollte sich der

Therapeut auf die Fragen konzentrieren, die ihm eine Fortsetzung der Funktionsanalyse noch in der ersten Behandlungseinheit ermöglichen. Hilfreich ist es, sich einen Eindruck von der **muskulären Beanspruchung des Patienten** in seinem Alltag zu verschaffen, und den **auslösenden Faktor** zu kennen.

Nicht zuletzt bietet sich die Anamnese dazu an, **den Patienten bereits unauffällig zu betrachten.** Ein Patient, der sich während der Schilderung seiner Beschwerden und seines Alltags unbeobachtet fühlt, zeigt viele für ihn typische Bewegungsmuster, wie z. B. einen Sitz mit abgehobenen Fersen oder eine bestimmte Schultergürtelposition. Darüber hinaus sind Schuhwerk, Kleidung, Taschen u. ä. weitere Faktoren, die Bewegungsmuster maßgeblich beeinflussen. Der Therapeut erhält somit wertvolle Informationen, die in den nachfolgenden Inspektionsbefund einfließen.

4.1.2 Inspektion

Der Inspektionsbefund konzentriert sich auf die **Beurteilung der muskulären Aktivität,** der bei der Entstehung von Afferenzen und bei der Realisierung der efferenten Tendomyosen eine besondere Bedeutung zukommt. Die sichtbare Annäherung einzelner Muskelgruppen kann zunächst weder eindeutig der Afferenz in Form einer Kontraktur oder eines mechanischen Überlastungsödems noch der Efferenz in Form einer hypertonen Tendomyose zugeordnet werden. Die Differenzierung erfolgt unter Berücksichtigung der anamnestischen Angaben im weiteren Verlauf der Funktionsanalyse.

Der Inspektionsbefund beinhaltet:
- die Analyse der für den Patienten charakteristischen Haltungs- und Bewegungsmuster mit ihren **Abweichungen vom physiologischen Bewegungsmuster der aufrechten Körperhaltung** und
- **weitere Auffälligkeiten des Körperäußeren,** die zu einer vermehrten Aktivität bestimmter Muskeln beitragen können, Narben und Ödeme als mögliche Afferenzen und z. B. livide Verfärbungen bestimmter Hautareale als Zeichen einer veränderten Infrastruktur.

Abweichungen vom Bewegungsmuster der aufrechten Körperhaltung

Ein Patient bewegt sich in für ihn typischen Bewegungsmustern, die eine Kombination aus **Schonprogrammen** für bestimmte Störfaktoren und **gewohnheitsmäßigen Bewegungsabläufen** darstellen.

So zeigt ein Patient unter dem Einfluss seiner Störfaktoren Bewegungsmuster, die eine Reduzierung der nozizeptiven Impulse aus den jeweiligen Afferenzen bedeuten. Ihm selbst größtenteils unbewusst, modifiziert er ständig die Bewegungsmuster, die seine Störfaktoren weiter gefährden würden. Daneben weist jeder Mensch individuelle Bewegungsmuster auf, die er gewohnheitsmäßig auf eine bestimmte Weise durchführt und die zu einem Teil auf der Automatisierung früherer Schonprogramme beruhen. Folglich kann der Therapeut aus der Analyse der Bewegungsmuster Rückschlüsse auf vorliegende Störfaktoren ziehen, sei es, dass der Patient auf diese Weise Störfaktoren schützt oder ganz im Gegenteil verursacht bzw. unterhält.

Die **Beurteilung** der Abweichungen vom Bewegungsmuster der aufrechten Körperhaltung erfolgt in der Regel
- im Stand,
- im Sitz und
- beim Gehen.

Andere Ausgangsstellungen sind möglich und ergeben sich häufig automatisch aus dem weiteren Verlauf der Behandlung.

Der in seiner **Gewohnheitshaltung** stehende bzw. sitzende Patient wird aus ein paar Schritt Entfernung von allen Seiten begutachtet. Der Therapeut beschreibt die Körperregionen, die am deutlichsten vom Bewegungsmuster der aufrechten Körperhaltung abweichen mit der sichtbaren Annäherung entsprechender Muskelgruppen.

Ausgangsstellung Stand

Häufig sind beim stehenden Patienten Abweichungen vom Bewegungsmuster der aufrechten Körperhaltung zu beobachten. Bestimmte Muskelgruppen werden bei der jeweiligen Fehlhaltung angenähert (◘ Tabelle 4.1):

Ausgangsstellung Sitz

Beim sitzenden Patienten finden sich viele der Abweichungen, die im Stand beobachtet werden können, wieder. Im Bereich des Beckens steht hier die **Beckenaufrichtung** mit einer großbogigen Kyphose der Wirbelsäule als Gewohnheitshaltung im Vordergrund, und im Bereich der Beine gibt es andere charakteristische Abweichungen (◘ Tabelle 4.2):

◻ **Tabelle 4.1.** Abweichungen vom Bewegungsmuster der aufrechten Körperhaltung und angenäherte Muskelgruppen im Stand

Abweichung vom Bewegungsmuster der aufrechten Körperhaltung	Angenäherte Muskelgruppen
Beckenaufrichtung/verminderte Beckenkippung	Bauchmuskulatur, Hüftextensoren
Verstärkte Beckenkippung	Hüftflexoren
Thoraxsenkung	Bauchmuskulatur
Translation des Kopfes nach ventral/vermehrte Lordosierung der Halswirbelsäule	Nackenmuskulatur
Rückverlagerung des Oberkörpers	Hüftextensoren, Schulterextensoren
Protraktion des Schultergürtels, oft einseitig betont	Horizontale Adduktoren und Innenrotatoren der Schulter
Schulterhochstand, oft einseitig betont	Kraniozervikale Muskulatur
Innenrotationsposition des hängenden Arms	Innenrotatoren der Schulter
Vermehrte Extension des Arms	Extensoren der Schulter
Pronation, Flexion des Unterarms	Flexoren des Ellbogens, Pronatoren
Tendenz zum Faustschluss	Finger- und Handflexoren
Breitspuriger Stand	Supinatoren des Fußes, Hüftabduktoren
Genu recurvatum	Hüftextensoren, Zehen- und Fußflexoren
Adduktion der Oberschenkel	Hüftadduktoren
Parallelstellung der Füße, z. T. mit Inversion des Vorfußes	Innenrotatoren der Hüfte, Zehenflexoren,
Krallen der Zehen	Zehenflexoren

◻ **Tabelle 4.2.** Abweichungen vom Bewegungsmuster der aufrechten Körperhaltung und angenäherte Muskelgruppen im Sitzen

Abweichung vom Bewegungsmuster der aufrechten Körperhaltung	Angenäherte Muskelgruppen
Beine übereinandergeschlagen	Hüftadduktoren
Innenrotation/Adduktion im Hüftgelenk, die Knie zeigen zueinander	Adduktoren und Innenrotatoren der Hüfte, Supinatoren des Fußes
Verstärktes Zurückziehen der Füße	Hüftextensoren
Abheben der Fersen, häufig in Verbindung mit zurückgezogenen Füßen	Zehen- und Fußflexoren
Außenkantenbelastung	Supinatoren des Fußes

4

ⓘ Tipp

Fordert man den Patienten auf, aus seiner Gewohnheitshaltung heraus die ihm schmerzfrei mögliche aufrechte Körperhaltung einzunehmen, so werden die Abweichungen vom Bewegungsmuster der aufrechten Körperhaltung meist noch deutlicher.

Sind Abweichungen vom Bewegungsmuster der aufrechten Körperhaltung in einer Position sehr viel stärker ausgeprägt als in einer anderen Ausgangsstellung, so zeigt dies, dass der Störfaktor hier eine höhere Nozizeption erfährt. Rückschlüsse auf potenziell in Frage kommende Afferenzen sind möglich.

❯ Beispiel

— Eine Einschränkung der Brustkorbhebung und Beckenkippung, die im Sitz deutlich ausgeprägter ist als im Stand, kann durch eine Kontraktur der extendierenden Muskeln der Hüfte verursacht werden. Die hüftextendierende Muskulatur erfährt durch ihre Verlängerung im Sitz eine erhöhte Nozizeption im Vergleich zum Stand, sodass die Annäherung der Bauchmuskulatur als Ausdruck ihrer hyperton tendomyotischen Schaltung im Sitz verstärkt zu beobachten ist.

— Eine Kontraktur der Bauchmuskulatur kann zu einem Krallen der Zehen mit livider Verfärbung im Stand führen, das im Sitzen nicht mehr zu beobachten ist. Die Bauchmuskulatur erfährt im Sitz weniger Nozizeption als im Stand. Im Stand wird durch die höhere Längenforderung an die kontrakte Bauchmuskulatur eine Annäherung der zehenflektierenden Muskulatur in Folge ihrer hyperton tendomyotischen Schaltung sichtbar.

Bewegungsmuster Gang

Der Gang ist ein sehr komplexes Bewegungsmuster, an dem zahlreiche arthromuskuläre Strukturen beteiligt sind. Folglich finden viele Störfaktoren in einer **Modifizierung des Gangbildes** ihren Ausdruck. Das physiologische Bewegungsmuster des Gehens in aufrechter Körperhaltung wird in Kapitel 3.3.4 ausführlich beschrieben, ebenso seine Veränderung in krummer Körperhaltung.

Unter dem Einfluss muskulärer Kontrakturen und mechanischer Überlastungsödeme finden sich am Patienten vermehrt Elemente des **Bewegungsmusters der krummen Körperhaltung,** da durch den geringeren Bewegungsausschlag zahlreiche Störfaktoren geschützt werden. Bei einer Begutachtung des Gangbildes lässt sich daher häufig ein insgesamt **verringertes Armpendel** oder

Unterarmpendel beobachten und eine **Rückverlagerung des Körperschwerpunktes**. Die drei Zahnräder, die die Becken-, Thorax- und Kopfstellung betreffen, zeigen Elemente der krummen Körperhaltung. Meist steht eines der drei Zahnräder in seiner Bremswirkung auf das Bewegungsmuster des Gehens in aufrechter Körperhaltung im Vordergrund.

Bestimmte **Modifikationen** treten als Ausdruck einzelner Dekontraktionsstörungen besonders häufig auf:

Spielbeinphase

— Ein **Trendelenburg-Zeichen** zu Beginn der Spielbeinphase ist häufig Ausdruck der hypoton tendomyotischen Schaltung der Hüftabduktoren bei einer Dekontraktionsstörung der adduzierenden Hüftmuskulatur; der Bewegungsimpuls in Fortbewegungsrichtung wird hierdurch verringert.

— Eine **Verringerung oder Aufhebung des Armpendels** kann durch eine Dekontraktionsstörung der armsenkenden Muskeln verursacht werden.

— Bei einer Dekontraktionsstörung der hüftextendierenden Muskeln wird das Bein über ein **seitliches Hochziehen des Beckens** der Spielbeinseite nach vorne gebracht. Dies geht oft mit einem verstärkten dorsalen Ausschlag des Armpendels einher.

— Als Folge einer Dekontraktionsstörung der zehen- und fußflektierenden Muskeln kann das Bein über eine **verstärkte konzentrische Aktivierung der Bauchmuskulatur** in Beckenaufrichtung in Fortbewegungsrichtung gebracht werden, da die Füße aufgrund der hypotonen Tendomyose der fußhebenden Muskulatur nicht ausreichend in Dorsalextension gebracht werden können.

— Bei einer Dekontraktionsstörung der zehen- und fußflektierenden Muskeln ist häufig eine verringerte Dorsalextension des nach vorne schwingenden Fußes zu beobachten, die durch eine **vermehrte Extension der Zehen** kompensiert wird.

Standbeinphase

— Wird der **Fuß** zu Beginn der Standbeinphase, z. B. durch eine Dekontraktionsstörung der zehen- und fußflektierenden Muskeln, **parallel oder einwärts gedreht** am Boden aufgesetzt, wirkt dies bremsend auf das dynamische Gehen in aufrechter Körperhaltung.

— In der Phase der größten Dorsalextension mit Belastung der ganzen Fußsohle kurz vor dem Ablösen der Ferse machen sich Dekontraktionsstörungen der zehen- und fußflektierenden Muskeln besonders bemerkbar. Supraspinal werden supinierende und plantarflektierende Bewegungsimpulse organisiert, wie z. B. eine angedeutete **Drehbewegung der Ferse** um die Großzehe, ein **verfrühtes Ablösen der Ferse** oder eine **Überstreckung des Kniegelenks**.

— Im letzten Teil der Standbeinphase verhindert eine Dekontraktionsstörung der Bauchmuskulatur und der Hüftflexoren einen kräftigen Abdruck in Hüftextension. Dies kann sich in einer **Beckenaufrichtung** mit einer Rückverlagerung des Oberkörpers äußern, oder die Verringerung der Hüftextension wird durch die **Vorverlagerung des Oberkörpers** bei gleichzeitiger Rückverlagerung des Gesäßes erzielt.

> **ⓘ Tipp**
> **Schwielen im Bereich der Fußsohle** lassen Rückschlüsse auf das Gangbild des Patienten zu:
> — Ein Patient, der seine Füße parallel bis einwärts gedreht aufsetzt, rollt vermehrt über die Kleinzehenseite ab und kann Schwielen am lateralen Rand der Fußsohle und im Bereich der Kleinzehen aufweisen.
> — Schwielen am medialen Rand der Ferse und am medialen Rand der Fußsohle im Bereich der Großzehe und des Großzehenballens deuten auf die Drehbewegung der Ferse um die Großzehe als Ausdruck einer Dekontraktionsstörung der zehen- und fußflektierenden Muskulatur hin.
> — Eine starke Schwielenbildung im hinteren Teil der Ferse weist auf eine starke Rückfußbelastung hin, die häufig in Folge eines rückverlagerten Körperschwerpunkts durch das Gehen in krummer Körperhaltung entsteht.

Die **Beurteilung** der häufig nur dezent ausgeprägten Gangmodifikationen ist nicht einfach. Zu Beginn empfiehlt es sich daher, sich auf folgende **Komponenten** zu konzentrieren:

— Kontakt der **Füße** mit dem Boden: Wie werden die Füße aufgesetzt, wohin zeigen im Verhältnis dazu die Knie, und wie erfolgt die Abrollbewegung?
— **Rumpfposition:** Wie sieht die Koppelung von Becken-, Brustkorb- und Kopfstellung aus? Welcher der drei Körperabschnitte weicht am meisten vom Ideal der aufrechten Körperhaltung ab? Wo liegt der Schwerpunkt?
— **Armpendel:** Ist das Armpendel ein- oder beidseitig eingeschränkt oder modifiziert?

> **ⓘ Tipp**
> — Der Patient sollte nur gerade Strecken gehen, damit der Therapeut die regelmäßig wiederkehrenden Gangmodifikationen besser beurteilen kann.
> — Für die Ganganalyse wird ein genügend langer Raum benötigt. Eine Ganganalyse mit einem bekleideten Patienten auf einem Flur ist dabei einer Begutachtung des Gangbildes in einem kleinen Behandlungsraum mit nur wenigen Schrittfolgen vorzuziehen.
> — Der Patient sollte viele Male auf- und abgehen, da es eine gewisse Zeit braucht, die vorliegenden Gangmodifikationen zu erkennen.
> — Der Patient sollte zügig gehen, da dann die Schonprogramme deutlicher zutage treten.
> — Der Patient sollte zunächst in dem ihm gewohnten Bewegungsmuster gehen. Lässt man ihn anschließend korrigiert gehen, verstärken sich die Schonprogramme in der Regel, und es wird deutlich, in welchem Körperabschnitt dem Patienten die Korrektur am schwersten fällt.

Weitere Auffälligkeiten des Körperäußeren

Neben der Betrachtung der Bewegungsmuster gilt das Augenmerk den Auffälligkeiten des Körpers, die weitere Hinweise auf vorliegende Störfaktoren geben können.

Zu diesen **Auffälligkeiten** gehören:
— Einziehungen der Haut,
— Ödeme,
— Narben,
— Asymmetrien und Fehlbildungen,
— Konstitution des Patienten,
— weitere charakteristische Merkmale,
— Veränderungen der Trophik.

Einziehungen der Haut

Im Bereich **muskulärer Kontrakturen** können sich Einziehungen der Haut zeigen, die auf Abhebe- und Verschiebegriffe sehr schmerzhaft reagieren.

> **❯ Beispiel**
> Eine Bauchmuskelkontraktur wird nicht selten von gürtelförmigen Einziehungen in Bauchnabelhöhe begleitet.

Ödeme

Schwellungen von Gelenken oder im Bereich von Muskeln können Ödeme sein, die durch eine **mechanische Überlastung** an dieser Stelle verursacht worden sind.

> **Beispiel**

— Intensive Gartenarbeit mit der Ast- oder Heckenschere kann bei einem mechanischen Überlastungsödem des M. subscapularis zu einer sichtbaren Schwellung im Bereich der Achselhöhle führen.

— Eine für einen Physiotherapeuten zeitweilig überdurchschnittlich hohe Zahl von Massageanwendungen oder manualtherapeutischen Behandlungen kann u. a. ein mechanisches Überlastungsödem der finger- und handflektierenden Muskulatur sowie der opponierenden Muskulatur des Daumens zur Folge haben. Die sichtbare Schwellung befindet sich im proximalen Teil des Unterarms und am Daumenballen.

Ödeme können jedoch auch im Rahmen der supraspinalen Modulationsprogramme **reflektorisch** infolge anderer Störfaktoren auftreten.

> **Beispiel**

— Schwellungen der Finger und Hände können auf eine Kontraktur des M. pectoralis major zurückzuführen sein, sodass nach dessen Dekontraktionsbehandlung die Symptomatik rückläufig ist.

— Ein mechanisches Überlastungsödem der zehen- und fußflektierenden Muskulatur kann die Ursache für einen sympathisch rezidivierenden Kniegelenkserguss sein.

Wichtig

Sowohl Ödeme, die eine Afferenz bilden, als auch reflektorische Ödeme sind in der Regel **druckdolent**. Der Druckschmerz kann daher nicht zur Differenzierung zwischen Afferenz und Efferenz herangezogen werden (s. auch Kapitel 4.3.2 „Diagnostische Beeinflussung mechanischer Überlastungsödeme").

Ödeme sind nicht immer leicht zu entdecken. Gibt es aus der Anamnese Hinweise auf eine mechanische Überlastung, wird man den beschriebenen Ort genau inspizieren. Nicht immer findet sich ein sichtbares Ödem. Häufig deuten **„verwaschene" Konturen** auf eine Ödembildung hin.

> **Beispiel**

— Bei einem mechanischen Überlastungsödem des M. pectoralis major rechts steht einer scharf abgegrenzten Klavikula links eine sich deutlich weniger abzeichnende Klavikula auf der rechten Seite gegenüber; in der Mitte des Muskelbauchs findet sich eine konvexe Wölbung.

— Beim Vergleich beider Achselhöhlen findet sich rechts die gewohnte Konkavität, wogegen die linke Achselhöhle eine konvexe Wölbung durch das mechanische Überlastungsödem des M. subscapularis aufweist.

ⓘ Tipp

Bei fraglichen Ödemen gibt es verschiedene **Anhaltspunkte**:

— Der Therapeut sollte überprüfen, ob das fragliche Ödem mit dem Ort der mechanischen Überlastung korreliert, den der Patient als beschwerdeauslösenden Faktor in der Anamnese angegeben hat.

— Der Therapeut sollte sich stets den Konstitutionstyp des Patienten vor Augen führen. Leicht werden Schwellungen bei einem adipösen Patienten überbewertet, während sie bei einem schlanken Patienten bereits auf ein Ödem hindeuten können. Andererseits werden Ödeme bei einem adipösen Patienten aufgrund der erschwerten Beurteilung leicht übersehen.

— Der Seitenvergleich kann Hinweise auf ein Ödem geben.

Wichtig

Generell können mechanische Überlastungsödeme an allen Muskeln und gelenkigen Strukturen auftreten.

Besonders häufig sind mechanische Überlastungsödeme in folgenden Bereichen zu finden:

— in der **finger- und handflektierenden Muskulatur** unter besonderer Beachtung der Muskulatur des Daumenballens durch einseitige Greiftätigkeiten,

— in der **zehen- und fußflektierenden, supinierenden Muskulatur** durch die mangelnde Auswärtsdrehung des Fußes; ödematöse Veränderungen finden sich oftmals lokal im Sehnenbereich des M. tibialis posterior am Fußinnenrand in Höhe des Os naviculare, des Os cuneiforme mediale und gelegentlich im Bereich der Fußsohle,

— an den **Ansätzen der Bauchmuskulatur** im Bereich der Symphyse, oft an den Tubercula pubica, durch schweres Heben oder ziehende Tätigkeiten in krummer Körperhaltung,

- an den **Ansätzen des M. glutaeus maximus,** insbesondere an der Crista iliaca und der Linea glutaea posterior, und in seinem Muskelbauch; häufig ausgelöst durch ruckartige Bewegungen in Hüftflexion wie beispielsweise beim schnellen Bücken bei vorher bereits kontraktem Muskel,
- an den **sternokostalen Verbindungen** v. a. der 5. und 6. Rippe durch eine permanente Thoraxsenkung,
- in der **innenrotierenden und adduzierenden Muskulatur der Schulter** durch zahlreiche monotone Tätigkeiten mit den Armen vor dem Körper, wie Schneiden, Sägen, Bohren oder dem Tragen eines Säuglings.

> **Wichtig**
>
> Nicht jedes behandlungsbedürftige mechanische Überlastungsödem weist eine sichtbare Schwellung auf. Besonders Ansatzreize der Bauchmuskulatur und des M. glutaeus maximus sind oft schwer zu erkennen.

Im Zweifelsfall entscheiden die Anamnese und der Grad der Druckdolenz, ob die Arbeitshypothese des mechanischen Überlastungsödems an dieser Stelle weiter verfolgt und eine entsprechende Probebehandlung durchgeführt werden soll.

> ❗ **Vorsicht**
>
> Nicht jedes sichtbare Ödem stellt eine lokal behandlungsbedürftige Struktur dar! Zunächst muss die Differenzierung zwischen einem reflektorischen Ödem im Rahmen einer arthrotendomyotischen Reaktion und einem mechanischen Überlastungsödem erfolgen.

Narben

Da auch Narben die **Ursache für funktionelle Beschwerdebilder** sein können, sollte im Inspektionsbefund auf sie geachtet werden. Narben, die dem Patienten bewusst sind, da er sie gelegentlich spürt, stellen häufig Störfaktoren dar.

Asymmetrien und Fehlbildungen

Angeborene oder erworbene Asymmetrien und Fehlbildungen des Skelettsystems können die **Entstehung sekundärer Störfaktoren** begünstigen. So können u. a. gelenkige Strukturen mechanisch überlastet werden, oder Störungen des muskulären Gleichgewichts können für Afferenzen in der Muskulatur verantwortlich sein. Im Inspektionsbefund wird daher analysiert, zu welchem Störfaktor der jeweilige Status führen kann.

> ▸ **Beispiel**
>
> Eine fixierte Kyphose der Brustwirbelsäule infolge eines M. Scheuermann kann sekundäre Störfaktoren begünstigen, wie z. B. ein mechanisches Überlastungsödem der sternokostalen Verbindungen ebenso wie Kontrakturen der horizontal adduzierenden Muskeln des Schultergelenks sowie der Interkostalmuskulatur und Bauchmuskulatur.
>
> Ein ausgeprägtes Genu valgum oder eine ungenügende Überdachung des Hüftkopfes durch eine zu klein ausgebildete Pfanne kann eine Kontraktur der adduzierenden Muskulatur des Hüftgelenks zur Folge haben.

Konstitution

Nicht unerheblich ist die Konstitution des Patienten, die Summe seiner physischen und psychischen Eigenschaften. **Physische Merkmale** betreffen u. a. die Körpergröße und den Ernährungszustand.

> ▸ **Beispiel**
>
> Ein überdurchschnittlich großer Mensch neigt dazu, sich in krummer Körperhaltung seinen in der Regel kleineren Gesprächspartnern zuzuwenden, was zunächst eine Biegespannung in der Wirbelsäule auslöst und zu entsprechenden Kontrakturen führen kann.
>
> Ein adipöser Patient neigt dazu, den Bauch einzuziehen und durch die ständige Aktivierung der Bauchmuskulatur ein mechanisches Überlastungsödem zu entwickeln.
>
> Weibliche Patienten mit einem großen Brustumfang tendieren zu einer Senkung des Thorax und somit zur Ausprägung entsprechender Kontrakturen.

Auch **psychische Faktoren** können sich auf die Entstehung von Störfaktoren auswirken. Ihre Interpretation beschränkt sich hier auf die Auswirkung auf den Haltungs- und Bewegungsapparat der betroffenen Person.

> ▸ **Beispiel**
>
> Nicht wenigen Menschen widerstrebt es aufgrund ihrer momentanen Gefühlslage oder ihres mangelnden Selbstbewusstseins, eine aufrechte Körperhaltung mit gehobenem Brustkorb einzunehmen, was zu einer Fehlbelastung des Skelettsystems führt und auf Dauer zur Entstehung von muskulären Störfaktoren beitragen kann.

— Häufig lassen sich bei Anspannung und Stress krampfhaft hochgezogene Schultern und vor dem Körper verschränkte Arme beobachten. Die vermehrte konzentrische Aktivität der beteiligten Muskeln kann bei der Entstehung muskulärer Störfaktoren beteiligt sein.

Weitere charakteristische Merkmale

Weitere charakteristische Merkmale des Patienten, wie z. B. seine **Kleidung**, sein **Schuhwerk** und seine **Tasche**, fließen in die Begutachtung ein, da sie zur einseitigen Beanspruchung bestimmter Muskeln beitragen können.

> ### Beispiel
> — Einem Patienten mit enger Hose ist es nicht möglich, sein Becken nach vorn zu kippen.
> — Eine Patientin, die Schuhe mit hohem Absatz trägt, nähert ständig die plantarflektierende Muskulatur ihrer Füße an.
> — Ein Patient mit Schuhen ohne Fersenführung, wie bei vielen Sandalen z. B., kann ein mechanisches Überlastungsödem der zehen- und fußflektierenden Muskulatur durch die ständige Haltearbeit entwickeln.

Veränderungen der Trophik

Im Zusammenhang mit Funktionskrankheiten finden sich im Inspektionsbefund häufig Veränderungen der Trophik als **Ausdruck der reflektorisch veränderten Infrastruktur**. So treten u. a. isolierte weiß marmorierte Hautareale und zyanotische Hände und Füße auf.

> **Wichtig**
> — Der Inspektionsbefund sollte nicht zu viel Zeit in Anspruch nehmen. Der Therapeut sollte sich auf wenige eindeutige, förmlich „ins Auge springende" Befunde beschränken und sich nicht in den zahlreichen geringfügigen Abweichungen verlieren! Hilfreich ist hierzu ein deutlicher räumlicher Abstand zum Patienten.
> — Der Therapeut sollte sich nicht auf eine knöcherne Statusaufnahme beschränken, sondern parallel versuchen, die jeweilige Annäherung bestimmter Muskeln zu erfassen! So kann ein im Seitenvergleich unterschiedlich stark ausgeprägtes Taillendreieck z. B. mit einer vermehrten konzentrischen Aktivität seitlicher Rumpfmuskulatur wie des M. latissimus dorsi oder der Bauchmuskulatur einhergehen.

— Wesentliche Informationen über das aktuelle Schonprogramm erhält man aus der Beobachtung der Bewegungsmuster des Patienten während der Therapieeinheit.

4.2 Arbeitshypothese

In der Arbeitshypothese benennt der Therapeut **Art** und **Ort** der von ihm vermuteten Störfaktoren. Er muss dazu die Informationen aus Anamnese und Inspektion in einen sinnvollen Zusammenhang bringen.

Im weiteren Verlauf der Funktionsanalyse, aber auch der Behandlung wird diese Arbeitshypothese ständig aktualisiert, d. h. erhärtet, ergänzt oder gänzlich verworfen.

Zu einer in sich **schlüssigen Synthese** der zahlreichen, z. T. zunächst widersprüchlich scheinenden Informationen aus der vorangegangenen Befunderhebung zu kommen ist eine der anspruchsvollsten Aufgaben des Therapeuten. Sie ist unverzichtbar, wenn die Behandlung effektiv und zeitsparend sein soll.

4.2.1 Art des Störfaktors

Der Therapeut versucht anhand der erhaltenen Informationen die Beschwerdeursache herauszufinden. Er überprüft, ob es **Hinweise auf häufig auftretende Arten von Störfaktoren** gibt wie
— eine **Fehlbelastung des Skelettsystems** infolge krummer Körperhaltung,
— eine **muskuläre Kontraktur**,
— ein **mechanisches Überlastungsödem** oder
— auf **andere Orte der Nozizeption**.

Fehlbelastung des Skelettsystems (s. auch Kap. 2.4.1)

Das Auftreten der Beschwerden nach längerem Verbleiben in der krummen Körperhaltung ist charakteristisch für **transitorische Störfaktoren** wie u. a. die Druckbelastung der ventralen Rumpfgelenke und die Biegespannung der Wirbelsäule. Wird die aufrechte Körperhaltung eingenommen, lassen die Schmerzen spontan nach.

> ### Beispiel
> — Patienten klagen über Rückenschmerzen nach längerem Sitzen z. B. bei Autofahrten, Schreibtischtätig-

keit und Kinovorführungen, bei gebückten Tätigkeiten wie der Gartenarbeit und dem Staubsaugen oder beim nächtlich eingerollten Liegen im Bett.

▬ Bewegungsmuster der aufrechten Körperhaltung wie morgendliches Räkeln, Streckbewegungen nach einer Autofahrt, flaches Liegen auf einer harten Unterlage oder ein „Aushängen" im Türrahmen werden dagegen als wohltuend empfunden. Patienten, die bereits an einer Rückenschule teilgenommen haben, geben häufig an, dass sie weniger Beschwerden verspüren, wenn sie „auf ihre Haltung achten".

Die Beschwerden treten erst wieder auf, wenn die aufrechte Körperhaltung zugunsten der krummen Körperhaltung verlassen wird. Ihr Verlauf ist daher **haltungsbedingt zu- bzw. abnehmend**, der Leidensdruck der Patienten ist eher gering.

Im Inspektionsbefund findet man eine meist stark ausgeprägte krumme Körperhaltung mit einer **großbogigen Kyphose der Wirbelsäule**. Lange Menschen sind häufig betroffen.

Die Verifizierung dieser Arbeitshypothese erfolgt durch die entsprechende Probebehandlung.

Muskuläre Kontraktur (s. auch Kap. 2.4.2)

Muskuläre Kontrakturen entstehen zumeist durch die beständige Einnahme der krummen Körperhaltung bzw. durch monotone Tätigkeiten in krummer Körperhaltung. Daher verstärken sich die Beschwerden in der Regel, wenn die aufrechte Körperhaltung eingenommen wird, da die verkürzte Muskulatur hier verlängert wird.

Der Beginn der Beschwerden ist meist unspektakulär und vom Patienten zeitlich nur ungefähr zu bestimmen. In der Regel ist ihm kein beschwerdeauslösender Faktor bekannt.

> **Wichtig**
>
> Häufig geht eine **zunehmende Haltungsmonotonie** in Verbindung mit **abnehmender ausgleichender Bewegung** dem Beschwerdebeginn voraus.

Der Beschwerdeverlauf ist, oft über Jahre hinweg, **langsam zunehmend**. Er kann von schmerzfreien Intervallen unterbrochen sein, die tendenziell kürzer und deren Abstände voneinander größer werden. Hieraus kann sich ein Dauerschmerz entwickeln.

Die Patienten schildern zeitweise starke Beschwerden, die durch Verharren in einer Ausgangsstellung, Stress oder Kälte provoziert und durch Bewegung oder Wärme gelindert werden können.

> **❯ Beispiel**
>
> ▬ Patienten beschreiben eine Morgensteifigkeit oder verstärkte Schmerzen am Morgen, die im Laufe des Tages abnehmen, oder einen Anlaufschmerz nach längerem Sitzen, der durch Umhergehen allmählich nachlässt. Schwimmen, Spaziergänge und sogar Wanderungen und Joggen werden als beschwerdelindernd angegeben.
>
> ▬ Warme Bäder, Saunabesuche und Urlaubsaufenthalte in warmen Ländern können zu einer Reduktion der Beschwerden führen. Klimaanlagen oder nasskaltes Wetter verstärken dagegen häufig die Beschwerden.

Im Inspektionsbefund können **Einziehungen der Haut** über der kontrakten Muskulatur und eine **sichtbare Annäherung der kontrakten oder hyperton tendomyotischen Muskeln** zu finden sein. Nicht selten ist der **Turgor der Haut** über der Kontraktur **erhöht**; das gesamte Gewebe reagiert auf Abhebe- und Verschiebegriffe äußerst schmerzhaft.

Die Dekontraktion des kontrakten Muskels ist schmerzhaft eingeschränkt, seine Verkürzung jedoch schmerzfrei möglich.

> **❯ Beispiel**
>
> Ein Patient mit einer Kontraktur des M. subscapularis kann beispielsweise die Innenrotation und Adduktion im Schultergelenk schmerzfrei und endgradig durchführen. Abduktion und Außenrotation sind dagegen schmerzhaft eingeschränkt. Der Patient gibt einen Kontraktionsschmerz der hypoton tendomyotischen Muskulatur des M. deltoideus, des M. supraspinatus oder des M. infraspinatus an.

Die Verifizierung dieser Arbeitshypothese erfolgt durch die entsprechende Probebehandlung.

Mechanisches Überlastungsödem (s. auch Kap. 2.4.3)

Mechanische Überlastungsödeme im Muskelgewebe und im Bereich der sehnigen Insertionen werden durch die **Wiederholung gleichförmiger Bewegungen**, die in der Regel mit einer gewissen Kraftanwendung verbunden sind, verursacht, wie z. B. das Schneeschippen im Winter. Darüber hinaus können Traumen, die mit **Zerrungen** einhergehen, wie bei einem Sturz, oder eine ungewöhnlich starke Muskelkontraktion bei einer spontanen Abwehrreaktion zu mechanischen Überlastungsödemen führen. Im Bereich kleiner Gelenke können Zerrungen durch Traktion oder Scherkräfte mechanische Überlastungsödeme verursachen.

Der Beginn der Beschwerden ist in der Regel sehr plötzlich und von starker Intensität, sodass der Patient den Zeitpunkt meist präzise angeben kann, auch wenn er bereits eine geraume Zeit zurückliegt. Die auslösenden Faktoren sind dem Patienten zumeist bekannt.

> **Wichtig**
>
> Häufig handelt es sich um **eine für den Patienten ungewöhnliche Beanspruchung**, sei es, dass er eine ihm geläufige Tätigkeit außergewöhnlich lang oder mit ungewöhnlich viel Kraft verrichtet hat, oder dass er eine für ihn ganz ungewohnte Tätigkeit längere Zeit durchführen musste.

> **Beispiel**
>
> — Ein Student, der nur in den Semesterferien Taxi fährt und durch das permanente Treten der Fußpedale ein mechanisches Überlastungsödem im M. tibialis posterior rechts entwickelt, leidet unter einer akuten Lumboischialgie.
>
> — Ein Patient, der einmal im Jahr seine gepflasterte Garageneinfahrt mit einem Hochdruckreiniger säubert, entwickelt durch die kräftige Druckbewegung der Arme z. B. ein mechanisches Überlastungsödem der Bauchmuskulatur und/oder der Mm. pectorales und leidet unter akuten Rücken- oder Schulterschmerzen.
>
> — Eine Patientin, die unbemerkt mit ihrem weiten Ärmel in einer Türklinke hängen bleibt und daher ungebremst weitergeht, zerrt sich beispielsweise das Akromioklavikulargelenk oder Sternoklavikulargelenk. Das dort entstandene mechanische Überlastungsödem hat ein akutes Schulter-Nacken-Syndrom zur Folge.

Der Patient leidet **akut** unter **sehr starken Schmerzen**, die im weiteren Verlauf häufig gleich bleibend stark sind oder nach einer gewissen Zeit, in der das Ödem resorbiert wird, langsam abnehmen.

> **Wichtig**
>
> Ein stark ausgeprägtes mechanisches Überlastungsödem kann zusätzlich zu efferenten Beschwerdephänomenen einen lokalen Schmerz am Ort der Überlastung verursachen.

Die Beschwerden verstärken sich bei Bewegung, insbesondere wenn sie mit einer gewissen Kraftanstrengung verbunden ist, sowie bei Stress und Kälte. Manche Patienten geben darüber hinaus an, dass sie Wärme lokal auf bestimmten Körperarealen oder aber global als unangenehm empfinden. In Ruhepositionen lassen die Beschwerden nach; gelegentlich werden lockernde Bewegungen mit geringfügigem Bewegungsausschlag ohne Kraftanstrengung als beschwerdelindernd empfunden.

> **Beispiel**
>
> — Patienten geben oft zunehmende Schmerzen beim Gehen an, die im Sitzen oder Liegen abnehmen.
>
> — Patienten mit einem mechanischen Überlastungsödem der innenrotierenden, adduzierenden Schultermuskulatur oder der Bauchmuskulatur geben an, dass sie ziehende oder schiebende Tätigkeiten nicht mehr ausführen können. Ebenso kann das Heben und Tragen auch leichterer Gegenstände mit Rücken- oder Schulterschmerzen z. B. im Bereich des M. deltoideus verbunden sein.
>
> — Bei einem mechanischen Überlastungsödem der finger- und handflektierenden Muskulatur kann das Zudrehen eines Deckels oder das Schneiden von Brot zu Schmerzen in der Schulter oder in den finger- und handextendierenden Muskeln führen. In besonders stark ausgeprägten Fällen kann bereits das Halten einer Kaffeetasse oder eines Reagenzglases nicht mehr möglich sein.
>
> — Ein mechanisches Überlastungsödem des M. tibialis posterior kann zu akut einschießenden Knieschmerzen beim Treppensteigen führen.
>
> — Eine Patientin gibt an, dass sie zeitgleich mit dem Beschwerdebeginn ihr gewohntes warmes Vollbad „nicht mehr verträgt". Es führt im Rahmen der reflektorischen infrastrukturellen Reaktion zu so starken Kreislaufproblemen und Kopfschmerzen, dass sie das Bad vorzeitig abbrechen muss.

Typisch für die Beschwerden ist, dass sie im Tagesverlauf zunehmen. Gibt der Patient sogar einen **Ruheschmerz** an, also einen Dauerschmerz, der durch stärkere Bewegung zunimmt, liegt mit großer Wahrscheinlichkeit ein mechanisches Überlastungsödem vor.

Im Inspektionsbefund findet sich in der Regel ein mechanisches Überlastungsödem am Ort der Überlastung, das eine **hohe Druckdolenz** aufweist.

Sowohl die exzentrische als auch die konzentrische Muskelkontraktion kann als schmerzhaft empfunden werden. Daher können nicht nur Bewegungen in aufrechter Körperhaltung, sondern auch Bewegungen in krummer Körperhaltung zu einer Zunahme der Beschwerden führen.

> ### Beispiel
>
> Ein Patient mit einem Ansatzreiz des M. subscapularis am Tuberculum minus kann weder die Abduktion und Außenrotation noch die Innenrotation und Adduktion im Schultergelenk schmerzfrei und endgradig durchführen, da beide Bewegungen die Nozizeption des Störfaktors erhöhen. Der Patient gibt einen Kontraktionsschmerz der hypoton tendomyotischen Muskulatur des M. deltoideus, des M. supraspinatus oder des M. infraspinatus beim Anschnallen im Autositz oder beim Waschen der Haare an. Beim Verlassen dieser Positionen im Sinne einer Schulteradduktion, -extension und -innenrotation wie auch bei Tätigkeiten hinter dem Rücken wie dem Binden einer Schürze spürt der Patient den Dekontraktionsschmerz der jetzt hyperton tendomyotisch geschalteten Muskulatur des M. deltoideus, des M. supraspinatus oder des M. infraspinatus.

> ### Wichtig
>
> Die **Schmerzhaftigkeit zweier gegensätzlicher Bewegungsrichtungen** kann auf ein mechanisches Überlastungsödem zurückzuführen sein, muss jedoch nicht zwangsläufig darauf hindeuten.

In der Praxis wird die Schmerzhaftigkeit gegensätzlicher Bewegungswege ebenfalls häufig durch nozizeptive Afferenzen unterschiedlicher Störfaktoren und entsprechend unterschiedliche Schonprogramme verursacht.

> ### Beispiel
>
> So kann ein Leistenschmerz als Ausdruck einer hypotonen Tendomyose der hüftflektierenden Muskulatur zum Schutz kontrakter hüftextensorischer Muskeln beim Anheben des Beines im Stand auftreten.

Tritt dagegen bei einem Ausfallschritt ein Dekontraktionsschmerz der hyperton tendomyotischen hüftbeugenden Muskeln des hinteren Beines auf, kann eine Kontraktur der Bauchmuskulatur oder der adduzierenden, innenrotierenden Schultermuskulatur die Ursache sein.

Beide Schmerzphänomene könnten jedoch auch infolge eines mechanischen Überlastungsödems der hüftextensorischen Muskulatur auftreten.

Die Verifizierung dieser Arbeitshypothese erfolgt durch die entsprechende Probebehandlung.

> ### Wichtig
>
> Die eindeutige Abgrenzung einer Kontraktur von einem mechanischen Überlastungsödem ist nicht immer möglich; es bestehen fließende Übergänge zwischen beiden Störfaktoren. Dennoch ist eine Differenzierung notwendig, um die adäquaten therapeutischen Maßnahmen ergreifen zu können (☐ Tabelle 4.3).

Andere Störfaktoren (s. auch Kap. 2.4.4 und 2.4.5)

Gibt es keinerlei Hinweis auf die drei oben genannten Störfaktoren, ermöglicht die Funktionsanalyse auch die Feststellung weiterer potenzieller Afferenzen. Informationen aus Anamnese und Inspektion können auf eine **Narbe** als Ursache einer Bewegungseinschränkung hindeuten, wenn die Beschwerden sich postoperativ, oft im Verlauf mehrerer Jahre, zunehmend entwickelt haben und die Probebehandlung muskulärer Störfaktoren aufgrund der Schonhaltung in unmittelbarer Nähe der Narbe keinen Erfolg gebracht hat.

Ebenso kann nach einem Trauma mit längerer Ruhigstellung die **Kapselschrumpfung** eines Gelenkes zu einem Störfaktor werden. Das diagnostische Verfahren der Funktionsanalyse zeigt auf, ob die Anwendung muskulärer Techniken an gelenkumgebender Muskulatur oder die Behandlung von muskulären Störfaktoren, die topographisch entfernt liegen, zu einer Verringerung der Bewegungseinschränkung führen, oder ob eine lokale Behandlung des Gelenks mit Traktion und Mobilisation zurzeit im Vordergrund steht.

◼ **Tabelle 4.3.** Gegenüberstellung charakteristischer Merkmale von muskulären Kontrakturen und mechanischen Überlastungsödemen

Beschwerde – Parameter	Muskuläre Kontraktur	Mechanisches Überlastungsödem
Beginn	Unspektakulär, ohne konkreten Zeitpunkt	Plötzlich, akut, konkreter Zeitpunkt
Auslösender Faktor	Länger bestehende Haltungsmonotonie und Bewegungsmangel ohne konkreten auslösenden Faktor	Konkreter auslösender Faktor, dem Patienten häufig geläufig; Bewegungsmonotonie und Traumen
Verlauf	Allmählich zunehmend	Akut gleich bleibend, u. U. abnehmend
Ausprägung	Geringfügig bis stark	Stark bis sehr stark, u. U. heftige Schmerzattacken
Provokation	Aufrechte Körperhaltung	Aufrechte Körperhaltung und krumme Körperhaltung möglich
	Monotone Positionen, längere Ruhe	Stärkere Bewegung
	Stress	Stress
	Kälte	Kälte
	Dekontraktion des betroffenen Muskels	Wärme
		Dekontraktion und Kontraktion des betroffenen Muskels
Reduktion	Bewegung	Ruhe
	Wärme	U. U.: kleine kraftarme Bewegungen
		Hitze

Wichtig

Oft liegt eine Kombination der genannten Störfaktoren der posttraumatischen Bewegungseinschränkung zugrunde.

Sind Diagnosen gestellt, die primär auf andere schmerzauslösende Faktoren hinweisen, wie beispielsweise bei einer **Gelenkarthrose,** so ermöglicht die Funktionsanalyse einen beschwerdeorientierten Ansatz: Eine Arthrose mit pathomorphologisch verändertem Gelenk als primäre Afferenz kann zu einer Schonhaltung führen, aus der muskuläre Kontrakturen oder muskuläre Überlastungsödeme resultieren, sog. Sekundärafferenzen. Mit der Funktionsanalyse lässt sich bestimmen, ob zurzeit die Nozizeption des Gelenks oder die Nozizeption der sekundär entstandenen muskulären Störfaktoren im Vordergrund steht und für die bestehende Beschwerdesymptomatik verantwortlich ist (s. auch Kap. 10).

Besteht der Verdacht einer **Nervenwurzelreizung bei Bandscheibenprolaps** mit ausstrahlenden Schmerzen und Sensibilitätsstörungen, wird der klassische neurologische Status durchgeführt, der eine Überprüfung des betroffenen Dermatoms, Myotoms und der entsprechenden Reflexe beinhaltet (s. auch Kap. 10).

Wichtig

Unabhängig von der Diagnose sollte der Therapeut immer herausarbeiten, ob Fehlbelastungen des Skelettsystems, muskuläre Kontrakturen oder mechanische Überlastungsödeme für das Beschwerdebild verantwortlich sind oder dazu beitragen.

Das gelingt, wenn man die Diagnose kurzzeitig in den Hintergrund stellt und **beschwerdeorientiert** arbeitet.

4.2.2 Ort des Störfaktors

Zeitweilige Fehlbelastungen des Skelettsystems infolge krummer Körperhaltung müssen nicht genauer lokalisiert werden, da sie alle mit der gleichen diagnostischen Maßnahme erfasst werden. Die Frage nach dem Ort des Störfaktors bezieht sich daher auf muskuläre Kontrakturen und mechanische Überlastungsödeme. Die Befundaufnahme liefert verschiedene **Hinweise auf die Lokalisation des vermutlichen Störfaktors** durch Kenntnis

- des **auslösenden Faktors,**
- des **Schonprogramms,**
- von **therapeutisch wirksamen Maßnahmen.**

Auslösender Faktor

Kann der Patient Tätigkeiten oder Faktoren nennen, die zu seiner Beschwerdesymptomatik geführt haben, so gibt deren detaillierte Beschreibung den ersten entscheidenden Hinweis, wo Verkürzungen oder mechanische Überlastungsödeme vorliegen können. Häufig sind **Veränderungen der Lebensumstände** für die Bildung von Störfaktoren verantwortlich.

❯ Beispiel

- Eine Wohnungsrenovierung mit dem Streichen von Wänden und Türen bedeutet z. B. eine ständige Arbeit der fingerflektierenden Muskulatur; ein Umzug mit dem Tragen schwerer Kisten eine Annäherung der ventralen Rumpfmuskulatur und der adduzierenden, innenrotierenden Muskeln der Schultern.
- Der Verlust eines Hundes führt dazu, dass gewohnheitsmäßige bewegungsintensive Spaziergänge aufgegeben werden, und gibt der muskulären Überlastung am Arbeitsplatz eine neue Bedeutung.
- Der Beginn einer Diplomarbeit bringt vermehrtes Sitzen in krummer Körperhaltung mit entsprechenden Verkürzungen mit sich. Die intensive Arbeit am Computer fordert fingerflektierende und pronatorische Muskelaktivität; die Schultern sind innenrotiert und adduziert, der Schultergürtel ist in der Regel protrahiert und hochgezogen. Die horizontal adduzierende Schultermuskulatur und die Nackenmuskulatur sind angenähert. Die Arbeit mit der PC-Maus bedeutet eine ständige Konkavwölbung der Handinnenfläche mit Annäherung der opponierenden Daumenmuskulatur.

ℹ Tipp

Folgende Anhaltspunkte können Hinweise auf die **Lokalisation** muskulärer Kontrakturen oder mechanischer Überlastungsödeme geben:

Wo wird eine Haltungsmonotonie erkennbar mit einer Annäherung bestimmter Muskeln? ⇒	Hinweis auf muskuläre Kontraktur
Wo wird eine Bewegungsmonotonie erkennbar mit der wiederholt gleichförmigen Beanspruchung bestimmter Muskeln? ⇒	Hinweis auf mechanisches Überlastungsödem
Wo wurden muskuläre oder gelenkige Strukturen einer Zerrung ausgesetzt? ⇒	Hinweis auf mechanisches Überlastungsödem

Schonprogramm

Die Angaben des Patienten bezüglich der **Beschwerdeprovokation und -reduktion** erlauben einen Einblick in die aktuellen Schonprogramme. Unter dem Einfluss des nozizeptiven somatomotorischen Blockierungseffekts wählt er Bewegungsmuster, die seinen Störfaktor schützen und daher die Beschwerden reduzieren. Die Beschwerdeprovokation bei bestimmten Bewegungen bedeutet, dass der Patient das erforderliche Schonprogramm verlässt; in diesen Situationen ist der Störfaktor einer deutlich erhöhten Nozizeption ausgesetzt.

Der Therapeut ordnet die Informationen aus Anamnese und Inspektion möglichen Lokalisationen zu. Für **muskuläre Kontrakturen** und für **mechanische Überlastungsödeme** bedeutet eine Verlängerung des betreffenden Muskels eine erhöhte Nozizeption, sodass sich die Frage stellt, welche Muskulatur bei der schmerzauslösenden Bewegung verlängert und bei der schmerzreduzierenden wieder angenähert wird. Darüber hinaus sollte man überlegen, welche Gelenke bei der schmerzauslösenden Bewegung eine vermehrte Kompression oder Traktion erfahren, da beides für mechanisch überlastete Gelenke eine erhöhte Nozizeption bedeutet.

Im Gegensatz zur Kontraktur erfahren **mechanische Überlastungsödeme** sowohl bei Bewegungen in Verlängerung der betroffenen Muskulatur als auch bei Bewegungen in Verkürzung eine erhöhte Nozizeption. Daher sind häufig beide Bewegungswege schmerzhaft. Erst wenn die Position der geringsten Nozizeption erreicht ist, tritt die

Schmerzreduktion ein. Sie befindet sich häufig im mittleren Bewegungsausmaß.

> **Beispiel**
>
> Ein Patient mit akuter Lumboischialgie bei Symphysenansatzreiz wird einen einschießenden Rückenschmerz verspüren, wenn er aufgefordert wird, in Rückenlage die Beine auszustrecken. Sowohl die Bewegung als auch die Position mit gestreckt liegenden Beinen lösen eine Flut nozizeptiver Afferenzen durch die Zugwirkung auf die Symphyse aus. Der Patient gibt einen „vernichtenden" Rückenschmerz an. Will er daraufhin instinktiv die Beine anstellen, bewirkt auch diese Bewegung einen Zug auf die ansatzgereizten Fasern der Bauchmuskulatur mit entsprechender Nozizeption. Die Bewegung erfolgt langsam, Bein für Bein unter starken Rückenschmerzen. Sind die Beine angestellt und ist die Bauchmuskulatur folglich angenähert und entspannt, nimmt die Nozizeption des Symphysenansatzreizes ab und der Rückenschmerz lässt nach.

> **Wichtig**
>
> Charakteristisch für Schonpositionen ist, dass die Linderung der Beschwerden in der Regel hinfällig ist, wenn diese Positionen verlassen werden.

> **Beispiel**
>
> Bei bestehender Kontraktur der Bauchmuskeln tritt bei längerem Stehen ein Rückenschmerz auf. Der Schmerz verringert sich beim Anbeugen der Beine und Krümmen der Wirbelsäule, da die nozizeptiven Afferenzen durch die Annäherung der Bauchmuskulatur abnehmen. Sobald sich der Patient streckt, ist sein Rückenschmerz in Form einer hypotonen Tendomyose der Rückenmuskulatur wieder da. Im Inspektionsbefund kann man u. U. ein stark aufgerichtetes Becken mit Einschnürungen im Bereich des M. transversus abdominis finden.

Im Rahmen einer ersten Behandlungseinheit kann der Ort der Störfaktoren oft noch nicht eindeutig festgelegt werden, sodass eine **grobe Differenzierung möglicher Afferenzen** hilfreich ist.

> **Tipp**
>
> Da die tendomyotisch geschalteten Muskeln einen wirkungsvollen Schutz der Störfaktoren gewährleisten, findet sich in der Regel zumindest ein **Störfaktor in räumlicher Nähe zum Schonprogramm**, evtl. im selben Körperabschnitt. Nicht selten liegt eine Afferenz in der zur hypotonen Tendomyose antagonistisch arbeitenden Muskulatur. Zur vollständigen Beseitigung der Beschwerden ist die Suche nach weiteren Störfaktoren im ganzen Körper jedoch unerlässlich!

Nach Analyse der beschwerdeprovozierenden und -reduzierenden Bewegungen kann eine **Arbeitshypothese** aufgestellt werden. Sie dient dazu, **Störfaktoren grob zu lokalisieren.**

Im Folgenden werden einige Beispiele für Arbeitshypothesen beschrieben:

Arbeitshypothese: Störfaktor rechte oder linke Körperhälfte

Bei **muskulären Kontrakturen** einer Körperhälfte verstärken sich die Beschwerden bei Bewegungen, die bestimmte Muskelgruppen eines Arms bzw. eines Beins in Verlängerung bringen, bei **mechanischen Überlastungsödemen** darüber hinaus, wenn sie angenähert werden.

> **Beispiel**
>
> Beispiele für die **Beschwerdeprovokation**
> - Elevationsbewegung des rechten Arms,
> - Abstoßbewegung des linken Beins.

> **Tipp**
>
> - Rechtshänder haben häufig Beschwerden im rechten Arm oder Schulter-, Nackenbereich durch die muskuläre Überlastung des rechten Arms.
> - Besteht eine stark ausgeprägte Arthrose eines Knie- oder Hüftgelenks, so führt die Schonung dieser Gelenke beim Gehen oft zu einer vermehrten Beanspruchung von Muskeln des anderen Beines.

Arbeitshypothese: Störfaktor ventral liegende Rumpfmuskulatur

Die Beschwerden verstärken sich bei Bewegungen, die die ventralen Muskelverbände in Verlängerung bringen. Unter dem Begriff „ventral liegende Rumpfmuskulatur" werden horizontal adduzierende und innenrotierende Muskeln der Schulter sowie thoraxsenkende, rumpf- und hüftflektierende Muskeln zusammengefasst, wie z. B. die Mm. pectorales major et minor, der M. subscapularis, die Mm. intercostales externi et interni, der M. rectus abdominis, die Mm. obliquii externi et interni und der M. iliopsoas.

> **Beispiel**

Beispiele für die **Beschwerdeprovokation**
- Stehen, Schlittschuhfahren,
- Aufhängen der Wäsche, Fensterputzen,
Ein- und Ausräumen hoher Regale und Schränke,
- Bauchlage und Rückenlage mit gestreckten Beinen.

Bei **muskulären Kontrakturen** verringern sich die Beschwerden in Positionen, die eine Annäherung der ventralen Muskelverbände bedeuten.

> **Beispiel**

Beispiele für die **Beschwerdereduktion**
- Sitzen, Hinhocken,
- Rückenlage mit angestellten Beinen, Stufenbettlagerung, Seitlage mit angezogenen Beinen,
- Abstützen mit den Armen an Tischplatte, Arbeitsfläche etc.

Bei **mechanischen Überlastungsödemen** kann der Bewegungsweg in diese Positionen oder eine sehr starke Annäherung schmerzhaft sein.

Arbeitshypothese: Störfaktor dorsale Beinkette

Die Beschwerden verstärken sich bei Bewegungen, die die dorsal liegenden Muskelverbände der Beine in Verlängerung bringen. Unter dem Begriff „dorsale Beinkette" werden hüftextensorische, plantarflektierende und zehenflektierende Muskeln zusammengefasst, wie beispielsweise der M. glutaeus max., der M. piriformis, der M. adductor magnus, der M. tibialis posterior, der M. flexor hallucis longus und der M. flexor digitorum brevis.

> **Beispiel**

Beispiele für die **Beschwerdeprovokation**
- Sitzen,
- Bückbewegungen, Zubinden der Schuhe,
- Treppensteigen, Bergaufgehen,
- Rückenlage mit angestellten Beinen, Stufenbettlagerung.

Bei **muskulären Kontrakturen** verringern sich die Beschwerden in Positionen, in denen die Muskeln der dorsalen Beinkette angenähert werden.

> **Beispiel**

Beispiele für die **Beschwerdereduktion**
- Sitzhaltung mit vermehrter Hüftstreckung und Plantarflexion („liegendes Sitzen"),

- Stehen,
- Rückenlage mit gestreckten Beinen, Bauchlage.

Bei **mechanischen Überlastungsödemen** können der Bewegungsweg in diese Positionen und eine sehr starke Annäherung schmerzhaft sein.

Arbeitshypothese: Störfaktor obere Körperhälfte

Die Beschwerden verstärken sich gezielt bei Aktivitäten der Arme, wie z. B.:

> **Beispiel**

- Zubinden einer Schürze.

Arbeitshypothese: Störfaktor untere Körperhälfte

Die Beschwerden verstärken sich gezielt bei Aktivitäten der Beine, wie z. B.:

> **Beispiel**

- Hockbewegungen.

! Vorsicht

Die häufig bestehende räumliche Nähe zumindest eines Störfaktors zu dem Beschwerdebild des Patienten darf nicht dazu führen, dass man sich generell auf diese Körperregion beschränkt. Dies kann dazu führen, dass die Behandlung stagniert oder der Behandlungserfolg ausbleibt!

Therapeutisch wirksame Maßnahmen

In der Anamnese zeigt oder benennt der Patient manchmal Bewegungen und Maßnahmen, die eine heilende Wirkung auf seinen Störfaktor haben. Er beschreibt als Folge eine Reduzierung seiner Beschwerden. Es ist oft nicht einfach zu differenzieren, ob die Verringerung der Beschwerden auf die Einnahme einer Schonhaltung oder auf die therapeutische Wirkung einer Maßnahme zurückzuführen ist.

Der entscheidende Unterschied ist die deutlich **länger anhaltende Beschwerdelinderung** nach einer therapeutisch wirksamen Maßnahme, die es ermöglicht, auch eine vormals schmerzprovozierende Bewegung besser auszuführen.

Darüber hinaus weisen diese Maßnahmen oder Bewegungen im Allgemeinen **Elemente der aufrechten Körperhaltung** auf im Gegensatz zu den üblichen Schonpositionen.

> ## ❯ Beispiel

Bei bestehender Kontraktur der Bauchmuskulatur tritt ein Rückenschmerz infolge der hypoton tendomyotischen Rückenmuskulatur bei längerem Stehen auf. Der Patient zeigt Räkelbewegungen und eine Streckübung im Türrahmen, die zunächst noch schmerzen, nach mehrmaliger Wiederholung jedoch gut tun; er gibt an, im Anschluss ca. 20 Minuten wieder seiner Arbeit im Stehen nachkommen zu können, bis die Schmerzen erneut einsetzten (= Dekontraktion der Bauchmuskulatur als **therapeutisch wirksame Maßnahme**).

Setzt sich dagegen der Patient in krummer Körperhaltung hin, so lässt der Schmerz der hypoton tendomyotisch geschalteten Rückenmuskulatur sofort nach. Im Moment des Aufstehens ist der Schmerz in der Regel jedoch in unveränderter Intensität vorhanden (= **Schonprogramm** mit Annäherung der Bauchmuskulatur).

ℹ️ Tipp

Therapeutische Maßnahmen, die der Patient selber herausgefunden hat, sind meist Bewegungen oder Übungen, bei denen bestimmte Muskeln zur **Dekontraktion** gebracht werden. Manchmal zeigt der Patient massierende Griffe auf bestimmten Muskeln oder einzelne Druckpunkte, die zu einer längerfristigen Beschwerdelinderung führen und das Bestehen eines muskulären Störfaktors nahe legen.

4.3   Probebehandlung

Die **Arbeitshypothese** bestimmt den weiteren Verlauf der Funktionsanalyse. Um sie zu verifizieren, wählt der Therapeut **Funktionsstörungen am Bewegungssystem des Patienten** aus. Er führt dann eine **diagnostische Maßnahme** durch, die einen therapeutischen Effekt auf den vermutlichen Störfaktor hat, und kontrolliert sogleich die erhobenen Funktionsstörungen, die daher auch als **Kontrollbefunde** bezeichnet werden (◘ Abb. 4.3).

4.3.1   Kontrollbefunde

Funktionsstörungen am Bewegungssystem des Menschen sind häufig **Ausdruck globaler Schonprogramme** unter dem Einfluss des supraspinal aktivierten nozizeptiven somatomotorischen Blockierungseffekts. Es handelt sich primär um

- schmerzfreie oder schmerzhafte **Bewegungseinschränkungen,**
- **Schonhaltungen** oder Bewegungsmodifikationen,
- **druckdolente Muskeln, Sehnen und Gelenke,**
- **muskuläre Schwächen** im Rahmen der arthrotendomyotischen Reaktion.

Patienten mit Störfaktoren zeigen grundsätzlich Funktionsstörungen ihrer Bewegungsabläufe. Dennoch ist es

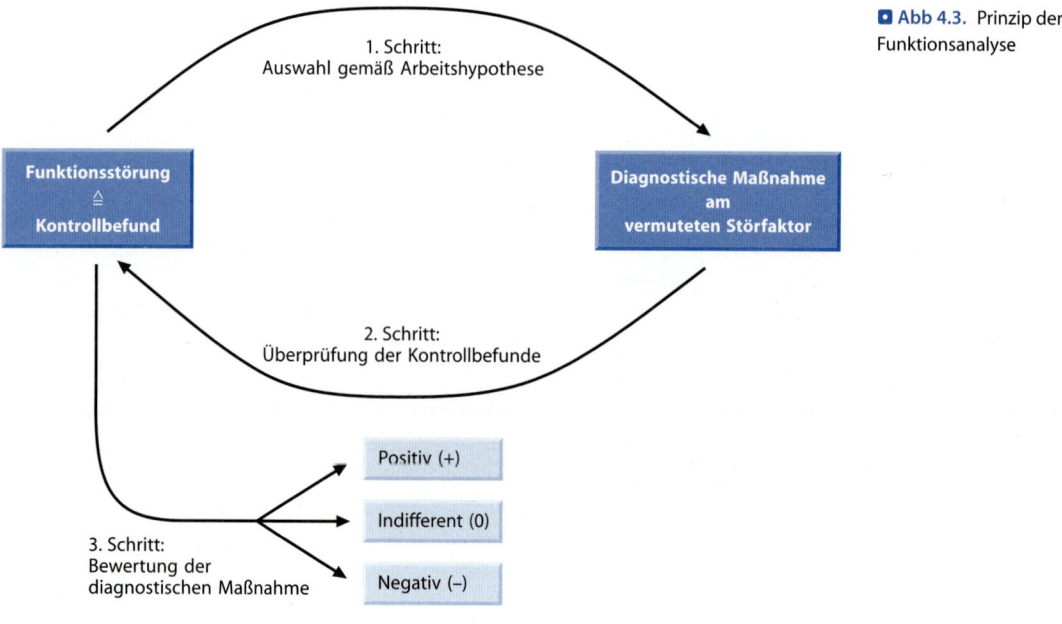

◘ **Abb 4.3.** Prinzip der Funktionsanalyse

nicht immer einfach, für die Funktionsanalyse **geeignete Kontrollbefunde** zu finden.

> **Wichtig**
>
> Die Kontrollbefunde müssen eindeutig feststellbar und möglichst objektivierbar sein. Nur deutliche, reproduzierbare Befunde sollten für die Funktionsanalyse herangezogen werden.

Kontrollbefunde für die Funktionsanalyse sind beispielsweise:
- Bewegungseinschränkungen,
- Ruheschmerz,
- TH-5-Wippen,
- Skapuladrehung,
- Druckdolenz,
- Inspektionsbefunde und
- weitere Befunde.

Bewegungseinschränkungen

Alle schmerzhaften oder nicht schmerzhaften Bewegungseinschränkungen können geeignete Kontrollbefunde sein.

> **Wichtig**
>
> Da Störfaktoren unter dem Einfluss des NSB stets komplexe Bewegungsmuster verändern, kann im Umkehrschluss die Untersuchung eines Gelenks nicht isoliert betrachtet werden. Die Überprüfung der Freiheitsgrade einzelner Gelenke beinhaltet stets die Überprüfung der tendomyotischen Schaltung der Muskulatur, die das Gelenk umgibt (vgl. Kap. 2.2.3 „Reflektorische Veränderung der muskulären Aktivität" und Kap. 3.3 und 3.4).

Das bedeutet, dass jede Beweglichkeitsprüfung eines Gelenks gleichzeitig Aufschluss über die Situation im gesamten Bewegungssystem gibt. Die Untersuchung von Bewegungskomponenten der aufrechten Körperhaltung kann somit als „Abfrage" des globalen Bewegungsmusters der aufrechten Körperhaltung verstanden werden.

Bei der Suche nach Störfaktoren können daher Bewegungseinschränkungen ganz unterschiedlicher Gelenke als Kontrollbefund herangezogen werden.

> **Beispiel**
>
> Eine passiv durchgeführte Untersuchung des Schultergelenks im Stand ergibt eine deutliche Einschränkung der Außenrotation des Schultergelenks bei hängendem Arm und 90° flektiertem Ellbogengelenk:
> - Die innenrotierende Muskulatur kann **kontrakt** sein, die außenrotierende Muskulatur zu ihrem Schutz hypoton tendomyotisch geschaltet sein. Der Patient leidet z. B. unter Schulterschmerzen im Bereich des M. supraspinatus.
> - Die innenrotierende Muskulatur kann **hyperton tendomyotisch**, die außenrotierende Muskulatur hypoton tendomyotisch geschaltet sein zum Schutz von entfernt liegenden Störfaktoren, wie z. B. einer mechanisch überlasteten Bauchmuskulatur oder einer Kontraktur der zehen- und fußflektierenden Muskulatur. Der Patient leidet z. B. unter starken Rückenschmerzen und/oder Knieschmerzen.
> Die Bewegungseinschränkung im Schultergelenk kann bei allen drei Schmerzlokalisationen ein geeigneter Kontrollbefund sein.

Der **Provokation der Hauptbeschwerden** des Patienten kommt eine besondere Bedeutung zu; sie sollte Bestandteil jeder Funktionsanalyse sein.

> **Beispiel**
>
> Ein Patient mit Schulterschmerzen zeigt eine deutliche Bewegungseinschränkung der Elevation, Abduktion und Außenrotation der betroffenen Schulter. Er gibt an, bei diesen Bewegungen genau den Schmerz zu verspüren, der ihn bei seinen alltäglichen Tätigkeiten behindert. Somit sind diese Funktionsstörungen geeignete Kontrollbefunde für die weitere Funktionsanalyse.

Wenn im weiteren Verlauf der Funktionsanalyse diagnostische Maßnahmen an vom Beschwerdeort entfernt liegenden Strukturen einen positiven Effekt auf die Hauptbeschwerden des Patienten haben, kann dies zur Erklärung der bestehenden Zusammenhänge genutzt werden. Die Motivation für die anschließenden therapeutischen Maßnahmen wird dadurch erhöht.

> **Wichtig**
>
> Bei der Provokation der Beschwerden ist darauf zu achten, dass der Patient nur so weit bewegt, bis sein Schmerz beginnt. Das Bewegungsausmaß,

S. 64 → Zahnräder

das das Ende des schmerzfreien Bewegungsausschlages markiert, stellt den Kontrollbefund dar.

Alle weiteren über die Hauptbeschwerden hinaus bestehenden schmerzhaften oder nicht schmerzhaften **Bewegungseinschränkungen des gesamten Bewegungssystems** können als zusätzliche Kontrollbefunde herangezogen werden. Im Idealfall erfassen sie weitere Beschwerden
des Patienten, die für ihn zurzeit nicht im Vordergrund
stehen.

❯ Beispiel

Ein Patient mit akuten Schulterbeschwerden leidet
gelegentlich unter Rückenschmerzen. Vor einigen
Jahren standen akute Kniebeschwerden im Vordergrund, die jetzt in stark abgeschwächter Form nur
noch beim Treppesteigen auftreten. Die gewählten
Kontrollbefunde sind die schmerzhaft eingeschränkte
Schulterelevation und -außenrotation, die Flexion der
Wirbelsäule in Form des Finger-Boden-Abstands und
die endgradig schmerzhafte Knieextension.

Ruheschmerz

In manchen Fällen kennt der Patient keine Bewegung, die
seinen Schmerz hervorruft. Er beschreibt vielmehr einen
gleichförmig anhaltenden Schmerz in Ruhe und bei Bewegung. Dieser Ruheschmerz kann einen Kontrollbefund
darstellen. Er sollte jedoch nach Möglichkeit mit anderen
Kontrollbefunden kombiniert werden, da er für den
Therapeuten nicht überprüfbar ist.

TH-5-Wippen

Das Th-5-Wippen ist ein Funktionstest, mit dessen Hilfe
die störungsfreie Einnahme der aufrechten Körperhaltung überprüft werden kann. Der Therapeut beurteilt die
Streckfähigkeit der verschiedenen Wirbelsäulenabschnitte hinsichtlich
- **Steifigkeit,**
- **Schmerzhaftigkeit** und
- der weiterlaufenden **Bewegungsmuster von Kopf,
Arm und Bein.**

Wichtig

Da die Streckfähigkeit der Wirbelsäule aufgrund
der supraspinalen Modulationsprogramme von
Störfaktoren beeinflusst wird, die sich sowohl

rumpfnah als auch distal befinden können,
kann durch das TH-5-Wippen global das gesamte
Bewegungsmuster der aufrechten Körperhaltung
überprüft werden.

Physiologischerweise geht die Brustkorbhebung mit einer Beckenkippung und Inklinationsbewegung des Kopfes einher. Weiterlaufend bewegt sich der Schultergürtel in
Retroposition.

Beim Vorhandensein von Störfaktoren lassen sich
Einschränkungen des Bewegungsausschlages der oben
genannten Komponenten beobachten, die schmerzhaft
sein können. Die Bewegungskomponenten des Stammes,
auch **„Zahnräder"** genannt (s. auch Kap. 3.2.7), können in
unterschiedlich starkem Ausmaß „gebremst" sein. Deutliche Einschränkungen stellen geeignete Kontrollbefunde
dar. Darüber hinaus lässt das TH-5-Wippen Rückschlüsse
auf die Lokalisation der Störfaktoren zu und trägt somit
zur Verifizierung der Arbeitshypothese bei.

❯ Beispiel

- Durch einen Störfaktor in der oberen Körperhälfte
kann das TH-5-Wippen im thorakalen Bereich steif
sein und zu einem Schmerz im Bereich der Lendenwirbelsäule und zu einer Reklinationsbewegung
des Kopfes führen. Der Störfaktor erfährt durch das
thorakale Wippen eine erhöhte Nozizeption, die
zentralnervös zur Auslösung einer arthrotendomyotischen Reaktion führt. Die Rückenmuskulatur wird in
der Phase der Brustkorbhebung hypoton tendomyotisch geschaltet und weist den charakteristischen
Kontraktionsschmerz auf, die Nackenmuskulatur wird
hyperton tendomyotisch geschaltet und führt zum
Zurückschlagen des Kopfes. Im lumbalen Bereich
dagegen ist der Störfaktor einer geringeren Nozizeption ausgesetzt; es tritt kein Schmerz auf, die Bewegung ist sehr viel weniger gebremst, der Kopf geht
im Bewegungsmuster der aufrechten Körperhaltung
in leichte Inklination.
- Im Gegensatz dazu kann bei einem Störfaktor in
der unteren Körperhälfte das TH-5-Wippen im thorakalen Bereich unauffällig und von der erwarteten
Inklinationsstellung des Kopfes begleitet sein,
während beim Wippen im lumbalen Bereich Schmerz
und Steifigkeit auftreten und eine Reklinationsbewegung des Kopfes zu beobachten ist.

Durchführung des Th-5-Wippens

Das Th-5-Wippen wird **im Sitzen** auf einem stabilen Hocker in ausreichender Höhe durchgeführt. Es ist darauf zu achten, dass die Hüftgelenke des Patienten sich etwas oberhalb der Kniegelenke befinden, um das Bewegungsmuster der aufrechten Körperhaltung zu erleichtern. Die Arme sollten neben dem Körper hängen. Der Untergrund sollte stabil und nicht rutschig sein. Der Patient sollte sich so weit entkleiden, dass Störungen des Bewegungsmusters der aufrechten Körperhaltung von Kopf bis Fuß erkennbar sind und durch die Kleidung keine künstlichen Behinderungen des Bewegungsablaufs geschaffen werden, wie dies beispielsweise bei einem engen Hosenbund der Fall ist.

ℹ️ **Tipp**

Es empfiehlt sich vor Beginn des Th-5-Wippens, den Patienten einige Male sich aktiv aufrichten und wieder entspannen zu lassen. Währenddessen kann der Therapeut die **Bewegungsmuster des Patienten beobachten** und bereits Informationen über modifizierte Bewegungskomponenten sammeln.

Beim eigentlichen Th-5-Wippen **unterstützt der Therapeut die Bewegung des Patienten** und führt ihn passiv aktiv in die Aufrichtung und wieder ein Stück zurück.

Dabei steht er seitlich vom Patienten und umfasst dessen Schultergürtel mit einem Arm von vorn; Hand und Ellbogen oder Schulter dieses Armes haben Kontakt mit den Schultern des Patienten. Es sollte keinerlei behindernder Druck auf das Sternum entstehen.

Die andere Hand liegt flach auf der Wirbelsäule des Patienten und bewegt sich von ca. TH 7, in etwa auf Höhe der Schulterblattspitzen, bis zum Sakrum, um verschiedene Wirbelsäulenabschnitte zu überprüfen (◻ Abb. 4.4a, b). Besondere Bedeutung kommen der **Brustkorbhebung** und der **Beckenkippung** zu.

Es entsteht eine **rhythmische Bewegung** in die dem Patienten mögliche aufrechte Körperhaltung und wieder ein kleines Stück zurück in die krumme Körperhaltung, die mehrmals hintereinander im Wechsel durchgeführt wird.

Die Brustkorbhebung kann mit dem sog. **Dorsokaudalgleiten der Schulterblätter** kombiniert werden, um eine Aussage über das Ausmaß der Retroposition des Schultergürtels und somit v. a. über die Dekontraktionsfähigkeit der horizontal adduzierenden Muskeln der Schulter machen zu können. Dabei wird bei Führung in die Brustkorbhebung der Schultergürtel mit dem ventral liegenden Arm einseitig oder beidseits in Retroposition nach dorsokaudal bewegt. Die hinten liegende Hand muss so platziert sein, dass sie die dabei entstehende Mitbewegung des Schulterblatts nicht behindert (◻ Abb. 4.5).

ℹ️ **Tipp**

Um die Technik und Beurteilung des Th-5-Wippens sicher zu beherrschen, bedarf es einiger Übung. Bevor es daher als Kontrollbefund eingesetzt werden kann,

◻ **Abb. 4.4a,b.** Th-5-Wippen mit Betonung der Brustkorbhebung und Beckenkippung

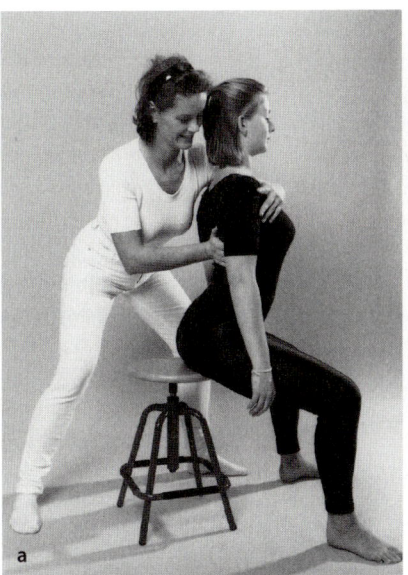
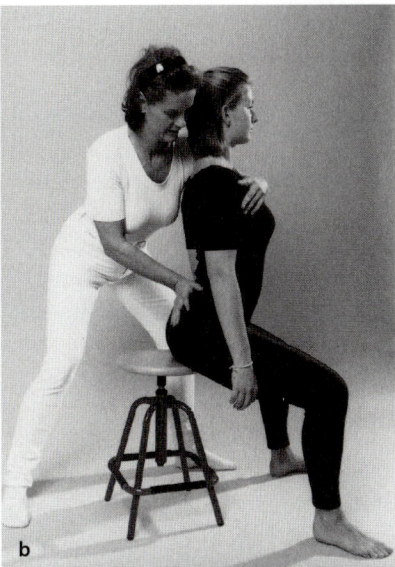

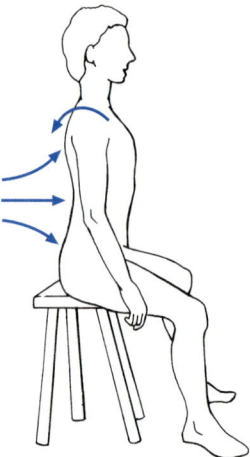

Abb 4.5. Impulsrichtung des hinteren Armes bei verschiedenen Wirbelsäulenabschnitten und des vorderen Armes beim Dorsokaudalgleiten der Skapulae

empfiehlt es sich, diesen Funktionstest an verschiedensten Personen übungshalber durchzuführen, um ein Gespür für „Bremsen" im Bewegungsmuster zu entwickeln und um Abweichungen sehen zu lernen.

Das Th-5-Wippen ist ein sehr sensibler Kontrollbefund und kann bei nahezu allen Beschwerdebildern herangezogen werden.

> **Wichtig**
>
> Folgende **Kontraindikationen** sollten allerdings dringend beachtet werden:
> - sehr starke Schmerzzustände,
> - Schleudertraumen der Halswirbelsäule,
> - Schwangerschaft,
> - frische Operationen (TEP, Bandscheibenoperation etc.),
> - Zustand nach Implantation einer Hüfttotalendoprothese bei ≤90° Hüftflexion,
> - akuter Bandscheibenvorfall,
> - Osteoporose,
> - Schwindel unklarer Genese,
> - Tumore u. a.

Das Th-5-Wippen kann bei den Patienten individuell sehr unterschiedlich ausfallen.

 Tipp

Hypermobile Patienten müssen in der Regel mit größerer Oberkörpervorlage „gewippt" werden als hypomobile Patienten, die bereits in einer vertikalen Ausgangsstellung an ihr endgradiges Bewegungsausmaß gebracht werden können.

Skapuladrehung

Die **Armhebung** nach vorne oben ist eine **kombinierte Bewegung mehrerer Gelenke.** Es erfolgt
- eine Flexion im Schultergelenk,
- eine Rotationsbewegung der Klavikula im Akromioklavikulargelenk und im Sternoklavikulargelenk und
- eine Gleitbewegung des Schulterblattes auf dem Thorax in frontaler und sagittaler Ebene.

Der untere Schulterblattwinkel schwenkt nach ventrolateral. Die letzte Phase der Armhebung wird durch eine Kippbewegung des oberen Schulterblattpols nach dorsal und eine Streckung der Wirbelsäule mit Thoraxhebung und Beckenkippung ermöglicht.

Diese komplexe Bewegung kann unter dem Einfluss von Störfaktoren erhebliche Modifikationen erfahren.

> **Wichtig**
>
> Noch bevor ein Patient Schmerzen verspürt, kann es durch den supraspinal ausgelösten nozizeptiven somatomotorischen Blockierungseffekt zu Veränderungen der Skapuladrehung kommen, die dem Patienten nicht bewusst sind.

Bei der Funktionsüberprüfung der Skapuladrehung wird die Gleitbewegung des Schulterblattes auf dem Thorax bei der Elevation beider Arme beurteilt. Es lassen sich **zwei charakteristische Modifikationen** unterscheiden, die als Kontrollbefund verwendet werden können und bei der Differenzierung möglicher Störfaktoren hilfreich sein können:
- das **Vorlaufphänomen** und
- das **Nachlauf- bzw. Rücklaufphänomen.**

Vorlaufphänomen

Eine **verfrühte Drehbewegung** der Skapula bei Elevation des Armes wird als Vorlaufphänomen bezeichnet (Abb. 4.6).

Ursache ist zumeist eine **Dekontraktionsstörung der adduzierenden und innenrotierenden Schultermuskulatur,** die zwischen Schulterblatt und Oberarm verläuft und

durch die Armhebung verlängert wird, wie z. B. der
M. subscapularis oder der M. teres major.

> **Wichtig**
>
> Eine Dekontraktionsstörung kann bedeuten,
> dass sich hier der Störfaktor in Form einer Kontrak-
> tur oder eines mechanischen Überlastungsödems
> befindet. Darüber hinaus besteht die Möglichkeit
> einer hypertonen Tendomyose dieser Muskulatur
> zum Schutz eines Störfaktors an anderer Stelle.

Die durch die Armhebung erhöhte Nozizeption der dekontraktionsgestörten Muskulatur bewirkt die **hyperton
tendomyotische Schaltung** der Muskeln, die das Schulterblatt drehen, wie des M. trapezius und des M. serratus anterior. Die Mitbewegung der Skapula wird hierdurch
frühzeitig eingeleitet; die Entfernung von Ansatz und Ursprung des M. subscapularis und des M. teres major wird
auf diese Weise zunächst vermieden.

ⓘ Tipp

Im Inspektionsbefund findet sich aufgrund der
vermehrten Aktivierung der schulterblattdrehenden
Muskulatur häufig ein **Schulterhochstand** und
eine bereits in ventrolateraler Richtung eingestellte
Skapula.

Nachlaufphänomen/Rücklaufphänomen

Eine **verspätete Drehbewegung** der Skapula bei Elevation des Armes wird als Nachlaufphänomen bezeichnet
(◘ Abb. 4.7).

Ursache ist zumeist eine **Dekontraktionsstörung des
M. latissimus dorsi**, wobei der Muskel eine Kontraktur
oder ein mechanisches Überlastungsödem aufweisen
oder aber hyperton tendomyotisch geschaltet sein kann.

Eine andere mögliche Ursache können Verletzungen
oder mechanische Überlastungsödeme des **Akromioklavi-
kular- und des Sternoklavikulargelenks** sein. Auch eine
Kontraktur des **M. pectoralis minor** könnte beispielsweise
für ein Nachlaufphänomen verantwortlich sein.

Eine erhöhte Nozizeption der oben genannten Struk-
turen durch die Armhebung kann zu einer verzögerten
Skapuladrehung führen. Sie behindert die störungsfreie
Armhebung, die hierzu erforderliche Verlängerung des
M. latissimus dorsi und des M. pectoralis minor sowie
die Rotationsbewegung der Klavikula und schützt diese
Strukturen. Die Muskeln, die das Schulterblatt drehen,
werden **hypoton tendomyotisch** geschaltet.

ⓘ Tipp

Im Inspektionsbefund findet sich durch die ungenügende Fixierung des Schulterblatts aufgrund des
hypoton tendomyotisch geschalteten M. serratus

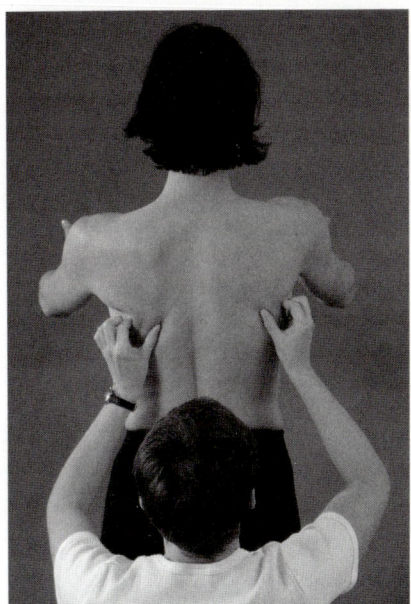

◘ Abb 4.6. Vorlaufphänomen rechts

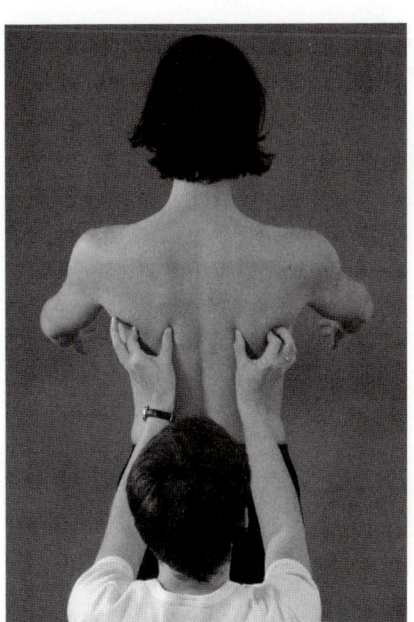

◘ Abb 4.7. Nachlaufphänomen rechts

anterior häufig eine **Scapula alata**; die betroffene Schulter steht tiefer.

Das **Rücklaufphänomen** stellt in diesem Zusammenhang eine Verstärkung des Nachlaufphänomens dar. Das Schulterblatt kann durch die hypoton tendomyotische Schaltung des M. serratus anterior und des M. trapezius zu Beginn der Elevationsbewegung nicht am Thorax fixiert werden; der untere Schulterblattwinkel bewegt sich auf die Wirbelsäule zu. Im weiteren Verlauf der Armhebung geht das Schulterblatt verzögert mit (◘ Abb. 4.8).

Durchführung und Beurteilung der Skapuladrehung

Der Patient steht mit dem Rücken zum Therapeuten. Der Therapeut umfasst beide unteren Schulterblattwinkel mit Daumen und Zeigefinger und fordert den Patienten auf, die Arme sehr langsam nach vorn oben zu bewegen. Der Therapeut macht die Schulterblattbewegung mit seinem Griff mit (◘ Abb. 4.9).

Wichtig		

Entscheidend für die Beurteilung ist die erste auftretende Abweichung der Skapulabewegung vom zu erwartenden Bewegungsmuster, da die am stärksten gefährdeten Strukturen vordringlich geschützt werden.

🛈 Tipp

Bei einer unterschiedlichen Mitbewegung der Skapulae im **Seitenvergleich** stellt sich immer wieder die Frage, ob beispielsweise rechts ein Vorlauf- oder links ein Nachlaufphänomen besteht. In der Regel kann sich der Therapeut an dem Arm orientieren, der Beschwerden macht oder einen deutlichen Inspektionsbefund aufweist.

Der Therapeut sollte die Skapuladrehung übungshalber an verschiedenen Personen durchführen, um ein Gespür für abnorme Bewegungen zu entwickeln.

Die Skapuladrehung sollte nur dann als Kontrollbefund gewählt werden, wenn ihre Modifikation auch dann noch deutlich erkennbar ist, nachdem der Patient einige Male nacheinander die Arme gehoben hat.

Druckdolenz

Muskeln, Sehnen und Gelenke weisen normalerweise keinen Druckschmerz auf. Im Rahmen der arthrotendomyotischen Reaktion können sie jedoch eine Druckdolenz zeigen, die rein reflektorischer Natur ist. Diese **reflektorischen Druckdolenzen** weisen auf die Existenz eines oder mehrerer Störfaktoren hin, deren nozizeptive Afferenzen supraspinal verarbeitet werden und eine **arthrotendomyotische Reaktion** auslösen. Wird ein Störfaktor durch eine therapeutische Maßnahme positiv beeinflusst, ist

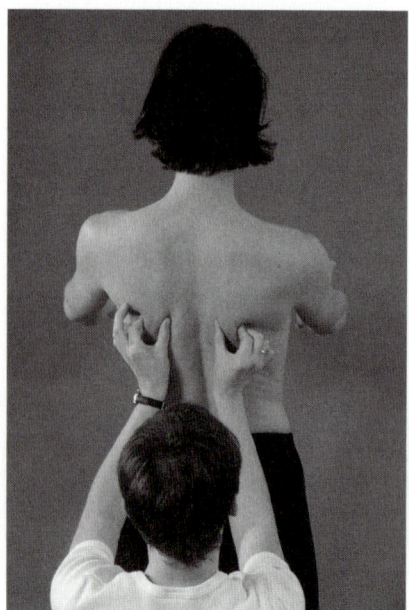

◘ **Abb 4.8.** Rücklaufphänomen rechts

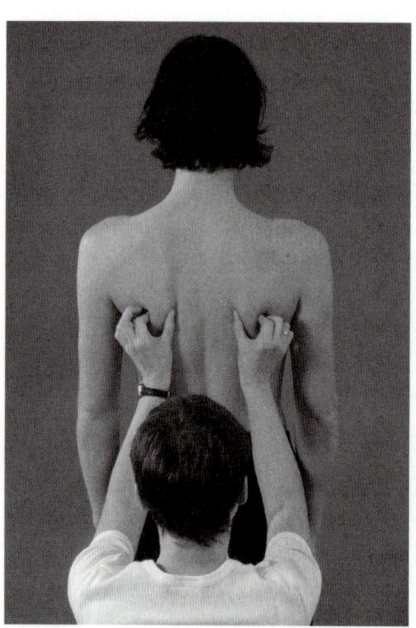

◘ **Abb 4.9.** Ausgangsstellung und Beginn der Bewegung

umgehend eine Abnahme der Druckdolenz zu beobachten, da die Nozizeption der Afferenz verringert wurde und daher die arthrotendomyotische Reaktion in abgeschwächter Form auftritt. Bei negativer Beeinflussung des Störfaktors hingegen kann sich der Druckschmerz verstärken.

> **Beispiel**
> ▬ Ein Patient mit der Afferenz „Biegespannung der Wirbelsäule" gibt in krummer Körperhaltung eine deutliche Druckdolenz des M. pectoralis major (Muskel), der Crista pubica (sehniger Ansatz des M. rectus abdominis) und der sternokostalen Verbindungen 5 und 6 (Gelenk) an, die nach Einnahme der aufrechten Körperhaltung nicht mehr auszulösen sind. Die nozizeptiven Afferenzen der auf Biegung belasteten Wirbelsäule haben hier eine transitorische arthrotendomyotische Reaktion ausgelöst, die durch die starke Reduzierung der nozizeptiven Impulse in aufrechter Körperhaltung nicht mehr nachweisbar ist.
> ▬ Ein Patient mit einer Kontraktur der Bauchmuskulatur kann in krummer Körperhaltung aufgrund der bestehenden Biegebelastung der Wirbelsäule dieselben Druckdolenzen aufweisen, wie oben beschrieben. In diesem Fall führt die Einnahme der aufrechten Körperhaltung zwar zu einer Reduzierung der Biegebelastung, gleichzeitig jedoch zu einer erhöhten Nozizeption der verkürzten Bauchmuskulatur. Die Druckdolenzen werden als Ausdruck der arthrotendomyotischen Reaktion unverändert, u. U. sogar verstärkt wahrgenommen. Eine diagnostische Dekontraktionsbehandlung der verkürzten Bauchmuskulatur würde eine Abnahme der reflektorischen Druckschmerzhaftigkeit zur Folge haben. Wird dagegen eine diagnostische Dekontraktion der hüftextendierenden Muskulatur durchgeführt, die zum Schutz der kontrakten Bauchmuskulatur hyperton tendomyotisch geschaltet sein kann, setzt die Maßnahme in der Efferenz an, und die Druckdolenzen können im Anschluss stärker ausgeprägt sein.

Druckdolenzen können aussagekräftige Kontrollbefunde darstellen. Ihr Nachteil liegt in der ungenügenden Objektivierbarkeit des Schmerzempfindens.

Wichtig
▬ Der Ort der Palpation sollte vor und nach der therapeutischen Maßnahme absolut identisch sein.

▬ Der Therapeut sollte sich um eine gleichförmige Druckintensität bemühen.
▬ Darüber hinaus sind die Angaben von Patienten bezüglich einer Schmerzzunahme bzw. -abnahme oftmals schwer einzuordnen. Da hier Ungenauigkeiten nicht ausgeschlossen werden können, sollten Druckdolenzen **nur in Verbindung mit anderen Kontrollbefunden** verwendet werden.

ⓘ Tipp
Nur Druckdolenzen, die nach wiederholter Palpation konstant reproduzierbar sind, sollten als Kontrollbefund verwendet werden.

Der Therapeut kann eine „**Schmerzpunkteskala**" verwenden, um die Angaben des Patienten besser bewerten zu können. Dabei entspricht der Druckschmerz der ersten Palpation beispielsweise 10 Schmerzpunkten als Ausgangswert. Nach der diagnostischen Maßnahme erfolgt die zweite Palpation zur Kontrolle; dabei soll der Patient die Anzahl der Schmerzpunkte benennen, die nun vorhanden sind. Hat sich deren Anzahl verringert, so ist die diagnostische Maßnahme positiv zu bewerten. Je größer dabei die Differenz zum Ausgangswert ist, umso höher kann die Bedeutung des Störfaktors eingestuft werden.

Es besteht die Möglichkeit, den Ort der Druckschmerzhaftigkeit mit einem Stift zu markieren, wenn es sich um einen wichtigen Kontrollbefund für die Funktionsanalyse handelt.

Prinzipiell können druckdolente Muskeln, Sehnen und Gelenke im ganzen Körper gefunden werden. Für die **Palpation** geeignet sind
▬ **kleine Gelenke** wie das Akromioklavikulargelenk, das Sternoklavikulargelenk und die sternokostalen Verbindungen,
▬ die **Muskelansätze der Bauchmuskulatur** punktuell an den Tubercula pubica über das Leistenband und der Cristae pubicae,
▬ der **Ansatz des M. glutaeus maximus** an der Crista iliaca bis zur Spina iliaca posterior superior und hinter der Linea glutaea posterior,
▬ **druckdolente Muskelbäuche** der finger- und handflektierenden Muskeln, des M. pectoralis major und der zehen- und fußflektierenden Muskeln.

❗ Vorsicht

Die beschriebene **reflektorische Druckdolenz** liegt in der **Efferenz** und ist folglich nicht behandlungsbedürftig. Sie ist nicht zu verwechseln mit der ausgeprägten **Druckdolenz mechanischer Überlastungsödeme**, die eine **Afferenz** darstellen, einen eigenständigen Störfaktor also, der behandelt werden muss.

> **Wichtig**
>
> Besteht der Verdacht, dass es sich bei dem Störfaktor um ein mechanisches Überlastungsödem handelt, muss die Druckschmerzhaftigkeit am Ort der vermutlichen mechanischen Überlastung in jedem Fall als Kontrollbefund hinzugenommen werden. Nur so kann die **Differenzierung** zwischen der oben beschriebenen **reflektorischen Druckdolenz** und der Druckschmerzhaftigkeit eines **mechanischen Überlastungsödems** erfolgen.

Die Differenzierung zwischen reflektorischen Druckdolenzen und autochthonen Reizherden ist im Abschnitt „Diagnostische Beeinflussung mechanischer Überlastungsödeme" in diesem Kapitel zu finden (s. unten).

Inspektionsbefunde

Auffällige Inspektionsbefunde wie beispielsweise ein Schulterhochstand mit einer sichtbaren Annäherung der kraniozervikalen Muskulatur oder ein deutlich reduziertes Armpendel beim Gehen können **Ausdruck des supraspinal ausgelösten Schonprogramms** sein und können sich daher nach diagnostischen Maßnahmen verändern. Doch sollten auch sie nur in Kombination mit anderen Kontrollbefunden verwendet werden, da ihre objektive Beurteilung mitunter schwierig ist.

ℹ Tipp

In der Praxis zeigt sich darüber hinaus, dass Inspektionsbefunde oft zeitverzögert nach mehreren diagnostischen Maßnahmen reagieren, sodass keine eindeutige Zuordnung einzelner Störfaktoren möglich ist.

Weitere Befunde

In manchen Fällen bieten sich zusätzliche Kontrollbefunde an, die **charakteristisch für das zu behandelnde Krankheitsbild** sind. So ist in der Behandlung eines Patienten mit Tinnitus das Bestehen des Ohrgeräusches und seine Intensität ein relevanter Kontrollbefund. Ein „Kloßge-

fühl" im Hals oder neurovegetative Begleitsymptome wie Schwindel oder Übelkeit können in der Funktionsanalyse mit verwendet werden.

Darüber hinaus können Testverfahren aus der Befundaufnahme verschiedenster Therapiekonzepte als Kontrollbefund verwendet werden, um eine Aussage darüber zu erhalten, ob Befundauffälligkeiten Bestandteil des nozizeptiven somatomotorischen Blockierungseffektes sind.

❯ Beispiel

Bei einem Patienten kann ein Vorlaufphänomen des Iliosakralgelenks durch entfernt liegende muskuläre Störfaktoren verursacht und folglich behandelt werden.

Was ist bei der Erhebung der Kontrollbefunde zu beachten?

Die **Wahl der Ausgangsstellung**, in der die Kontrollbefunde erhoben werden, bleibt dem Therapeuten überlassen. Generell ist jede Ausgangsstellung geeignet, in der die Kontrollbefunde deutlich erkennbar sind; häufig entspricht sie der Position, die der Patient in der Anamnese als beschwerdeprovozierend angegeben hat. Bei einem Patienten mit starken Schmerzen kann eine Ausgangsstellung gewählt werden, in der er eine Linderung seiner Beschwerden erfährt.

ℹ Tipp

Die Kontrollbefunde sollten möglichst in einer oder maximal zwei verschiedenen Ausgangsstellungen erhoben werden, damit ihre Überprüfung nicht zu zeitraubend ist. Im weiteren Behandlungsverlauf werden sie meist in der Position erhoben und überprüft, in der aktuell behandelt wird.

Entscheidend für die Aussagekraft von Kontrollbefunden ist ihre **Überprüfung unter den gleichen Gegebenheiten**, unter denen sie erhoben wurden, da Störfaktoren mit jeder Veränderung der Ausgangsstellung, der Unterlagerung und der Körperhaltung des Patienten eine mehr oder weniger starke Nozizeption erfahren können. Das bedeutet, dass Funktionsstörungen in unterschiedlichen Ausgangsstellungen, beispielsweise mit oder ohne ein Kopfkissen in Rückenlage, mit oben neben dem Kopf oder unten neben dem Rumpf abgelegten Armen, unterschiedlich stark ausgeprägt sein können.

Beispiel

- Bei einem Patienten ist die Kopfdrehung nach rechts im Sitz deutlich eingeschränkter als im Stand, da die Kontraktur der extendierenden Muskeln der Hüfte im Sitz mehr nozizeptive Afferenzen aussendet als im Stand. Das Schonprogramm der eingeschränkten Kopfdrehung ist daher im Sitz ausgeprägter.

- Bei einem anderen Patienten ist die Elevation des linken Armes im Stand endgradig schmerzhaft eingeschränkt, im Sitz jedoch unauffällig, da die Kontraktur der Bauchmuskulatur im Sitz weniger Nozizeption erfährt als im Stand. Im Stand wird durch die höhere Längenforderung an die kontrakte Bauchmuskulatur das Schonprogramm ausgelöst.

- Stellt ein Patient mit einer Kontraktur der Bauchmuskulatur in Rückenlage seine Beine an, ist der Kontrollbefund der schmerzhaft eingeschränkten Armelevation und der schmerzhaften Beckenkippung weniger stark ausgeprägt als mit lang ausgestreckten Beinen, da die Nozizeption der Bauchmuskulatur durch die Annäherung herabgesetzt wird und zu einer Verringerung des Schonprogramms führt.

- Unterlagert der Therapeut die Lendenwirbelsäule mit einem Lordosekissen in Rückenlage, erfährt die Kontraktur der Bauchmuskulatur eine gesteigerte Nozizeption durch ihre Verlängerung. Kontrollbefunde wie die schmerzhaft eingeschränkte Außenrotation des Schultergelenks sowie die Druckdolenz der Symphyse können folglich stärker ausgeprägt sein als ohne Unterlagerung.

Bei jedem Wechsel der Gegebenheiten muss der Grad der Funktionsstörung daher erneut festgelegt werden.

Wichtig

- Es sollten nicht zu viele Kontrollbefunde ausgewählt werden, da ihre Überprüfung zeitraubend ist; es sollten aber auch nicht zu wenige Kontrollbefunde erhoben werden, um aussagekräftige Ergebnisse zu erhalten. In der Praxis haben sich **drei bis fünf Kontrollbefunde** bewährt.
- Es sollten nur **deutliche und reproduzierbare, im Idealfall messbare Kontrollbefunde** in der Funktionsanalyse verwendet werden. Geeignet sind Funktionsstörungen, deren Winkel- oder Längenmaß erfasst werden kann.

- Kontrollbefunde können in jeder beliebigen Ausgangsstellung erhoben werden. Wichtig ist jedoch, dass **ihre Überprüfung nach einer diagnostischen Maßnahme in genau derselben Ausgangsstellung** erfolgt! Andernfalls ist das Ergebnis nicht verwertbar. Lagerungsmaterialien müssen bei Kontrollbefunderhebung und Überprüfung ebenfalls identisch sein!

- Funktionsstörungen, die sowohl **rechts** als auch **links** erhoben werden, stellen **zwei eigenständige Kontrollbefunde** dar, wie z. B. die Kopfdrehung zu beiden Seiten.

- Hat sich ein Kontrollbefund im Laufe diagnostischer Maßnahmen so positiv verändert, dass die **Funktionsstörung nicht mehr erkennbar** ist, so hat er seine Aussagekraft verloren und wird **nicht mehr weiter überprüft**. Ggf. wird ein neuer Kontrollbefund herangezogen.

Tipp

Sind Kontrollbefunde nur schwer zu objektivieren, sollte der Therapeut versuchen, dem Patienten und sich selbst **Orientierungspunkte** zu schaffen. So können beispielsweise Markierungen wie ein Klebestreifen am Boden gewährleisten, dass immer dieselbe Position eingenommen wird. Der Patient sollte sich merken, welche Gegenstände er bei der Drehung des Kopfes z. B. im Raum erkennen kann oder wie weit er an der Decke sehen kann bei Reklination des Kopfes. Die Veränderung des Gesichtsfeldes nach einer diagnostischen Maßnahme erleichtert die Überprüfung der Kontrollbefunde.

Die in ◘ Tabelle 4.4 aufgeführten **Vorschläge zur Erhebung von Kontrollbefunden** orientieren sich am Ort der Beschwerden. Sie können jederzeit ergänzt oder auch modifiziert werden, wenn z. B. bestimmte Kontraindikationen es erfordern.

Tipp

Ist es bei einem Patienten problematisch, geeignete Kontrollbefunde zu finden, so gibt es folgende Möglichkeiten:

- Überprüfung des **TH-5-Wippens**, das in der Regel selbst bei geringfügig ausgeprägten Störfaktoren erkennbare Modifikationen zeigt,

4

◪ **Tabelle 4.4.** Ideenpool Kontrollbefunde

Lokalisation der Beschwerden	Typische Beschwerden	Geeignete Kontrollbefunde
Kopf – Hals – Nacken	Schmerz ("Ziehen", "Stechen")	HWS-Bewegungen, v. a. Rotation, Extension, Flexion
	Bewegungseinschränkung, Steifigkeit	Th-5-Wippen
	Tinnitus	Schulterbewegungen
	Schwindel	Skapuladrehung
	Schluckbeschwerden	Ruheschmerz
Oberer Rumpf dorsal und ventral	Schmerz ("Ziehen", "Stechen", "Krampfgefühl", "Messerstiche")	Th-5-Wippen mit Betonung der Thoraxhebung und Retroposition des Schultergürtels
	Bewegungseinschränkung, Steifigkeit	Schulterbewegungen, v. a. horizontale Abduktion
	Parästhesien	Skapuladrehung
	Hypästhesien	Tiefe Einatmung
	Pektanginöse Beschwerden unklarer Genese	Aktive Thoraxhebung und Beckenkippung
Schulter – Oberarm	Schmerzen	Schulterbewegungen wie Elevation, Abduktion, Außenrotation aber auch Innenrotation, Extension sowie horizontale Abduktion und Adduktion
	Bewegungseinschränkungen	
	"Schweregefühl"	Armkreis
	Parästhesien	Skapuladrehung
	Hypästhesien	Ruheschmerz
Arm – Hand	Schmerzen	Ellbogenextension
	Bewegungseinschränkungen	Dorsalextension und Palmarflexion der Hand
	Kraftlosigkeit	Handstütz
	Parästhesien	Händedruck
	Hypästhesien	Druckdolenz im Muskelbauch der Finger- und Handextensoren sowie -flexoren am Unterarm und in der Handinnenfläche im Bereich des Daumenballens

◩ Tabelle 4.4. Fortsetzung

Lokalisation der Beschwerden	Typische Beschwerden	Geeignete Kontrollbefunde
Unterer Rumpf dorsal 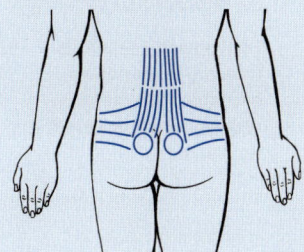	Schmerzen (Gefühl des „Durchbrechens", „Ziehen",„Messerstiche", „Druckgefühl") Bewegungseinschränkung, Steifigkeit	Th-5-Wippen mit Betonung der Beckenkippung Aktive Thoraxhebung und Beckenkippung Wirbelsäulenflexion (Finger-Boden-Abstand) Wirbelsäulenextension Passive Hüftflexion des gestreckten Beines in Rückenlage (Lasègue-Zeichen)
Becken – Bein dorsal 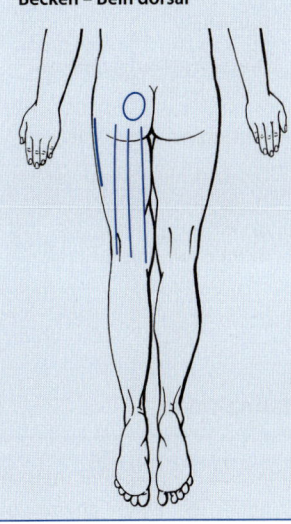	Schmerzen („Ziehen",„Brennen") Bewegungseinschränkung Parästhesien Hypästhesien	Th-5-Wippen mit Betonung der Beckenkippung Hüftbewegungen wie die Flexion, evtl. mit Adduktion oder Abduktion, die Innen- und Außenrotation bei 90° Hüftflexion, die Abduktion und Adduktion des gestreckten Beines sowie die Hüftextension Passive Hüftflexion des gestreckten Beines in Rückenlage (Lasègue-Zeichen) Wirbelsäulenflexion (Finger-Boden-Abstand) Gangsequenz

Tabelle 4.4. Fortsetzung

Lokalisation der Beschwerden	Typische Beschwerden	Geeignete Kontrollbefunde
Becken – Bein ventral	Schmerzen („Ziehen", „Stechen")	Th-5-Wippen mit Betonung der Beckenkippung
	Bewegungseinschränkung „Schweregefühl"	Hüftbewegungen wie die Flexion, evtl. mit Adduktion oder Abduktion, die Innen- und Außenrotation bei 90° Hüftflexion
		Gangsequenz, Treppenstufe
		Wirbelsäulenflexion (Finger-Boden-Abstand)
		Knieflexion und -extension
		Bückbewegung, Hocke
Unterschenkel – Fuß	Schmerzen („Ziehen", „Stechen")	Th-5-Wippen mit Betonung der Beckenkippung unter besonderer Beachtung der Beinachsen
	Bewegungseinschränkung	
	Ungenügende pronatorische Zügelung beim Gehen mit Neigung zu Supinationsdistorsionen	Dorsalextension und Plantarflexion des Fußes
		Gangsequenz, Treppenstufe
	Parästhesien	Druckdolenz im Bereich der Fußsohle, der Muskelbäuche des M. gastrocnemius und des M. tibialis anterior
	Hypästhesien	

— Überprüfung scheinbar „normaler" Bewegungseinschränkungen im **Seitenvergleich**, wie z. B. ziehende Dekontraktionsschmerzen im Bereich des M. pectoralis major bei Abduktion und Außenrotation der Schulter oder der ischiokruralen Muskulatur bei Wirbelsäulenflexion im Stand mit Überprüfung des Finger-Boden-Abstands oder der hüftadduzierenden Muskulatur bei Abduktion der Hüfte,
— Durchführung **globaler Dekontraktionen** (s. Kap. 4.3.2), bei deren Ausführung in der Regel Schonprogramme erkennbar sind, die als Kontrollbefunde verwendet werden können.

4.3.2 Diagnostische Maßnahmen

Unter den diagnostischen Maßnahmen versteht man verschiedene kurze Anwendungen, die einen **therapeutischen Effekt** auf die unterschiedlichen Störfaktoren haben.

Das **Ziel** dieser Maßnahmen ist, die Nozizeption der vermuteten Störfaktoren kurzzeitig zu verringern und somit Einfluss auf das zentralnervös organisierte Schonprogramm des Patienten in Form der Kontrollbefunde zu nehmen. Für die am häufigsten vorkommenden Arten von Störfaktoren wurden unterschiedliche Maßnahmen mit hoher Effektivität entwickelt.

Die **Arbeitshypothese** entscheidet darüber, mit welcher Maßnahme und an welchem Ort der Therapeut beginnt. Die **Überprüfung der Kontrollbefunde** nach Durchführung der gewählten diagnostischen Maßnahme ergibt, ob der ursächlich zugrunde liegende Störfaktor tatsächlich erfasst wurde. Wird die adäquate Maßnahme am richtigen Ort durchgeführt, verringert sich die Nozizeption des Störfaktors. Daraus folgt automatisch eine Reduzierung der reflektorischen Schonprogramme, die in der Regel mit einer Verbesserung der direkt im Anschluss überprüften Kontrollbefunde einhergeht (s. auch Kapitel 4.4 „Bewertung").

> **Wichtig**
>
> Führt eine diagnostische Maßnahme zu einer Verbesserung der Kontrollbefunde, befindet sich hier der Einstieg in die Therapie.

Zu den **diagnostischen Maßnahmen** zählen:
- die diagnostische Korrektur der aufrechten Körperhaltung,
- die diagnostischen Dekontraktionen,
- die diagnostische Beeinflussung mechanischer Überlastungsödeme,
- weitere diagnostische Maßnahmen.

Diagnostische Korrektur der aufrechten Körperhaltung

Gibt es Hinweise darauf, dass Fehlbelastungen des Skelettsystems durch die wiederkehrende Einnahme einer krummen Körperhaltung für die Beschwerden verantwortlich sind, wird eine diagnostische Korrektur der aufrechten Körperhaltung vorgenommen. Da sie zu einer **Reduzierung von Biegespannungen in der Wirbelsäule** und Druckspannungen der ventralen Rumpfgelenke sowie zu einer Vergrößerung des Brust- und Bauchraumes führt, nehmen die nozizeptiven Afferenzen aus diesen Strukturen ab. Liegt hier die Ursache für das Beschwerdebild, verbessern sich die Kontrollbefunde des Patienten.

Der Patient nimmt mit Hilfe des Therapeuten die ihm schmerzfrei mögliche aufrechte Körperhaltung ein. Meist wird die Korrektur im Stand durchgeführt; der Thorax wird gehoben, das Becken gekippt, und die Füße werden nach außen gedreht (Abb. 4.10). Da es sich um eine kurze diagnostische Maßnahme handelt, wird an dieser Stelle auf eine Feinabstimmung der einzelnen Komponenten der aufrechten Körperhaltung verzichtet, wie sie später in der Therapie erfolgt.

> **Wichtig**
>
> Die Kontrollbefunde werden überprüft, während der Patient die korrigierte Körperhaltung beibehält. Dies impliziert, dass nicht alle Kontrollbefunde für diese Maßnahme geeignet sind, wie z. B. das Th-5-Wippen oder die Flexion der Wirbelsäule. Aussagekräftig sind Bewegungseinschränkungen der Arme und des Kopfes.

Weitere Ausgangsstellungen, wie z. B. der Sitz, sind möglich.

> **ⓘ Tipp**
>
> Gibt ein Patient einen beständigen Knieschmerz beim Hocken an, kann überprüft werden, ob der Schmerz durch die diagnostische Korrektur der aufrechten Körperhaltung beim Hocken, die in diesem Fall in einer Auswärtsdrehung der Füße und Knie sowie der Brustkorbhebung besteht, beeinflusst werden kann.

Ergibt die Überprüfung der Kontrollbefunde eine Verbesserung, liegt dem Beschwerdebild eine **Fehlbelastung des Skelettsystems** als Störfaktor zugrunde. In diesem Fall

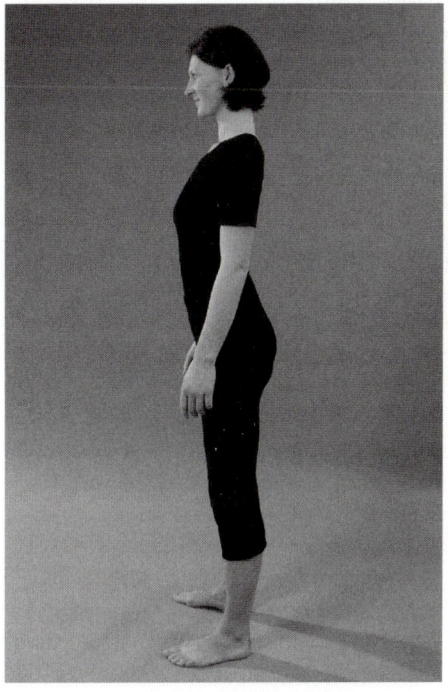

 Abb 4.10. Aufrechte Körperhaltung im Stand

besteht das vorrangige Therapieziel in einem intensiven Training der aufrechten Körperhaltung in verschiedensten Situationen (s. Kap. 7.1 „Behandlungsblock 1 der Therapiekaskade").

Diagnostische Dekontraktionen

Besteht der Verdacht, dass **muskuläre Kontrakturen** für das Beschwerdebild verantwortlich sind, werden diagnostische Dekontraktionen durchgeführt. Es handelt sich um Maßnahmen, die das Längendefizit der kontrakten Muskeln kurzzeitig verringern. Dies führt zu einer Reduzierung der nozizeptiven Impulse in den Kontrakturen.

Es wird unterschieden zwischen
- **globalen** und
- **spezifischen diagnostischen Dekontraktionen.**

Globale Dekontraktionen

Globale Dekontraktionen stellen komplexe Bewegungsfolgen dar, die gleichzeitig zu einer Verringerung des Längendefizits mehrerer Muskeln unterschiedlicher Funktion führen, die in Muskelverbänden zusammenarbeiten. Ihre Wirkung basiert auf der antagonistischen Hemmung der kontrakten Muskeln. Die folgenden **Bewegungssequenzen**
- therapeutischer Gang,
- therapeutisches Joggen,
- therapeutischer Armkreis,

sprechen schwerpunktmäßig jeweils andere Muskelgruppen an.

Wichtig		
Mit globalen Dekontraktionen können **multiple Kontrakturen leichter bis mittlerer Ausprägung** erreicht werden.		

Therapeutischer Gang

Das therapeutische Gehen in aufrechter Körperhaltung ist mit Thoraxhebung und Beckenkippung bei deutlicher Streckung der Wirbelsäule verbunden. Die Füße werden stark außenrotiert aufgesetzt. Anders als beim alltäglichen Gehen wird hier jedoch bewusst auf das Armpendel verzichtet. Beide Arme werden in Außenrotationsposition der Schulter gestreckt still neben dem Körper gehalten; das dorsokaudale Gleiten beider Skapulae wird betont, die Finger werden gespreizt (◘ Abb. 4.11a, b).

Die **Dekontraktionsimpulse** erreichen besonders ventral liegende Muskelgruppen wie

- die horizontal adduzierenden und innenrotierenden Schultermuskeln,
- die Bauchmuskulatur und
- die hüftflektierende Muskulatur.

Der therapeutische Gang wird gewählt, wenn es Hinweise auf muskuläre Kontrakturen in diesem Bereich gibt.

> **ℹ Tipp**
> **Häufige Ausweichbewegungen:**
> - Die ungenügende Außenrotation der Schultern und mangelnde Retraktion des Schultergürtels wird mit einer **verstärkten Schulterextension** kompensiert.
> - Die **Hände** werden **in Dorsalextension** gehalten, die zu einer Elevation und Protraktion des Schultergürtels führt.
> - Die eingeschränkte Thoraxhebung und Extension der Brustwirbelsäule wird durch eine Verlagerung des Oberkörpers nach dorsal kompensiert („**dorsaler Überhang**").
> - Aufgrund einer Dekontraktionsstörung der horizontal adduzierenden und der innenrotierenden Muskulatur des Schultergelenks **schwingen die Arme mit**

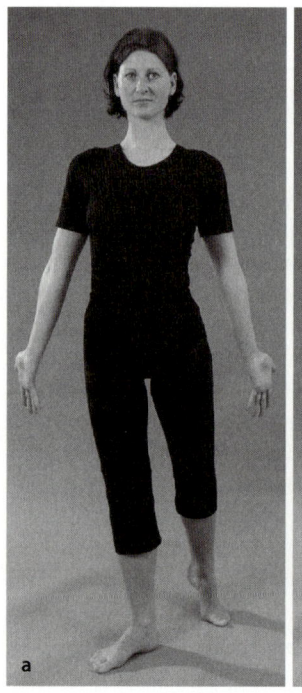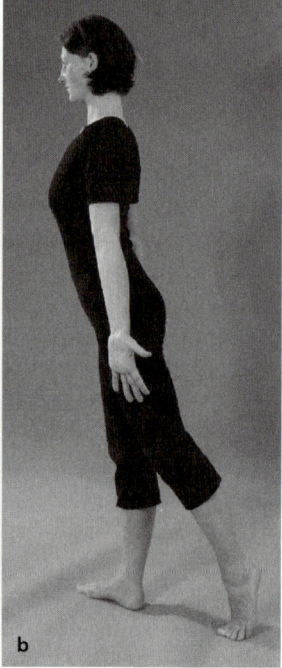

a   b

◘ **Abb 4.11a,b.** Therapeutischer Gang von vorne und seitlich

und können nicht still neben dem Körper gehalten werden.

— Das Bemühen, die Füße auswärtsgerichtet aufzustellen, führt bei eingeschränkter Außenrotation der Hüftgelenke zu einer **vergrößerten Spurbreite.**

Das therapeutische Gehen wird in einem **zügigen Tempo** bei mittlerer Schrittgröße durchgeführt. Gerade Gehstrecken vergrößern den Dekontraktionseffekt. In der Diagnostik wird eine **Gehstrecke von ca. 3×25 Metern** empfohlen, bevor die Kontrollbefunde überprüft werden.

Therapeutisches Joggen

Das therapeutische Joggen ist eine Laufbewegung in aufrechter Körperhaltung auf der Stelle. Die Kniegelenke werden in größtmöglicher Abduktion und Außenrotation der Hüftgelenke angehoben, die angewinkelten Arme schwingen leicht mit (◘ Abb. 4.12a, b).

Schwerpunktmäßig wird eine **Dekontraktion**
— der adduzierenden und
— innenrotierenden Hüftmuskulatur
erzielt.

Das therapeutische Joggen wird gewählt, wenn es Hinweise auf muskuläre Kontrakturen in diesem Bereich gibt.

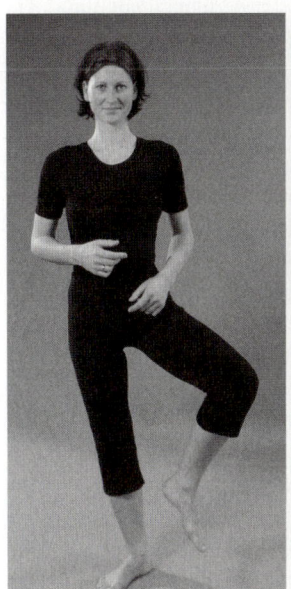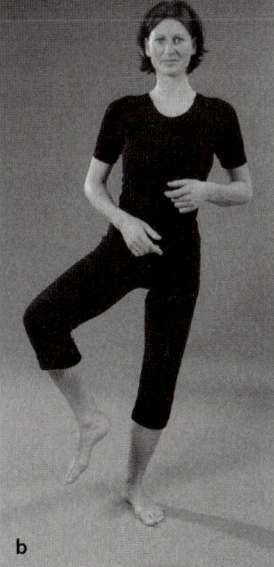

◘ Abb 4.12a,b. Therapeutisches Joggen

ⓘ Tipp
Häufige Ausweichbewegungen:
— Durch eine **Drehbewegung des Beckens** wird das Ausmaß der Hüftabduktion und -außenrotation verringert.
— Die Beine werden zu hoch, in ungenügender Hüftabduktion und -außenrotation angehoben; die angestrebte **Frontalebene** der Knie- und Fußeinstellung **wird verlassen.**

In der Diagnostik wird das therapeutische Joggen **ca. 30 Sekunden lang** in mittlerem Lauftempo durchgeführt. Je nach Trainingszustand des Patienten können dabei ein bis zwei kurze Pausen eingelegt werden.

ⓘ Tipp
Ist das Lauftempo für den Patienten zu hoch dosiert, kann die gleiche Bewegungsfolge in einem langsamen Gangtempo durchgeführt werden, sodass nicht auf den gewünschten Dekontraktionseffekt verzichtet werden muss.

Therapeutischer Armkreis

Diese globale Dekontraktion stellt eine kreisende Bewegung beider Arme im Schultergelenk dar, die auch gegen den Widerstand eines weißen oder gelben Therabandes durchgeführt werden kann. Die Ellbogengelenke sind gestreckt, die Finger gespreizt; die Handgelenke befinden sich nahezu in Nullstellung mit leichter Tendenz zur Extension. Die Ausgangsstellung der Beine ist die Schrittstellung. Bei der Bewegung der Arme in die Elevation wird das Körpergewicht auf das vordere Bein verlagert, beim Absenken der Arme auf das hintere (◘ Abb. 4.13a–d).

Diese Bewegung führt insbesondere zu **Dekontraktionsimpulsen**
— der extendierenden, innenrotierenden und adduzierenden Schultermuskulatur sowie
— der flektierenden Muskelgruppen des Ellenbogens und der Hand
in höherer Dosierung als beim therapeutischen Gang.

Der **Einsatz des Therabandes** verstärkt die antagonistische Hemmung der kontrakten Muskeln und vergrößert die Dekontraktion. Die Mitte des Therabandes ist in einem Abstand von ca. 1,5 Metern vor dem Patienten in Höhe der Mitte seiner Unterschenkel fixiert; beide Enden des Therabandes werden nun so um die Hände gewickelt, dass der Zug des Bandes in Innenrotation gerichtet ist. Die erforderliche Länge des Therabandes beträgt ca. 3–3,5 m (◘ Abb. 4.14a–f).

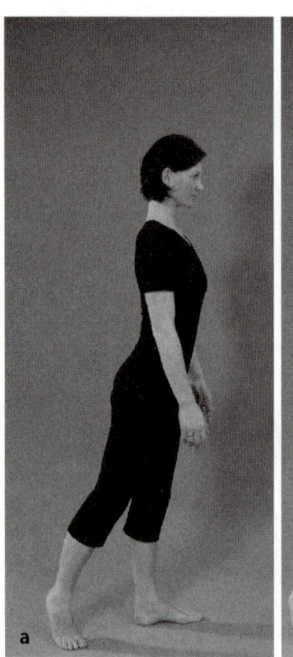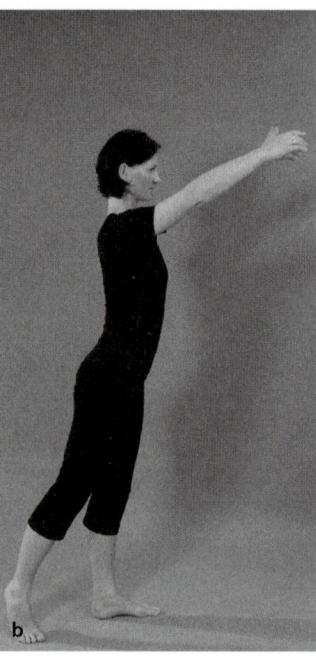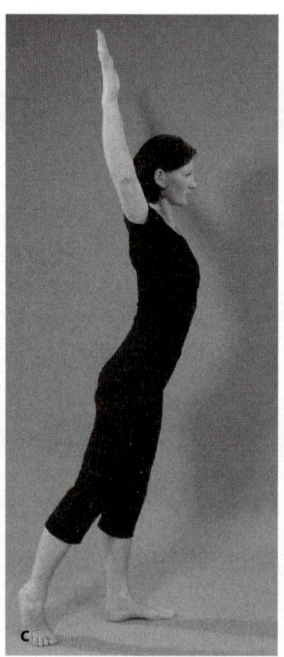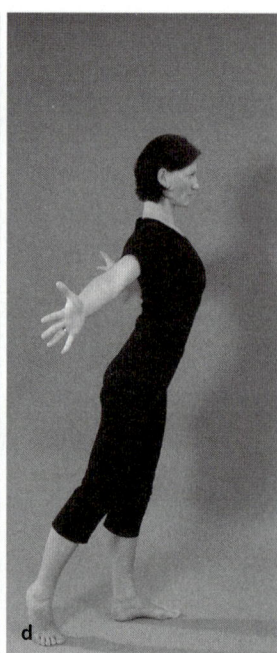

◨ **Abb 4.13a–d.** Therapeutischer Armkreis im Stand ohne Theraband

ⓘ Tipp

Häufige Ausweichbewegungen:
- Die eingeschränkte Thoraxhebung und Extension der Brustwirbelsäule wird durch eine Verlagerung des Oberkörpers nach dorsal kompensiert („**dorsaler Überhang**").
- Die ungenügende Außenrotation der Schultern und mangelnde Retraktion des Schultergürtels wird mit einer **verstärkten Schulterextension** kompensiert.
- Die Skapulae können nicht dorsokaudal gehalten werden; der **Schultergürtel** geht **in Elevation und Protraktion**.

Wird der therapeutische Armkreis ohne Theraband durchgeführt, sollten in der Diagnostik **ca. vier bis sechs endgradig ausgeführte Kreisbewegungen** ausgeführt werden, wobei nach der Hälfte ein Wechsel der Beinstellung erfolgt. Bei Verwendung des Therabandes kann bereits eine geringere Dosierung ausreichende Dekontraktionsimpulse setzen.

Allgemeine Hinweise

Bei der Durchführung der globalen Dekontraktionen müssen einige Gesichtspunkte generell beachtet werden.

Wichtig

- Die Dauer und Intensität aller diagnostisch angewandten globalen Dekontraktionen richtet sich grundsätzlich nach dem einzelnen Patienten. Die oben gemachten Angaben können nur Richtgrößen sein.
- Bei der Anleitung einer globalen Dekontraktion sollte immer bedacht werden, dass der Bewegungsausschlag und die Wiederholungen der Bewegung **ausreichend dosiert** sein müssen, um deutliche Dekontraktionsimpulse zu setzen. Erst dann ist eine Verbesserung der Kontrollbefunde und somit eine Aussage über potenzielle Störfaktoren überhaupt möglich.
- Andererseits sollte auch die **Überdosierung** einer diagnostischen Maßnahme vermieden werden. Eine genaue Beobachtung des Patienten ist daher unerlässlich.

Treten bei der Durchführung globaler Dekontraktionsmaßnahmen **Ausweichbewegungen** auf, ist dies häufig das Zeichen, dass die Grenzen der Dekontraktionsfähigkeit des Patienten erreicht sind. Ist die Ausweichbewegung nicht spontan korrigierbar, so ist die Maßnahme für

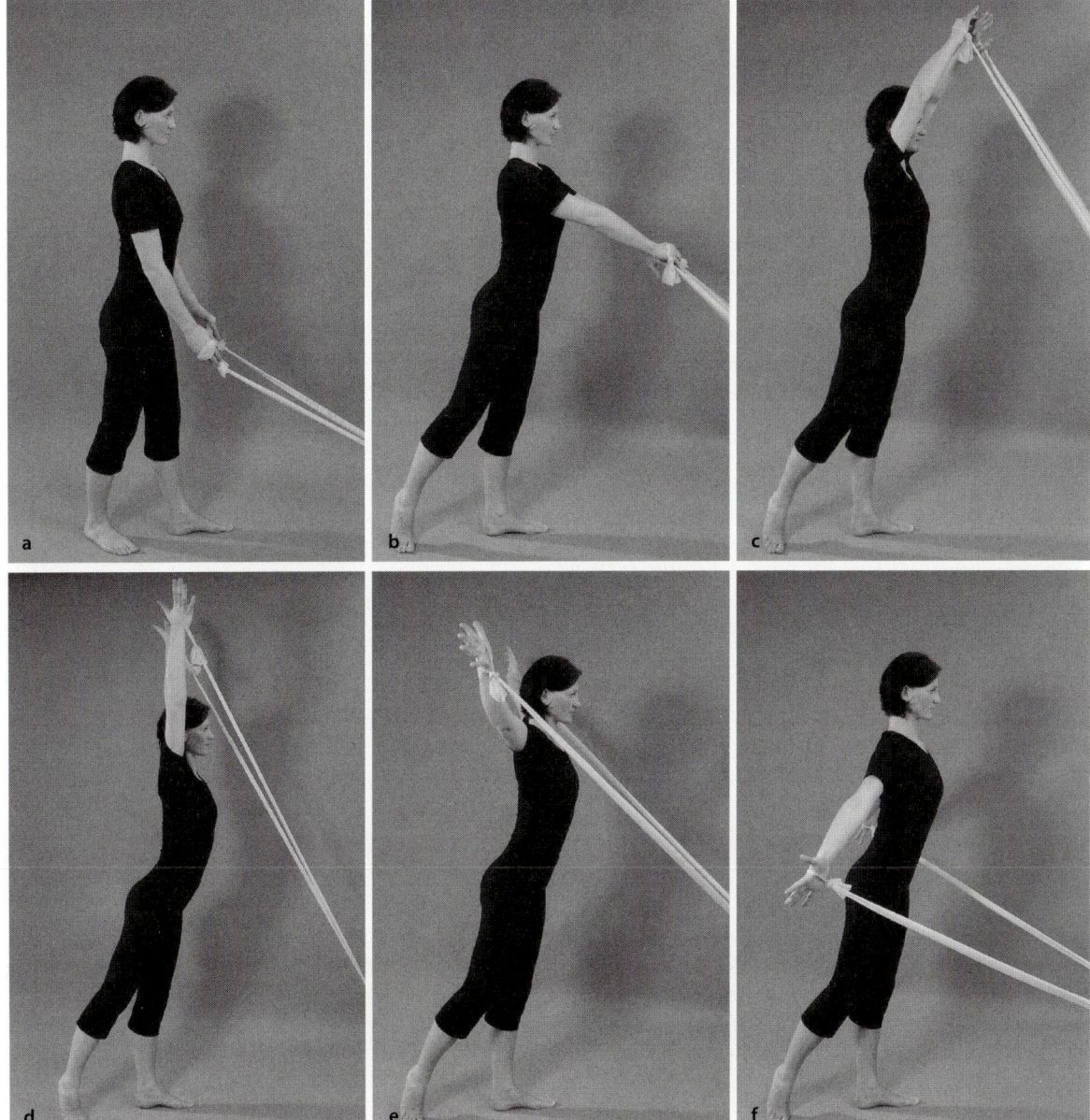

◻ **Abb 4.14a–f.** Therapeutischer Armkreis im Stand mit Theraband

den Patienten zu hoch dosiert. In diesem Falle ist es günstiger, das Ausmaß der Dekontraktion zu verringern, die Bewegungskomponenten in diesem reduzierten Ausmaß jedoch präzise ausführen zu lassen.

❯ Beispiel

▬ Das kann beim **therapeutischen Gehen** bedeuten, dass die Thoraxhebung und die Außenrotation der

Arme etwas verringert werden, dafür aber der Schultergürtel gesenkt werden kann.

▬ Beim **therapeutischen Joggen** ist es günstiger, den Bewegungsablauf zu verlangsamen und Pausen einzubauen, als auf die Abduktion und Außenrotation zu verzichten, selbst wenn die Beine nur leicht angehoben werden können.

▬ Beim **therapeutischen Armkreis** wird auf den Einsatz des Therabandes verzichtet, wenn beispielweise der Oberkörper nach hinten verlagert wird, oder es wird mit einem verkleinerten Radius begonnen, der schrittweise vergrößert werden kann.

> ⓘ **Tipp**
> Müssen globale Dekontraktionen abgebrochen werden, weil der Patient während der Durchführung starke Schmerzen verspürt, oder gibt er nach deren Ausführung stärkste Beschwerden an, die mit einer Verschlechterung der Kontrollbefunde einhergehen, ist nicht selten ein **mechanisches Überlastungsödem** die Ursache, das durch die globale Dekontraktion eine erhöhte Nozizeption erfährt.

Mit Hilfe der globalen Dekontraktionen kann abgeklärt werden, ob **muskuläre Kontrakturen** für das Beschwerdebild verantwortlich sind und ob diese globalen Dekontraktionsmaßnahmen zugänglich sind. Ist dies der Fall, bewirkt ihre Durchführung eine Verbesserung der Kontrollbefunde. Das bedeutet für die **Therapie:**

▬ ein frühzeitiges und hoch dosiertes Training der Alltagsbewegungen sowie
▬ die Anwendung global aufrichtender Übungen,
▬ globaler therapeutischer Lagerungen und
▬ der entsprechenden globalen Dekontraktionsmaßnahmen (s. Kap. 7.1 „Behandlungsblock 1 der Therapiekaskade").

> **Wichtig**
>
> Die Durchführung einer **globalen Dekontraktion** sollte möglichst **in jede erste Behandlungseinheit integriert werden**, sofern nicht gravierende Gründe dagegen sprechen, wie beispielsweise der Verdacht auf ein mechanisches Überlastungsödem. Auf diese Weise erhält der Therapeut einen deutlichen Anhaltspunkt, ob und in welcher Dosierung bereits ein ADL-Training in die Behandlung eingebaut werden kann oder ob zunächst ausschließlich zeitintensivere spezifische Behandlungsmaßnahmen erforderlich sind.

Die drei dargestellten Dekontraktionen haben sich in der Praxis bewährt. Weitere Bewegungssequenzen, die schwerpunktmäßig andere Störfaktoren erfassen, sind möglich.

Spezifische Dekontraktionen

Spezifische Dekontraktionen dienen der kurzzeitigen Reduktion von Kontrakturen einzelner Muskelgruppen auf der Basis
▬ der **Antagonistenhemmung** oder
▬ der **manuellen Dekontraktion**.

Sie werden bei Verdacht auf **Kontrakturen bestimmter Muskelgruppen** angewandt, die mit den globalen Dekontraktionen nicht ausreichend erfasst werden können. Der Ort der Anwendung orientiert sich an der Arbeitshypothese.

Muskelgruppenspezifische Antagonistenhemmung

Die muskelgruppenspezifische Antagonistenhemmung wird in der Regel antagonistisch exzentrisch durchgeführt. Die Muskelgruppe, die durch ihre exzentrische Kontraktion die reziproke Hemmung der kontrakten Muskelgruppe bewirkt, wird als **Agist** oder **Agonist** bezeichnet. Die Muskelgruppe, die aufgrund der exzentrischen Kontraktion des Agisten hemmende Impulse erfährt, also dekontrahiert wird, wird als **Antagonist** bezeichnet (Abb. 4.15).

Durchführung der Antagonistenhemmung

Die zu dekontrahierende Muskelgruppe wird in die größtmögliche Entfernung von Ursprung und Ansatz gebracht. Die agistische Muskulatur muss gegen den starken Widerstand des Therapeuten isotonisch exzentrisch arbeiten. Dies führt zur reziproken Hemmung des kontrakten Antagonisten.

Diese Form der Dekontraktion ist vom Patienten gut umzusetzen, da die Ausgangsstellung bereits der maximal möglichen Verlängerung des kontrakten Muskels entspricht. Der Patient muss lediglich einen durch den Widerstand des Therapeuten vorgegebenen Bewegungsweg abbremsen.

> ⓘ **Tipp**
> Bei der **Durchführung** sollten folgende Aspekte beachtet werden:
> ▬ **Demonstration der Bewegungsebene:** Ist die Dekontraktion dem Patienten bis dahin unbekannt, so führt der Therapeut die Bewegung am Patienten mehr oder weniger passiv ein- bis zweimal durch und beschreibt ihm dabei die nachfolgende Maßnahme.

Abb 4.15. Prinzip der Antagonistenhemmung (nach Duus 1990)

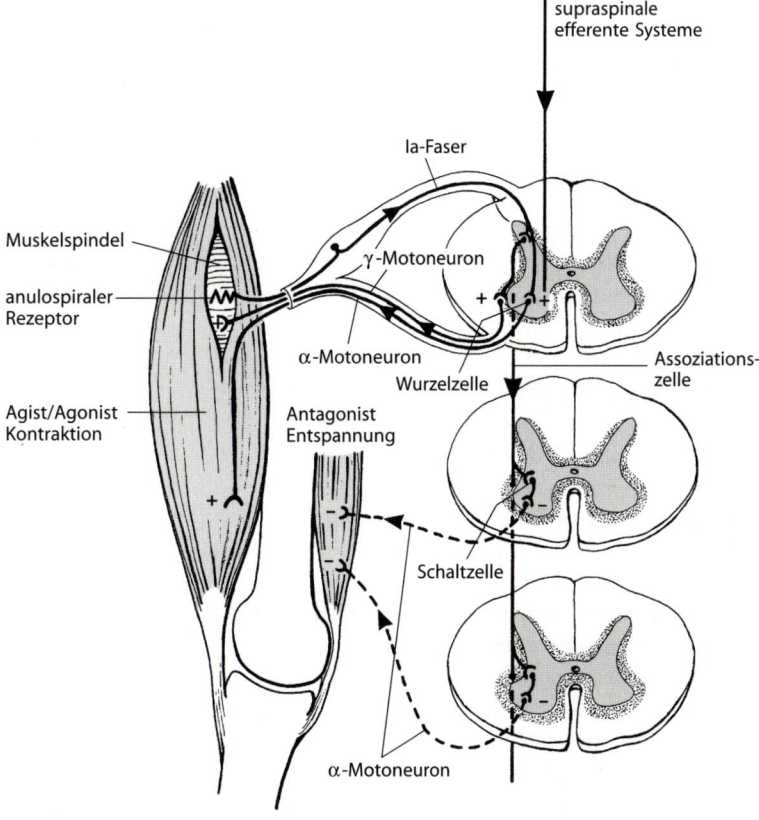

suprapinale efferente Systeme

Ia-Faser

γ-Motoneuron

Muskelspindel

anulospiraler Rezeptor

α-Motoneuron

Wurzelzelle

Assoziationszelle

Agist/Agonist Kontraktion

Antagonist Entspannung

Schaltzelle

α-Motoneuron

> **Beispiel**
>
> Dekontraktion der Schultergelenksextensoren:
> „Ich führe Ihren Arm jetzt gestreckt nach oben,
> wobei Ihr Daumen nach hinten zeigt, und wieder nach
> unten bis hinter den Rücken. Die Abwärtsbewegung
> soll bei den nächsten Malen von Ihnen deutlich abge
> bremst werden, ohne dass es zu einem Bewegungs
> stopp kommt. Geben Sie mir einen gleichmäßigen
> Widerstand bis zum Ende der Bewegung!"

> ℹ **Tipp**
>
> ▬ **Durchführung der Dekontraktion:** Das Ziel des
> Therapeuten ist eine ca. dreimalige Dekontraktion mit
> möglichst großem Bewegungsausmaß. Der Patient soll
> auf dem gesamten Bewegungsweg kontinuierlich
> Widerstand geben. Die Betonung liegt auf einer gro
> ßen und kraftvollen Bewegung, die nicht bis ins letzte
> Detail auskorrigiert wird. Auch eine Korrektur der
> Körperhaltung wird an dieser Stelle nur ansatzweise
> vorgenommen.

> **Beispiel**
>
> „Setzen Sie sich gerade auf den Hocker. Strecken Sie
> Ihren Arm nach oben, so weit es Ihnen möglich ist.
> Bremsen Sie die Bewegung nach unten deutlich ab,
> aber lassen Sie die Bewegung zu. Lassen Sie auch am
> Bewegungsende nicht in Ihrem Widerstand nach!"

> ℹ **Tipp**
>
> ▬ **Ausgangsstellung:** Alle Ausgangsstellungen, in
> denen die Muskelgruppe möglichst endgradig dekon
> trahiert werden kann, sind für die Durchführung der
> muskelgruppenspezifischen Antagonistenhemmung
> geeignet. Die Mehrzahl der Dekontraktionen wird im
> Sitzen, Stehen oder in der Rückenlage durchgeführt.
> ▬ **Grifftechnik:** Die Griffe auf den folgenden Abbil
> dungen haben sich in der Praxis bewährt. Sie können
> modifiziert werden, solange sie deutliche Dekontrak
> tionsimpulse setzen.
> ▬ **Ausweichbewegungen:** Die erhöhte Nozizeption
> des dekontrahierten Muskels durch die verstärkte
> Längenanforderung kann dazu führen, dass der

Patient im Rahmen des supraspinalen Schonprogramms versucht, die Nozizeption durch eine Ausweichbewegung zu verringern. Man spricht von einem Ausweichen auf eine **„nozizeptiv akzeptierte Bewegungsebene".** Oft hat der Patient durch das längere Bestehen des Schonprogramms die Wahrnehmung für die beabsichtigte Bewegung verloren. Die passive Führung in die Position des Bewegungsbeginns mit direkt sich anschließendem Widerstand kann für diese Patienten hilfreich sein.

Wichtig

Das Prinzip der Antagonistenhemmung kann für jede Muskelgruppe angewandt werden. Anamnese und Inspektion mit der daraus resultierenden Arbeitshypothese entscheiden im Einzelfall über die Auswahl einer bestimmten Muskelgruppe.

Die folgenden Abbildungen 4.16 bis 4.55 zeigen die Antagonistenhemmung an **Muskelgruppen**
- der oberen Extremität,
- des Körperstamms,
- der unteren Extremität,

die häufig zu Störfaktoren werden. Die „Ausgangsposition" wird zu Beginn der Dekontraktion eingenommen. Die „Endposition" stellt das Ende der Bewegung nach erfolgter Dekontraktion dar.

Übersicht:
Obere Extremität
- Extensoren des Schultergelenks (☐ Abb. 4.17a, b),
- horizontale Adduktoren des Schultergelenks (☐ Abb. 4.19a, b),
- Innenrotatoren des Schultergelenks (☐ Abb. 4.21a, b, ☐ Abb. 4.22a, b, ☐ Abb. 4.25a, b),
- Adduktoren des Schultergelenks (☐ Abb. 4.24a, b, ☐ Abb. 4.25a, b),
- Pronatoren des Unterarms (☐ Abb. 4.27a, b),
- Handflexoren (☐ Abb. 4.29a, b),
- Fingerflexoren (☐ Abb. 4.31a, b),
- Daumen-Oppositoren (Abb. 4.33a, b).

Übersicht:
Körperstamm
- Halswirbelsäulen-Rotatoren (Abb. 4.35a, b),
- Bauchmuskulatur (☐ Abb. 4.37),
- Thoraxrotatoren (☐ Abb. 4.38a, b).

Übersicht:
Untere Extremität
- Extensoren des Hüftgelenks (☐ Abb. 4.40a, b),
- Flexoren des Hüftgelenks (☐ Abb. 4.42a, b),
- Adduktoren des Hüftgelenks (☐ Abb. 4.44a, b, ☐ Abb. 4.46a, b, ☐ Abb. 4.47a, b),
- Innenrotatoren des Hüftgelenks (☐ Abb. 4.49a, b),
- Außenrotatoren des Hüftgelenks (☐ Abb. 4.51a, b),
- Fußflexoren (☐ Abb. 4.53a, b),
- Zehenflexoren (☐ Abb. 4.55a, b).

Antagonistenhemmung der Extensoren des Schultergelenkes

◨ **Abb 4.16.** Extensoren des Schultergelenks
A latissimus dorsi
B M. teres major
C M. triceps caput longum
D M. deltoideus pars spinalis u. z.T. pars acromialis
E M. teres minor

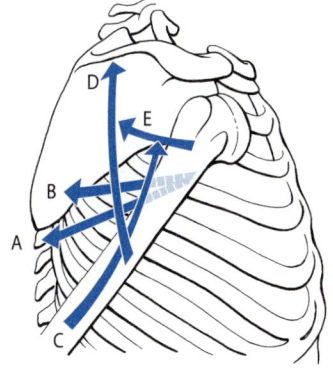

— **Ausgangsposition:** Flexion der Schulter (◨ Abb. 4.17a).
— **Endposition:** Extension der Schulter (◨ Abb. 4.17b).

Wichtig
Bei der Dekontraktion der Schulterextensoren ist darauf zu achten, dass der Widerstand insbesondere am Oberarm des Patienten gesetzt wird.

Häufig ist bei dieser Dekontraktion eine Abweichung in die nozizeptiv akzeptierte Bewegungsebene der Abduktion zu beobachten, die zu einer Verringerung der Dekontraktionsimpulse der vertikal verlaufenden Muskelfasern führt und daher nach Möglichkeit auskorrigiert werden sollte.

◨ **Abb 4.17a,b.** Muskelgruppenspezifische Antagonistenhemmung der Extensoren des Schultergelenks.
a Ausgangsposition. b Endposition

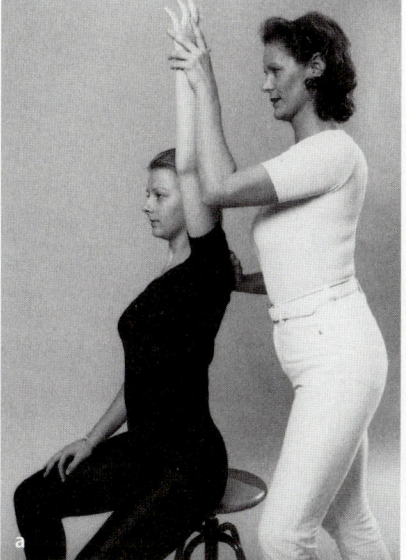

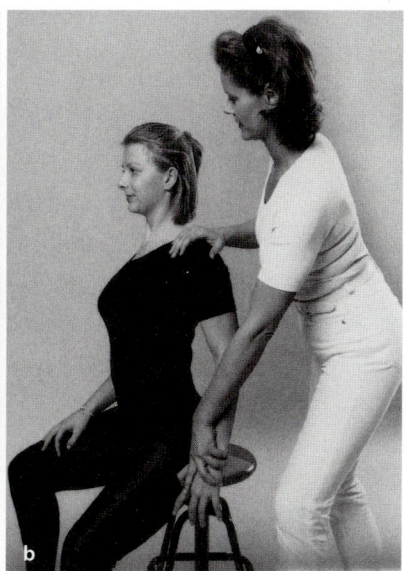

Antagonistenhemmung der horizontalen Adduktoren des Schultergelenkes

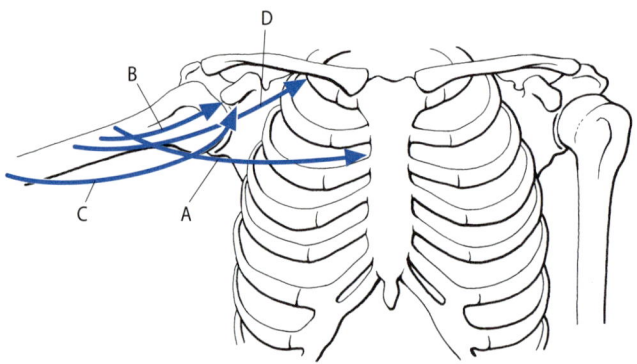

■ **Abb 4.18.** Horizontale Adduktoren des Schultergelenks
A M. pectoralis major
B M. coracobrachialis
C M. biceps caput breve
D M. deltoideus pars clavicularis

— **Ausgangsposition:** horizontale Abduktion der Schulter (■ Abb. 4.19a).
— **Endposition:** horizontale Adduktion der Schulter (■ Abb. 4.19b).

Häufig ist bei dieser Dekontraktion eine Elevation des Schultergürtels und eine Rumpfrotation als Ausweichbewegung zu beobachten. Die Rumpfrotation wird durch die beidseits gleichzeitige Ausführung der Dekontraktion unterbunden. Bei starker Rückneigung des Oberkörpers in den dorsalen Überhang empfiehlt sich die antagonistisch konzentrische Dekontraktion.

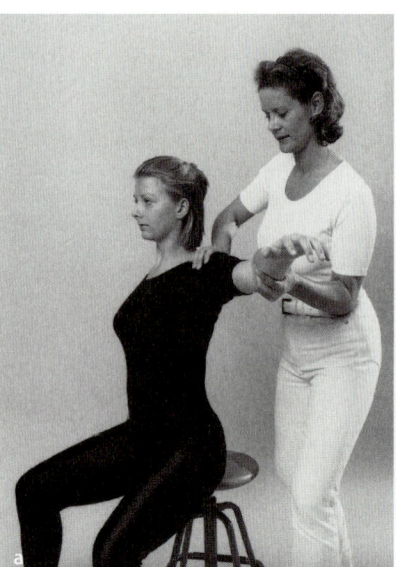
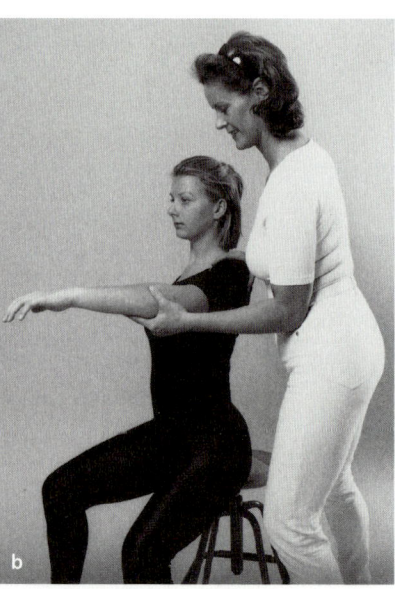

■ **Abb 4.19a,b.** Muskelgruppenspezifische Antagonistenhemmung der horizontalen Adduktoren des Schultergelenks. **a** Ausgangsposition. **b** Endposition

Antagonistenhemmung der Innenrotatoren des Schultergelenkes

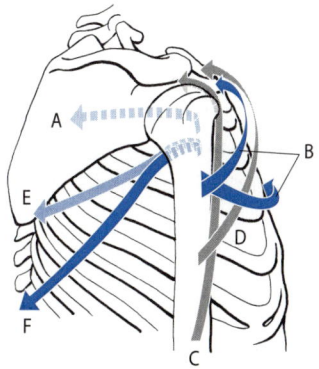

Abb 4.20. Innenrotatoren des Schultergelenks
A   M. subscapularis
B   pectoralis major
C   M. biceps caput longum
D   M. deltoideus pars clavicularis
E   M. teres major
F   M. latissimus dorsi

— **Ausgangsposition:** Außenrotation des Schultergelenkes (**Abb. 4.21a**).
— **Endposition:** Innenrotation des Schultergelenkes (**Abb. 4.21b**).

Die Dekontraktion der Schulterinnenrotatoren erfolgt hier bei hängendem Arm aus 90° Ellbogenflexion. Sie endet in Innenrotation vor dem Bauch des Patienten.
Bei mangelnder Dekontraktionsfähigkeit der Schulterinnenrotatoren ist häufig eine Rumpfrotation und eine Abweichung in die Extension oder Abduktion des Schultergelenks zu beobachten.

Abb 4.21a,b. Muskelgruppenspezifische Antagonistenhemmung der Schulterinnenrotatoren.
a Ausgangsposition. b Endposition

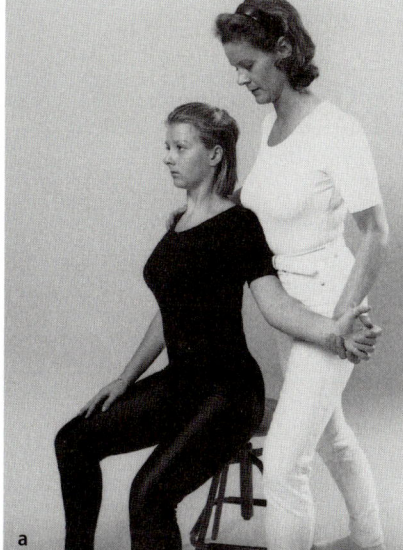
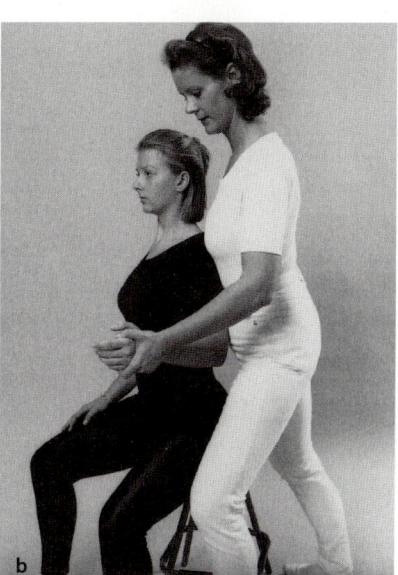

Antagonistenhemmung
der Innenrotatoren der Schulter aus 90° Abduktion

- **Ausgangsposition:** Außenrotation des Schultergelenkes bei 90° Abduktion (■ Abb. 4.22a).
- **Endposition:** Rotations-Nullstellung des Schultergelenkes (■ Abb. 4.22b).

Die Dekontraktion der Schulterinnenrotatoren erfolgt hier bei 90° abduziertem Arm bis zur Rotations-Null-Stellung.

Wichtig
Der Therapeut sollte auf die Beibehaltung der abduzierten Armposition achten.

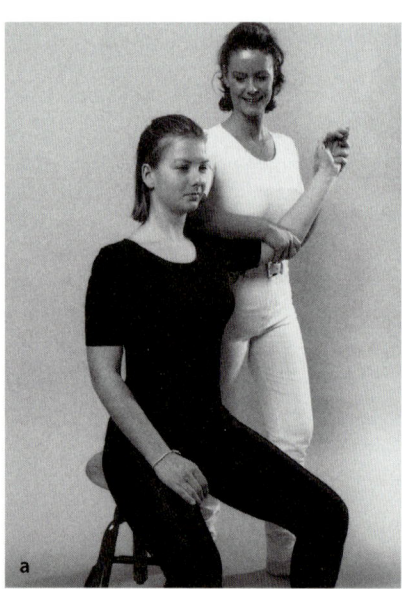 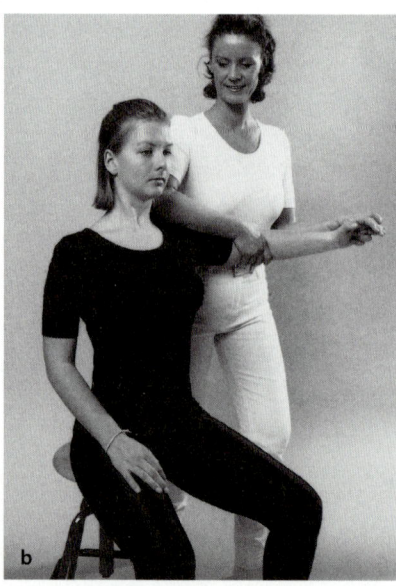

■ **Abb 4.22a,b.** Muskelgruppenspezifische Antagonistenhemmung der Schulterinnenrotatoren aus 90° Abduktion im Schultergelenk. **a** Ausgangsposition. **b** Endposition

Antagonistenhemmung der Schultergelenksadduktoren

◘ **Abb 4.23.** Adduktoren des Schultergelenks

A   M. pectoralis major
B   M. subscapularis
C   M. triceps caput longum
D   M. teres major
E   M. latissimus dorsi
F   M. biceps caput breve
G   M. deltoideus pars clavicularis et pars spinalis

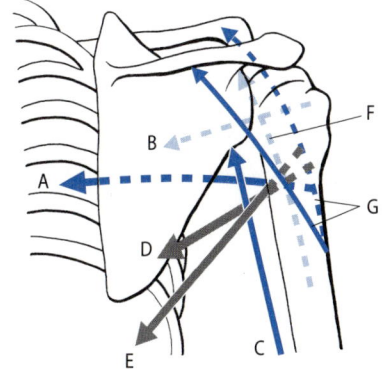

- **Ausgangsposition:** Abduktion des Schultergelenkes (◘ Abb. 4.24a).
- **Endposition:** Adduktion des Schultergelenkes (◘ Abb. 4.24b).

Die Dekontraktion der Schulteradduktoren erfolgt aus 90° Abduktion. In der Endposition befindet sich der Oberarm neben dem Rumpf.

◘ **Abb 4.24a,b.** Muskelgruppen-spezifische Antagonistenhemmung der Adduktoren des Schultergelenks. **a** Ausgangsposition. **b** Endposition

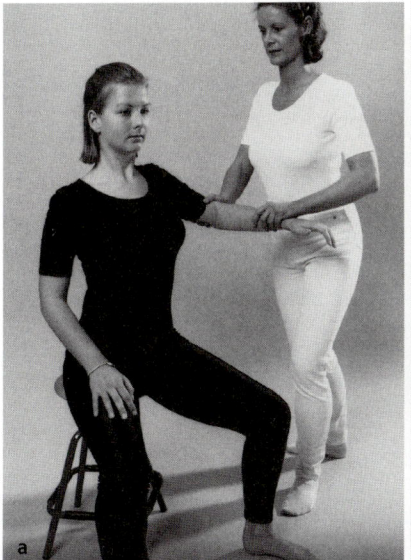
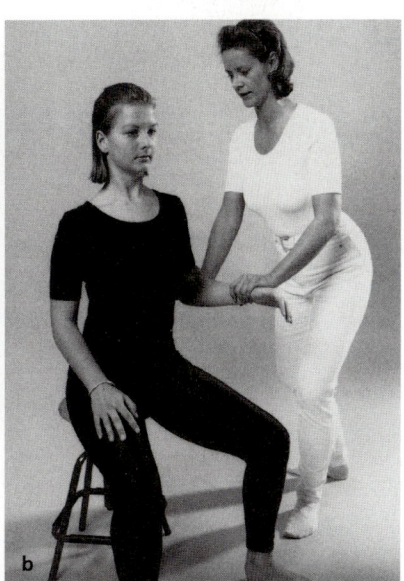

**Kombination der Antagonistenhemmung
von Adduktoren und Innenrotatoren
des Schultergelenkes**

– **Ausgangsposition**: Abduktion und Außenrotation
  des Schultergelenkes (◼ Abb. 4.25a).
– **Endposition**: Adduktion und Innenrotation des
  Schultergelenkes (◼ Abb. 4.25b).

Die Bewegung beginnt in endgradiger Außenrotation bei
90° Abduktion des Schultergelenks und endet in Innenrotation, Adduktion vor dem Bauch des Patienten.

ⓘ Tipp

Häufig wird bei Verdacht einer Kontraktur der Innenrotatoren und Adduktoren der Schulter mit dieser
Dekontraktion begonnen und erst bei Auftreten von
Schmerzen oder nicht korrigierbaren Ausweichbewegungen eine der drei vorangegangenen Dekontraktionen gewählt.

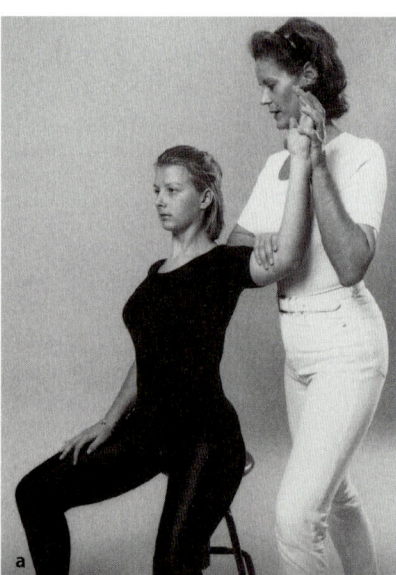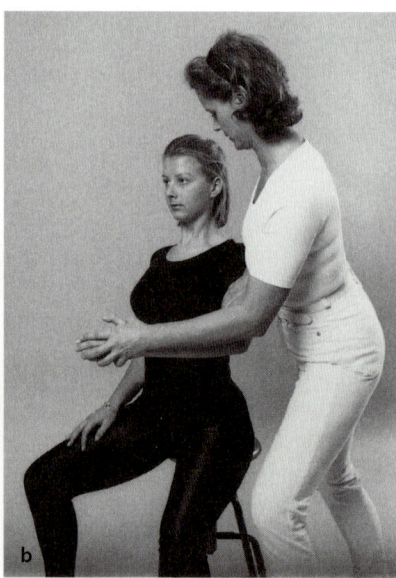

◼ **Abb 4.25a,b.** Muskelgruppenspezifische Antagonistenhemmung
der Adduktoren und Innenrotatoren
des Schultergelenks in Kombination.
a Ausgangsposition. **b** Endposition

Antagonistenhemmung
der Pronatoren des Unterarmes

◘ Abb 4.26. Pronatoren des Unterarms
A   M. pronator quadratus
B   M. pronator teres
C   M. flexor carpi radialis
D   M. ext. carpi radialis (bei gebeugtem Ellbogengelenk)

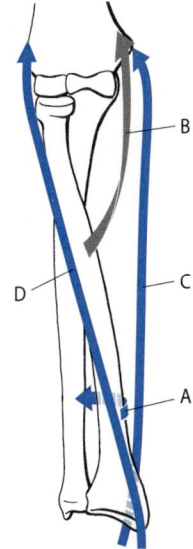

— **Ausgangsposition:** Supination des Unterarmes
(◘ Abb. 4.27a).
— **Endposition:** Pronation des Unterarmes
(◘ Abb. 4.27b).

Die Dekontraktion wird in 90° Flexion des Ellbogen-
gelenks durchgeführt.

Wichtig
Der Therapeut sollte bei seiner Grifftechnik auf eine ausreichende Stabilisierung des Handgelenks achten.

◘ Abb 4.27a,b. Muskelgruppenspezifische Antagonistenhemmung
der Pronatoren des Unterarms.
a Ausgangsposition. b Endposition

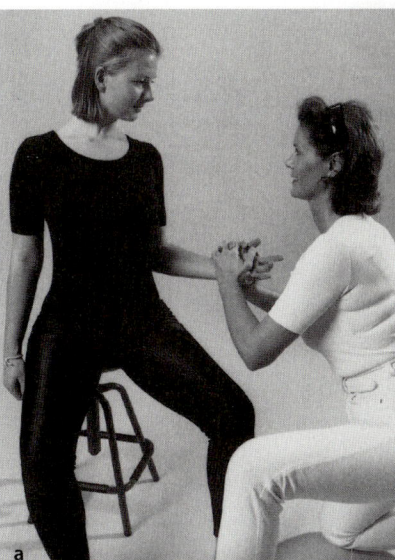
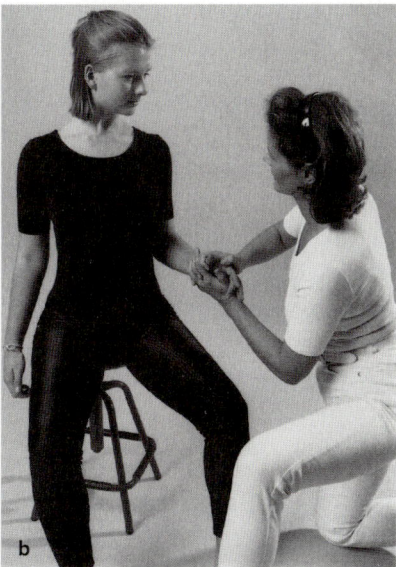

Antagonistenhemmung der Handgelenksflexoren

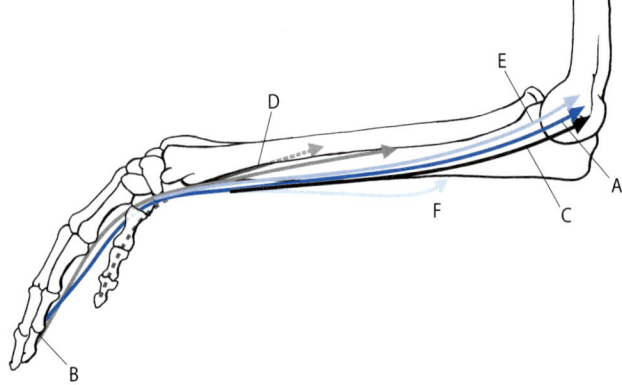

☐ **Abb 4.28.** Flexoren des Handgelenks
A M. flexor digitorum superficialis
B M. flexor digitorum profundus
C M. flexor carpi ulnaris
D M. flexor pollicis longus
E M. flexor carpi radialis
F M. abductor pollicis longus

━ **Ausgangsposition:** Dorsalextension des Handgelenkes (☐ Abb. 4.29a).
━ **Endposition:** Palmarflexion des Handgelenkes (☐ Abb. 4.29b).

Wichtig	

Bei der Dorsalextension der Hand zeigt häufig die ulnare Seite ein geringeres Bewegungsausmaß als die radiale Seite. Die diagnostische Dekontraktion der Handflexoren sollte daher die ulnare Seite betonen.

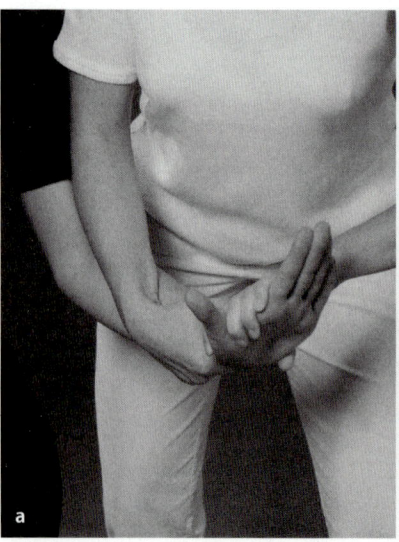
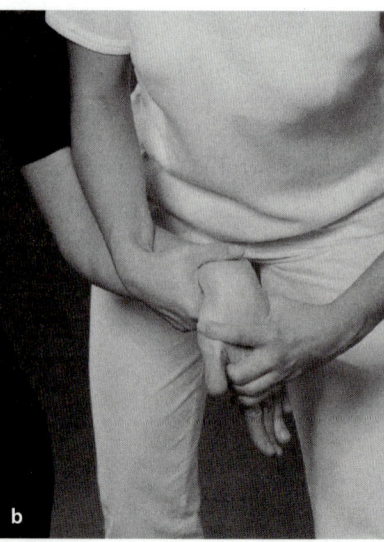

☐ **Abb 4.29a,b.** Muskelgruppen-spezifische Antagonistenhemmung der Flexoren des Handgelenks. **a** Ausgangsposition. **b** Endposition

Antagonistenhemmung der Fingerflexoren

◘ **Abb 4.30.** Fingerflexoren
A   M. flexor digitorum superficialis
B   M. flexor digitorum profundus
C   M. flexor pollicis longus
D   M. opponens digiti minimi
E   M. flexor digiti minimi brevis
       Mm. lumbricales (ohne Abb.)
       Mm. interossei (ohne Abb.)
       M. flexor pollicis brevis (s. Abb. 4.32)
       M. adductor pollicis (s. Abb. 4.32)
       M. opponens pollicis (s. Abb. 4.32)

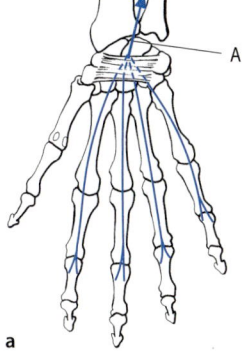
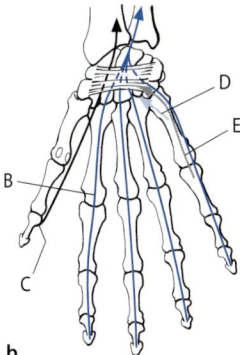

— **Ausgangsposition:** Fingerextension und Divergenz
   (◘ Abb. 4.31a).
— **Endposition:** Fingerflexion und Konvergenz
   (◘ Abb. 4.31b).

Wichtig	

Da die Extension der Grundgelenke mit einer
Divergenz der Finger einhergeht, müssen bei der
Dekontraktion beide Komponenten beachtet
werden.

Die Hand ist bei Bewegungsbeginn geöffnet, befindet sich
allerdings nicht in endgradiger Dorsalextension, da hier
die Extension der Finger erschwert ist.

◘ **Abb 4.31a,b.** Muskelgruppenspezifische Antagonistenhemmung
der Fingerflexoren. a Ausgangsposition.
b Endposition

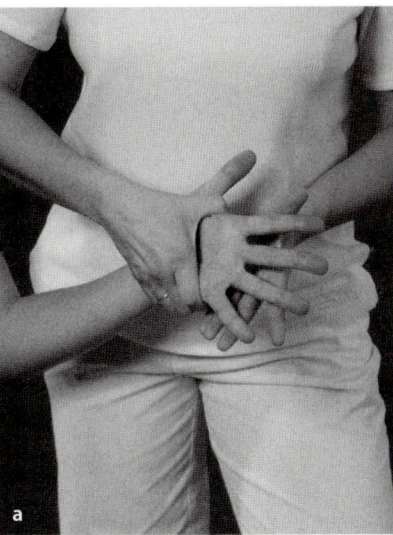
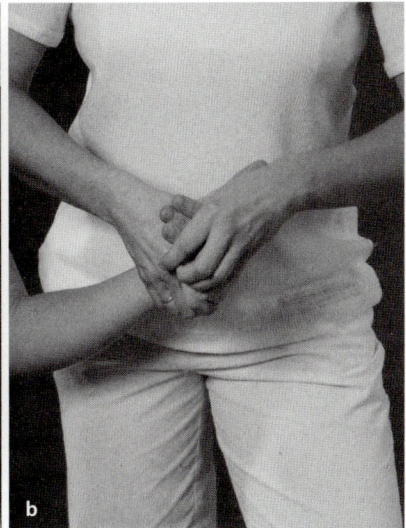

Antagonistenhemmung der Daumen-Oppositoren

◘ **Abb 4.32.** Oppositoren des Daumens
A   M. opponens pollicis
B   M. flexor pollicis brevis
C   M. adductor pollicis

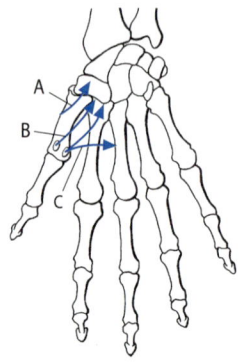

— **Ausgangsposition:** Reposition und Extension
    (◘ Abb. 4.33a).
— **Endposition:** Opposition (◘ Abb. 4.33b).

Häufig geht eine Kontraktur der Daumen-Oppositoren
mit einer kompensatorischen Überstreckung des Daume-
nendgelenks einher, da die Reposition nur eingeschränkt
möglich ist. Die Streck- und Spreizbewegung der Finger
wird daher von einer Überstreckung des Daumenend-
gelenks bei gleichzeitig bestehender Oppositionsstellung
des Thenar und Flexionsposition des Daumengrund-
gelenks begleitet.

Wichtig	
Der Therapeut muss sich mit seinem Griff und Widerstand daher auf die Komponenten der Reposition und Extension des Grundgelenks konzentrieren. Er sollte dabei seinen Widerstand verstärkt proximal des Grundgelenks setzen.	

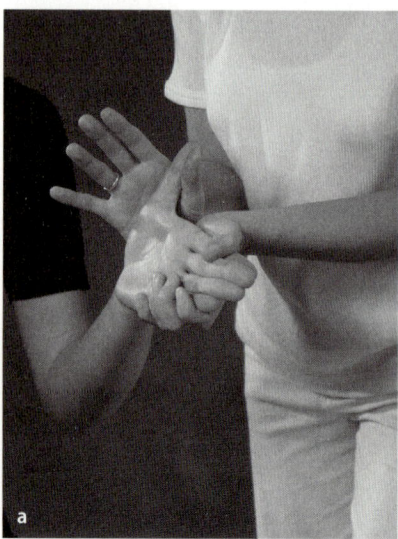
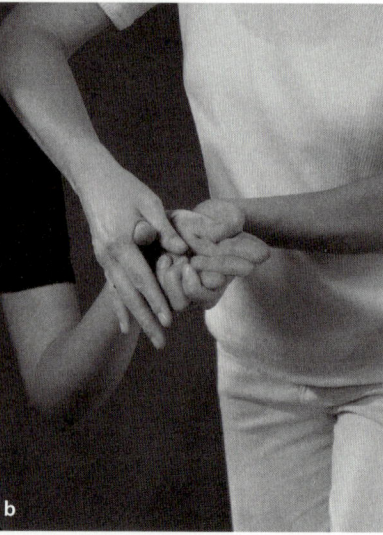

◘ **Abb 4.33a,b.** Muskelgruppenspezifische Antagonistenhemmung
der Daumen-Oppositoren.
a Ausgangsposition. **b** Endposition

Antagonistenhemmung der Rotatoren der Halswirbelsäule

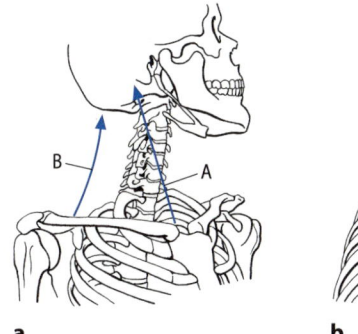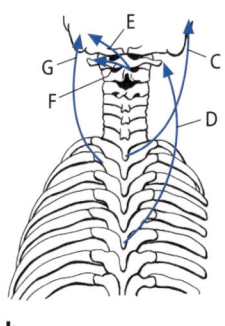

☐ **Abb 4.34.** Rotatoren der Halswirbelsäule
A M. sternoclaidomastoideus
B M. trapezius pars descendens
   Mm. scaleni (ohne Abb.)
C M. splenius capitis
D M. splenius cervicis
E M. rectus capitis posterior maj.
F M. longissimus capitis
   autochthone Rückenmuskulatur,
   Schrägsystem d. medialen Traktes (ohne Abb.)

a   b

━ **Ausgangsposition:** HWS-Rotation zur einen Seite
(☐ Abb. 4.35a).
━ **Endposition:** HWS-Rotation zur anderen Seite
(☐ Abb. 4.35b).

Wichtig		

Bei dieser Dekontraktion sollte der Therapeut auf eine axiale Rotationsbewegung in aufrechter Körperhaltung achten.

Häufig weichen Patienten in die nozizeptiv akzeptierte Reklination des Kopfes aus. Daher sollte der Patient zunächst die aufrechte Körperhaltung mit entsprechender Kopfstellung einnehmen, bevor der Kopf zu einer Seite gedreht wird. Hier sollte mit geringem Widerstand gearbeitet werden. In manchen Fällen empfiehlt sich die antagonistisch konzentrische Dekontraktion.

☐ **Abb 4.35a,b.** Muskelgruppenspezifische Antagonistenhemmung der Rotatoren der Halswirbelsäule.
a Ausgangsposition. b Endposition

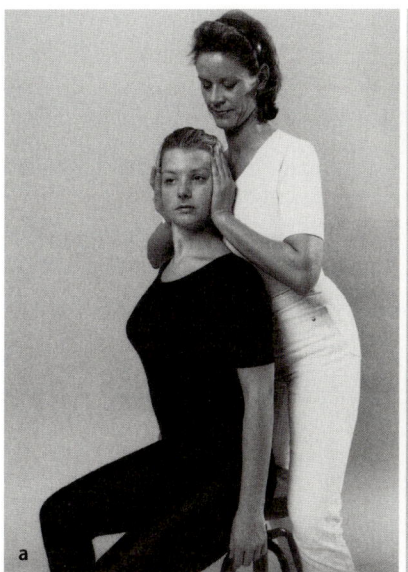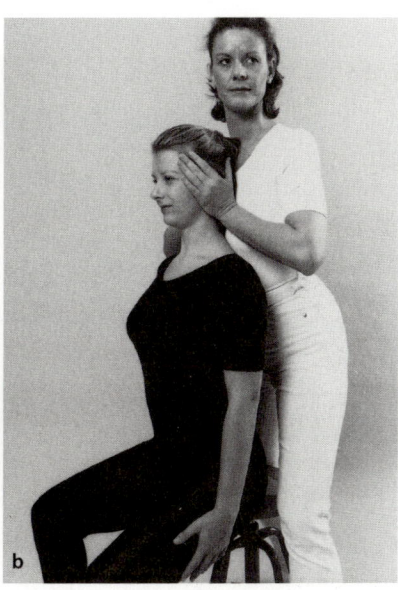

a   b

Antagonistenhemmung der Bauchmuskulatur

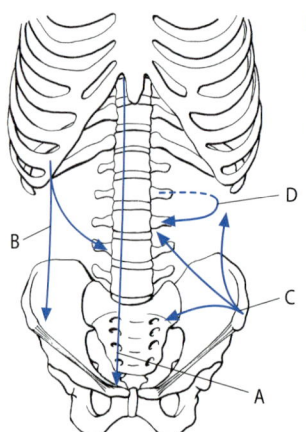

☐ **Abb 4.36.** Bauchmuskulatur
A   M. rectus abdominis
B   M. obliquus externus abd.
C   M. obliquus internus abd.
D   M. transversus abd.

Ausgangsstellung: Beckenkippung und Thoraxhebung
(☐ Abb. 4.37).

Wichtig
Die Dekontraktion der Bauchmuskulatur weicht als einzige von dem oben beschriebenen Prinzip der muskelgruppenspezifischen Dekontraktion ab.

Durch Fazilitation von Beckenkippung und Thoraxhebung wird die Rückenmuskulatur konzentrisch aktiviert. Nun wird der Patient aufgefordert, gegen den Widerstand des Therapeuten die Bauchdecke nach außen zu wölben; die Bauchmuskulatur arbeitet hierbei unter Verlängerung. Der Patient soll flach weiteratmen. Der Therapeut kann die Lokalisation seines Widerstands und somit seiner Dekontraktionsimpulse variieren, indem er seine Hände an verschiedenen Stellen der Bauchdecke platziert, wobei die Bauchspannung beibehalten werden soll.

Um einen aussagekräftigen Dekontraktionsimpuls zu setzen, muss der Therapeut einen deutlichen Widerstand geben, allerdings nur solange der Patient die Bauchspannung aufrechterhalten kann.

Häufig ist zu beobachten, dass der weniger dekontraktionsgestörte Körperabschnitt eine deutlich größere Beweglichkeit aufweist, so z. B. eine starke Beckenkippung bei nur geringfügiger Thoraxhebung oder umgekehrt. Daher sollte der Therapeut auf ein ausgewogenes Verhältnis der Bewegung beider Körperabschnitte achten.

❗ **Vorsicht**
Diese Dekontraktion ist während einer Schwangerschaft kontraindiziert!

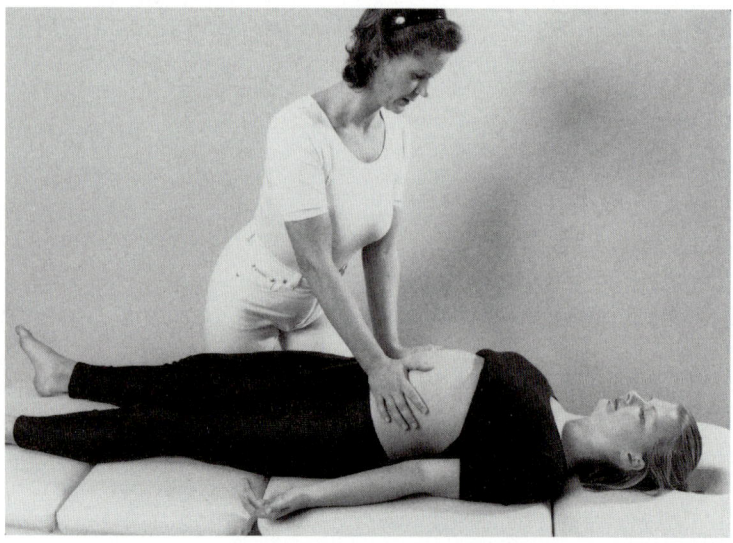

☐ **Abb 4.37.** Muskelgruppenspezifische Antagonistenhemmung der Bauchmuskulatur in Beckenkippung und Thoraxhebung

Antagonistenhemmung der Rotatoren des Thorax

- **Ausgangsposition:** Thoraxrotation zur einen Seite (◘ Abb. 4.38a).
- **Endposition:** Thoraxrotation zur anderen Seite (◘ Abb. 4.38b).

> **Wichtig**
>
> Bei der Dekontraktion der Thorax-Rotatoren sollte auf eine möglichst axiale Rotationsbewegung in aufrechter Körperhaltung geachtet werden. Häufig weichen Patienten in die nozizeptiv akzeptierte Lateralflexion aus.

◘ **Abb 4.38a,b.** Muskelgruppen-spezifische Antagonistenhemmung der Rotatoren des Thorax. **a** Ausgangsposition. **b** Endposition

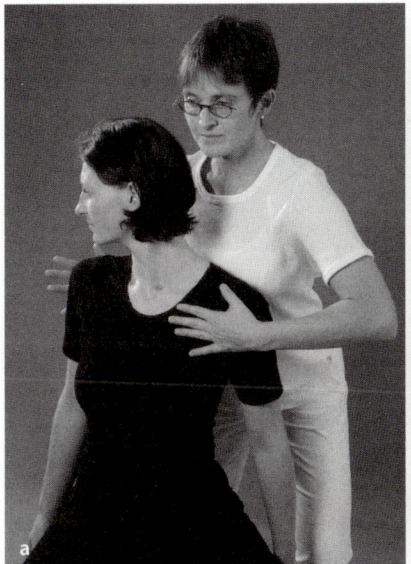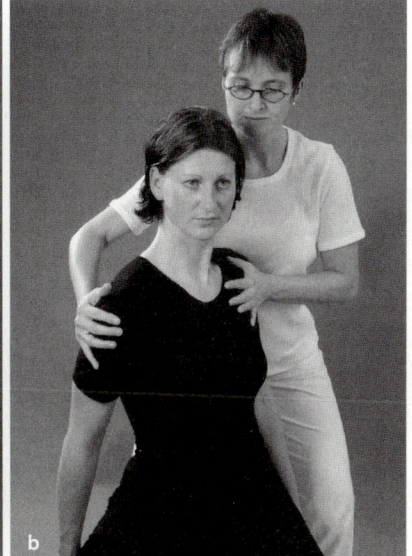

Antagonistenhemmung der Hüftgelenksextensoren

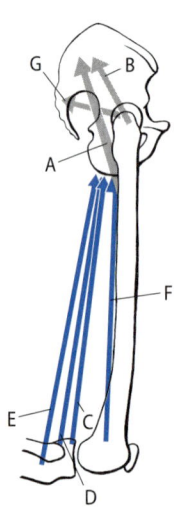

 Abb 4.39. Extensoren des Hüftgelenks

A   M. glutaeus maximus
B   M. glutaeus medius et minimus
C   M. semitendinosus
D   M. semimembranosus
E   M. biceps femoris caput longum
F   M. adductor magnus
G   M. piriformis

▬ **Ausgangsposition:** Hüftflexion und -abduktion (Abb. 4.40a).
▬ **Endposition:** Hüftextension (■ Abb. 4.40b).

Die Dekontraktion beginnt in Flexion, Abduktion und Außenrotation der Hüfte, da die Flexionsebene des Hüftgelenks abduzierend ist.

🛈 Tipp

Führt die diagnostische Dekontraktion der Hüftgelenksextensoren zu einer gravierenden Verschlechterung der Kontrollbefunde, kann eine Kontraktur der Bauchmuskulatur oder ein Symphysenansatzreiz die Ursache sein. Die Nozizeption dieser Störfaktoren wird durch die diagnostische Dekontraktion der Hüftgelenksextensoren erhöht.

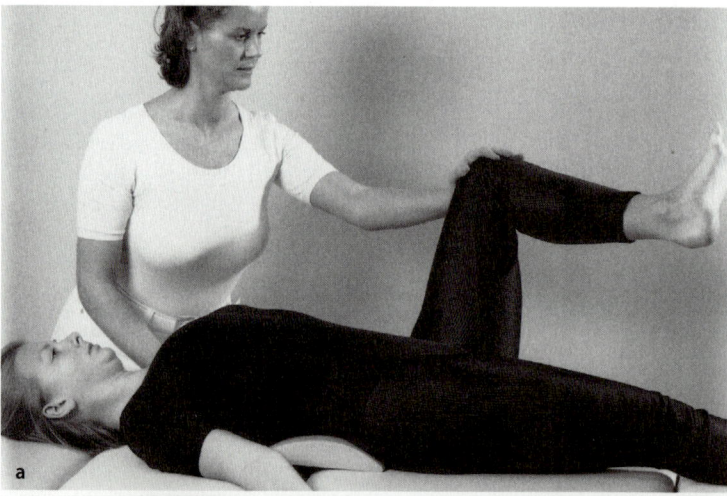

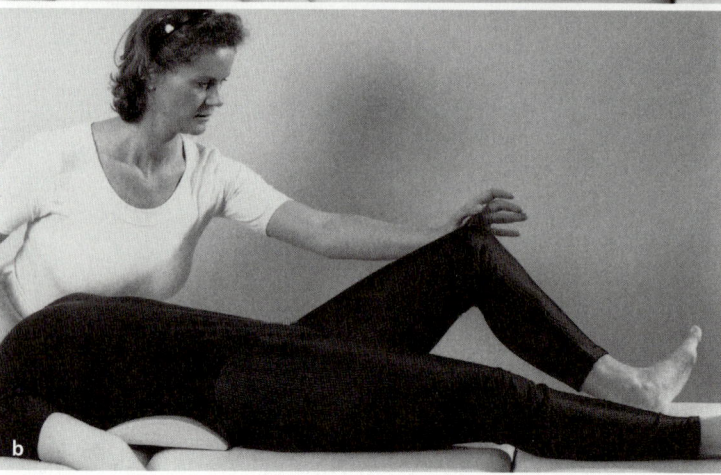

■ **Abb 4.40a,b.** Muskelgruppenspezifische Antagonistenhemmung der Extensoren des Hüftgelenks. **a** Ausgangsposition. **b** Endposition

Antagonistenhemmung der Hüftflexoren

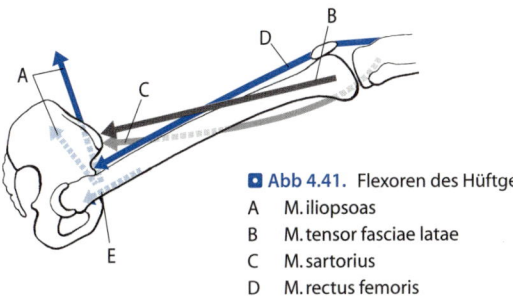

■ **Abb 4.41.** Flexoren des Hüftgelenks
A   M. iliopsoas
B   M. tensor fasciae latae
C   M. sartorius
D   M. rectus femoris
E   M. pectineus

■ **Abb 4.42a,b.** Muskelgruppenspezifische Antagonistenhemmung der Flexoren des Hüftgelenks. **a** Ausgangsposition. **b** Endposition

— **Ausgangsposition:** Hüftextension (■ Abb. 4.42a).
— **Endposition:** Hüftflexion (■ Abb. 4.42b).

Das geringe Bewegungsausmaß der Hüftextension bei einer Dekontraktionsstörung der Hüftflexoren wird häufig über eine verstärkte Lordosierung der Lendenwirbelsäule kompensiert.

Wichtig	
Daher sollte bei der Dekontraktion auf das Bewegungsausmaß der Hüftextension geachtet werden.	

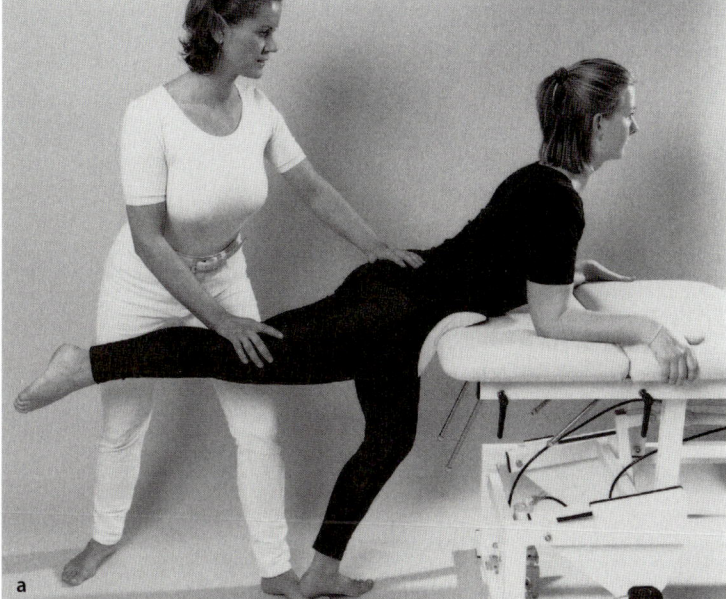

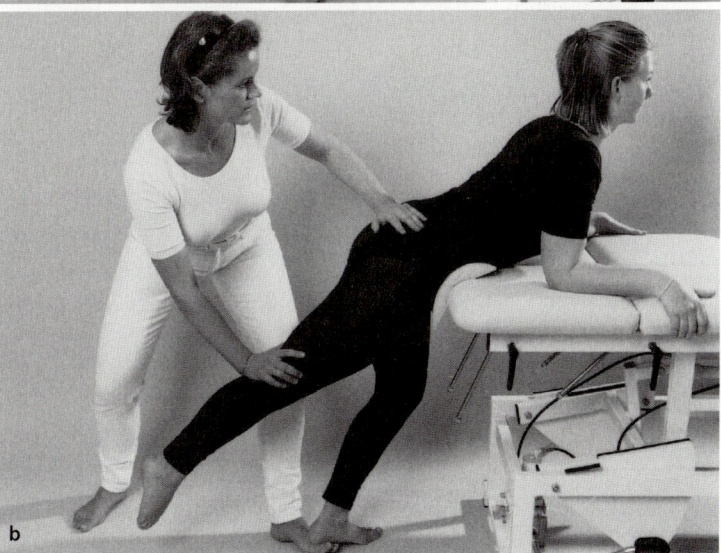

Antagonistenhemmung
der ventral liegenden Adduktoren

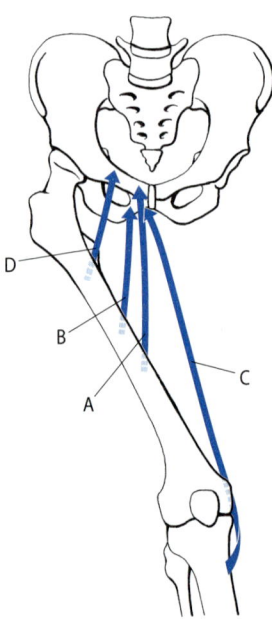

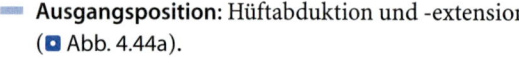

☐ **Abb 4.43.** Ventral liegende
Adduktoren des Hüftgelenks
A   M. adductor longus
B   M. adductor brevis
C   M. gracilis
D   M. pectineus

Um den Dekontraktionseffekt der ventral liegenden Hüftadduktoren zu vergrößern, wird diese Dekontraktion mit
gestreckten Beinen ausgeführt.

> **Wichtig**
>
> Die Dekontraktion lässt sich gut beidseits durch-
> führen. Wird sie einseitig ausgeführt, so sollte der
> Therapeut das Bein, das nicht dekontrahiert wird,
> in Abduktion spannen lassen, um dem abduzierten
> Bein ein Widerlager zu geben.

Häufig ist bei zunehmender Hüftabduktion ein Abheben
des Beines zu beobachten. Die mit dieser Ausweichbewegung verbundene Hüftflexion bedeutet eine Verringerung
des Dekontraktionsanspruchs durch die Annäherung der
Muskulatur.

> **Wichtig**
>
> Daher sollte darauf geachtet werden, dass die
> Fersen während der Bewegung Kontakt mit der
> Unterlage behalten.

▬ **Ausgangsposition:** Hüftabduktion und -extension
(☐ Abb. 4.44a).
▬ **Endposition:** Hüftadduktion und -extension
(☐ Abb. 4.44b).

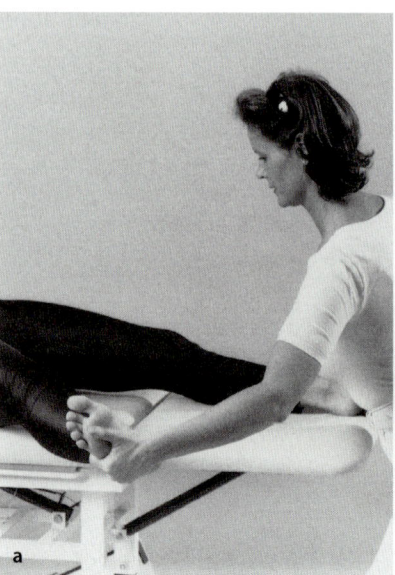
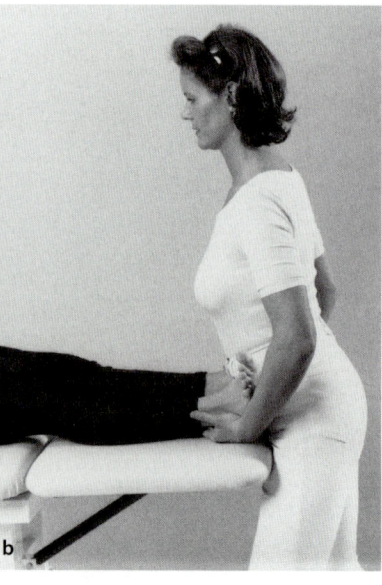

☐ **Abb 4.44a,b.** Muskelgruppenspezifische Antagonistenhemmung
der ventral liegenden Adduktoren
des Hüftgelenks. **a** Ausgangsposition.
b Endposition

Antagonistenhemmung der dorsalen Hüftadduktoren

◻ **Abb 4.45.** Dorsal liegende Adduktoren des Hüftgelenks

A   M. adductor magnus
B   M. adductor minimus
C   M. semitendinosus
D   M. semimembranosus
E   M. glutaeus max. z.T.
F   M. quadratus femoris
     M. obturatorius externus (s. Abb. 4.50)

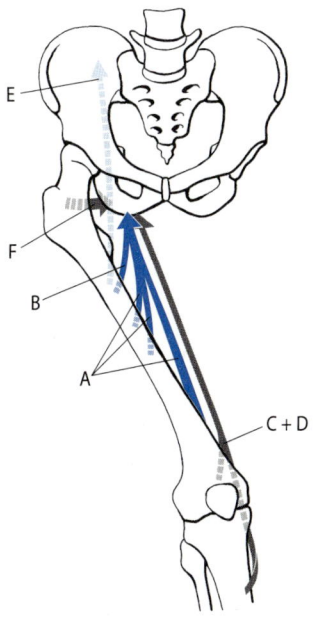

━ **Ausgangsposition:** Hüftabduktion und -flexion
  (◻ Abb. 4.46a).
━ **Endposition:** Hüftadduktion und -flexion
  (◻ Abb. 4.46b).

Um den Dekontraktionseffekt der dorsal liegenden Hüft-adduktoren zu vergrößern, wird diese Dekontraktion mit angestellten Beinen ausgeführt.

Wichtig
Die Dekontraktion lässt sich gut beidseits durch-führen. Wird sie einseitig ausgeführt, so sollte der Therapeut das Bein, das nicht dekontrahiert wird, in Abduktion spannen lassen, um dem abduzierten Bein ein Widerlager zu geben.

Häufig ist zu beobachten, dass als Ausweichbewegung das Gesäß von der Unterlage abgehoben wird und somit die Dekontraktionsimpulse über die Hüftextension verrin-gert werden.

◻ **Abb 4.46a,b.** Muskelgruppen-spezifische Antagonistenhemmung der dorsal liegenden Adduktoren des Hüftgelenks. **a** Ausgangsposition. **b** Endposition

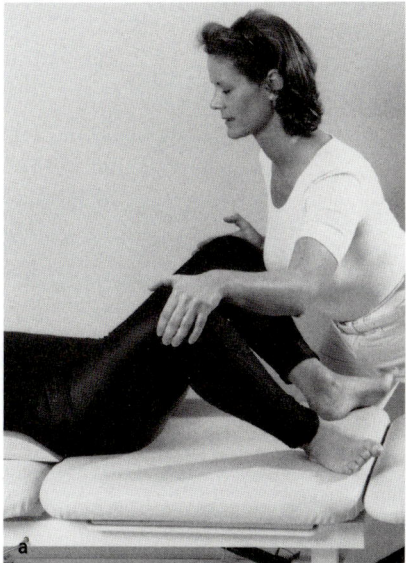
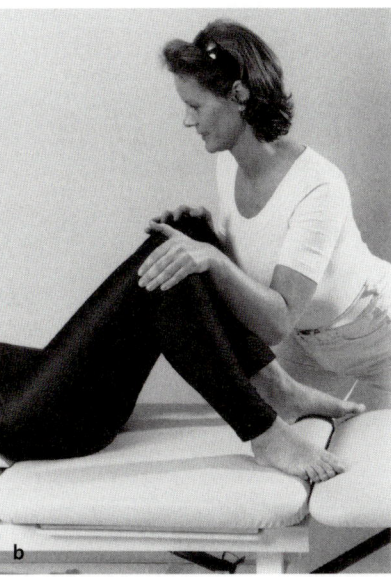

**Antagonistenhemmung
der dorsalen Hüftadduktoren im Sitz**

▬ **Ausgangsposition:** Hüftabduktion (◼ Abb. 4.47a).
▬ **Endposition:** Hüftadduktion (◼ Abb. 4.47b).

Hier ist häufig ein Abweichen in die Beckenaufrichtung zu beobachten, da über die Hüftextension des proximalen Hebels die dorsal liegenden Hüftadduktoren angenähert werden und somit der Dekontraktionsanspruch verringert werden kann.

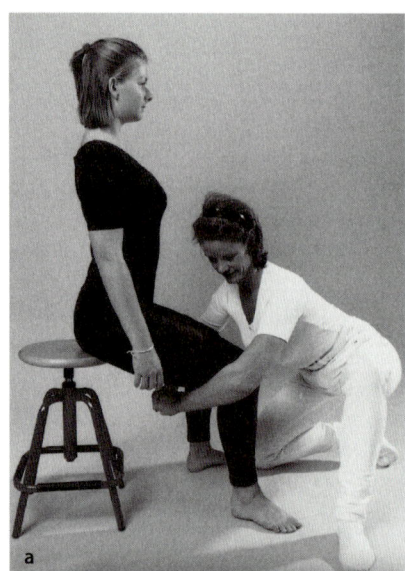 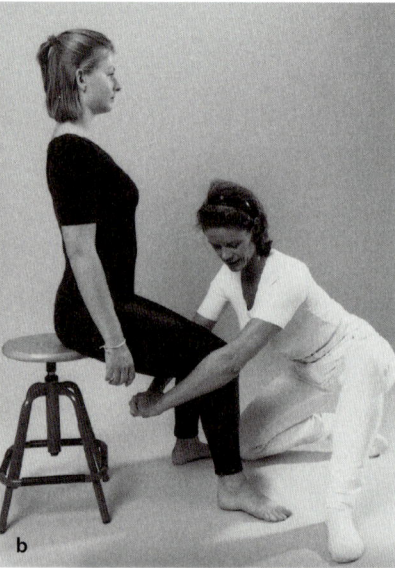

◼ **Abb 4.47a,b.** Muskelgruppenspezifische Antagonistenhemmung der dorsal liegenden Adduktoren des Hüftgelenks im Sitz.
a Ausgangsposition. **b** Endposition

Antagonistenhemmung der Innenrotatoren des Hüftgelenkes

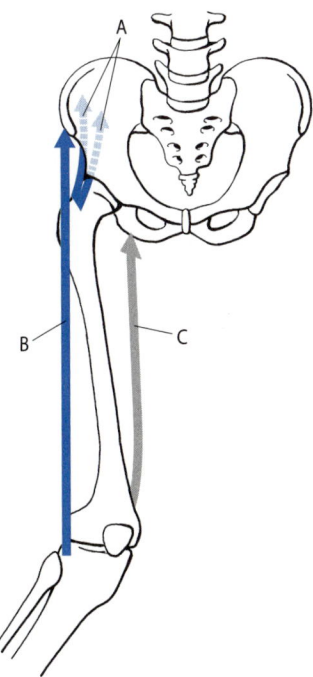

Abb 4.48. Innenrotatoren des Hüftgelenks
A   Mm. glutaei medius et minimus (vordere Fasern)
B   M. tensor fasciae latae
C   M. adductor magnus, distaler Teil

— **Ausgangsposition:** Hüftaußenrotation bei 90° Flexion (Abb. 4.49a).

— **Endposition:** Hüftinnenrotation bei 90° Flexion (Abb. 4.49b).

Der Therapeut setzt seinen Widerstand an der Außenseite des Knies und an der Innenseite des Fußes. Er bewegt das im Hüft- und Kniegelenk rechtwinklig gebeugte Bein gegen den Widerstand des Patienten in die Innenrotation, sodass die Außenrotatoren des Hüftgelenks exzentrisch kontrahieren.

Abb 4.49a,b. Muskelgruppen-spezifische Antagonistenhemmung der Innenrotatoren des Hüftgelenks. a Ausgangsposition. b Endposition

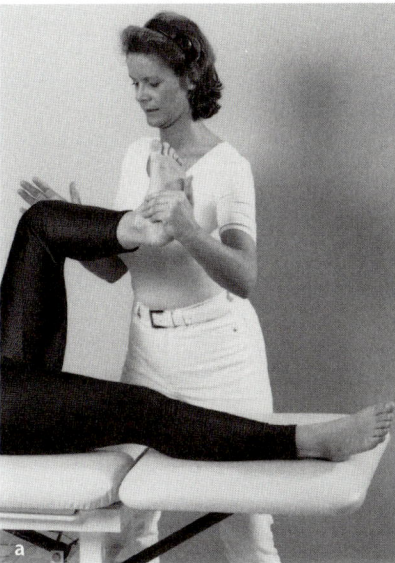
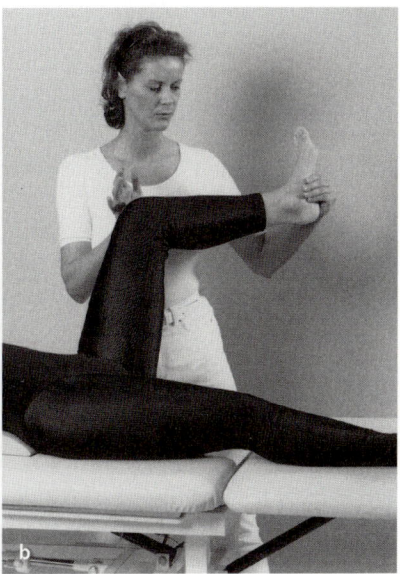

Antagonistenhemmung der Außenrotatoren des Hüftgelenkes

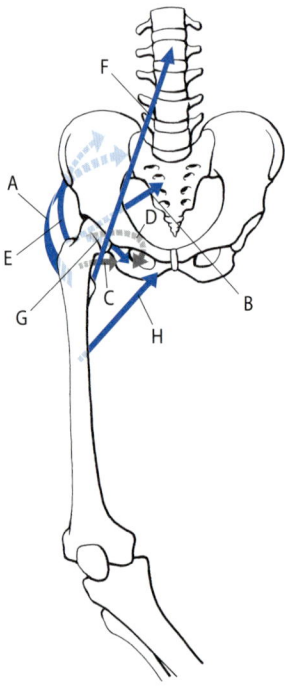

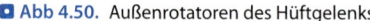

■ **Abb 4.50.** Außenrotatoren des Hüftgelenks
A   M. glutaeus maximus
B   M. piriformis
C   M. quadratus femoris
D   M. obturatorius internus
E   Mm. glutaei medius et minimus (hintere Fasern)
F   M. iliopsoas
G   M. obturatorius externus
H   M. adductor magnus, proximaler Teil
     Mm. gemelli (ohne Abb.)
     M. sartorius (s. Abb. 4.41)
     M. pectineus (s. Abb. 4.43)

— **Ausgangsposition:** Hüftinnenrotation bei 90° Flexion (■ Abb. 4.51a).
— **Endposition:** Hüftaußenrotation bei 90° Flexion (■ Abb. 4.51b).

Der Therapeut setzt seinen Widerstand an der Innenseite des Knies und an der Außenseite des Fußes. Er bewegt das im Hüft- und Kniegelenk rechtwinklig gebeugte Bein gegen den Widerstand des Patienten in die Außenrotation, sodass die Innenrotatoren des Hüftgelenks exzentrisch kontrahieren.

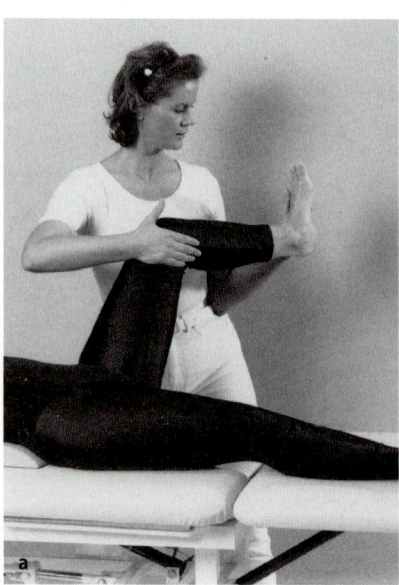
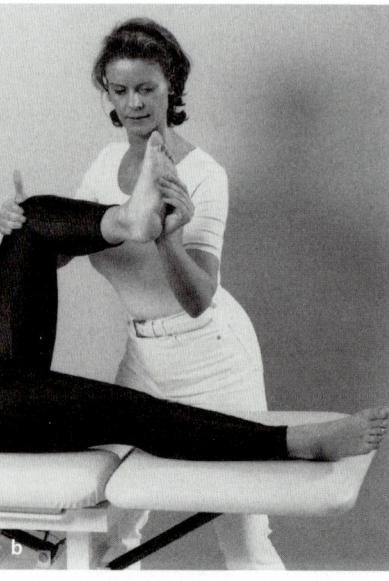

■ **Abb 4.51a,b.** Muskelgruppen-spezifische Antagonistenhemmung der Außenrotatoren des Hüftgelenks. **a** Ausgangsposition. **b** Endposition

Antagonistenhemmung der Fußflexoren

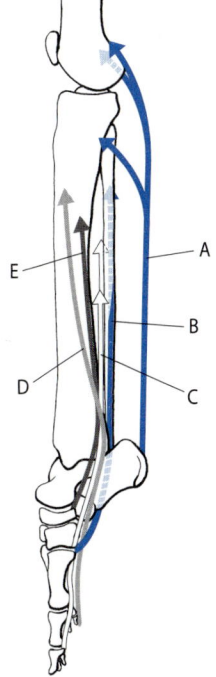

◻ Abb 4.52. Fußflexoren
A   M. triceps surae
B   M. peronaeus longus
C   M. peronaeus brevis
D   M. flexor digitorum longus
E   M. tibialis posterior

— **Ausgangsposition:** Dorsalextension
(◻ Abb. 4.53a).
— **Endposition:** Plantarflexion (◻ Abb. 4.53b).

Eine Hand umfasst von medial die Ferse und bewegt sie nach kranial. Die andere Hand setzt den Widerstand an der Dorsalseite des Vorfußes und bewegt den Fuß gegen den Widerstand des Patienten in Plantarflexion.

Ein Patient mit einer Dekontraktionsstörung der Fußflexoren tendiert dazu, die Einschränkung der Dorsalextension durch eine vermehrte Zehenextension zu kompensieren.

◻ Abb 4.53a,b. Muskelgruppenspezifische Antagonistenhemmung der Fußflexoren. **a** Ausgangsposition. **b** Endposition

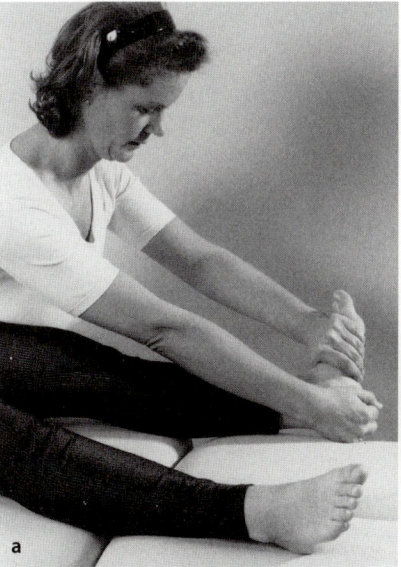
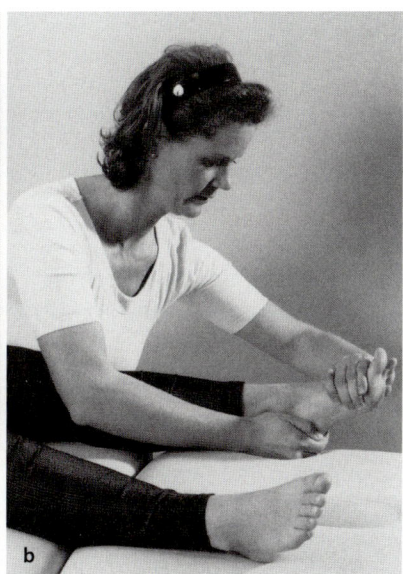

Antagonistenhemmung der Zehenflexoren

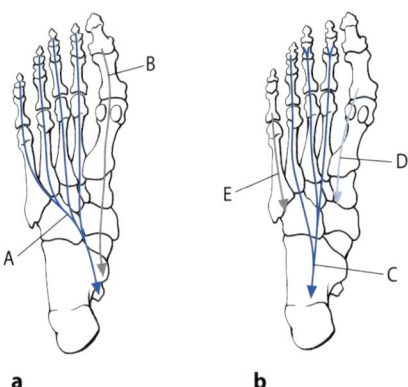

a b

□ **Abb 4.54.** Zehenflexoren
A M. flexor digitorum longus
B M. flexor hallucis longus
C M. flexor digitorum brevis
D M. flexor hallucis brevis
E M. flexor digiti minimi
   M. adductor hallucis (ohne Abb.)
   M. opponens digiti minimi (ohne Abb.)
   Mm. lumbricales (ohne Abb.)
   Mm. interossei (ohne Abb.)
   M. quadratus plantae (ohne Abb.)

- **Ausgangsposition:** Zehenextension (□ Abb. 4.55a).
- **Endposition:** Zehenflexion (□ Abb. 4.55b).

Eine Hand umfasst von medial die Großzehe, die andere Hand von lateral die Zehen II bis V. Die Fingerkuppen des Therapeuten bilden ein Widerlager.

Nicht selten äußern die Patienten bei dieser Dekontraktion einen starken Kontraktionsschmerz der hypoton tendomyotisch geschalteten zehenextendierenden Muskulatur. In diesem Falle empfiehlt es sich, die Dekontraktion antagonistisch konzentrisch durchzuführen.

Allgemeine Hinweise

🛈 **Tipp**
Wenig prägnante Veränderungen der Kontrollbefunde sowohl in positiver als auch in negativer Richtung werden häufig durch eine zu geringe Dosierung der diagnostischen Dekontraktionen verursacht. Daher sollte der Therapeut seine **Durchführung** der diagnostischen Dekontraktionen **überprüfen**, um aussagekräftige Ergebnisse zu erzielen:
- Ist die zu dekontrahierende Muskelgruppe in maximal mögliche Entfernung gebracht worden?
- Sind alle zugehörigen Bewegungskomponenten erfasst worden, oder weicht der Patient den Dekontraktionsimpulsen auf eine nozizeptiv akzeptierte Bewegungsebene aus?

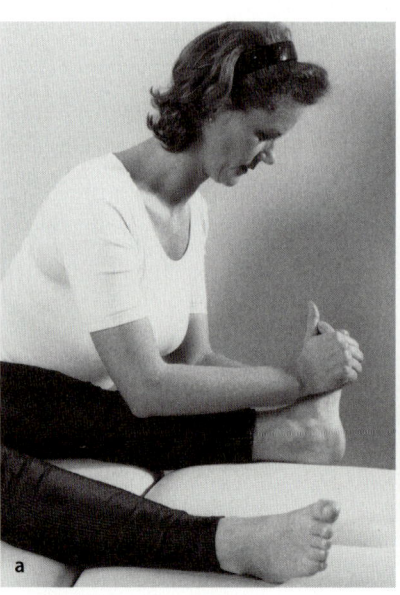
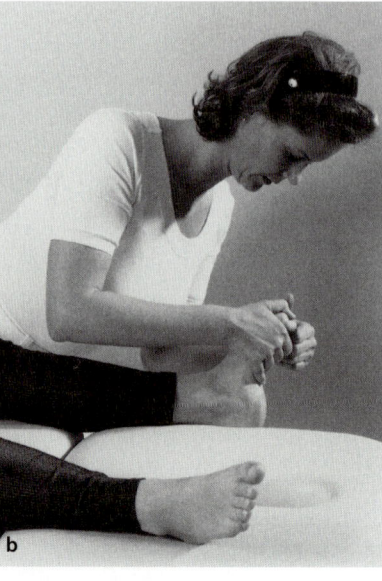

a b

□ **Abb 4.55a,b.** Muskelgruppenspezifische Antagonistenhemmung der Zehenflexoren. **a** Ausgangsposition. **b** Endposition

- Ist der Widerstand hoch genug dosiert?
Der Patient sollte die Bewegung zulassen,
aber deutlich abbremsen.
- Der Patient sollte aufgefordert werden, sofort
bei Bewegungsbeginn Widerstand entgegenzusetzen
und beim Bewegungsende nicht nachzulassen.
Nach einer kurzen Pause kann die Dekontraktion
wiederholt werden.

Auftreten von Schmerzen

Ist die Durchführung einer muskelgruppenspezifischen Antagonistenhemmung für den Patienten mit Schmerzen verbunden, gibt es mehrere Möglichkeiten, die Funktionsanalyse fortzusetzen (◘ Abb. 4.56):

- Therapeut und Patient schließen einen „Vertrag" ab,
- Widerstand oder Längenanforderung an den Muskel werden **reduziert** oder die Art der Dekontraktion **verändert**,
- die Schmerzen werden als **Kontrollbefund** genutzt.

„Patientenvertrag"

Möchte der Therapeut aufgrund seiner Arbeitshypothese an dieser Muskelgruppe festhalten, kann eine Absprache mit dem Patienten getroffen werden, ein sog. „Patientenvertrag". Der Patient stimmt trotz aufgetretener Schmerzen bei der ersten Dekontraktion einer zwei- bis dreimaligen **Wiederholung derselben Maßnahme** in gleicher Dosierung zu. Er wird vom Therapeuten gebeten, währenddessen zu beobachten, ob die Beschwerden durch die Wiederholung zu- oder abnehmen.

Bei **abnehmenden Schmerzen** bzw. **Kraftgewinn** wird mit der diagnostischen Dekontraktion die Kontraktur

positiv beeinflusst und folglich das Schonprogramm reduziert. In aller Regel werden die erhobenen Kontrollbefunde eine Besserung zeigen. In diesem Fall wurde ein Störfaktor gefunden, der in die Therapie integriert werden muss.

Nehmen im Gegensatz hierzu die **Schmerzen zu** bzw. ist ein **Kraftverlust** zu beobachten, so wird das Schonprogramm durch die diagnostische Maßnahme offenbar vermehrt aktiviert.

> **Wichtig**
>
> - In diesem Fall kann ein mechanisches Überlastungsödem vorliegen, das auf Dekontraktion mit verstärkter Nozizeption reagiert.
> - Ebenso besteht die Möglichkeit, dass der Versuch unternommen wurde, einen hyperton tendomyotisch geschalteten Muskel zu dekontrahieren, der Teil des zentralnervös organisierten Schonprogramms ist und folglich nicht dekontrahiert werden kann.
> - Auch eine zu hohe Dosierung der Dekontraktionsmaßnahme kann die Ursache sein.

Die erhobenen Kontrollbefunde werden in diesen Fällen in der Regel mit einer Verschlechterung reagieren.

Reduzierung oder Veränderung

Möchte der Therapeut aufgrund seiner Arbeitshypothese an dieser Muskelgruppe festhalten, obwohl es dem Patienten wegen seiner Schmerzen nicht möglich ist, dieselbe Dekontraktionsmaßnahme in gleicher Weise durch-

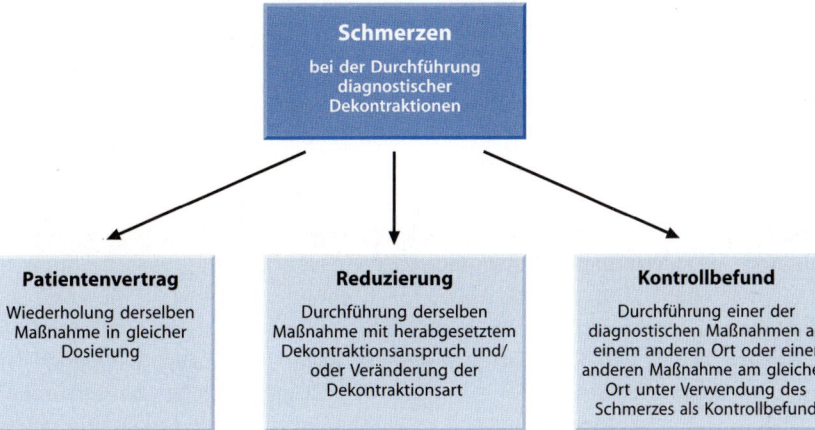

◘ **Abb 4.56.** Möglichkeiten des Umgangs mit auftretenden Schmerzen während der Durchführung diagnostischer Dekontraktionen

zuführen, so kann der Therapeut den Dekontraktionsanspruch verringern oder die Art der Dekontraktion verändern. Dazu stehen ihm verschiedene Möglichkeiten zur Verfügung, die auch miteinander kombiniert werden können.

Die Herabsetzung des Dekontraktionsanspruchs kann über eine **geringere Dosierung von Widerstand und Muskellänge** erzielt werden:

- **Widerstand:** Der Therapeut kann seinen Widerstand reduzieren. Das bedeutet eine geringere Aktivität des Agisten mit daraus resultierender geringerer Dekontraktionswirkung.
- **Muskellänge:** Der Therapeut kann das Ausmaß der beabsichtigten Bewegung zur Dekontraktion verringern. So kann die hohe Nozizeption des Störfaktors durch die starke Längenforderung am endgradigen Bewegungsbeginn umgangen werden.

ⓘ Tipp

Bei extrem starken Schmerzen kann die Dekontraktion auch isometrisch durchgeführt werden. Jedoch ist nach Möglichkeit die antagonistisch konzentrische oder exzentrische Dekontraktion vorzuziehen, da hier vergleichsweise mehr motorische Einheiten erregt werden und der Dekontraktionsanspruch deutlich erhöht ist.

Neben der Verringerung des Dekontraktionsanspruchs besteht die Möglichkeit, die **Art der Dekontraktion** zu verändern. Der Therapeut kann die Dekontraktion antagonistisch **konzentrisch** oder **manuell** durchführen. Oft ist auf diese Weise die Dekontraktionsmaßnahme für den Patienten mit erheblich weniger Schmerzen verbunden, bei gleichzeitig eindeutiger Auskunft über die Bedeutung der gewählten Muskelgruppe für das Beschwerdebild.

Kontrollbefund

Ist der Therapeut aufgrund seiner Arbeitshypothese nicht zwingend auf die Dekontraktion dieser Muskelgruppe festgelegt, kann die Maßnahme an dieser Stelle abgebrochen werden und **der aufgetretene Schmerz als zusätzlicher Kontrollbefund** für weitere diagnostische Dekontraktionen an anderer Stelle genutzt werden. Häufig kann man durch andere diagnostische Maßnahmen die Beschwerdesymptomatik der primär durchgeführten Dekontraktion bereits deutlich verringern und bei Bedarf später zu ihr zurückkehren.

❯ Beispiel

Bei einem Patienten mit chronischer Lumbalgie werden der Finger-Boden-Abstand, das Th-5-Wippen und die Druckdolenz der Tubercula pubica als Kontrollbefund gewählt. Anamnese und Inspektion enthalten Hinweise auf mehrere muskuläre Kontrakturen im Bereich der ventralen Rumpfmuskulatur durch die sitzende Berufstätigkeit des Patienten am PC sowie der zehen- und fußflektierenden Muskulatur durch das beständige Tragen von Schuhen mit erhöhtem Absatz.

Das therapeutische Gehen hat einen geringen positiven Einfluss auf das Th-5-Wippen, sodass sich der Therapeut gemäß seiner Arbeitshypothese zu einer diagnostischen Dekontraktion der horizontal adduzierenden Muskulatur der Schulter entschließt. Diese ist mit einem so heftigen Schmerz zwischen den Schulterblättern verbunden, dass er von einer Wiederholung der Maßnahme absieht und diese Beschwerdeprovokation als weiteren Kontrollbefund für die Funktionsanalyse verwendet.

Er führt nun eine diagnostische Dekontraktion der Bauchmuskulatur durch und überprüft im Anschluss seine vier Kontrollbefunde. Der Finger-Boden-Abstand hat sich nicht wesentlich verändert. Das Th-5-Wippen und die Druckdolenz der Tubercula pubica haben sich leicht verbessert, die Schmerzintensität der horizontalen Abduktion hat ebenfalls nachgelassen. Die nun folgende Dekontraktion der zehen- und fußflektierenden Muskulatur führt zu einer deutlichen Verbesserung aller Kontrollbefunde. Die gerade eben noch mit starken Schmerzen verbundene Dekontraktion der horizontal adduzierenden Schultermuskulatur ist nun durchführbar.

Hier kann die Funktionsanalyse zunächst unterbrochen und mit der Therapie begonnen werden.

Manuelle Dekontraktion

Die Manuelle Dekontraktion bewirkt eine **Tonussenkung des Muskels** über die Beeinflussung der Bereichseinstellung der Muskelspindel. Durch einen flächigen Druck auf den kontrakten Muskel erfährt die Muskelspindel eine Längenzunahme der intrafusalen Muskulatur. Dies löst den Eigenreflexbogen aus. Die α-Motoneurone des kontrakten Muskels bekommen zunächst fördernde Impulse; der Muskel soll kontrahieren. Bleibt der Druck des Therapeuten jedoch unvermindert bestehen, werden über die γ-Motoneurone hemmende Impulse an die intrafusale Muskulatur geleitet. Es erfolgt eine Verlängerung der Muskelspindel, die mit der durch den Druck initiierten Verlängerung der extrafusalen Muskulatur korreliert. Man spricht von einer sog. α-γ-**Kopplung** (■ Abb. 4.57).

> **Wichtig**
>
> Die daraus resultierende Tonussenkung kann sowohl diagnostisch als auch therapeutisch bei muskulären Kontrakturen eingesetzt werden.

Da sie primär mit keiner Bewegung verbunden ist, wird die manuelle Dekontraktion in der Funktionsanalyse grundsätzlich dann angewandt, wenn **starke Schmerzzustände** und **neurologische oder chirurgische Begleiterkrankungen** eine Dekontraktion über die Antagonistenhemmung unmöglich machen. Darüber hinaus kann sie an jedem Muskel eingesetzt werden, wenn eine Antagonistenhemmung in der gewählten Ausgangsstellung nicht durchführbar ist und dem Patienten der Wechsel in eine andere Position nicht zugemutet werden soll.

Durchführung der manuellen Dekontraktion

Die Durchführung der manuellen Dekontraktion in der Diagnostik ist nahezu identisch mit der Therapie. Genauere Angaben über die Technik, mögliche Ausgangsstellungen, die Lagerung sowie Kontraindikationen sind daher den „Manuellen Maßnahmen an Kontrakturen und Ödemen" in Kapitel 6.4 zu entnehmen.

Grundsätzlich kann in der Funktionsanalyse jeder Muskel manuell dekontrahiert werden. Im Anschluss werden die Kontrollbefunde überprüft. Die durch die manuelle Dekontraktion ausgelöste **Druckdolenz** kann als zusätzlicher Kontrollbefund in die Funktionsanalyse einfließen. Lässt der Druckschmerz bereits während der Druckausübung nach, so ist auch eine Verbesserung der Kontrollbefunde zu erwarten.

> ℹ️ **Tipp**
>
> Die **Angaben des Patienten** bezüglich der Schmerzabnahme sind häufig irreführend:
> — „Sie drücken nicht mehr mit der gleichen Intensität wie am Anfang!"
> — „Drücken Sie noch an der gleichen Stelle? Die andere Stelle war viel schmerzhafter!"
> — „Ich habe mich an den Schmerz gewöhnt!"
> Wurde der Druck konstant an der gleichen Stelle aufrechterhalten, so kann in diesen Fällen von einer Abnahme des Druckschmerzes ausgegangen werden.

Verstärkt sich die Druckdolenz während der manuellen Dekontraktion, so ist die Wahrscheinlichkeit, dass im Bereich eines mechanischen Überlastungsödems oder im Schutzprogramm dekontrahiert wurde, sehr hoch (zur Ausschlussdiagnostik eines mechanischen Überlastungsödems s. nächster Abschnitt). Die Überprüfung der Kontrollbefunde wird in aller Regel eine Verschlechterung ergeben.

Führen spezifische diagnostische Dekontraktionen zu einer **Verbesserung der Kontrollbefunde**, liegen muskuläre Kontrakturen vor, die zunächst einer gezielten Dekontraktionsbehandlung bedürfen (s. Kap. 7.1 „Behandlungsblock 2 der Therapiekaskade").

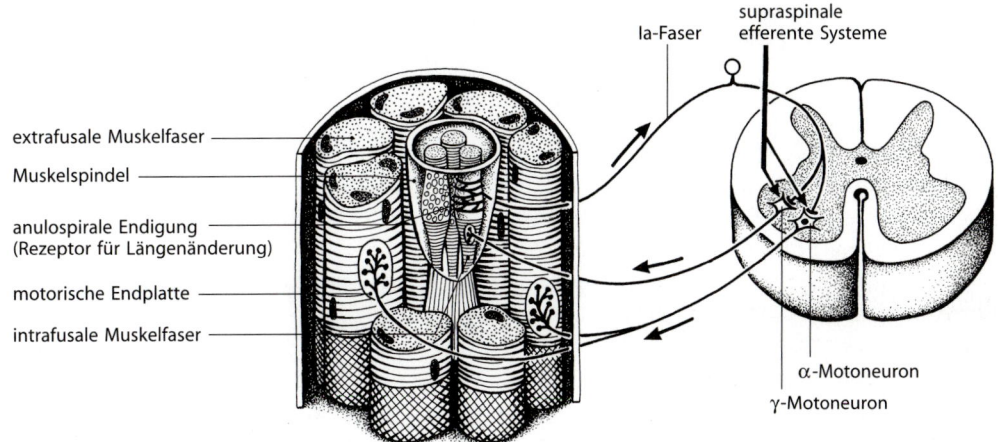

■ Abb 4.57. Tonussenkung über Beeinflussung des γ-Motoneurons (nach Rohen 1994)

Diagnostische Beeinflussung mechanischer Überlastungsödeme

Legt die Arbeitshypothese die Vermutung nahe, bei dem vorliegenden Störfaktor handle es sich um ein mechanisches Überlastungsödem an einem Muskel oder Gelenk, so kommen diagnostische Maßnahmen zur Anwendung, die bereits nach kurzer Anwendungsdauer das Ausmaß des Ödems verringern. In erster Linie werden

- **Hitzeapplikationen** und
- **manuelle Maßnahmen** in Form einer Ausknetung

durchgeführt.

Hitzeapplikationen

In der Funktionsanalyse werden die Hitzeapplikationen meist in Form einer diagnostischen **Heißen Rolle** durchgeführt (◧ Abb. 4.58a–c).

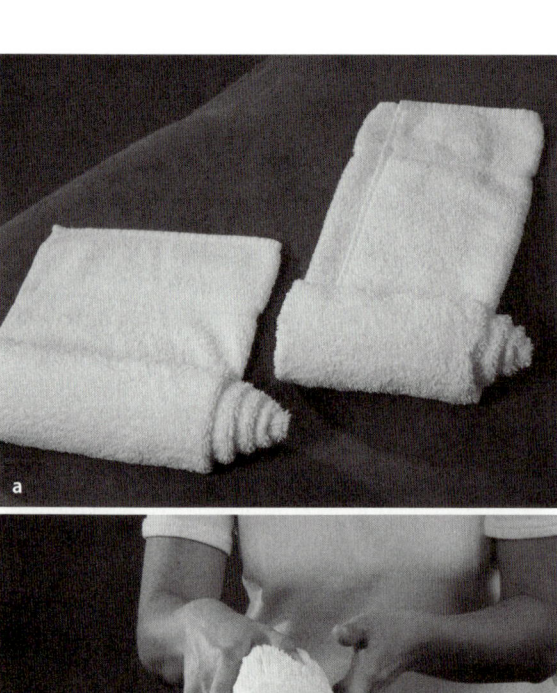
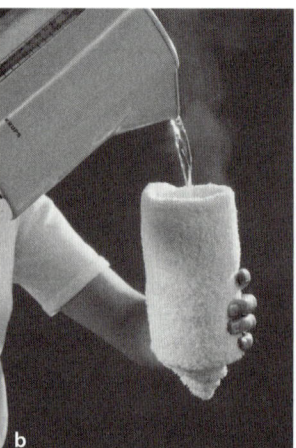

◧ **Abb 4.58a–c.** Vorbereitung einer Heißen Rolle und Anwendung bei mechanischen Überlastungsödemen der sternokostalen Verbindungen 5/6

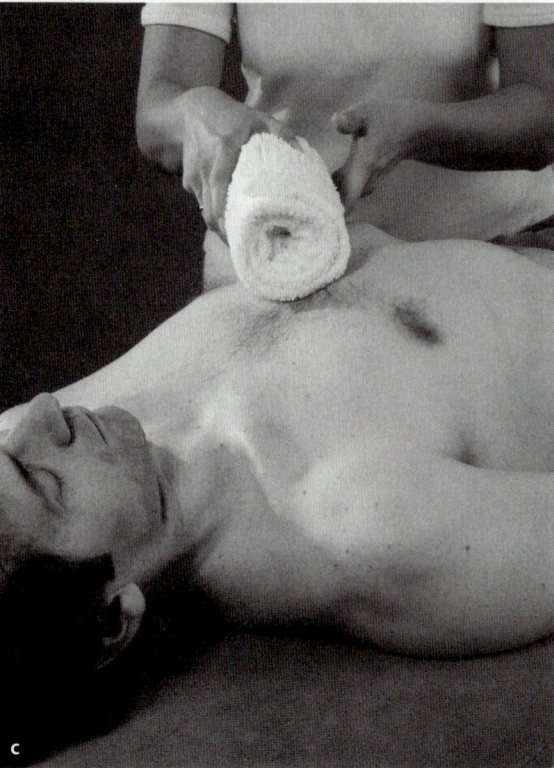

Hitzeapplikationen scheinen durch **Anregung des lymphatischen Systems** eine schnellere Resorption des Ödems zu bewirken und somit die Nozizeption des Störfaktors herabzusetzen.

Die Heiße Rolle kann im Bereich von Muskelbäuchen, an sehnigen Insertionen und an Gelenken eingesetzt werden.

Durchführung der Hitzeapplikationen

Weiter gehende Angaben zu Technik, Wirkungsweise und Kontraindikationen finden sich in Kapitel 6.6 „Thermische Maßnahmen", da die Heiße Rolle auch in der Therapie mechanischer Überlastungsödeme eingesetzt wird.

Die diagnostische Heiße Rolle wird **ca. drei bis sieben Minuten** appliziert, währenddessen kann bereits eine Überprüfung der Druckdolenz erfolgen. Im Anschluss werden die übrigen Kontrollbefunde getestet.

> **Wichtig**
>
> An Orten mechanischer Überlastungsödeme wird die Temperatur der Heißen Rolle als vergleichsweise besonders hoch empfunden.

Manuelle Maßnahmen an Ödemen

Befindet sich das mechanische Überlastungsödem im Muskelbauch, bieten sich neben der Heißen Rolle sog. **Ausknetungen** zur Verringerung des Ödems an, die z. T. sehr schmerzhaft sein können (◘ Abb. 4.59). Ergänzende Hinweise finden sich in „Manuellen Maßnahmen an Kontrakturen und Ödemen" in Kapitel 6.4.

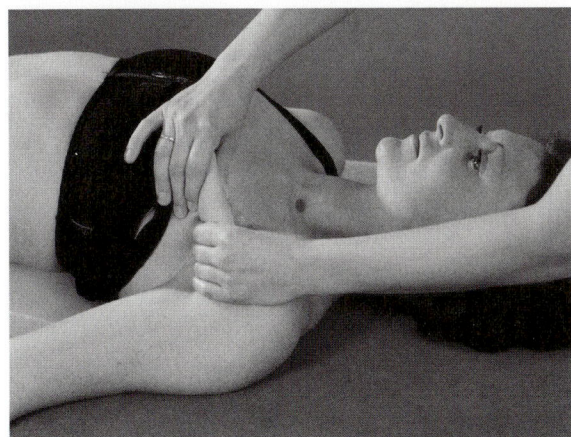

◘ **Abb 4.59.** Diagnostische Ausknetung am M. pectoralis major

Vorgehensweise bei Verdacht auf mechanisches Überlastungsödem

Zunächst wird am Ort der vermutlichen Überlastung überprüft, ob eine sichtbare Ödembildung besteht. Dann wird eine Palpation vorgenommen. Weist diese eine deutliche Druckdolenz auf, folgen differenzialdiagnostische Schritte, um ein reflektorisches Ödem im Rahmen der arthrotendomyotischen Reaktion auszuschließen.

> **Wichtig**
>
> Ein **mechanisches Überlastungsödem** liegt in der Regel dann vor, wenn eine starke Druckdolenz sich weder durch die Veränderung der Körperhaltung noch durch diagnostische Dekontraktionen verschiedener Muskelgruppen positiv beeinflussen lässt, sondern sich unter Umständen sogar verstärkt.

Die Druckdolenz am Ort der Überlastung wird als zusätzlicher Kontrollbefund verwendet. Zur weiteren Abklärung stehen **drei Möglichkeiten** zur Verfügung:

- **Überprüfung der Haltungsabhängigkeit:** Nimmt die Druckdolenz in der vermehrten Einnahme der aufrechten Körperhaltung ab, weil sich die Nozizeption fehlbelasteter Skelettstrukturen verringert, so handelt es sich um eine reflektorische Druckdolenz. Ebenso ist die druckdolente Struktur nicht behandlungsbedürftig, wenn die Druckdolenz durch Einnahme der krummen Körperhaltung abnimmt. In diesem Fall verringert sich die reflektorische Druckdolenz durch die herabgesetzte Nozizeption bestehender Störfaktoren, die angenähert bzw. in Mittelstellung sind.
- **Überprüfung der Abhängigkeit von diagnostischen Dekontraktionen:** Wenn die Druckdolenz nach diagnostischen Dekontraktionen abnimmt, handelt es sich um eine reflektorische Druckdolenz bei bestehenden Kontrakturen.
- **Hitzeapplikationen und/oder manuelle Maßnahmen** in Form von Ausknetungen am Ort der schmerzhaften Palpation werden durchgeführt, wenn sich die Druckdolenz weder nach Haltungsveränderungen noch nach diagnostischen Dekontraktionen verbessert oder wenn der Therapeut einen konkreten Verdacht hat und daher auf den ersten und zweiten Schritt verzichten möchte.

Wichtig

- Nicht jedes mechanische Überlastungsödem ist sichtbar.
- Mechanische Überlastungsödeme weisen zumeist eine starke Druckdolenz auf.
- In den meisten Fällen ist der Ort der mechanischen Überlastung nicht mit dem Schmerzort identisch! Doch können im Fall eines mechanischen Überlastungsödems auch lokale Schmerzen am Ort der Überlastung auftreten!

Führt die diagnostische Beeinflussung eines mechanischen Überlastungsödems zu einer Verbesserung der Kontrollbefunde, steht die Behandlung des Ödems zunächst im Vordergrund (s. Kap. 7.1 „Behandlungsblock 3 der Therapiekaskade").

Weitere diagnostische Maßnahmen

Nach dem Prinzip von Kontrollbefunderhebung und -überprüfung nach erfolgter diagnostischer Maßnahme sind zahlreiche weitere Störfaktoren auffindbar und entsprechend therapierbar.

❯ Beispiel

Eine diagnostische Narbenbehandlung ist möglich, um herauszufinden, ob das Narbengewebe eine Ursache des Beschwerdebildes ist. Dabei sind alle Maßnahmen zur Vergrößerung der Beweglichkeit und Verschieblichkeit des Narbengewebes geeignet, wie z. B. Anhakstriche zur Narbe hin bei Vordehnung des Gewebes oder Abhebe- und Verschiebegriffe.

Wichtig

Die Bedeutung einer diagnostischen Maßnahme ist in der Regel nur dann feststellbar, wenn nach **jeder** diagnostischen Maßnahme eine Überprüfung der Kontrollbefunde erfolgt!

4.4 Bewertung

Die Bewertung einer diagnostischen Maßnahme und somit eine Aussage über den fraglichen Störfaktor ergibt sich aus der Überprüfung der Kontrollbefunde. Jeder Kontrollbefund wird gesondert beurteilt.

4.4.1 Möglichkeiten der Beurteilung

Ein Kontrollbefund kann
- **positiv**,
- **negativ** oder
- **indifferent**

beurteilt werden.

Positives Ergebnis

Eine diagnostische Maßnahme wird **positiv bewertet**, wenn sich der Kontrollbefund verbessert hat. Eine positive Entwicklung zeigt sich durch eine
- Abnahme der Schmerzintensität,
- Vergrößerung des schmerzfreien Bewegungsausmaßes,
- Verbesserung der Bewegungsqualität,
- Verringerung der Druckdolenz,
- Verringerung von Ruheschmerzen,
- Abnahme der sichtbaren muskulären Annäherung etc.

Eine Verbesserung von Kontrollbefunden lässt darauf schließen, dass mit der diagnostischen Maßnahme ein **Störfaktor erfasst** wurde. Die nozizeptiven Afferenzen des Störfaktors nehmen ab und führen supraspinal zu einer **Reduzierung des Schonprogramms**. Sie spiegelt sich in der geringeren Ausprägung der Kontrollbefunde wider.

Der verbesserte Kontrollbefund wird im Befundbogen mit einem Pluszeichen (+) versehen.

Wichtig

Ein Kontrollbefund wird auch dann positiv bewertet, wenn eine schmerzfrei eingeschränkte Bewegung nach einer diagnostischen Maßnahme ein deutlich vergrößertes Bewegungsausmaß zeigt, das am Bewegungsende mit Schmerz verbunden ist.

Ebenso wird das Th-5-Wippen positiv beurteilt, wenn Thoraxhebung und Beckenkippung vor der diagnostischen Maßnahme stark eingeschränkt, aber schmerzfrei sind und nachher einen deutlich größeren Bewegungsausschlag zeigen, der mit Schmerz verbunden ist.

In beiden Fällen kann man jedoch davon ausgehen, dass weitere Störfaktoren vorhanden sind.

Negatives Ergebnis

Eine diagnostische Maßnahme wird **negativ bewertet**, wenn sich der Kontrollbefund verschlechtert hat. Eine negative Entwicklung ist erkennbar an einer

- Zunahme der Schmerzintensität,
- Verringerung des schmerzfreien Bewegungsausmaßes,
- Abnahme der Bewegungsqualität,
- Zunahme der Druckdolenz,
- Zunahme von Ruheschmerzen,
- Verstärkung der sichtbaren muskulären Annäherung etc.

Eine **Verschlechterung von Kontrollbefunden** lässt mehrere **Interpretationen** zu:

- Es besteht die Möglichkeit, dass die diagnostische Maßnahme am Schonprogramm und nicht am Störfaktor ansetzte. Die Nozizeption verstärkt sich, wenn das zentralnervös organisierte Modulationsprogramm zum Schutz des Störfaktors gefährdet ist.
- Tritt die Verschlechterung der Kontrollbefunde nach einer diagnostischen Dekontraktion auf, so ist es denkbar, dass an dieser Stelle ein mechanisches Überlastungsödem vorliegt, das auf Dekontraktion mit erhöhter Nozizeption reagiert.
- Bei einer ausgeprägten Kontraktur kann die Dosierung der diagnostischen Dekontraktion zu hoch gewesen sein. Die vermehrte Nozizeption der Störfaktoren führt zu einem ausgeprägteren Schonprogramm, das sich in der Verschlechterung der Kontrollbefunde widerspiegelt.

Der verschlechterte Kontrollbefund wird im Befundbogen mit einem Minuszeichen (–) versehen.

Indifferentes Ergebnis

Eine diagnostische Maßnahme erweist sich als indifferent, wenn sich der Kontrollbefund weder verbessert noch verschlechtert hat.

Zeigen Kontrollbefunde **keinerlei Veränderung**, so scheint die diagnostische Maßnahme keinen Einfluss auf die Ausprägung der Schonprogramme zu haben. Das kann bedeuten, dass mit der Maßnahme kein zurzeit wesentlicher Störfaktor therapiert wurde. Ebenso ist es möglich, dass die Dosierung der diagnostischen Maßnahme zu gering war. Die Nozizeption der Störfaktoren ist daher unverändert geblieben.

Der entsprechende Kontrollbefund wird im Befundbogen mit einer Null (0) versehen.

> **Wichtig**
>
> Eine positive oder negative Veränderung der Kontrollbefunde nach einer diagnostischen Maßnahme stellt den **aktuellen Befund der Kontrollbefunde** dar, auf den sich nach einer weiteren diagnostischen Maßnahme die Bewertung bezieht; sie bezieht sich **nicht auf den Ausgangsbefund**!

 Tipp

Da Patienten sich mit ihrer Rückmeldung häufig automatisch auf den Ausgangsbefund beziehen, sollte der Therapeut beim Erfragen der Befundveränderungen nach einer zweiten oder dritten diagnostischen Maßnahme konkret formulieren, ob sich eine erneute Veränderung ergeben hat. So z. B.: „Ist die Besserung der Armhebung nach der letzten „Testübung" geblieben, hat sie sich weiter verbessert oder ist sie wieder schlechter geworden?"

4.4.2 Konsequenzen für die Therapie

Erst die Summe der Veränderungen aller erhobenen Kontrollbefunde bestimmt den weiteren Verlauf der Funktionsanalyse.

Entsprechend der Dokumentation im Befundbogen (s. Kap. 4.5) wird unterschieden zwischen einer

- **horizontalen** und
- **vertikalen Bewertung.**

Horizontale Bewertung der Ergebnisse

In der horizontalen Bewertung der Ergebnisse wird analysiert, wie alle erhobenen Kontrollbefunde **auf eine diagnostische Maßnahme reagieren.**

- **Je mehr Kontrollbefunde sich** nach einer diagnostischen Maßnahme **verbessert haben**, umso größer ist die momentane Bedeutung des Störfaktors, der mit dieser Maßnahme therapiert wurde. Haben mehrere Kontrollbefunde positiv auf die diagnostische Maßnahme reagiert, so kann die Funktionsanalyse zunächst unterbrochen werden und mit der Behandlung des Störfaktors begonnen werden.
- **Je mehr Kontrollbefunde sich** nach einer diagnostischen Maßnahme **verschlechtert haben**, umso deutlicher ist, dass die Maßnahme am Schonprogramm oder an einem mechanischen Überlastungsödem angesetzt hat und dass der im Vordergrund stehende

Störfaktor noch nicht gefunden wurde. In diesem Fall sollte die Funktionsanalyse fortgesetzt werden. Bei entsprechenden Hinweisen aus Anamnese und Inspektion sollte ein mechanisches Überlastungsödem in Betracht gezogen werden und eine Palpation am Ort der Überlastung sowie eine diagnostische Heiße Rolle durchgeführt werden. In der Therapie sollte die Dekontraktion dieser Muskelgruppen zunächst vermieden werden, z. B. durch die Wahl geeigneter Ausgangsstellungen.

Häufig **reagieren mehrere Kontrollbefunde weder positiv noch negativ** auf eine diagnostische Maßnahme. Wurde die diagnostische Maßnahme ausreichend dosiert, bedeutet das einerseits, dass der momentan im Vordergrund stehende Störfaktor mit dieser Maßnahme nicht erfasst wurde und die Suche nach der Beschwerdeursache fortgesetzt werden muss. Andererseits bedeuten unveränderte Kontrollbefunde aber auch, dass die durchgeführte Maßnahme toleriert wird und in die Therapie integriert werden kann.

In den seltensten Fällen reagieren alle Kontrollbefunde auf eine diagnostische Maßnahme einheitlich.

Tritt eine **Kombination aus positiven und indifferenten Ergebnissen** auf, kann der Therapeut entscheiden, ob die Verbesserung im Vordergrund steht und er hier einen geeigneten Einstieg in die Therapie sieht oder ob er die Funktionsanalyse fortsetzen möchte. Er kann sich dabei am Stellenwert der verschiedenen Kontrollbefunde für das Befinden des Patienten orientieren.

▶ **Beispiel**
Hat eine diagnostische Maßnahme die Hauptbeschwerden des Patienten gelindert, einige Nebenbefunde dagegen unverändert gelassen, so ist der identifizierte Störfaktor in seiner Bedeutung so groß, dass ein Therapiebeginn gerechtfertigt ist.

Wenn sich dagegen ein Kontrollbefund verbessert, der für das Beschwerdebild des Patienten zurzeit keinen großen Stellenwert hat, wogegen die Provokation der Hauptbeschwerden unverändert geblieben ist, spricht dies für eine Fortsetzung der Funktionsanalyse, um die für den Patienten relevanten Störfaktoren zu finden.

❶ **Vorsicht**
Generell sollte der Therapeut keine zu hohen Erwartungen an die Ergebnisse der Funktionsanalyse haben. Sicher gibt es im Einzelfall beeindruckende Verbesserungen der Kontrollbefunde nach einer einzigen

diagnostischen Maßnahme. Die Regel jedoch sind die oben beschriebenen **Mischbilder**. Daher sollte eine indifferent-positive Maßnahme lieber frühzeitig therapeutisch umgesetzt werden, als dass auf der Suche nach der Hauptafferenz zu viel Zeit verloren wird!

Schwieriger ist der Umgang mit einer **Mischung aus positiven und negativen Ergebnissen**. Mit Sicherheit kann man nur sagen, dass offensichtlich mehrere Störfaktoren dem Beschwerdebild zugrunde liegen, die mit einer diagnostischen Maßnahme zwangsläufig nicht adäquat erreicht werden. Nicht selten liegt in diesem Fall eine weitere Afferenz in der Nähe der eben durchgeführten Maßnahme, deren Nozizeption durch die diagnostische Maßnahme noch verstärkt wurde. Häufig handelt es sich um ein mechanisches Überlastungsödem. Auch hier entscheiden die Wertigkeit der Kontrollbefunde und ihre Reaktionen auf einzelne diagnostische Maßnahmen über das weitere Vorgehen des Therapeuten.

❶ **Tipp**
Bei manchen Patienten ist **keine kurzfristige Besserung der Kontrollbefunde** zu erreichen, obwohl die Arbeitshypothese zutreffend ist. Diese Patienten geben zwar eine allmähliche Abnahme ihrer Beschwerden im Laufe der Behandlung an; die Kontrollbefunde verändern sich jedoch u. U. erst nach ein bis zwei Behandlungseinheiten. In diesen Fällen hat sich das Beschwerdebild oft über Jahre hinweg entwickelt, sodass evtl. bindegewebige Umbauprozesse beteiligt sind, die erst nach einer **längerfristigen Behandlung** zu einer Abnahme des zentralnervös organisierten Schonprogramms führen.

Vertikale Bewertung der Ergebnisse

In der vertikalen Bewertung der Ergebnisse wird die Wirkung aller durchgeführten diagnostischen Maßnahmen auf **einen bestimmten Kontrollbefund** untersucht.

Diese Betrachtungsweise lässt sich ideal für die **Patienteninformation und -motivation** verwenden.

▶ **Beispiel**
„Ihre Schulterschmerzen haben sich nach den Übungen mit der Hand und speziell mit dem Daumen verringert. Eine Ursache für die Schulterschmerzen sind also offensichtlich die überlasteten Finger- und Handmuskeln, die bei Schreibarbeiten im Büro ständig einseitig beansprucht werden. Das bedeutet für Ihre Behandlung bei mir, dass … und für Sie zu Hause, dass …"

Darüber hinaus kann die vertikale Beurteilung eines Kontrollbefunds **Hinweise auf ein mechanisches Überlastungsödem** liefern. Wenn ein Kontrollbefund nach jeder diagnostischen Maßnahme mit einer Verschlechterung reagiert, befindet sich in der Nähe dieses Kontrollbefunds oft ein mechanisches Überlastungsödem, dessen Nozizeption durch die ständige Überprüfung des Kontrollbefunds verstärkt wird.

> ℹ️ **Tipp**
>
> Eine weitere Erklärung für die negative Reaktion eines bestimmten Kontrollbefunds auf eine Reihe diagnostischer Maßnahmen ist das Bestehen eines **stark ausgeprägten Schonprogramms** an dieser Stelle, das durch die permanente Überprüfung des Kontrollbefunds noch verstärkt wird.

4.5 Befunddokumentation

Ein eigens entwickelter Befundbogen dient dazu, die einzelnen Arbeitsschritte der Funktionsanalyse übersichtlich in Schriftform zu bringen. Darüber hinaus ermöglicht er die Dokumentation der für die Brügger-Therapie charakteristischen Kombination diagnostischer und therapeutischer Elemente in allen Behandlungseinheiten. Die folgenden **Empfehlungen** zur Protokollierung sollen den Überblick über die vielfältigen Informationen erleichtern.

4.5.1 Befundbogen – Erste Seite

Auf der **ersten Seite des Befundbogens** werden Angaben eingetragen zur
- Beschwerdeanamnese,
- allgemeinen Anamnese,
- Inspektion und
- Arbeitshypothese (◻ Abb. 4.60).

Beschwerdeanamnese

Die Angaben des Patienten zu seinem Beschwerdebild werden in der Patientenskizze eingezeichnet bzw. daneben geschrieben.
- Eine Nummerierung bei mehreren Beschwerdelokalisationen soll die **Gewichtung der Beschwerden** durch den Patienten darstellen.
- Die **Schmerzlokalisation** und ihre eventuelle Ausstrahlung werden in die Skizze eingezeichnet.

- Der **Beschwerdebeginn** mit dem auslösenden Faktor wird notiert.
- Die **subjektiven Empfindungen** des Patienten werden in Anführungszeichen gesetzt.
- **Beschwerdeprovozierende Faktoren** werden durch einen nach oben gerichteten Pfeil, **beschwerdereduzierende Faktoren** durch einen nach unten gerichteten Pfeil ausgedrückt.

Es entsteht ein typischer **„Befund-Komplex"**, der zu jedem Beschwerdebild erarbeitet werden sollte und neben der Patientenskizze notiert wird.

> ▶ **Beispiel**
>
> - Gefühl des „Durchbrechens" im LWS-Bereich
> - seit 1 Woche (intensive Gartenarbeit)
> - ↑: Bücken, Schuhe binden
>   : längeres Sitzen
> - ↓: flach liegen

Freiräume ermöglichen einen späteren Eintrag, wenn der Patient momentan keine weiteren Angaben machen kann, sich aber später an weitere Einzelheiten erinnert.

Die konsequente Protokollierung dieses „Vierer-Komplexes" erleichtert es dem Therapeuten, den Überblick von Gesamtzusammenhängen bei den oftmals sehr komplexen Beschwerdebildern zu behalten.

> ▶ **Beispiel**
>
> Die Knieschmerzen eines Patienten treten vorwiegend beim Bergaufgehen auf, die Rückenschmerzen beim Bücken und Schuhbinden. Den beschwerdeprovozierenden Bewegungen ist die starke Hüftflexion gemeinsam, die z. B. auf einen Störfaktor der hüftextensorischen Muskulatur hindeutet, der für beide Beschwerdeorte den Ort der Nozizeption darstellt.

Allgemeine Anamnese

Die Angaben zur allgemeinen Anamnese werden im Kopf des Befundbogens in die hierfür vorgesehenen Zeilen eingetragen.
- Unter der Überschrift **„Verlauf der Hauptbeschwerden"** kann die Symptomatik, die im Vordergrund steht, ausführlicher protokolliert werden. Hier können wesentliche Stationen des oft über Jahre entstandenen Beschwerdebildes festgehalten werden.
- Unter **„Bisherige Behandlung"** sollen die bislang ergriffenen therapeutischen Maßnahmen und ihre Auswirkung auf die Beschwerden beschrieben werden.

Name: _____ **Alter:** _____ **Diagnose:** _____

Verlauf der Hauptbeschwerden: _____

_____

_____

_____

Bisherige Behandlung: _____

Nebenerkrankungen: _____ **Trauma / OP:** _____

_____   _____

Beruf: _____ **Freizeit:** _____

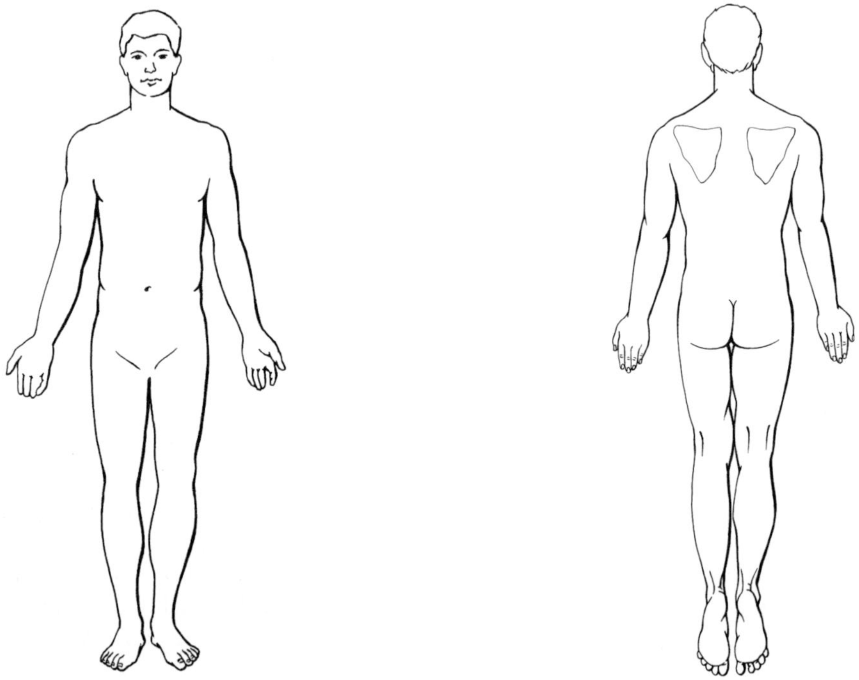

Primäres Therapieziel: _____

Inspektion

Abweichungen vom Bewegungsmuster AKH

– Stand/Sitz: _____

– Gang: _____

Weitere Auffälligkeiten: _____

_____

Arbeitshypothese: _____

_____

■ Abb 4.60. Befundbogen, 1. Seite. FSZ für Brügger-Therapie St. Peter-Ording

- **Zeit- bzw. Prozentangaben** von Tätigkeiten oder Ausgangsstellungen in Beruf oder Freizeit geben Hinweise auf vermehrte Muskelaktivität.
- Unter **„Primäres Therapieziel"** sollen die ersten kleinen Veränderungswünsche bzw. Behandlungsziele festgehalten werden, die für den Patienten im Vordergrund stehen, damit der Therapeut sich jederzeit darauf beziehen kann und den Behandlungserfolg aus Sicht des Patienten werten kann.

Inspektion

Auffälligkeiten des Körperäußeren können, vielleicht farblich von den anamnestischen Angaben abgesetzt, zum Teil in die Patientenskizze eingezeichnet werden, wie beispielsweise Ödeme, Narben und trophische Veränderungen.

Deutliche **Abweichungen vom Bewegungsmuster der aufrechten Körperhaltung** mit einer sichtbaren Annäherung bestimmter Muskelgruppen im Sitz, Stand oder Gang werden unterhalb der Patientenskizze eingetragen.

Arbeitshypothese

Die Arbeitshypothese wird auf dem Befundbogen in der hierzu vorgesehenen Zeile eingetragen. Um den Überblick im weiteren Verlauf der Funktionsanalyse zu behalten, sollte man sich an dieser Stelle bereits nach Möglichkeit auf die **vermutliche Art von Störfaktoren** festlegen und auf eine **grobe Lokalisation**. Auf diese Hypothese kann auch in weiteren Behandlungseinheiten zurückgegriffen werden, wenn die ersten diagnostischen Maßnahmen nicht erfolgreich waren und Anamnese und Inspektion schon länger zurückliegen. Führen diagnostische Maßnahmen auch dann zu keinem Therapieerfolg, muss anhand der Anamnese und Inspektion eine neue Arbeitshypothese erstellt werden.

4.5.2 Befundbogen – Zweite Seite

Auf der **zweiten Seite des Befundbogens** (◘ Abb. 4.61) **steht** für jede Behandlungseinheit ein Block zur Verfügung, in den das **Behandlungsdatum** und die **„Aktuelle Situation" des Patienten** eingetragen werden. In der ersten Behandlung wird die aktuelle Situation auf der ersten Seite des Befundbogens mit erfasst. In weiteren Behandlungseinheiten können hier die **Veränderungen der Beschwerdesymptomatik** und anderweitige Informationen vermerkt werden, die Einfluss auf die Therapie nehmen,

wie z. B. ein kurz bevorstehender längerer Urlaub des Patienten, der ein intensives Hausaufgabenprogramm erfordert.

Diagnostischer Teil

Im **linken Teil** des Blocks wird der **diagnostische Teil einer Behandlungseinheit** protokolliert mit:
- Kontrollbefunden,
- diagnostischen Maßnahmen und
- der sich hieraus ergebenden Bewertung.

Kontrollbefunde

Die gewählten Kontrollbefunde werden im Befundbogen in die vertikal verlaufenden Spalten **in Kurzform** eingetragen.

Diagnostische Maßnahmen

Die Dokumentation der diagnostischen Maßnahmen in den Befundbogen erfolgt im linken Feld der horizontal verlaufenden Zeilen.

Bewertung

Die Kästchen, die sich aus Kontrollbefunden und diagnostischen Maßnahmen ergeben, werden für die **Protokollierung der Bewertung** genutzt:
- $+ \rightarrow$ Kontrollbefund hat sich nach einer diagnostischen Maßnahme verbessert.
- $(+) \rightarrow$ dezente Verbesserung
- $++ \rightarrow$ sehr deutliche Verbesserung
- $- \rightarrow$ Kontrollbefund hat sich nach einer diagnostischen Maßnahme verschlechtert.
- $(-) \rightarrow$ geringfügige Verschlechterung
- $-- \rightarrow$ sehr deutliche Verschlechterung
- $O \rightarrow$ Kontrollbefund hat sich nach einer diagnostischen Maßnahme nicht verändert.

> **Wichtig**
>
> Über die reine Funktionsanalyse hinaus soll aus dem Befundbogen der **Verlauf einer Behandlungsserie** ersichtlich sein.

Therapeutischer Teil

Im **rechten Teil** eines Blocks wird der **therapeutische Teil einer Behandlungseinheit** vermerkt mit:
- Behandlungsschwerpunkt,
- ADL-Training,
- Hausaufgaben und
- Behandlungsplanung.

Name:

Datum:	Aktuelle Situation:					
Diagn. Maßnahmen						Heutiger Behandlungsschwerpunkt
						ADL-Training
						Hausaufgaben
Nächste Behandlung:						

Datum:	Aktuelle Situation:					
Diagn. Maßnahmen						Heutiger Behandlungsschwerpunkt
						ADL-Training
						Hausaufgaben
Nächste Behandlung:						

Datum:	Aktuelle Situation:					
Diagn. Maßnahmen						Heutiger Behandlungsschwerpunkt
						ADL-Training
						Hausaufgaben
Nächste Behandlung:						

Datum:	Aktuelle Situation:					
Diagn. Maßnahmen						Heutiger Behandlungsschwerpunkt
						ADL-Training
						Hausaufgaben
Nächste Behandlung:						

▫ Abb 4.61. Befundbogen, 2. Seite. FSZ für Brügger-Therapie St. Peter-Ording

Behandlungsschwerpunkt

Hier werden die **Schwerpunkte der aktuellen Behandlung** eingetragen:

 Beispiel

- die „Ödembehandlung Zehen-, Fußflexoren rechts",
- die Erarbeitung der „Beckenkippung in verschiedenen Ausgangsstellungen" und
- „Dekontraktionen für Bauchmuskulatur und horizontale Adduktoren der Schulter im Sitz und Stand".

ADL-Training

ADL ist die Kurzbezeichnung für „activities of daily living", **Alltagsbewegungen.** Hier werden die Teile des ADL-Trainings eingetragen, die in der aktuellen Behandlung durchgeführt werden.

 Beispiel

- Das Üben einer „Schreibtisch-Situation mit PC und Telefon",
- ein „Bücktraining nach vielen kleinen Gegenständen",
- das „Gehen in aufrechter Körperhaltung",
- **gezielte Informationen**, wie z. B. „Info Schuhwerk".

Hausaufgaben

Hier werden die Übungen vermerkt, die der Patient zur Unterstützung der Therapie **zu Hause** durchführen soll. Sie sollen der jeweiligen Therapiesituation angepasst werden.

Behandlungsplanung

Unter dem Eindruck der aktuellen Behandlung kann der Therapeut in die Zeile **„Nächste Behandlung"**
- therapeutische Maßnahmen,
- die Vorstellung bestimmter passiver Hilfen oder
- Teile des ADL-Trainings etc.

vermerken, die er in die nächste Behandlung integrieren möchte. Dies erleichtert einen sinnvollen Aufbau der nächsten Behandlungseinheit.

Wichtig	

Mit der Protokollierung der **diagnostischen Bestandteile** einer Behandlungseinheit wird für den Therapeuten erkennbar, ob er die Störfaktoren behandelt, die zurzeit im Vordergrund stehen, oder ob er auf die Suche nach weiteren Störfaktoren gehen muss. Mit der lückenlosen Dokumentation der **therapeutischen Bestandteile** behält er den **Überblick,**
- welche therapeutischen Maßnahmen bereits ergriffen wurden,
- welche Bestandteile des ADL-Trainings dem Patienten bereits bekannt sind, auf denen aufgebaut werden kann, und
- welche Komponenten ihm noch fehlen.

4.6 Die Funktionsanalyse in der Therapie

Das **Ziel** der Funktionsanalyse ist es zunächst, zumindest einen Störfaktor aufzufinden, um damit den Einstieg in die Therapie zu ermöglichen. Dieses Stadium sollte bereits in der **ersten Behandlungseinheit** erreicht sein. In der zur Verfügung stehenden Behandlungszeit stellt dies keine leichte Aufgabe dar.

Anamnese, Inspektion und **Arbeitshypothese** sollten daher nicht mehr als die Hälfte bis maximal zwei Drittel der ersten Behandlungseinheit in Anspruch nehmen, um noch in den therapeutischen Teil vorzudringen. Entsprechend kann es erforderlich sein, Teile der Anamnese und Inspektion erst in weiteren Behandlungseinheiten zu erfragen.

In der **zweiten Hälfte bzw. dem verbleibenden Drittel der ersten Behandlungseinheit** werden ca. drei bis fünf sinnvolle Kontrollbefunde bestimmt. Dann folgen ein oder zwei diagnostische Maßnahmen. Häufig werden globale Dekontraktionen oder die diagnostische Korrektur der aufrechten Körperhaltung gewählt, sofern es die Arbeitshypothese erlaubt.

Meist kann am **Ende der ersten Behandlungseinheit** ein erstes Ergebnis für den Patienten formuliert werden und ihm eine der globalen Dekontraktionen als Hausaufgabe sowie ein Tipp für seinen Alltag mitgegeben werden.

 Tipp

Der Therapeut sollte stets vor Augen haben, welches Ziel er in der ersten Behandlungseinheit verfolgt, die Befundaufnahme dementsprechend abkürzen und bei Bedarf in weiteren Behandlungseinheiten vervollständigen.

| **Wichtig** | |

Das Besondere an der Funktionsanalyse ist, dass sie keine Befundaufnahme darstellt, die zu Beginn einer Therapie abgeschlossen wird. In weiteren Behandlungseinheiten werden **therapeutische Elemente** immer wieder **mit diagnostischen Elementen der Funktionsanalyse kombiniert.**

Dieser Vorgehensweise liegt das Verständnis zugrunde, dass Kontrollbefunde über die supraspinale Abspeicherung der Modulationsprogramme informieren. Da sie jederzeit einen Einblick in den Ist-Zustand der Bewegungsmuster bzw. ihrer Modifikationen gewähren, kann mit ihrer Hilfe stets aufs Neue eine Aussage über den Stand der Störfaktoren getroffen werden.

Folglich werden zu Beginn jeder Behandlungseinheit und in deren Verlauf **Kontrollbefunde** erhoben, anhand derer die Wirkung diagnostischer und therapeutischer Maßnahmen überprüft wird. Auf diese Weise erhält der Therapeut immer wieder **aktuelle Informationen** über die Staffelung der Störfaktoren, welcher Störfaktor zurzeit absolut behandlungsbedürftig im Vordergrund steht und welcher einen „Nebenschauplatz" darstellt.

Beispiel

Nachdem die Funktionsanalyse eine Kontraktur der zehen- und fußflektierenden Muskeln als Störfaktor ergeben hat, wird diese durch therapeutische Dekontraktionen behandelt. Die therapiebegleitende Überprüfung des Leistenschmerzes bei Flexion und Adduktion der Hüfte und der endgradig schmerzhaften Knieextension als Kontrollbefunde ergibt eine stetige Verbesserung mit einer Vergrößerung des schmerzfreien Bewegungsausmaßes.

Gegen Ende der zweiten Behandlungseinheit jedoch stagnieren die Kontrollbefunde bei fortgesetzter Dekontraktion der zehen- und fußflektierenden Muskeln. Gemäß seiner Arbeitshypothese führt der Therapeut eine diagnostische Dekontraktion der hüftadduzierenden Muskulatur durch. Da die Kontrollbefunde keine Verbesserung zeigen, der Patient ganz im Gegenteil sogar wieder eine vermehrte Spannung bei der Kniestreckung zu spüren meint, wird nun eine diagnostische Dekontraktion der hüftextensorischen Muskulatur durchgeführt, die die Kniestreckung und den Leistenschmerz deutlich verbessert. Daher wird diese Dekontraktion nun therapeutisch umgesetzt.

Darüber hinaus ist durch die therapiebegleitende Überprüfung von Kontrollbefunden die **Wirksamkeit und adäquate Dosierung einer therapeutischen Maßnahme** zu bestimmen.

Beispiel

Ein Symphysenansatzreiz wird erfolgreich mit einer heißen Rolle behandelt. Der Schmerz in der Lendenwirbelsäule bei der Beckenkippung wird geringer, das Bewegungsausmaß der Brustkorbhebung deutlich größer, gleichzeitig nimmt die Druckdolenz im Bereich der Symphyse ab. Daraufhin fazilitiert der Therapeut mehrmals wiederholt die Brustkorbhebung ohne Widerstand, was zu einer weiteren Verbesserung der Kontrollbefunde führt. Die anschließende Kombination aus Brustkorbhebung und Beckenkippung führt jedoch zu einer Verstärkung der Druckdolenz an der Symphyse und auch der Schmerz in der Lendenwirbelsäule wird vom Patienten verstärkt wahrgenommen, sodass der Therapeut die Längenforderung der Bauchmuskulatur wieder niedriger dosiert und sich beispielsweise auf die Fazilitation der Brustkorbhebung beschränkt.

| **Wichtig** | |

Diese Art der Behandlung unter Berücksichtigung des nozizeptiven somatomotorischen Blockierungseffekts ermöglicht es dem Therapeuten, seine Maßnahmen jederzeit daraufhin zu überprüfen, ob er im momentan aktuellen Störfaktor arbeitet und ob die gewählte Maßnahme und ihre Dosierung angemessen sind.

Mit der **Funktionsanalyse** steht dem Therapeuten ein **methodisch aufgebautes Verfahren** zur Verfügung, das durch seine flexible Ausgestaltung eine individuell auf den Patienten abgestimmte Behandlung gewährleistet.

Im **Idealfall** befindet sich der Therapeut zu jeder Zeit mit der geeigneten Maßnahme in richtiger Dosierung am augenblicklich im Vordergrund stehenden Störfaktor. Dann ist eine stete Abnahme der Schonprogramme zu erwarten, die sich in einer kontinuierlichen Verbesserung der Kontrollbefunde zeigt, und das Beschwerdebild ist rückläufig. Stagnieren die Kontrollbefunde oder verschlechtern sie sich gar, muss der Therapeut seine Behandlungsplanung (s. Kap. 7) überdenken.

Die Therapie im Überblick

Frauke Dehler

Die Kenntnis des **nozizeptiven somatomotorischen Blockierungseffektes (NSB)** ist die Grundvoraussetzung für Diagnostik und Therapie. Denn durch ihn wird der gesamte Verlauf der Behandlung bestimmt.

Wichtig

Aus immer wiederkehrenden diagnostischen Schritten der Funktionsanalyse ergeben sich
- Art und Ort der Störfaktoren sowie
- Dosierung und Effektivität der verschiedenen

therapeutischen Maßnahmen.

Unter Beachtung dieses **übergeordneten Prinzips** können in der Behandlung viele unterschiedliche, in der Physiotherapie bekannte Techniken eingesetzt werden.

Die Therapie der Funktionskrankheiten verfolgt **zwei wesentliche Ziele:**
- **die Auflösung von Störfaktoren:** Lokalisation und Art der zu behandelnden Störfaktoren können vielfältig sein. Sie liegen häufig in Form von muskulären Kontrakturen und mechanischen Überlastungsödemen vor, die über das gesamte Bewegungssystem ausgebreitet sein können;
- **die Initiierung und Automatisierung neuer Bewegungsmuster:** Die zu behandelnden Störfaktoren bauen sich aus den patienteneigenen, biomechanisch oft belastenden Bewegungsmustern im Alltag immer wieder auf. Daher ist die Modulation und Automatisierung physiologischer Bewegungsmuster ein wesentlicher therapeutischer Schritt zur dauerhaften Sicherung des Therapieerfolges.

Übersicht:
Diese beiden Ziele werden durch verschiedene **therapeutische Maßnahmen** erreicht, wie z. B.:
- globale und spezifische Dekontraktionen,
- Therabandübungen,
- therapeutische Übungen und Lagerungen,
- thermische Maßnahmen,
- ein möglichst individuelles und realitätsnahes Training von Alltagsbewegungen (◘ Abb. 5.1).

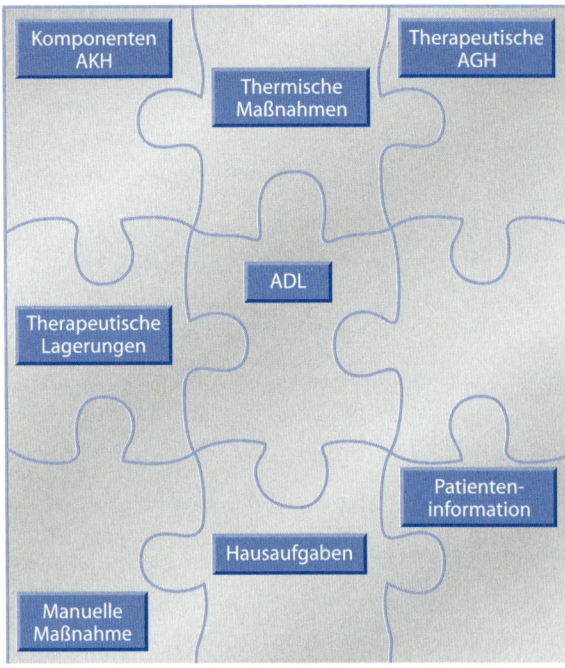

◘ **Abb 5.1.** Verschiedene therapeutische Maßnahmen im Brügger-Konzept, die einander in der Behandlung ergänzen

Für den Erfolg ist außerdem die **Motivation** des Patienten entscheidend. Sie muss immer wieder erarbeitet werden über
- ausführliche Informationen zur Entstehung der gefundenen Störfaktoren und zu deren Behandlung,
- das exakte Beachten der Zeichen des nozizeptiven somatomotorischen Blockierungseffektes (NSB-Zeichen),
- eine der jeweiligen Therapiesituation angepasste Behandlungsplanung.

Der Patient soll möglichst viel eigenständige Gesundheitskompetenz erlangen, die eine nachhaltige Änderung seines Bewegungsverhaltens unterstützt.

Die therapeutischen Maßnahmen

Frauke Dehler

Die unterschiedlichen therapeutischen Maßnahmen können ihrer jeweiligen Wirkung entsprechend in **zwei Kategorien** eingeteilt werden (Abb. 6.1):
- globale therapeutische Maßnahmen,
- spezifische therapeutische Maßnahmen.

Globale therapeutische Maßnahmen

Bei der Durchführung globaler Maßnahmen wird nicht nach einzelnen Muskelgruppen unterschieden. Das **Ziel** liegt
- in der globalen Behandlung mehrerer kontrakter Muskelverbände mit durchaus unterschiedlichen Einzelfunktionen und
- in der Bahnung und Schulung des Bewegungsmusters der aufrechten Körperhaltung (AKH).

Eingesetzt werden sie,
- wenn der Patient in der Anamnese über eine deutliche Verbesserung seiner Beschwerden in der AKH berichtet,
- wenn während der Funktionsanalyse allein die diagnostische Korrektur der AKH und/oder die Durchführung der globalen Dekontraktionen die Kontrollbefunde des Patienten deutlich verbessern,
- wenn das globale Bewegungsmuster der AKH im Therapieverlauf geschult werden soll.

Spezifische therapeutische Maßnahmen

Bei spezifischen Maßnahmen dagegen wird die Behandlung von Muskelgruppen gleicher Funktion betont. Diese Maßnahmen verfolgen zwei **Ziele**:
- Dekontraktion kontrakter Muskeln,
- Behandlung von mechanischen Überlastungsödemen.

Eingesetzt werden sie, wenn während der Funktionsanalyse die Probebehandlung einer spezifischen Muskelgruppe die Kontrollbefunde verbessern konnte.

Da die Afferenzen im Laufe der Behandlung variieren können (s. 2.2.4 „Hierarchie der Störfaktoren", Kap. 2 „Pathoneurophysiologie"), ist es möglich, dass auch die notwendigen spezifischen Maßnahmen in Art und Lokalisation entsprechend wechseln.

Ebenso ist zu beobachten, dass während des Behandlungsverlaufes globale Maßnahmen spezifische ersetzen: So kann z. B. mit spezifischen Maßnahmen begonnen werden und dann mit zunehmender Auflösung der Afferenzen die Betonung auf globalen Dekontraktionen und der Schulung des Bewegungsmusters der AKH im Alltag liegen.

> **Wichtig**
>
> Eine Reihe von Maßnahmen kann mit jeweils anderer Gewichtung und Ausführung **global und spezifisch** eingesetzt werden (z. B. therapeutische Lagerungen, therapeutische Dekontraktionen, therapeutische Übungen, thermische Maßnahmen usw.).

Umsetzung der Maßnahmen in die Therapie

Bei der Umsetzung dieser Maßnahmen in die Therapie sollten folgende Aspekte beachtet werden:
- die Qualität des Bewegungsmusters,
- die Zeichen des nozizeptiven somatomotorischen Blockierungseffektes (NSB-Zeichen).

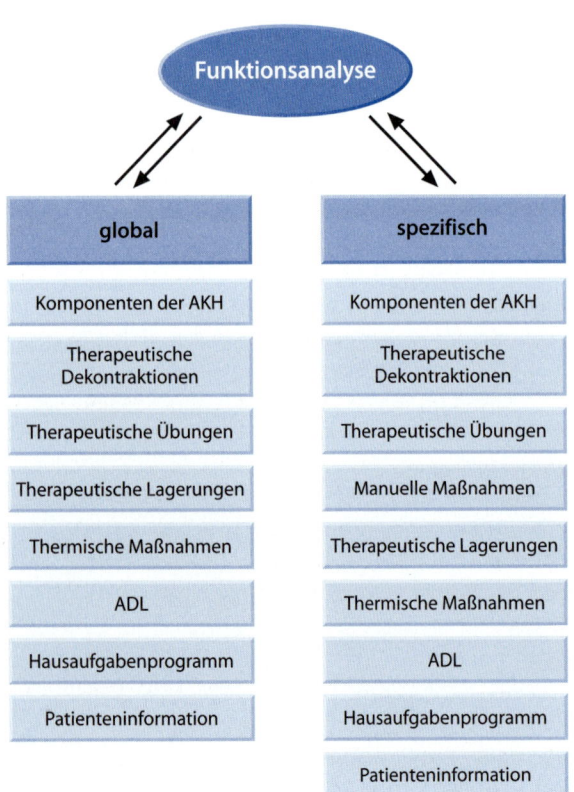

 Abb 6.1. Globale und spezifische Maßnahmen im Therapie-Konzept

Qualität des Bewegungsmusters

> **Wichtig**
>
> In der **Diagnostik** spielt das Bewegungsmuster der aufrechten Körperhaltung nur eine untergeordnete Rolle, es werden daher ausschließlich grobe Abweichungen korrigiert.
>
> In der **Therapie** werden dagegen auch feinere Abweichungen beachtet. Hier steht die Qualität des Bewegungsmusters im Vordergrund.

Bei der Durchführung der einzelnen therapeutischen Maßnahmen bedeutet dies unter anderem eine therapeutische Unterstützung bzw. Unterlagerung einzelner Körperabschnitte, um es dem Patienten zu erleichtern, die aufrechte Körperhaltung einzunehmen (z. B. durch eine Unterlagerung des thorakolumbalen Überganges mit einem Lendenkissen zur Unterstützung der thorakolumbalen Lordose). Dabei ist es wichtig, das **individuell mögliche Maß der Aufrichtung** eines jeden Patienten zu finden und zu respektieren. Der Patient wird nur so weit korrigiert, dass er mit der Umsetzung nicht überfordert wird, sondern die gewünschte Bewegung gut ausführen kann.

Zeichen des nozizeptiven-somatomotorischen-Blockierungseffektes (NSB-Zeichen)

Neben der Betonung des Bewegungsmusters der aufrechten Körperhaltung muss der Physiotherapeut ebenso auftretende **NSB-Zeichen** beachten (siehe Kapitel 2.2.3, S. 35), z. B.

- Ausweichbewegungen,
- Schmerz,
- muskuläre Müdigkeit oder Steifigkeit,
- verstärkten Schweißfluss,
- Bewegungsbehinderungen,
- vegetative Sensationen,

und vieles andere mehr (Abb. 6.2). Denn ihr Auftreten bedeutet eine derartig hohe Nozizeption der Störfaktoren, dass supraspinale Schonprogramme ausgelöst wurden.

Auftretende NSB-Zeichen können in der Therapie als **Kontrollbefund** verwendet werden, d. h., dass nach den verschiedenen therapeutischen Maßnahmen überprüft wird, ob die NSB-Zeichen noch vorhanden sind oder ob sie bereits durch Behandlung der entsprechenden Afferenz nicht mehr auftreten.

Ebenso kann der Therapeut durch eine **niedrigere Dosierung** versuchen, das Auftreten von NSB-Zeichen zu verhindern. Inwieweit die dann gewählte Dosierung noch effektiv ist, muss durch Kontrollbefunde überprüft werden.

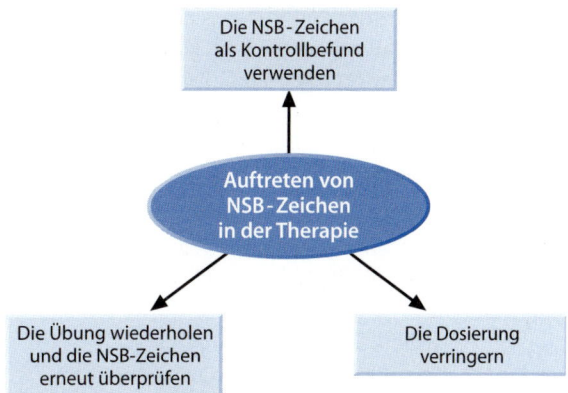

 Abb 6.2. Umgang mit den verschiedenen NSB-Zeichen

Sind die NSB-Zeichen für den Patienten gut erträglich, kann die betreffende Übung in gleicher Dosierung wiederholt werden. Unter Umständen kommt es durch den **wiederholten Therapieimpuls** auf die entsprechende Afferenz zu einer Reduktion bzw. Aufhebung der NSB-Zeichen.

6.1 Vermittlung der Komponenten der aufrechten Körperhaltung (AKH)

Obwohl das wesentliche Merkmal der Brügger-Therapie nicht ausschließlich in der Haltungsschulung liegt, ist das Bewegungsmuster der aufrechten Körperhaltung integraler Bestandteil der Therapie. Als **erster Schritt in das ADL-Training** bietet es die Behandlung von und die Prophylaxe vor Störfaktoren. Daher ist die Vermittlung und Schulung der aufrechten Körperhaltung in der Therapie unverzichtbar.

Alle Körperabschnitte stehen funktionell miteinander in enger Verbindung und bedingen sich in ihren Bewegungen gegenseitig. Unter pädagogisch-didaktischen Aspekten ist es daher sinnvoll, bei der Arbeit mit dem Patienten das globale Bewegungsmuster zunächst in **einzelne Komponenten** zu unterteilen und diese dann schrittweise wieder zusammenzufügen (s. unten).

Wahrnehmungshilfen

Bei der **Vermittlung** der einzelnen Komponenten ist es dem Therapeuten möglich, auf verschiedene Wahrnehmungshilfen zurückzugreifen:

- optische Wahrnehmungshilfen,
- taktile Wahrnehmungshilfen,
- verbale Wahrnehmungshilfen.

Optische Wahrnehmungshilfen

Der Patient erlernt die neue Bewegung durch eigene visuelle Kontrolle im Spiegel, durch Beobachtung des Bewegungsablaufes am Therapeuten, durch Einsatz eines Lotes oder auch durch Schautafeln, Informationsbilder bzw. Videoaufnahmen.

> **Beispiel**
>
> ▬ Bunte Klebepunkte sind z. B. als Hilfen zur Markierung von Bewegungsrichtungen der Körperabschnitte im Raum geeignet (◘ Abb. 6.3).
>
> ▬ Ein weiteres optisches Hilfsmittel ist die „rote Kordel": Dieses Band wird mit den Enden auf Höhe des Processus xiphoideus und des Os pubis an der Kleidung befestigt, um den zunehmenden Abstand von beiden anatomischen Punkten bei der aufrechten Körperhaltung bzw. ihre räumliche Annäherung in der krummen Körperhaltung zu demonstrieren (◘ Abb. 6.4a und b).

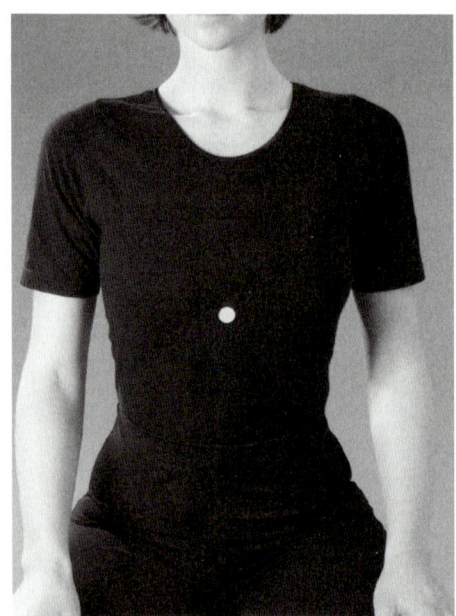

◘ **Abb 6.3.** Bunte Klebepunkte als Hilfe zur Markierung von Bewegungsrichtungen der Körperabschnitte im Raum

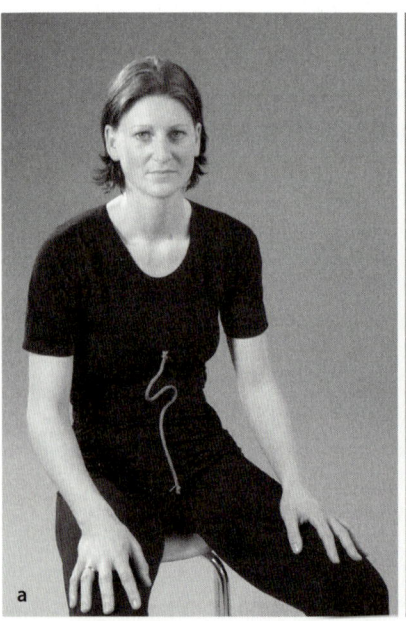
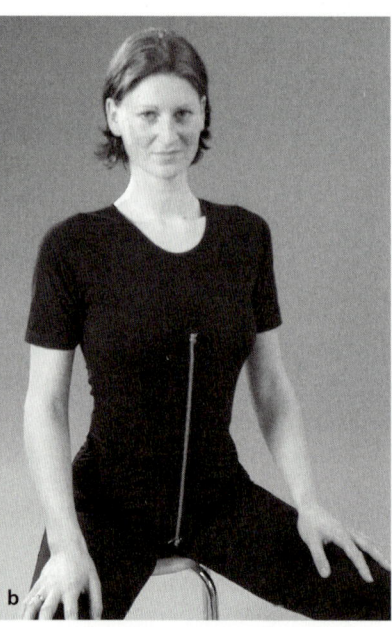

◘ **Abb 6.4a,b.** Die „rote Kordel" als optisches Hilfsmittel

Taktile Wahrnehmungshilfen

Der Patient erlernt die korrekte Bewegung durch taktile Reize, die entweder der Therapeut oder er selbst sich setzt – z. B. Kontakt am Sternum – oder indem er den Bewegungsablauf am Therapeuten durch Handkontakt nachspürt.

> **Beispiel**
> ▬ Um dem Patienten das Erlernen der Bewegungsmusterkomponenten zu erleichtern, kann z. B. ein Therapiestab verwendet werden, der dorsal an den Rumpf gehalten wird, um die Position der Wirbelsäule zu erhalten (▫ Abb. 6.5a und b).

Verbale Wahrnehmungshilfen

Der Therapeut erklärt die Bewegung und gibt dem Patienten **während der Ausführung** ein verbales Feedback. Dabei gilt es, den Patienten nicht durch zu viele Korrekturen zu überfordern, sondern das Feedback auf wenige, wesentliche Aspekte zu reduzieren. Außerdem sollten die individuellen Mobilitätsgrenzen des Patienten unbedingt beachtet werden.

> **Tipp**
> Welche Form der Hilfe für den einzelnen Patienten die günstigste ist, hängt vom jeweiligen „Lerntyp" ab und muss individuell ausgetestet werden.

▫ **Abb 6.5a,b.** Beispiel für die Verwendung von Hilfsmitteln (Therapiestab)

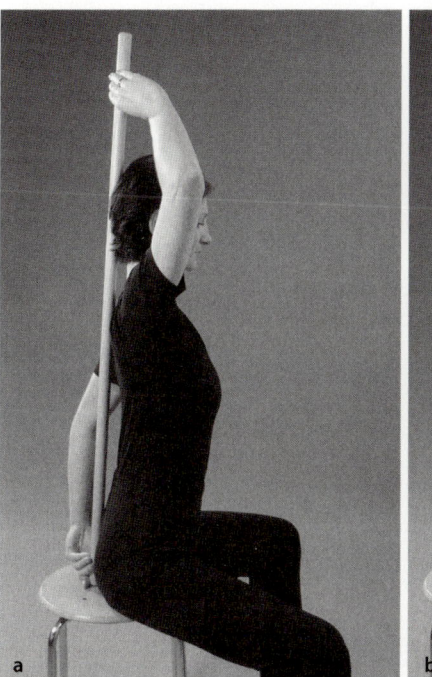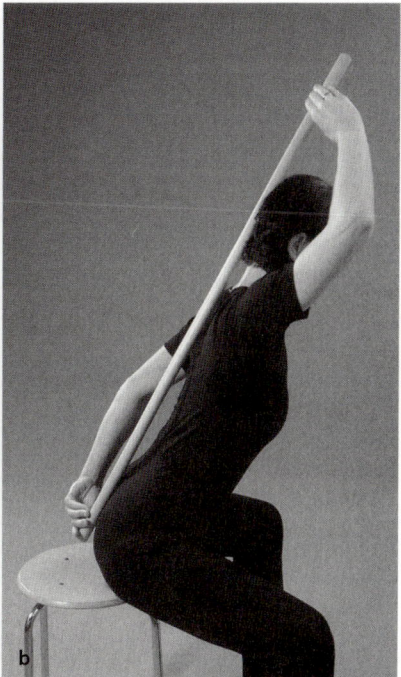

Die 6 Komponenten des Bewegungsmusters (s. Kap. 3.2)

> Die einzelnen Komponenten der aufrechten Körperhaltung beinhalten:
> - die Beckenstellung unter Berücksichtigung der Bauchspannung,
> - die Thoraxposition,
> - die Kopfstellung,
> - die Position des Schultergürtels,
> - den Arbeitssektor,
> - die Beinachsen.

Beckenstellung unter Berücksichtigung der Bauchmuskulatur

Die ◘ Abb. 6.6a und b zeigt die aufrechte und die krumme Körperhaltung mit gekipptem bzw. aufgerichtetem Becken.

Mögliche Hilfen, die Beckenkippung und Bauchentspannung im Sitz und Stand zu vermitteln:
- **Im Sitz und Stand:** Der Therapeut zeigt die Bewegung an sich selbst, dann wiederholt der Patient.
- **Im Sitz:** Der Patient setzt sich auf beide Tuber ossis ischii und bewegt das Becken so nach dorsal, dass er hinter den Sitzbeinhöckern sitzt (krumme Körperhaltung mit Beckenaufrichtung). Dann dreht er das Becken wieder in die Gegenrichtung, sitzt erneut direkt auf den Sitzbeinhöckern und dreht dann das Becken weiter nach ventral, sodass er vor ihnen sitzt (aufrechte Körperhaltung mit Beckenkippung).

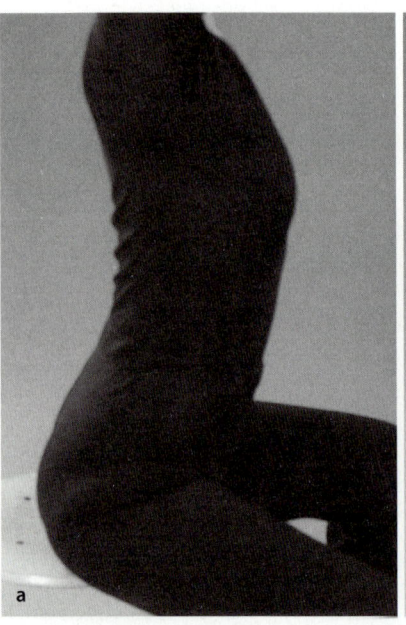
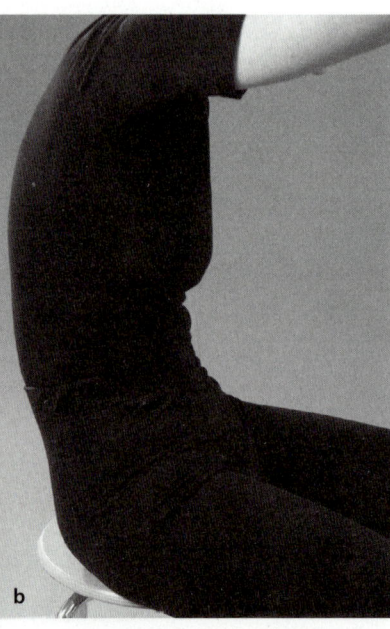

◘ **Abb 6.6 a** Aufrechte Körperhaltung. Beckenkippung mit gelöstem Bauch. **b** Krumme Körperhaltung. Beckenaufrichtung mit eingezogenem Bauch

▬ **Im Sitz und Stand:** Der Patient legt die Daumen beider Hände auf die Spinae iliacae anteriores superiores und den Zeigefinger auf die Oberschenkel. Nun dreht er das Becken nach ventral, sodass sich der Abstand zwischen beiden Fingern verringert (◘ Abb. 6.7a). Dann dreht er das Becken nach dorsal, um den Abstand zu vergrößern (◘ Abb. 6.7b).

▬ **Im Sitz und Stand:** Der Patient legt eine Hand flach auf seinen Bauch, die andere legt er auf sein Kreuzbein. Nun bewegt er sein Becken nach vorn, sodass die Hand auf dem Bauch im Raum nach unten, die Hand auf dem Kreuzbein nach oben wandert (◘ Abb. 6.8a). Er dreht daraufhin das Becken wieder zurück, und beide Hände wandern im Raum wieder an die ursprünglichen Positionen (◘ Abb. 6.8b).

◘ Abb 6.7 a Beckenkippung in AKH; Abstand zwischen den Fingern verringert sich. b Beckenaufrichtung in KKH; Abstand zwischen den Fingern vergrößert sich

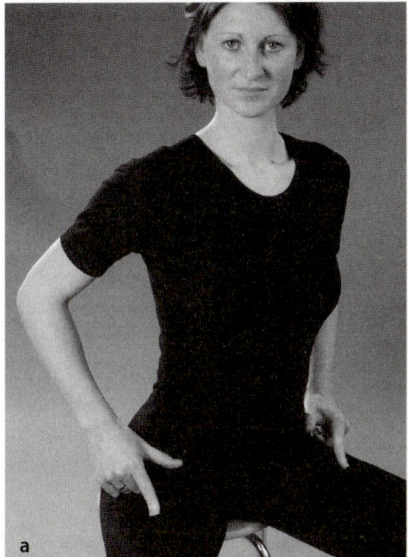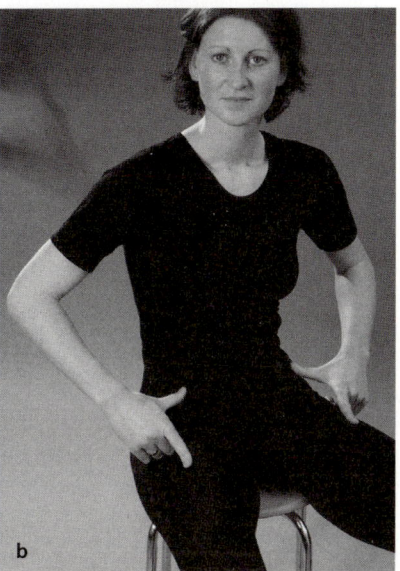

◘ Abb 6.8 a Beckenkippung in AKH. b Beckenaufrichtung in KKH

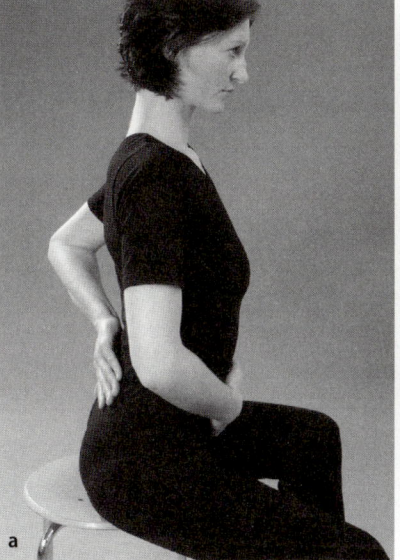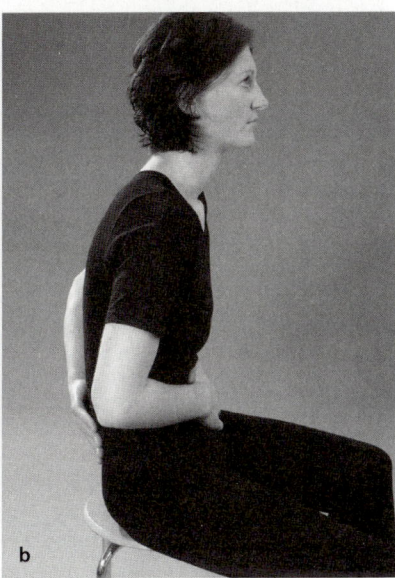

6

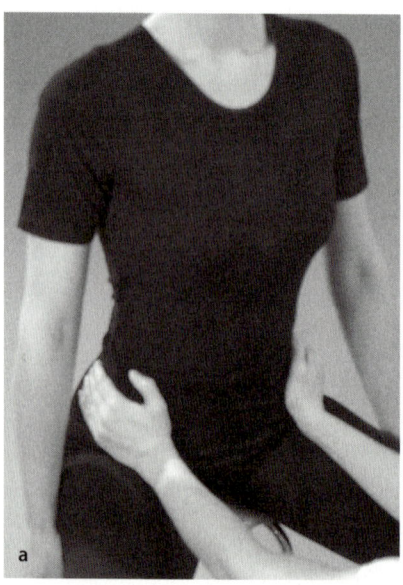
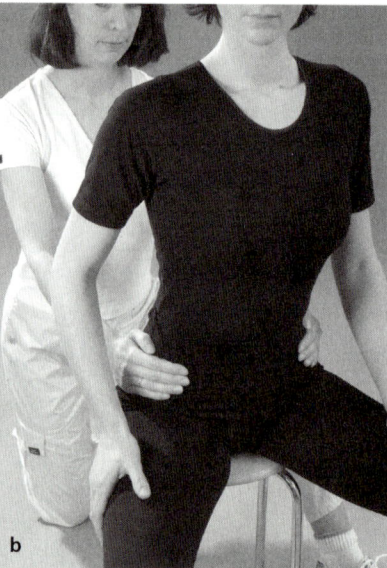

■ **Abb 6.9a,b.** Fazilitation der Bewegung über Widerstand an den Spinae

— **Im Sitz und Stand:** Der Therapeut fazilitiert die Bewegung, indem er Widerstand an den Spinae iliacae anteriores superiores des Patienten gibt (■ Abb. 6.9a und b).

— **Im Sitz und Stand:** Der Patient legt eine Hand auf das Os sacrum des Therapeuten und spürt die Bewegung nach. Dann führt er die Bewegung gleichzeitig mit dem Therapeuten aus. Währenddessen kann der Therapeut seine Hand auf das Kreuzbein des Patienten legen und über taktile Reize die Bewegung korrigieren (■ Abb. 6.10).

> **Wichtig**
>
> Generell gilt:
> Nachdem der Patient gelernt hat, die neue Bewegung in einer Position auszuführen, ist es wichtig, sie direkt in weitere **neue Ausgangsstellungen** zu übertragen, bevor eine neue Komponente hinzugenommen wird.

ⓘ **Tipp**

Bei der Komponente „**Beckenstellung**" sind die folgenden weiteren **Ausgangsstellungen** wichtig:
— Sitz in verschiedenen Positionen (frei, angelehnt),
— Sitz mit Übergang zum Stand,
— Sitz auf verschiedenen Möbeln (Stuhl/Sessel/Auto),
— Gang,
— Liegepositionen,
— Bück- und Hebepositionen,
— Stand.

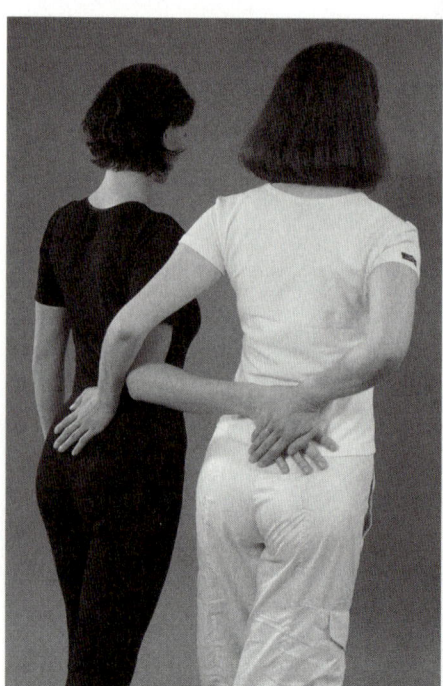

■ **Abb 6.10.** Erlernen der Bewegung durch taktile Hilfe

Thoraxposition

Die 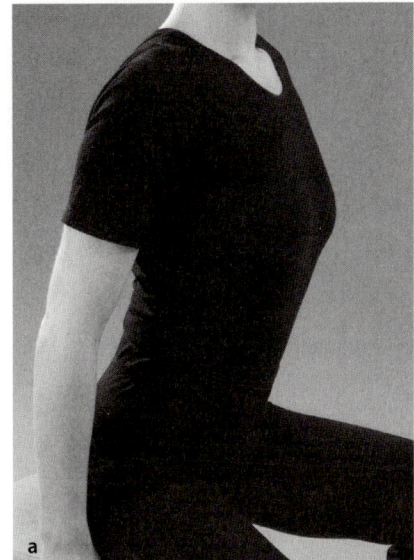 Abb. 6.11a und b illustriert die aufrechte Körperhaltung mit angehobenem Thorax und die krumme Haltung mit Thoraxsenkung.

Mögliche Hilfen, die Thoraxhebung im Sitz und Stand zu vermitteln:

- Der Therapeut zeigt die Bewegung an sich, dann wiederholt der Patient.

- Der Patient legt seine Hand auf den Processus xiphoideus und bewegt das Brustbein unter der aufgelegten Hand nach vorn oben.
- Der Therapeut steht seitlich am Patienten und fazilitiert die Bewegung, indem er eine Hand auf das Sternum und die zweite in Höhe der Schulterblätter auf die Wirbelsäule des Patienten legt (■ Abb. 6.12).

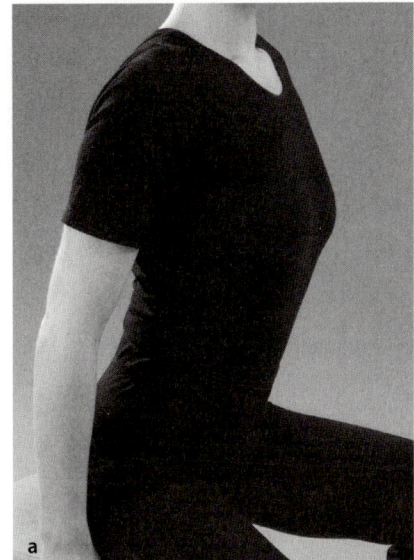
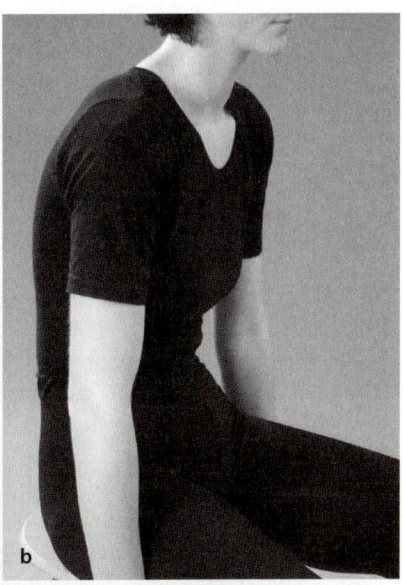

■ Abb 6.11 a Aufrechte Körperhaltung. Thoraxhebung. b Krumme Körperhaltung. Thoraxsenkung

a

b

■ Abb 6.12. Fazilitation der Thoraxhebung

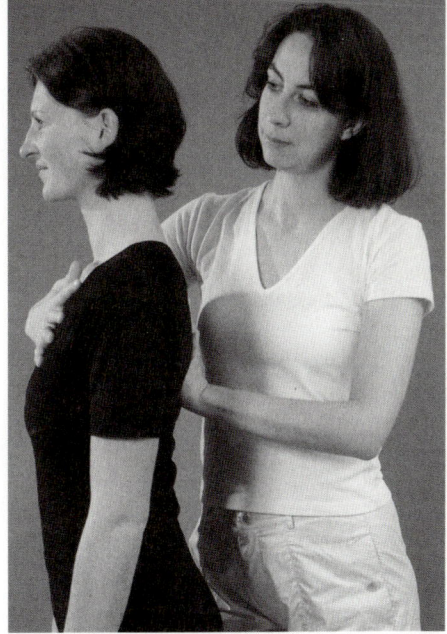

— Der Therapeut steht bzw. kniet vor dem Patienten und legt eine Hand auf das Sternum. Der Patient schiebt nun das Brustbein gegen den Widerstand des Therapeuten nach vorn oben (◘ Abb. 6.13).

— Der Therapeut und der Patient sitzen bzw. stehen nebeneinander und legen sich gegenseitig die Handrücken auf das Brustbein. Nun beginnt der Therapeut mit der korrekten Bewegung, der Patient spürt nach. Dann führt der Patient zusammen mit dem Therapeuten die Bewegung aus. Da der Therapeut eventuelle Ausweichbewegungen des Patienten spürt, kann er verbal die Fehler während der Bewegung korrigieren (◘ Abb. 6.14).

— Kombination von Beckenkippung und Thoraxhebung – **in Sitz und Stand:** Der Patient befestigt ein buntes Band in Höhe des Processus xiphoideus und des Os pubis an seiner Kleidung, oder er legt seine beiden Hände an diese Orte. Nun bewegt er das Becken und den Thorax in der Form, dass sich der Abstand der Fixpunkte des Bandes vergrößert (Thoraxhebung und Beckenkippung, ◘ Abb. 6.15a) bzw. sich beide Punkte einander annähern (Thoraxsenkung und Beckenaufrichtung, ◘ Abb. 6.15b).

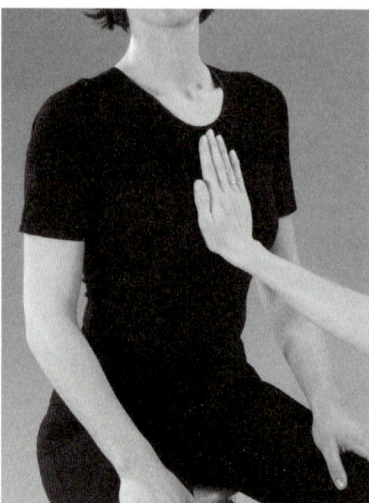

◘ **Abb 6.13.** Erlernen der Thoraxhebung über das Setzen von Widerstand am Brustbein

> ### ⓘ Tipp
>
> Bei der Komponente „**Thoraxhebung**" sind die folgenden weiteren **Ausgangsstellungen** wichtig:
> — Sitz in verschiedenen Positionen (frei, angelehnt),
> — Sitz mit Übergang zum Stand,
> — Sitz auf verschiedenen Möbeln (Stuhl/Sessel/Auto),
> — Gang,
> — Liegepositionen,
> — Bück- und Hebepositionen,
> — Stand.

> ### ❗ Vorsicht
>
> Eine typische Ausweichbewegung bei Einnahme der Thoraxhebung ist der dorsale Überhang!

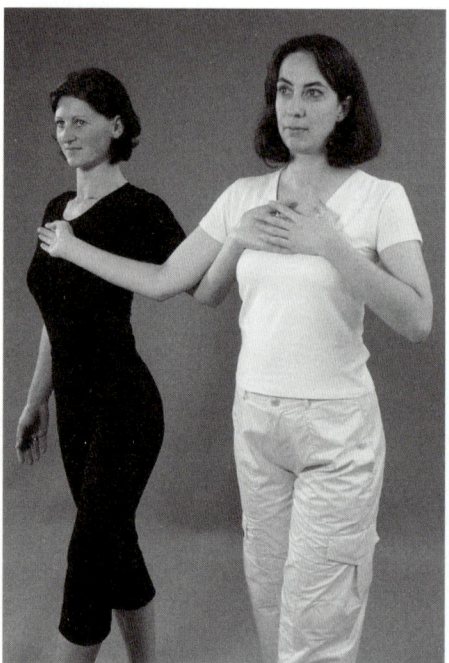

◘ **Abb 6.14.** Verbale und taktile Hilfen, um die Thoraxhebung zu erlernen

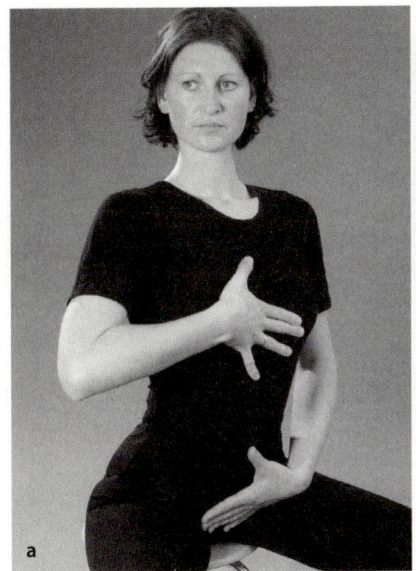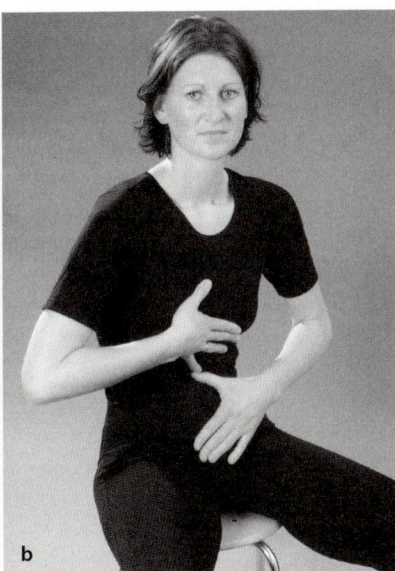

◘ **Abb 6.15 a** AKH mit Thoraxhebung und Beckenkippung; Abstand zwischen den Händen vergrößert sich.
b KKH mit Thoraxsenkung und Beckenaufrichtung; Hände nähern sich einander an

Kopfstellung

In der ◘ Abb. 6.16a und b wird die aufrechte Körperhaltung mit korrekter Kopfstellung und die krumme Haltung mit ventraler Translation des Kopfes dargestellt.

Mögliche Hilfen, die Kopfstellung im Sitz und Stand zu vermitteln:

- Der Therapeut zeigt die Bewegung an sich, dann wiederholt der Patient.
- Der Patient legt seine Hand in den Nacken und spürt die zu- bzw. abnehmende HWS-Lordose.

◘ **Abb 6.16 a** Aufrechte Körperhaltung. Der Kopf ist korrekt eingestellt.
b Krumme Körperhaltung. Der Kopf befindet sich in einer ventralen Translation

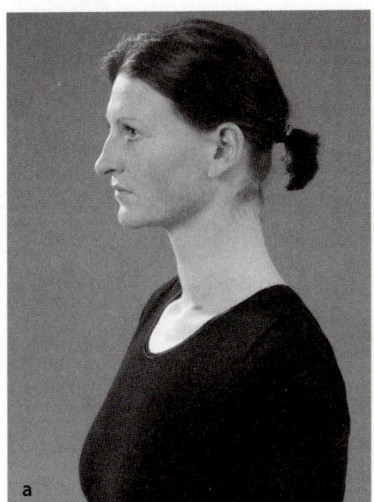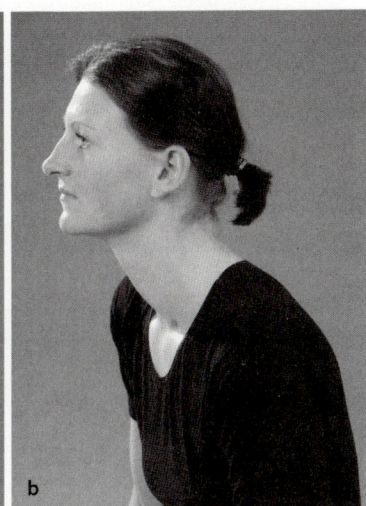

- Der Therapeut legt seine Hand an das Os occipitale, während der Patient durch eine Dorsaltranslation dagegen drückt. Das Okziput bewegt sich leicht nach oben (◘ Abb. 6.17).
- Der Patient legt den Daumen einer Hand in die Fossa jugularis und den Zeigefinger der gleichen Seite an seine Kinnspitze. Während er nun den Kopf nach vorn schiebt, verlängert sich der Abstand zwischen den beiden Fingern. Nun zieht der Patient den Kopf zurück nach dorsal und der Abstand verringert sich (◘ Abb. 6.18a und b).

> ℹ **Tipp**
>
> Bei der Komponente „**Kopfstellung**" sind die folgenden weiteren **Ausgangsstellungen** wichtig:
> - Sitz in verschiedenen Positionen (frei, angelehnt),
> - Sitz mit Übergang zum Stand,
> - Sitz auf verschiedenen Möbeln (Stuhl/Sessel/Auto),
> - Gang,
> - Liegepositionen,
> - Bück- und Hebepositionen,
> - Stand.

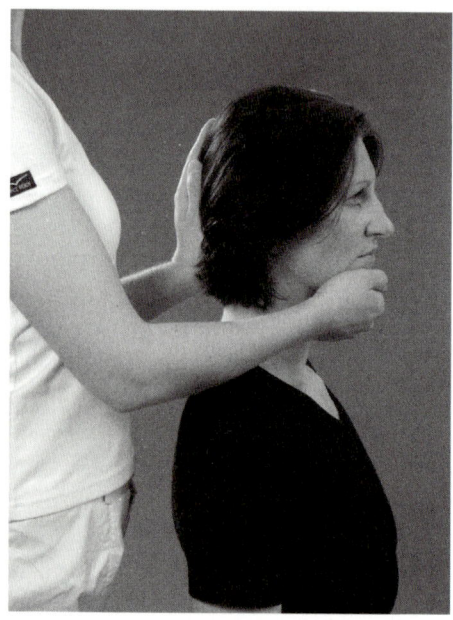

◘ **Abb 6.17.** Fazilitationshilfe am Kopf

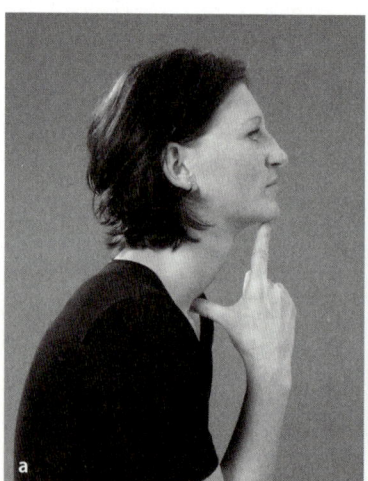
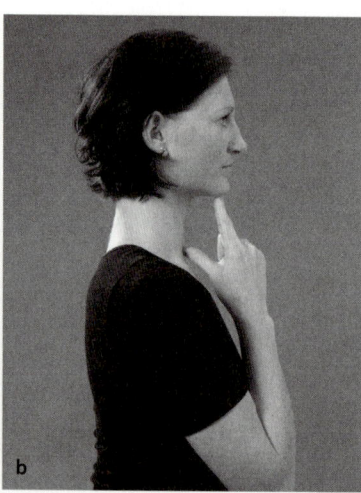

◘ **Abb 6.18a,b.** Abstandsveränderung zwischen Fossa jugularis und dem Kinn bei krummer und aufrechter Körperhaltung

Position des Schultergürtels

In 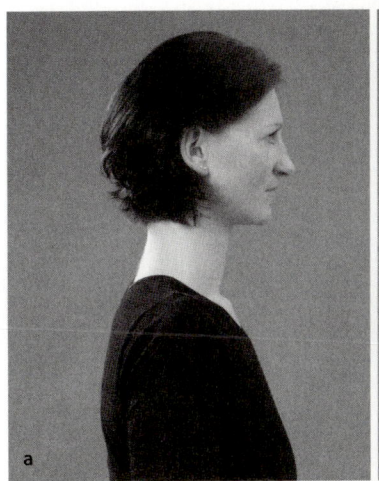 Abb. 6.19a ist die aufrechte Körperhaltung mit Retraktion des Schultergürtels und Dorsokaudalgleiten der Skapulae, in Abb. 6.19b die krumme Haltung mit Protraktion des Schultergürtels und Hochstand der Skapulae zu sehen.

Mögliche Hilfen, die Position des Schultergürtels im Sitz und Stand zu vermitteln:
- Der Therapeut zeigt die Bewegung an sich, dann wiederholt der Patient.
- Der Patient sitzt oder steht hinter dem Therapeuten und legt seine Hände auf dessen Skapulae. Während der Bewegung, die der Therapeut ausführt, spürt der Patient den Weg nach und versucht dann selbst, seinen Schultergürtel in die verschiedenen Positionen zu bringen.

- Der Therapeut steht oder sitzt hinter dem Patienten, legt seine Hände um eine Schulter und fazilitiert so die Bewegungen des Schultergürtels (Abb. 6.20).
- Der Therapeut steht oder sitzt hinter dem Patienten und legt seine Hände auf die Skapulae. Nun fazilitiert er die Bewegung, indem er leichten Widerstand gibt (Abb. 6.21a und b).

🛈 Tipp

Bei der Komponente „**Schultergürtel**" sind neben den genannten Ausgangsstellungen die unterschiedlichen **Armpositionen** wichtig:
- Positionen mit frei hängendem Arm,
- Positionen mit „Armeinsatz", z. B. schieben, ziehen, tragen,
- Positionen mit Armstütz.

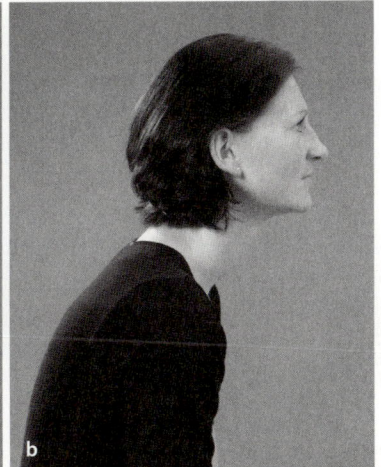
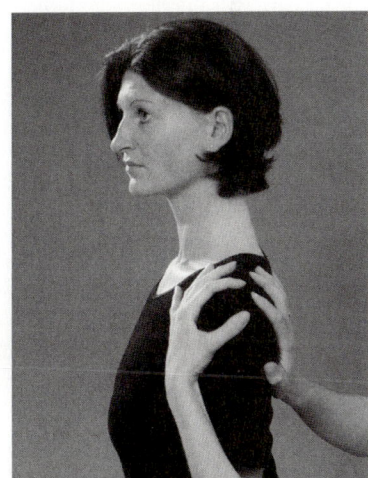

◻ Abb 6.19 (oben) a Aufrechte Körperhaltung. Das Schultergürtelgewicht ruht auf dem Thorax. **b** Krumme Körperhaltung. Das Schultergürtelgewicht kann nicht auf dem Thorax abgelegt werden

◻ Abb 6.20. (oben rechts) Fazilitation der Schultergürtelbewegung

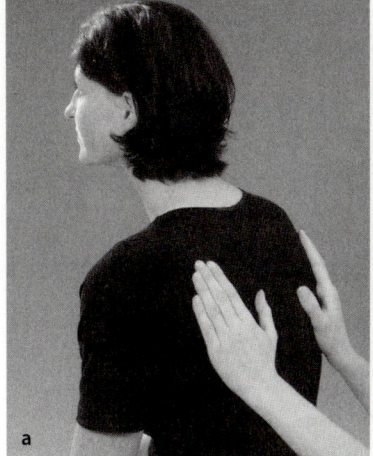
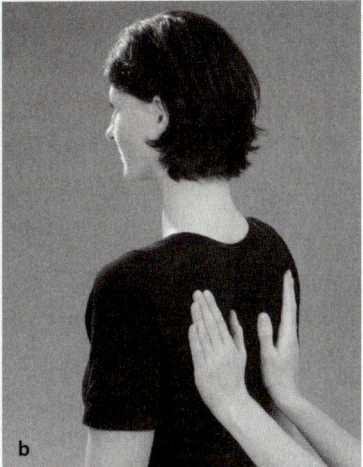

◻ Abb 6.21a,b. (rechts) Fazilitation der Bewegung über leichten Widerstand an den Skapulae

Arbeitssektor

In den ▫ Abb. 6.22a und b wird der Arbeitssektor im Sitzen und im Stehen gezeigt.

Bei der Arbeit innerhalb des Sektors kann die aufrechte Körperhaltung beibehalten werden (▫ Abb. 6.23a), außerhalb des Sektors erfolgt automatisch die Einnahme der krummen Haltung (▫ Abb. 6.23b).

Mögliche Hilfen, den Arbeitssektor im Sitz und Stand zu vermitteln:

- Der Arbeitssektor wird im **Sitz** durch eine gedachte Verlängerung der Oberschenkellängsachsen begrenzt, im **Stand** durch die gedachte Verlängerung der korrekt eingestellten Füße. Er kann dem Patienten mit Therapiestäben gut erklärt werden. Dabei fungieren die Stäbe als verlängerte Achsen (s. ▫ Abb. 6.22a, b und 6.23a, b).

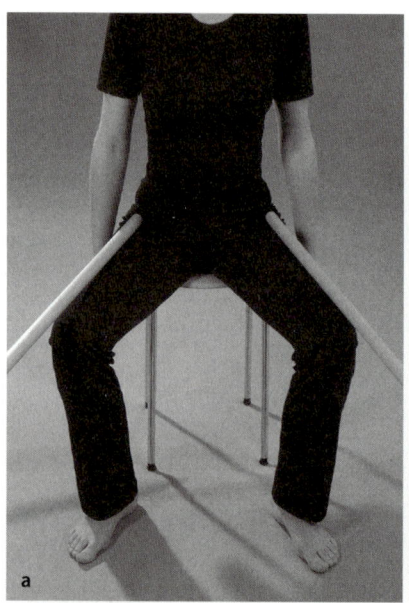
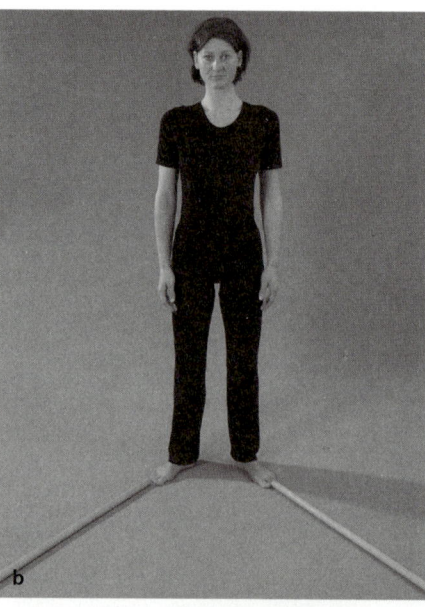

▫ Abb 6.22 a Arbeitssektor im Sitz.
b Arbeitssektor im Stand

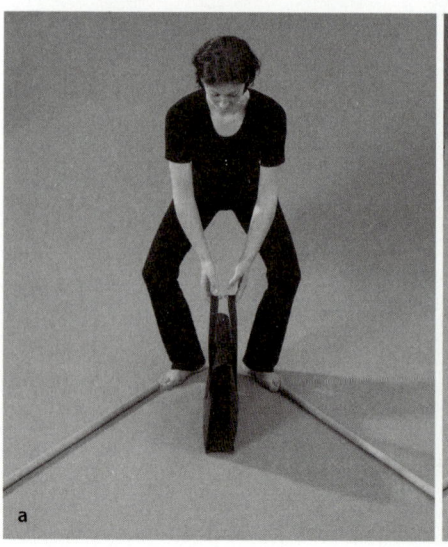
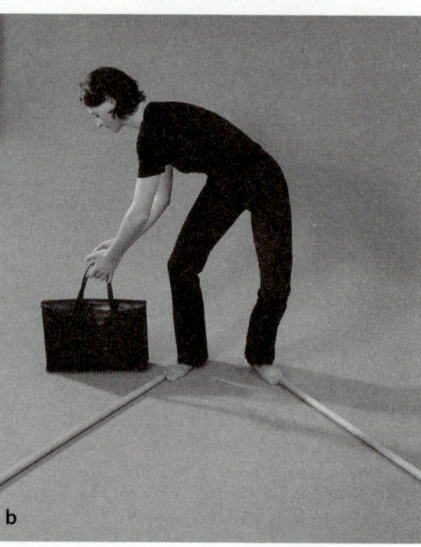

▫ Abb 6.23 a Aufrechte Körperhaltung. Arbeit innerhalb des Sektors. b Krumme Körperhaltung. Arbeit außerhalb des Sektors

— Das Training innerhalb des Arbeitssektors sollte in die **fließende Bewegung** eingebettet werden: Beispielsweise einen Gegenstand im Stand aufheben und weitergehen, dann hinsetzen und den Gegenstand in einer Schublade deponieren. Zusätzlich ist die **Modulation des Sektors** wichtig, d. h. die Veränderung bzw. Anpassung durch das Versetzen der Füße am Boden (◘ Abb. 6.24a und b).

Im Sitz sollte darauf geachtet werden, dass der Sektor darüberhinaus durch das Abheben einer Gesäßhälfte von der Unterlage vergrößert werden kann (◘ Abb. 6.25b).

◘ **Abb 6.24** a Arbeit in der aufrechten Körperhaltung innerhalb des Arbeitssektors. b Anpassung des Arbeitssektors durch das Versetzen der Füße am Boden

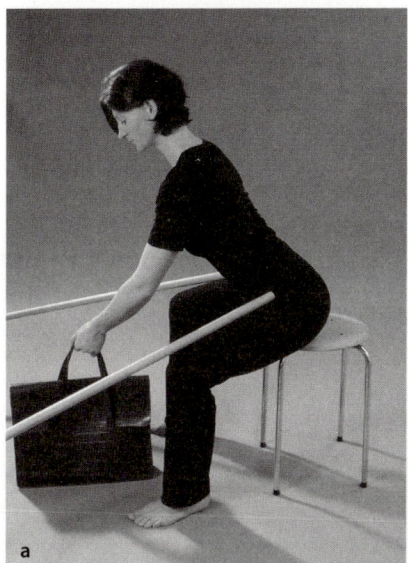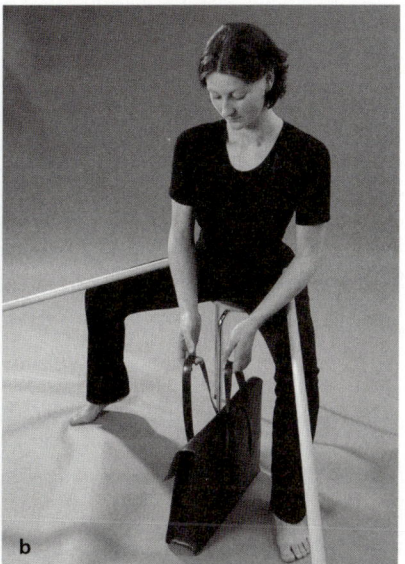

◘ **Abb 6.25** a Verlassen der aufrechten Körperhaltung durch Arbeit außerhalb des Arbeitssektors. b Anpassung des Arbeitssektors durch das einseitige Abheben des Gesäßes von der Unterlage und das Versetzen der Füße am Boden

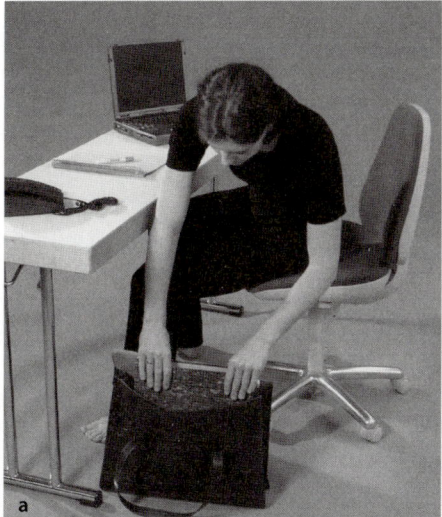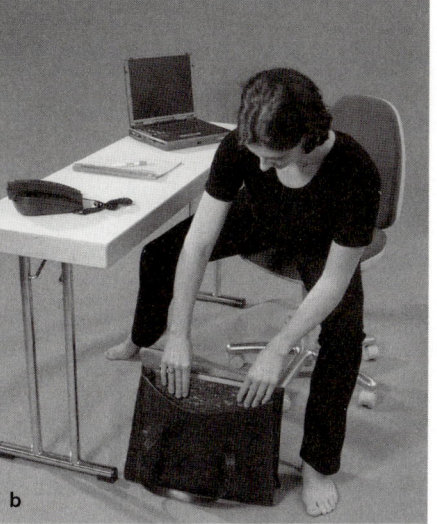

6

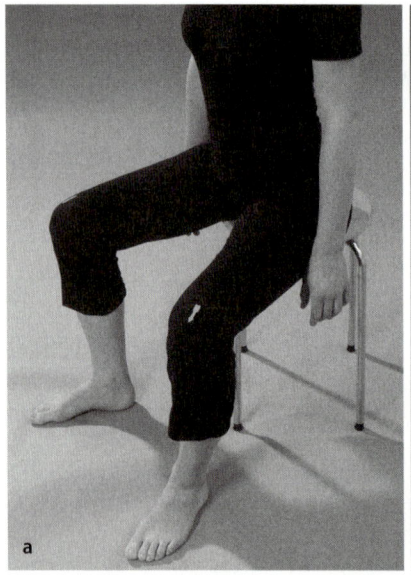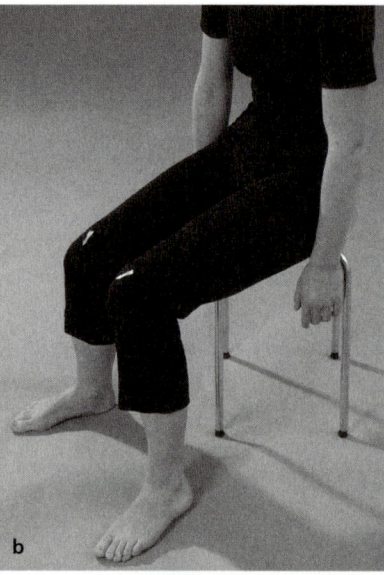

⬛ **Abb 6.26 a** Aufrechte Körperhaltung: Abduktion und Außenrotation im Hüftgelenk. **b** Krumme Körperhaltung: Adduktion und Innenrotation im Hüftgelenk

a

b

Beinachsen

⬛ Abb. 6.26a demonstriert die aufrechte Körperhaltung mit Abduktion und Außenrotation im Hüftgelenk, ⬛ Abb. 6.26b die krumme Haltung mit Adduktion und Innenrotation im Hüftgelenk.

Mögliche Hilfen, die Beinachsen im Sitz zu vermitteln (Stand s. Kap. 6.7.1 „Gangschulung"):

━ Der Patient sitzt mit abduzierten Beinen. Die Füße zeigen nach außen. Das individuell richtige Maß der Abduktion ist erreicht, wenn die Beine noch immer die Möglichkeit der Abduktion im Hüftgelenk haben, ohne dass sich die Füße vom Boden ablösen.

Methodische Vorgehensweise zu jeder Komponente

Die Vermittlung der einzelnen Komponenten der aufrechten Körperhaltung erfolgt in verschiedenen **Behandlungsschritten:**

1. Behandlungsschritt: Der Therapeut erklärt dem Patienten den Zusammenhang des entsprechenden Bausteines mit der gesamten Körperhaltung.

2. Behandlungsschritt: Der Patient zeigt seine Gewohnheitshaltung im Alltag mit Betonung dieses Körperabschnittes (Komponente).

3. Behandlungsschritt: Der Therapeut erarbeitet zusammen mit dem Patienten die korrekte Ausführung der Komponente, bis der Patient in der Lage ist, diesen Körperabschnitt soweit in die aufrechte Körperhaltung zu bringen, wie es ihm zur Zeit möglich ist.

4. Behandlungsschritt: Der Patient führt die Komponente wechselweise in der neu erlernten aufrechten und in seiner bisher gewohnten Körperhaltung aus, bis er beide Positionen gut unterscheiden kann (= Arbeit über Differenzen).

5. Behandlungsschritt: Der Patient überträgt die neu erlernte Bewegungskomponente in unterschiedliche Ausgangsstellungen und in seine alltagsrelevanten Bewegungsübergänge – z. B. sitzen, aufstehen, gehen, hinsetzen (= Übertragung des Lernschrittes in die Dynamik).

ℹ Tipp

━ Die Grenzen der einzelnen Bewegungsausmaße werden durch die **NSB-Zeichen,** v. a. durch Schmerz, bestimmt. Dies gilt insbesondere bei noch nicht bekannten Afferenzen. Jedoch sollte, sobald es möglich ist, afferenzbezogen gearbeitet werden.

━ **Arbeiten über Differenzen:** Um das Körpergefühl für die neuen Bewegungen dauerhaft zu schulen, sollte der Patient die Bewegungen des Körperabschnittes im aufrechten und im krummen Bewegungsmuster willkürlich unterscheiden und ausführen können.

━ Um eine möglichst schnelle und effektive Umsetzung der neu erlernten Körperhaltung in die Alltagssituationen zu erreichen, sollte das **Übungsumfeld** so realistisch und alltagsnah wie möglich gestaltet werden.

━ Der **Transfer in den Alltag** kann ebenso durch die direkte Übertragung jeder einzelnen Komponente auf andere Ausgangsstellungen erleichtert werden.

6.2 Antagonistenhemmung in der Therapie – klassische Ausführung

Zu diesen Maßnahmen zählen verschiedene Möglichkeiten, die bereits aus der Funktionsanalyse bekannten diagnostischen **Dekontraktionen** mit veränderten Parametern in die Therapie zu übernehmen (z. B. Variation des Widerstandes oder Betonung des Bewegungsmusters). Es lassen sich dabei

- globale Dekontraktionen und
- muskelgruppenspezifische Dekontraktionen

unterscheiden.

6.2.1 Globale Dekontraktionen

Die drei globalen Dekontraktionen, die in der Funktionsanalyse diagnostisch zum Auffinden von Afferenzen eingesetzt werden können, lassen sich auch innerhalb der Therapie, z. B. als Hausaufgabe zur **Behandlung multipler Kontrakturen**, verwenden.

Die Auswahl der Übungen für den jeweiligen Patienten ergibt sich aus der Funktionsanalyse.

Ausführung

Anmerkungen zur Ausführung und zu den häufigsten Ausweichbewegungen können dem Kapitel 4 „Funktionsanalyse" entnommen werden.

Umsetzung in die Therapie

Die globalen Maßnahmen eignen sich zur Ergänzung des Hausaufgabenprogrammes. Dabei sollten folgende Aspekte beachtet werden:

- **Arbeit mit Kontrollbefunden:**
  Vor und nach den globalen Dekontraktionen sollte der Patient zuvor ausgewählte Kontrollbefunde überprüfen, um die Wirksamkeit und die Dosierung der Maßnahme immer wieder zu testen.
- **Korrekturen:**
  Um den Patienten nicht mit zu anspruchsvollen Korrekturen zu verwirren, empfiehlt es sich, ihn die ausgewählten dekontraktiven Maßnahmen mehrmals während der Behandlungseinheit durchführen zu lassen. Dadurch können die Korrekturen schrittweise präzisiert werden, ohne den Patienten zu überfordern.

> **ⓘ Tipp**
> Der Patient sollte, abhängig von seinem Beschwerdebild und seinen individuellen zeitlichen Möglichkeiten, die globalen Dekontraktionen **mehrmals täglich** selbstständig üben.
>   Als idealer **Richtwert** gilt, jede Übung 6-mal pro Tag für ca. 1–3 Minuten durchzuführen. Dabei ist zu beachten, dass keinerlei NSB-Zeichen auftreten und sich die Kontrollbefunde im Anschluss an die Übung nicht verschlechtert haben.

6.2.2 Spezifische Dekontraktionen

Dies sind Maßnahmen, die über die **Antagonistenhemmung**, bevorzugt in konzentrischer Muskelarbeit gegen Widerstand, zur Dekontraktion des zu therapierenden Muskels führen.

Ausführung

Bei den Grifftechniken wird zwischen der Dekontraktion der Extremitäten, der Bauchmuskulatur und der zentralen Körperabschnitte unterschieden.

- **Extremitäten und Bauchmuskulatur:**
  Die Art und die Technik der Griffe an den Extremitäten und der Bauchmuskulatur können dem Kapitel 4.3.2 „Funktionsanalyse", „Spezifische Antagonistenhemmung" entnommen werden.
  In der Therapie sollte jedoch mit deutlich geringerem Widerstand gearbeitet werden, um keine Überlastungen zu setzen. Ebenso wichtig ist es, das Bewegungsmuster der aufrechten Körperhaltung zu beachten und zu korrigieren.

> **Wichtig**
> Ausweichbewegungen und weitere NSB-Zeichen sollten bei der Durchführung vermieden werden.

- **Zentrale Körperabschnitte:**
  Es ist möglich, therapeutische Dekontraktionen an bestimmten Muskelgruppen über Widerstand an den drei zentralen Zahnrädern – Becken/Thorax/Kopf – durchzuführen.
  Die Grifftechniken ähneln denen der Bewegungsbahnung/Fazilitation der Komponenten (s. 6.1) Becken/Thorax/Kopf.

6

Beispiele
Becken

━ **Im Sitz und Stand:** Der Therapeut lässt gegen Widerstand an den Spinae iliacae anteriores superiores die Beckenkippung durchführen und setzt damit vorwiegend Dekontraktionsimpulse für die Bauchmuskulatur und die Hüftextensoren (◘ Abb. 6.27).

Thorax

━ Der Therapeut steht seitlich am Patienten und gibt Widerstand, indem er eine Hand auf das Sternum und die zweite in den Rücken des Patienten legt. Führt der Patient nun die Thoraxhebung aus, werden Dekontraktionsimpulse vor allem für die Bauchmuskulatur und die Adduktoren und Innenrotatoren der Schulter gesetzt (◘ Abb. 6.28).
━ Der Therapeut steht bzw. kniet vor dem Patienten und legt eine Hand auf das Sternum. Der Patient schiebt nun das Brustbein gegen den Widerstand des Therapeuten nach vorn oben. Dadurch erhalten die Bauchmuskulatur und die Muskeln der horizontalen Schulteradduktoren Dekontraktionsimpulse (◘ Abb. 6.29).

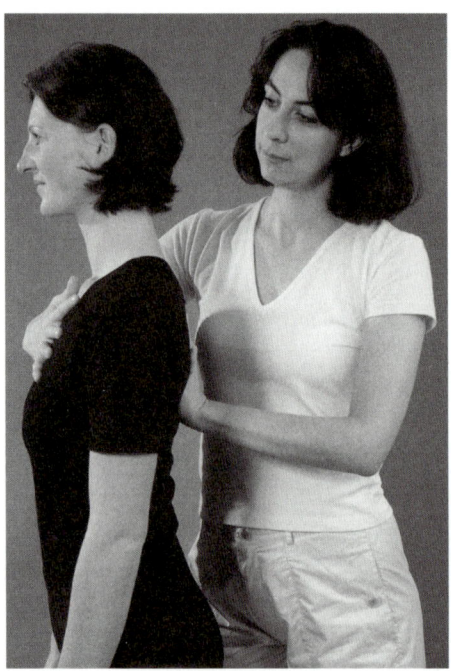

◘ **Abb 6.28.** Der Therapeut gibt am Sternum des Patienten Widerstand gegen die Anhebung des Thorax

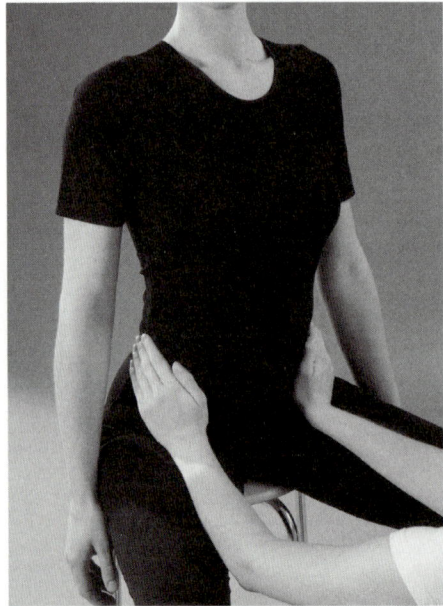

◘ **Abb. 6.27.** Der Therapeut gibt an den Spinae iliacae anteriores superiores Widerstand gegen die Beckenkippung

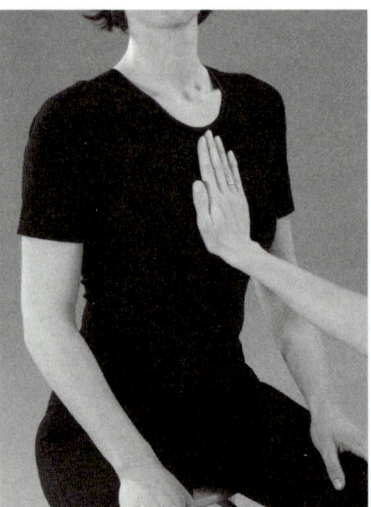

◘ **Abb 6.29.** Der Therapeut gibt Widerstand am Sternum, während der Patient sein Brustbein nach vorne oben schiebt

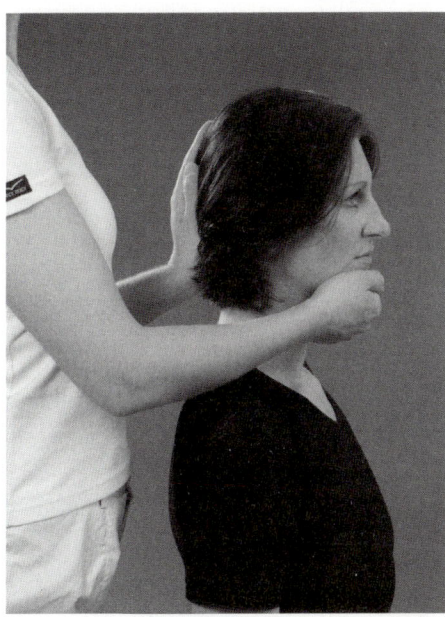

Abb 6.30. Der Therapeut gibt leichten Widerstand bei der dorsalen Translation des Kopfes

Kopf

- Der Therapeut legt seine Hand an das Os occipitale und setzt damit einen **dezenten** Widerstand, während der Patient durch eine dorsale Translation dagegen drückt. Dadurch erhält vornehmlich die dorsale Nackenmuskulatur einen Dekontraktionsimpuls (Abb. 6.30).

6.3 Therapeutische Übungen

Therapeutische Übungen berücksichtigen das Bewegungsmuster der aufrechten Körperhaltung. Sie können, je nach gefundener Afferenz, **global oder muskelgruppenspezifisch**, mit und ohne Gerät in der Therapie eingesetzt werden.

Die **Ziele** liegen

- in der **Dekontraktion** globaler Muskelverbände bzw. spezifischer Muskelgruppen,
- in der **Anregung der Infrastruktur** mechanisch überlasteter Gewebe, wenn die Übung mit einem kleinen Bewegungsausschlag, in hoher Frequenz und ohne großen Kraftaufwand durchgeführt wird.

6.3.1 Aufrichtende Übungen zur globalen Dekontraktion

Zeigt sich bereits in der Funktionsanalyse eine deutliche Verbesserung der Funktionsstörungen des Patienten, wenn er die aufrechte Körperhaltung einnimmt oder die globalen Dekontraktionen durchgeführt werden, so ist es sinnvoll, global aufrichtende Übungen in die **Therapie** und das **Hausaufgabenprogramm** zu integrieren. Die Betonung liegt dabei auf den Körperabschnitten, die vom Ideal der aufrechten Körperhaltung deutlich abweichen, um diese forciert in das aufrechte Bewegungsmuster zu bringen.

Die Bandbreite an geeigneten aufrechten Übungen zur globalen Dekontraktion ist sehr groß. Die nachfolgend ausgewählten Beispiele stellen nur ein kleines Spektrum dar.

Ausführung

- Die **Auswahl** und die **Effektivität** sollten vor und nach der jeweiligen Übung durch Kontrolle zuvor ausgewählter Befunde überprüft werden.
- Die **Dosierung** richtet sich nach den NSB-Zeichen.

6.3.2 Beispiele von Übungen zur globalen Dekontraktion

Beispiel I

◼ Abbildung 6.31a und b zeigt ein Beispiel für eine global aufrichtende Übung mit Betonung der Thoraxhebung und der Retraktion des Schultergürtels.

Beispiel II

In ◼ Abb. 6.32a und b ist eine global aufrichtende Übung mit Betonung der thorakolumbalen Lordose zu sehen.

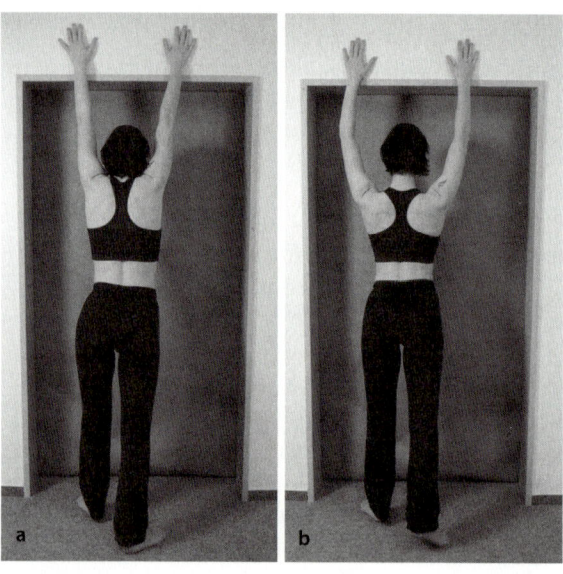

◼ **Abb 6.31a,b.** Betonung der Thoraxhebung und Retraktion des Schultergürtels

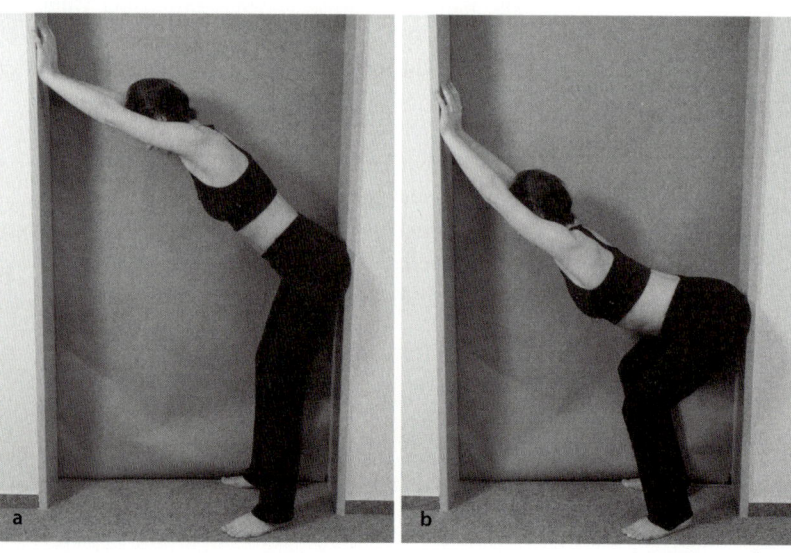

◼ **Abb 6.32a,b.** Betonung der thorakolumbalen Lordose

Beispiel III

Der dorsale Armkreis wird in ▫ Abb. 6.33 demonstriert.

Beispiel IV

Bei der Übung in ▫ Abb. 6.34 werden dorsaler Armkreis und Hüftgelenksextension miteinander kombiniert.

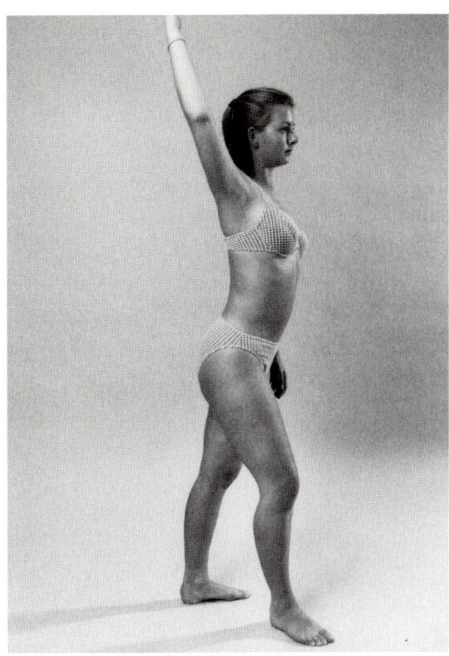

▫ **Abb 6.33.** Betonung der Thoraxhebung

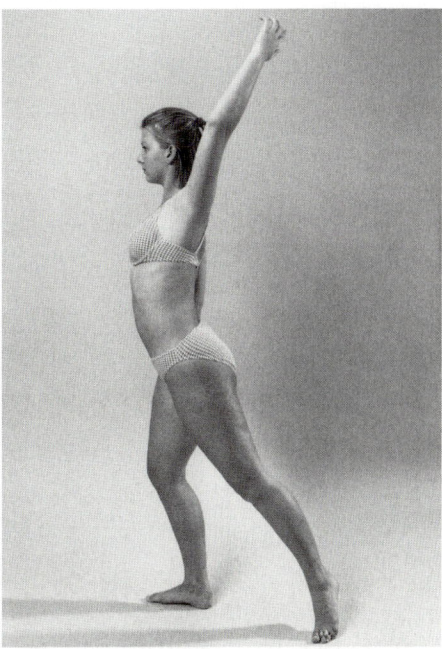

▫ **Abb 6.34.** Betonung der Thoraxhebung und der Hüftgelenksextension

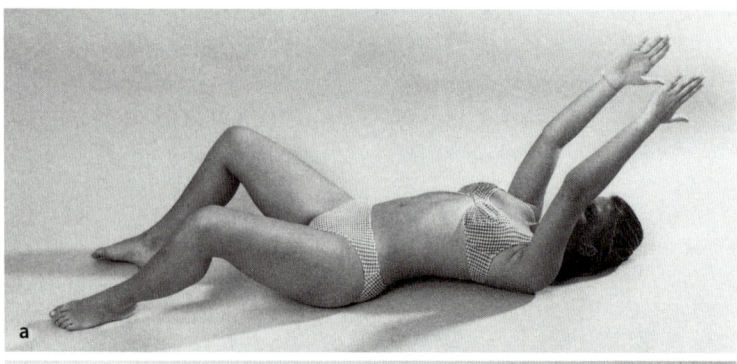

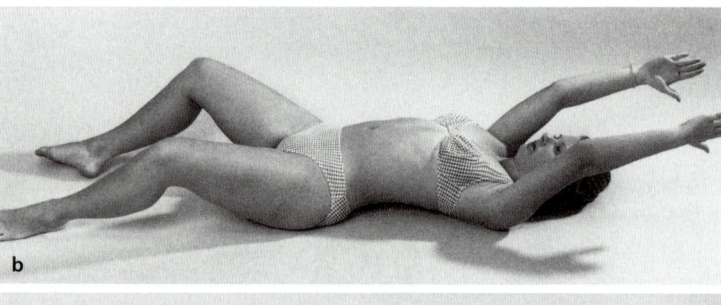

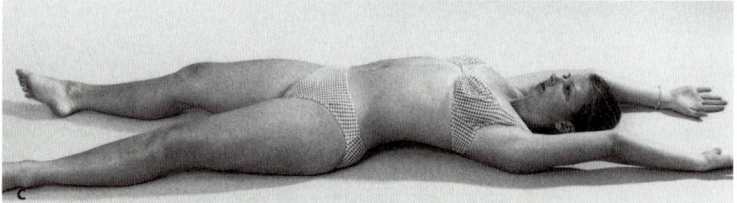

◘ **Abb 6.35a–c.** Betonung der Thoraxhebung und gleichzeitige Beckenkippung

Beispiel V

Global aufrichtende Übung mit Betonung der Thoraxhebung und gleichzeitiger Beckenkippung:
- ◘ Abb. 6.35a: Bewegungsbeginn,
- ◘ Abb. 6.35b: Bewegungsverlauf,
- ◘ Abb. 6.35c: Bewegungsende.

6.3.3 Aufrichtende Übungen zur spezifischen Dekontraktion mit und ohne Gerät

Mit verschiedenen Geräten, z. B. dem Pezziball, der Physiorolle, der Sprossenwand und dem Theraband, lassen sich Übungen zur Dekontraktion verschiedener Muskelgruppen entwickeln. Der Einsatz von **Übungsgeräten** macht vielen Patienten großen Spaß und motiviert sie zusätzlich. Außerdem eignen sich einige Geräte, z. B. Bälle oder Physiorollen, durch ihre individuellen Eigenschaften dazu, die Dynamik der Übungen zu erhöhen und für einen guten Bewegungsfluss zu sorgen. Andere Geräte wie die

Sprossenwand ermöglichen eine dosierte Steigerung der Übungen, da sie aufgrund ihrer Form unterschiedliche Sitzhöhen oder Greifpositionen anbieten. Hier sind der Fantasie und Kreativität des Therapeuten keine Grenzen gesetzt. Allerdings sollte die ausgewählte Übung der spezifischen Bewegungsebene der Muskelgruppe entsprechen und an die koordinativen Fähigkeiten des Patienten angepasst sein.

> **Wichtig**
>
> Zu schwierige, zu komplexe und geradezu akrobatische Übungen sind zu vermeiden.

Ausführung
- Die Auswahl der Übungen richtet sich nach den zuvor in der Funktionsanalyse gefundenen **Afferenzen**.
- Neben dem Setzen eines dekontraktiven Impulses sollte die Übung das Bewegungsmuster der **aufrechten Körperhaltung** bahnen.

- Die Übung sollte so durchgeführt werden, dass **keine NSB-Zeichen** wie Schmerz oder Ausweichbewegungen auftreten.

❯ Beispiel

Tritt beispielsweise bei einer Übung zur Dekontraktion des M. latissimus dorsi ab 120° Elevation ein Schulterschmerz auf, so sollte diese Übung zunächst nur mit einer Elevation unterhalb der Schmerzgrenze durchgeführt werden. Mit zunehmender Dekontraktion, durch die Wiederholung der Übung, kann dann evtl. eine Elevation über 120° schmerzfrei möglich sein.

- Die zu überprüfenden **Kontrollbefunde** sollten während oder nach der Übung keinesfalls schlechter werden, ein unveränderter Kontrollbefund kann jedoch zunächst toleriert werden.
- Die **Fazilitationshilfen** sollten nahe der Kontraktur erfolgen.
- Zur **Motivation des Patienten** sollte ihm vor der jeweiligen Übung das Ziel der Maßnahme erklärt werden. Dies ist besonders wichtig, wenn die Dekontraktion an einem Muskel erfolgt, der topographisch weit entfernt von dem eigentlichen Schmerz- bzw. Beschwerdeort liegt.

❯ Beispiel

Beispiel:„Herr Müller, durch diese Übung verlängern Sie die Muskeln an ihrem Brustkorb. Ihren Rückenschmerz konnten wir zu Beginn der Behandlung durch Verlängerung dieser Muskelgruppe reduzieren. Das bedeutet, dass Sie mit dieser Übung Ihren Rücken behandeln. Durch eine Wiederholung erhält der Muskel seine ursprüngliche Länge für einen größeren Zeitraum zurück, bis er mit der Zeit wieder dauerhaft darüber verfügt. Daher ist es wichtig, diese Übung 3- bis 5-mal am Tag durchzuführen.“

ℹ️ Tipp

Grundsätzlich sollten die Übungen zur Dekontraktion einen fließenden, dynamischen Charakter haben und sich wiederholen. Starre Stopps und ruckhafte Bewegungen sollten vermieden werden.

Veränderung der Dekontraktionswirkung von Übungen

Es gibt verschiedene Möglichkeiten, die Dekontraktionswirkung einer Übung zu verändern. Die **Kriterien** dafür sind:
- die Längenanforderung an den betroffenen Muskel,
- die Kraft, mit der eine Bewegung durchgeführt wird,
- die Wiederholungszahl der einzelnen Übung bzw. Übungsserie (◻ Abb. 6.36).

Längenanforderung

Je nach Entfernung der jeweiligen Gelenkpartner voneinander wird der betroffene Muskel gering, deutlich oder sehr deutlich auf Länge gefordert.

❯ Beispiel

Eine Elevation des Armes von 70° bedeutet eine geringe Längenanforderung für den M. latissimus dorsi, während eine Elevation von 120° den gleichen Muskel deutlich mehr und eine Elevation von 180° sehr deutlich auf Länge fordert. Dementsprechend werden die Dekontraktionsimpulse mit erhöhter Längenanforderung gesteigert.

◻ **Abb 6.36.** Kriterien der Dekontraktionsübungen

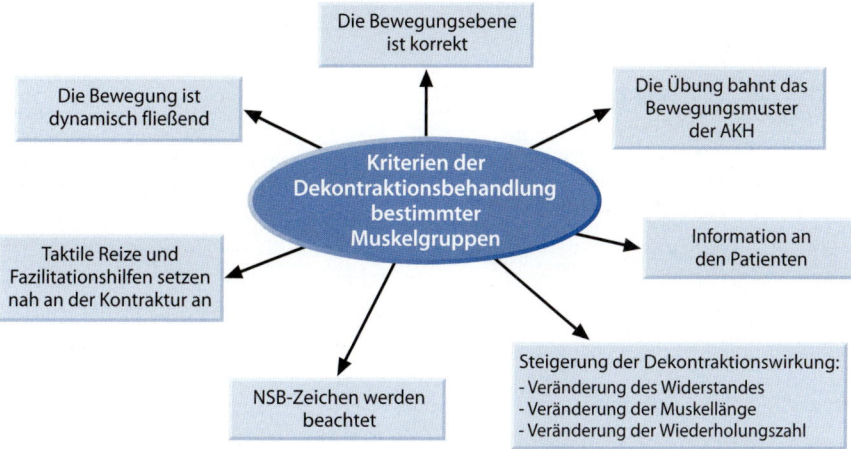

Kraft bzw. Widerstand

Proportional zum Kraftaufwand, den ein Muskel für eine Bewegung erbringen muss, erhöht sich der Dekontraktionsimpuls für den zu ihm antagonistisch arbeitenden Muskel.

> **Beispiel**
>
> Der Dekontraktionsimpuls für die hüftextensorische Muskelgruppe bei der Flexion des Beines ist ohne Widerstand klein und kann durch einen bei der Bewegung gesetzten Widerstand deutlich vergrößert werden.

> **Vorsicht**
>
> Durch zu hohe Widerstände oder zu große Lastarme können Überlastungsödeme gesetzt werden, die eine neue Afferenz darstellen! Das Maß an Kraft sollte wie alle anderen Parameter auch durch Überprüfung der Kontrollbefunde bzw. Vermeidung von NSB-Zeichen ausgewählt werden.

Wiederholungszahl

Wie oft eine Übung wiederholt werden kann, ist individuell unterschiedlich. Da die Gefahr eines Überlastungsödems durch zu häufige Wiederholungen besteht, sollte die Dosierung gut überprüft werden. Als ungefähre Richtlinie gilt neben der Vermeidung von NSB-Zeichen, dass der zu kontrahierende Muskel ca. 3- bis 5-mal deutlich anspannen sollte.

> **Tipp**
>
> Eine besonders effektive Wirkung kann erzielt werden, wenn unterschiedliche Dekontraktionstechniken, z. B. Antagonistenhemmung, manuelle Maßnahmen und Wärmeapplikationen, miteinander kombiniert werden.

6.3.4 Beispiele von Übungen zur spezifischen Dekontraktion

Dekontraktion der kraniozervikalen Muskelgruppen
Übung A

▫ Abbildung 6.37a und b verdeutlicht die Dekontraktion der kraniozervikalen Muskelgruppe in Rückenlage:
- **Ausgangsposition:** Der Schultergürtel ist nach ventrokranial gezogen (▫ Abb. 6.37a)
- **Endstellung:** Der Schultergürtel liegt auf dem Thorax auf, die Skapulae sind nach dorsokaudal gezogen (▫ Abb. 6.37b).

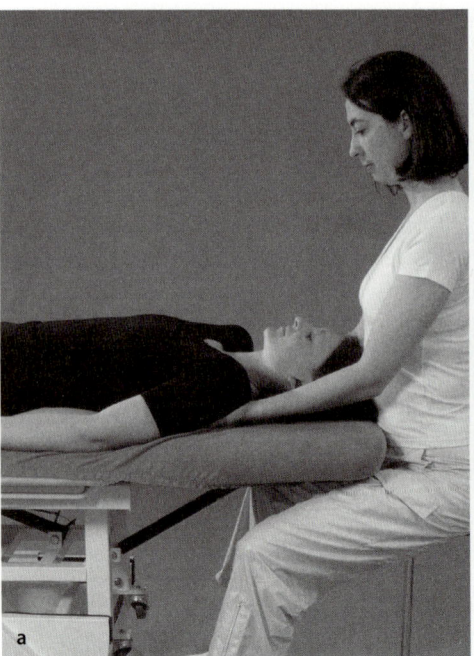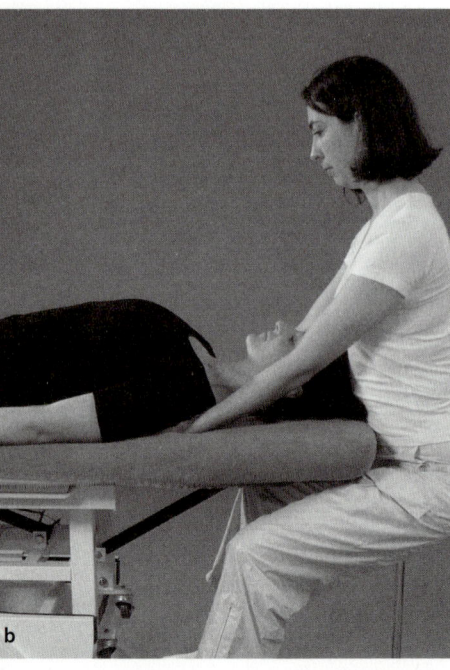

▫ **Abb 6.37a,b.** Dekontraktion der kraniozervikalen Muskelgruppe in Rückenlage

Durchführung

- Der **Bewegungsauftrag** lautet beispielsweise: „Schieben Sie die Schulterblätter weich nach unten und dabei die Schultern von den Ohren weg."
- Der Therapeut legt seine Hände flächig unter die Skapulae des Patienten.
- Zu Beginn der Übung gibt der Therapeut nur **taktile Reize** und hilft dem Patienten, die Skapulae in die richtige Position zu schieben. Mit Zunahme des Bewegungsgefühls kann der Therapeut auch **Widerstand** geben.

❶ Vorsicht

NSB-Zeichen beachten!

Wichtig		
Auf fließende Bewegungen achten!		

Häufige Ausweichbewegungen

- Der Patient adduziert die Skapulae an die Wirbelsäule („Klemmen").
- Der Patient weicht aus, indem er den Kopf in die Bank presst.

Übung B

In 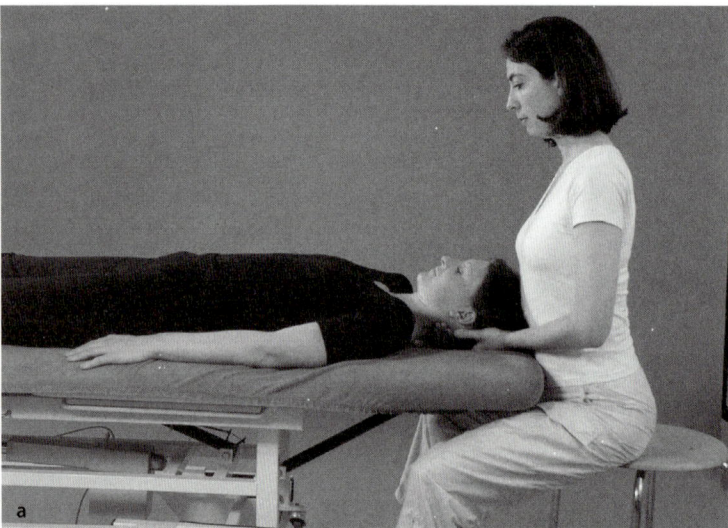 Abb. 6.38a und b ist eine weitere Möglichkeit zur Dekontraktion der kraniozervikalen Muskelgruppe in Rückenlage zu sehen:

- **Ausgangsposition:** Der Schultergürtel ist nach ventrokranial gezogen (■ Abb. 6.38a).
- **Endstellung:** Der Schultergürtel liegt auf dem Thorax auf, die Skapulae sind nach dorsokaudal gezogen, die Halswirbelsäule ist gestreckt (■ Abb. 6.38b).

Durchführung

- Der **Bewegungsauftrag** lautet beispielsweise: „Strecken Sie den Nacken, während Sie Ihre Schulterblätter nach unten schieben und die Schultern von den Ohren wegbewegen."
- Der Therapeut umfasst den Kopf und die Halswirbelsäule des Patienten und unterstützt **weich** die Bewegung.

> **Wichtig**
>
> Auf fließende Bewegungen achten!

Häufige Ausweichbewegungen

- Der Patient adduziert die Skapulae an die Wirbelsäule („Klemmen").

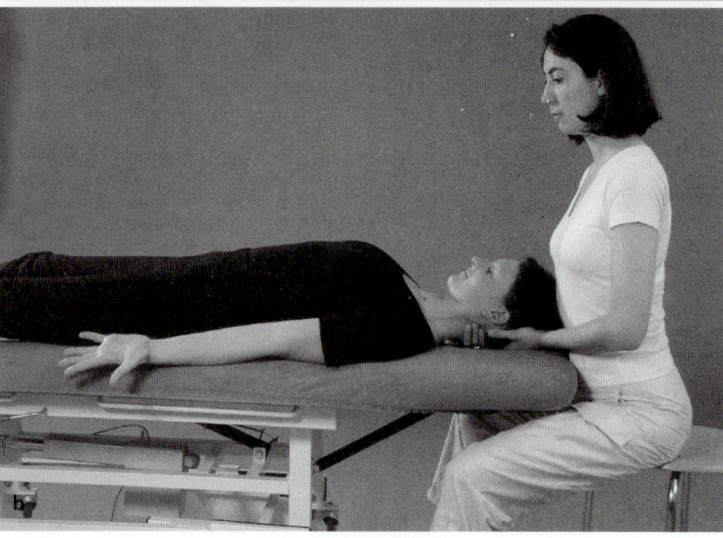

■ Abb 6.38a,b. Dekontraktion der kraniozervikalen Muskelgruppe in Rückenlage

Übung C

🔹 Abbildung 6.39a und b zeigt die Dekontraktion der kraniozervikalen Muskelgruppe aus dem Stütz:

▬ **Ausgangsposition:** Der Patient stützt sich mit protrahiertem und elevíertem Schultergürtel auf die Bank, der Thorax ist gesenkt (🔹 Abb. 6.39a).

▬ **Endstellung:** Der Patient hebt, während er sich auf der Bank abstützt, den Thorax und bewegt die Skapulae nach dorsokaudal, der Schultergürtel liegt auf dem Thorax auf (🔹 Abb. 6.39b).

Durchführung

▬ Der **Bewegungsauftrag** lautet beispielsweise: „Schieben Sie, während Sie Ihr Brustbein nach vorne oben heben, die Schulterblätter nach unten und Ihre Schultern von den Ohren weg.“

▬ Der Therapeut kann bei dieser Übung taktile Reize am Brustbein setzen, oder er fazilitiert die Bewegung, indem er seine Hände auf die Skapulae legt.

Wichtig	
Auf fließende Bewegungen achten!	

Häufige Ausweichbewegungen

▬ Der Patient adduziert die Skapulae an die Wirbelsäule („Klemmen“).

▬ Der Patient überstreckt die Ellenbogen.

🔹 **Abb 6.39a,b.** Dekontraktion der kraniozervikalen Muskelgruppe aus dem Stütz

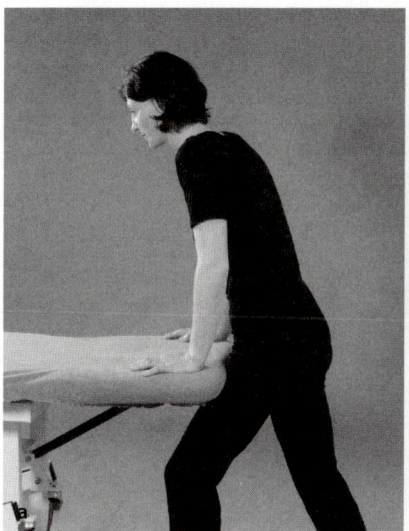
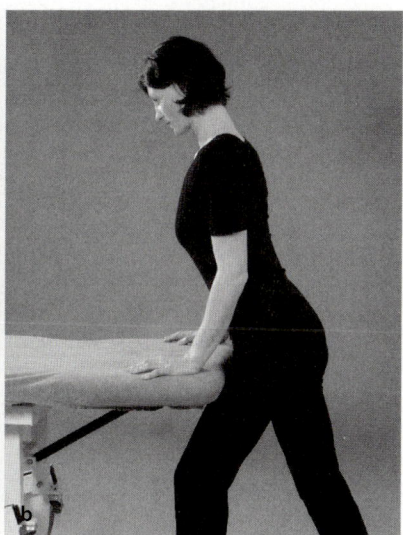

Steigerung der Übung C

In 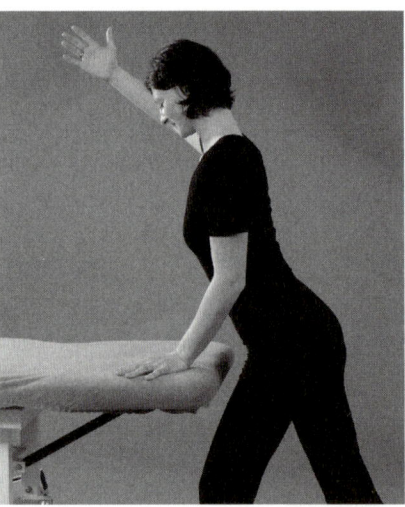 Abb. 6.40 ist die Dekontraktion der kraniozervikalen Muskelgruppe aus dem Stütz gesteigert:

Die Übung in ◘ Abb. 6.40 ist anspruchsvoller im Vergleich zu der in ◘ Abb. 6.39, da ein Arm abgehoben wird und das Gewicht nur noch von einem stützenden Arm gehalten werden muss bzw. stabilisiert werden kann.

Durchführung

Wichtig		
Diese Übung ist in der Dosierung und der koordinativen Anforderung recht hoch. Unbedingt auf NSB-Zeichen achten!		

Häufige Ausweichbewegungen

- Elevation des Schultergürtels.
- Überstreckung des stützenden Ellenbogens.
- Reklination des Kopfes.
- Krallen der stützenden Hand.

◘ **Abb 6.40.** Dekontraktion der kraniozervikalen Muskelgruppe aus dem Stütz

Übung D

In 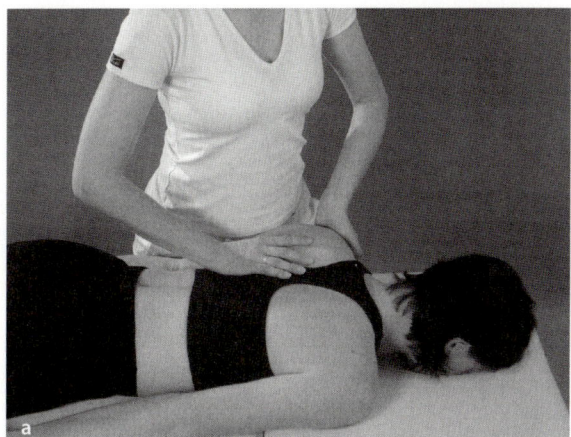 Abb. 6.41a und b wird die Dekontraktion der kranio-zervikalen Muskelgruppe aus der Bauchlage dargestellt:

- Der Therapeut bewegt passiv eine Schulter des Patienten aus der elevierten protrahierten Position in die richtige Bewegungsrichtung nach kaudal. Mit zunehmendem Bewegungsgefühl übernimmt der Patient immer mehr aktiv die Bewegung (Abb. 6.41a).
- Gleicher Bewegungsablauf mit beiden Schultern zugleich (Abb. 6.41b).

Durchführung

- Der **Bewegungsauftrag** lautet beispielsweise: „Lassen Sie mich Ihre Schulter von Ihren Ohren weg nach unten führen. Spüren Sie den Bewegungsweg nach." „Bitte führen Sie nun die Bewegung mit mir zusammen durch." „Führen Sie bitte die Bewegung allein durch, ich werde Ihnen nur noch etwas helfen, wenn es nötig ist."
- Häufig neigen Patienten dazu, die Bewegung zu schnell durchzuführen.

Wichtig
Unbedingt auf langsame, geführte und fließende Bewegungen achten.

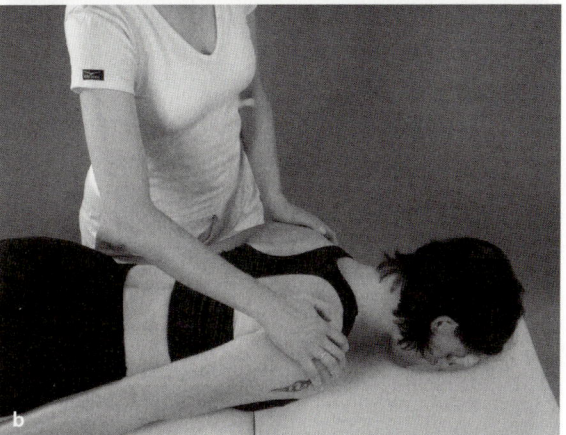

 Abb 6.41a,b. Dekontraktion der kraniozervikalen Muskelgruppe aus der Bauchlage

Steigerung der Übung D

◘ Abbildung 6.42a und b zeigt, wie die Übung D gesteigert werden kann:

Der Patient führt die Bewegung gegen den Widerstand des Therapeuten durch. Die Steigerung erfolgt durch den vermehrten Krafteinsatz, den der Patient aufbringen muss.

Durchführung

- Der **Bewegungsauftrag** lautet beispielsweise: „Führen Sie die gleiche Bewegung gegen meinen Widerstand durch."
- Zunächst können die Arme des Patienten bei dieser Übung auf der Bank abgelegt werden. Eine weitere Steigerung kann erfolgen, indem der Patient, während er die Skapulae nach dorsokaudal schiebt, die Arme von der Bank abhebt. Steigerung über ein zusätzliches Gewicht!

Wichtig		

Bei dieser hohen Anforderung unbedingt NSB-Zeichen beachten!

Häufige Ausweichbewegungen

- Der Patient adduziert die Schulterblätter an die Wirbelsäule („Klemmen").
- Der Patient versucht, die Kraft durch Extension in der Lendenwirbelsäule aufzubringen.

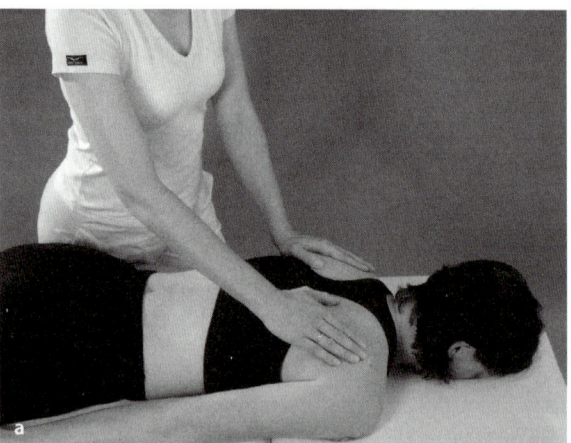

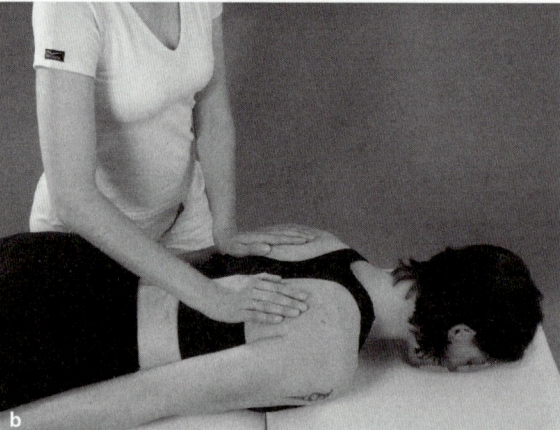

◘ **Abb 6.42a,b.** Steigerung der Übung D

Übung E

Auf den ◻ Abb. 6.43a–c wird die Dekontraktion der kraniozervikalen Muskelgruppe aus der Bauchlage mit abgehobenem, eleviertem Arm gezeigt.

Der Bewegungsablauf ist mit dem der Übungen C und
D identisch, allerdings ist diese Übung anspruchsvoller
aufgrund des elevierten und z. T. abgehobenen Armes.

- Der Therapeut nimmt die Armschwere gänzlich ab.
  Die Bewegung wird passiv, dann aktiv assistiv und
  gänzlich aktiv ausgeführt (◻ Abb. 6.43a).
- Die Bewegung erfolgt aktiv einseitig bei abgehobenem Arm (◻ Abb. 6.43b).
- Die Bewegung erfolgt aktiv auf beiden Seiten zugleich
  mit abgehobenen Armen (◻ Abb. 6.43c).

Wichtig

Durch den elevierten Arm, der als Lastarm wirkt,
wird diese Übung sehr anspruchsvoll; daher
unbedingt auf NSB-Zeichen achten und im
Anschluss die Kontrollbefunde überprüfen.

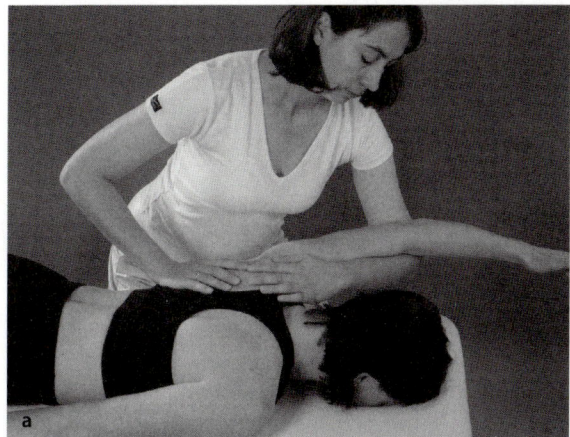

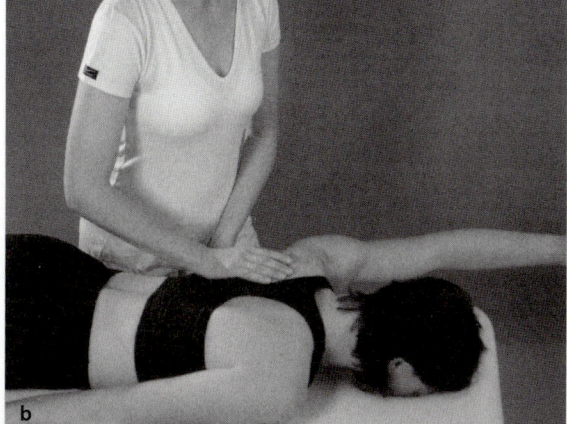

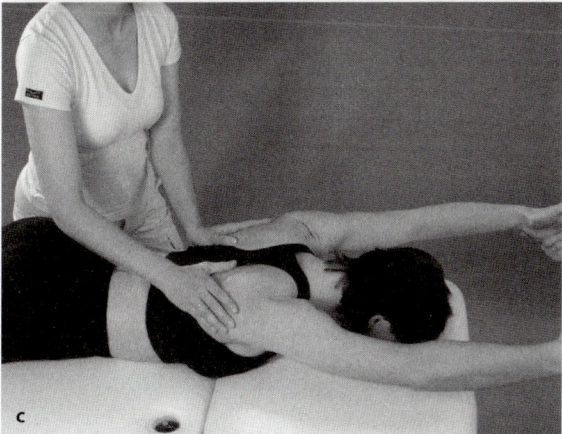

◻ **Abb 6.43a–c.** Dekontraktion der kraniozervikalen Muskelgruppe
aus der Bauchlage mit abgehobenem, elevietem Arm

Dekontraktion der Armsenker aus Elevation
Übung F

◻ Abbildung 6.44a–d zeigt eine Dekontraktion der vertikalen Armsenker im Stand durch einen Armkreis nach hinten:
- Ausgangsposition (◻ Abb. 6.44a),
- weiterer Verlauf (◻ Abb. 6.44b–d).

Durchführung
- Der **Bewegungsauftrag** lautet beispielsweise: „Führen Sie Ihre Arme schmal nach oben, dann weiter nach hinten und von dort nach hinten unten zurück. Führen Sie die Bewegung möglichst endgradig durch und heben Sie währenddessen Ihr Brustbein."

- Werden die Arme beim Zurückführen nicht in Extension, sondern Abduktion neben dem Körper geführt, verringern sich die Dekontraktionsimpulse für die vertikalen Armsenker, und Fasern der ventralen Spange werden dekontraktiv erreicht.

Häufige Ausweichbewegungen
- Elevation des Schultergürtels während der Armhebung.
- Bei einer Kontraktur der senkrechten Armsenker ist zu beobachten, dass der Patient die schmale Bewegungsspur verlässt und breiter über die Seite (vgl. U-halte) ausweicht.

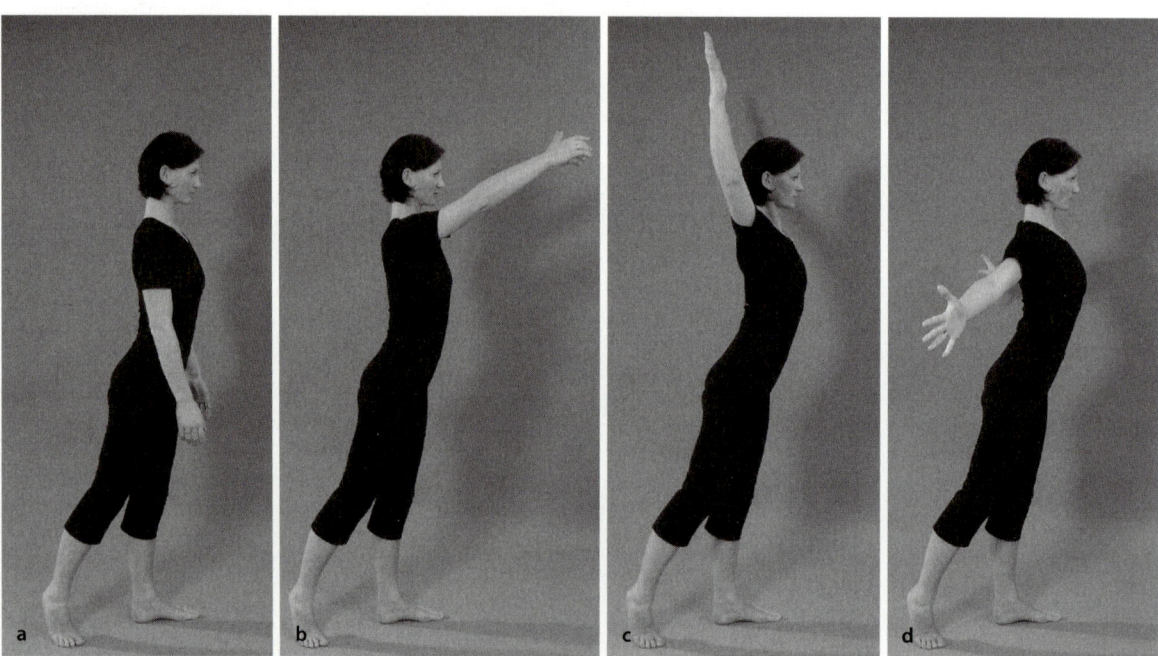

◻ **Abb 6.44a–d.** Dekontraktion der vertikalen Armsenker durch Armkreis nach hinten

Steigerung der Übung F

Der Patient führt die Bewegung gegen den Widerstand des Therabandes durch. Die Steigerung erfolgt durch den vermehrten Krafteinsatz, den der Patient aufbringen muss (◘ Abb. 6.45a–d).

Durchführung

▬ Der Widerstand durch den Einsatz des Therabandes bei dieser Übung darf nicht unterschätzt werden. Daher empfiehlt es sich nach unserer Erfahrung, ein weißes oder maximal gelbes Theraband einzusetzen.

◘ **Abb 6.45a–d.** Steigerung der Übung 6.44

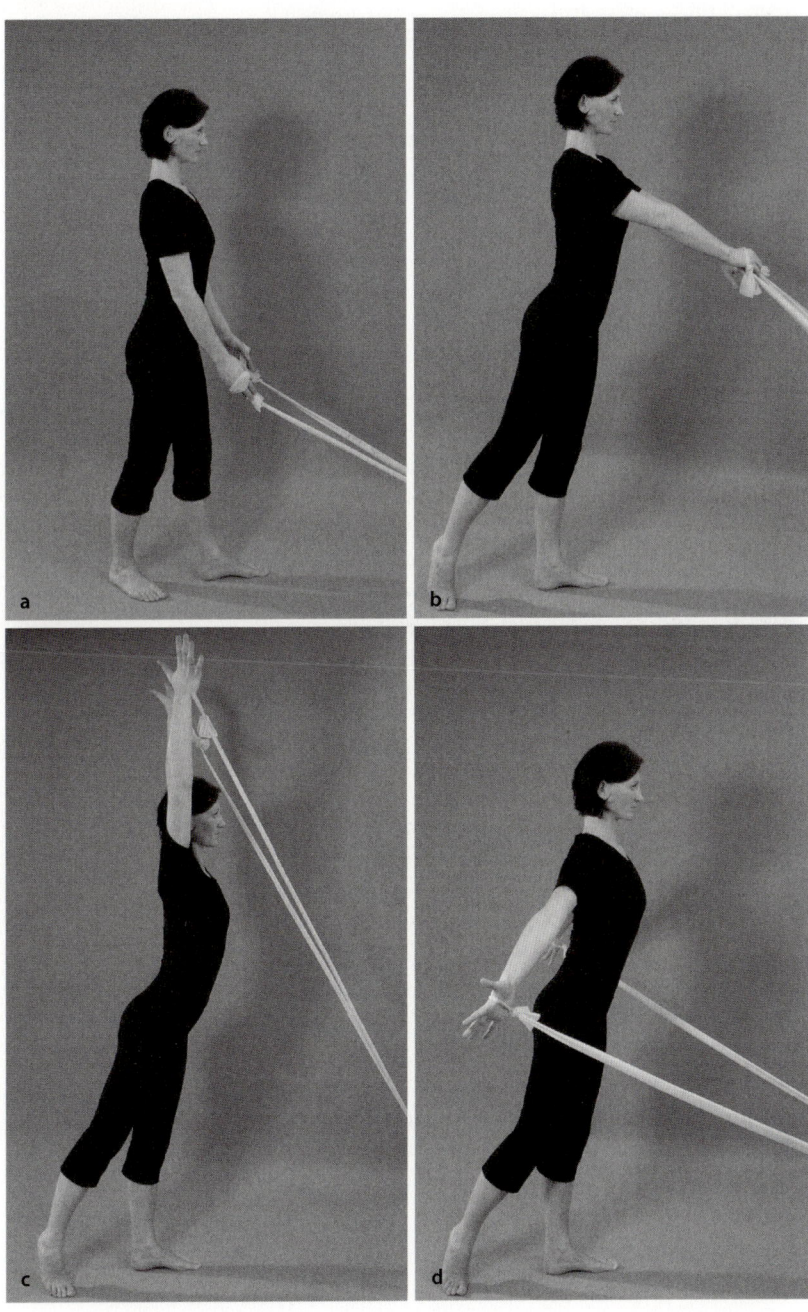

ℹ Tipp

Allgemeine Hinweise für die Therapie mit dem Theraband:

➖ Überprüfung der Dosierung und Effektivität der Übung durch Kontrollbefunde.

➖ Die Übung sollte maximal nur so häufig wiederholt werden, dass keine NSB-Zeichen auftreten. In der Regel ist es nur wenigen Patienten möglich, diese Übung ohne Ausweichbewegungen durchzuführen.

➖ Die Stärke und damit der Widerstand des Bandes sollte so ausgewählt werden, dass das maximale Bewegungsausmaß, das der Patient ohne Theraband erreicht, auch mit Einsatz des Bandes möglich ist.

Häufige Ausweichbewegungen

➖ Siehe oben.

Dekontraktion der horizontalen Adduktoren und Innenrotatoren der Schulter

Übung G

▪ Abbildung 6.46a–c stellt die Dekontraktion der horizontalen Adduktoren und Innenrotatoren aus der Bauchlage dar:

➖ **Ausgangsposition** mit angewinkelten Ellenbogen (▪ Abb. 6.46a),

➖ **Endposition** mit gestreckten Ellenbogen (▪ Abb. 6.46b),

➖ **Variation der Endposition**, die Arme werden zusätzlich nach außen gedreht (▪ Abb. 6.46c).

Häufige Ausweichbewegungen

➖ Die Skapulae können nicht dorsokaudal fixiert werden, und der gesamte Schultergürtel zieht in Elevation.

➖ Die Skapulae werden an die Wirbelsäule adduziert.

➖ Der Patient kompensiert über eine vermehrte LWS-Extension.

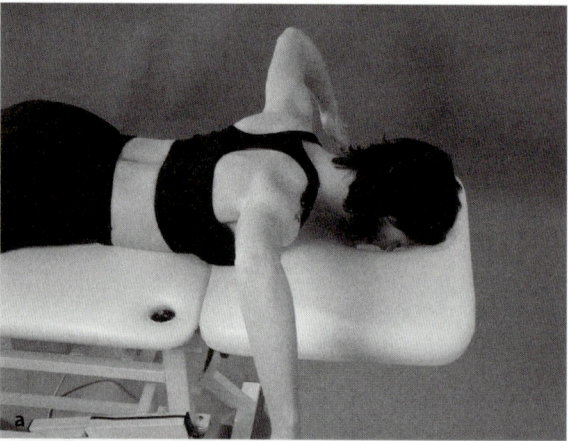

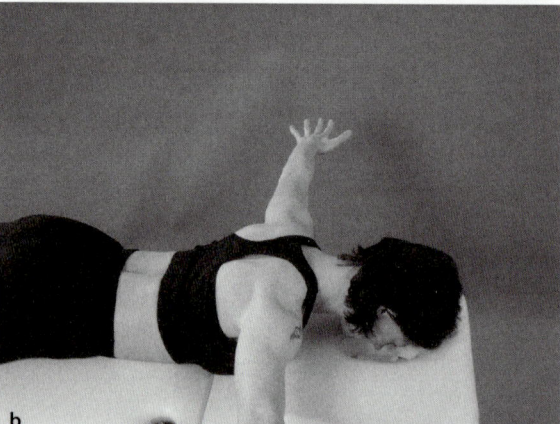

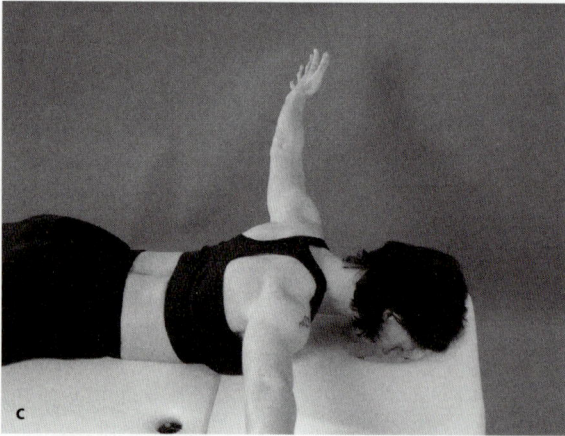

▪ **Abb 6.46a–c.** Dekontraktion der horizontalen Adduktoren und Innenrotatoren aus der Bauchlage

Übung H

In ◘ Abb. 6.47a und b wird die Dekontraktion der horizontalen Adduktoren und Innenrotatoren am Türrahmen gezeigt (die Übung kann auch an der Sprossenwand ausgeführt werden).

▬ **Ausgangsposition:** Das Körpergewicht liegt auf dem hinteren Bein (◘ Abb. 6.47a).

▬ **Endposition:** Das Körpergewicht liegt auf dem vorderen Bein, der Brustkorb ist gehoben (◘ Abb. 6.47b).

Durchführung

▬ Der **Bewegungsauftrag** lautet beispielsweise : „Verlagern Sie Ihr Körpergewicht vom hinteren auf das vordere Bein, heben Sie dabei das Brustbein und schieben Sie Ihren Oberkörper währenddessen im Raum nach vorn.“

🛈 Tipp

Bei dieser Übung kann es nach unserer Erfahrung zu einem Dekontraktionsgefühl direkt im Bereich der gedehnten Muskulatur kommen. Ein leichter Dehnschmerz kann akzeptiert werden.

Häufige Ausweichbewegungen

▬ Mangelnde Schultergürtelkontrolle; eine Annäherung der Kontraktur erfolgt über Elevation und Protraktion des Schultergürtels.

Dekontraktion der Finger- und Handflexoren
Übung I

◘ Abbildung 6.48a und b veranschaulicht die Dekontraktion der Finger- und Handflexoren mit dem Theraband.

▬ **Ausgangsposition:** Das korrekt gewickelte Theraband zieht Finger und Hand in die Flexion und Konvergenz (◘ Abb. 6.48a).

▬ **Endposition:** Die Finger sind gestreckt und divergiert, das Handgelenk ist dorsalextendiert (◘ Abb. 6.48b).

Durchführung

▬ Der **Bewegungsauftrag** lautet beispielsweise: „Strecken und spreizen Sie Ihre Finger und ziehen Sie Ihr Handgelenk nach hinten.“

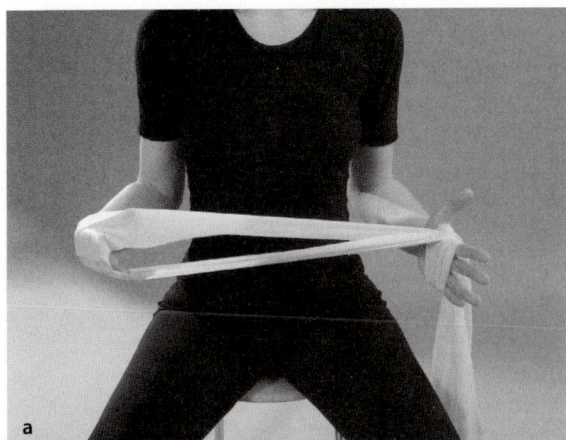

a

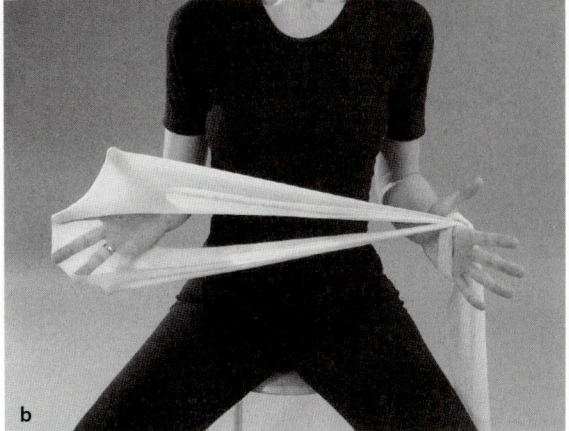

b

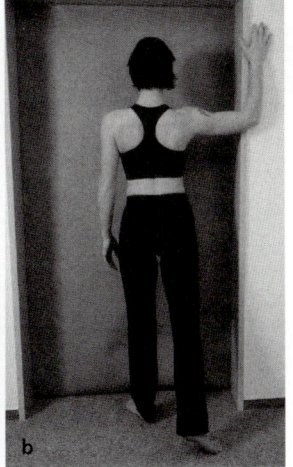

a   b

◘ **Abb 6.47a,b.** Dekontraktion der horizontalen Adduktoren und Innenrotatoren am Türrahmen

◘ **Abb 6.48a,b.** Dekontraktion der Finger-, Handflexoren mit dem Theraband

ⓘ Tipp

▬ Die **allgemeinen Hinweise zur Therapie mit dem Theraband** beachten (s. S. 214).

▬ Eine gut angelegte Therabandwicklung zieht den betreffenden Körperabschnitt in die sog. „Fehlhaltung" bzw. „Fehlbewegung" (hier: Konvergenz, Flexion der Finger und Palmarflexion der Hand) hinein.

▬ Wenn diese Übung vom Patienten beherrscht wird, eignet sie sich gut als Hausaufgabe, die auch in kurzen Pausen am Arbeitsplatz ohne größeren Aufwand durchgeführt werden kann.

Häufige Ausweichbewegungen

▬ Die Finger extendieren und divergieren, das Handgelenk zieht jedoch in Palmarflexion.

▬ Es erfolgt eine Außenrotation im Schultergelenk, um die Handgelenksextension „vorzutäuschen".

Übung J

◻ Abbildung 6.49a–d zeigt die Dekontraktion der Finger- und Handflexoren im Stand vor der Bank.

▬ Die einfachste Form der Übung: extendierte und divergierte Finger mit mäßiger Dorsalextension im Handgelenk (◻ Abb. 6.49a).

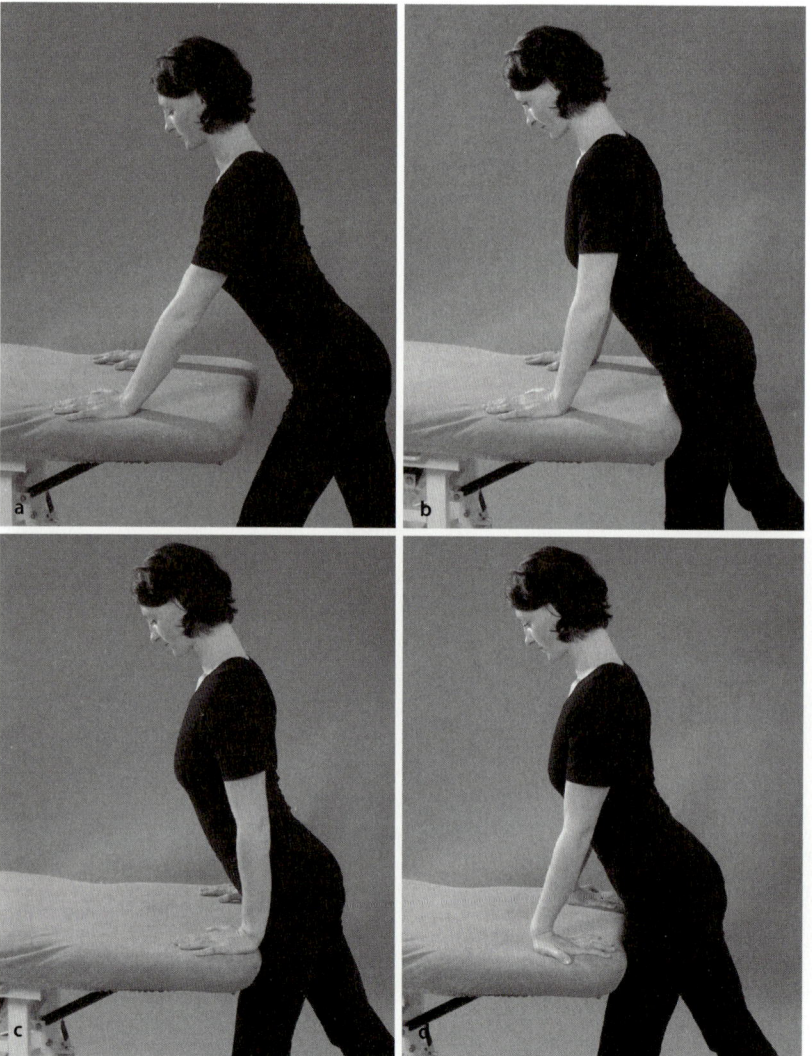

◻ **Abb 6.49a–d.** Dekontraktion der Finger-, Handflexoren im Stand vor der Bank

- Steigerung der gezeigten Übung durch vermehrte Dorsalextension im Handgelenk und zunehmende Gewichtsübernahme durch die stützenden Arme (◘ Abb. 6.49b und c).
- Weitere Steigerung der Übung durch zusätzliche Außenrotation der Arme (◘ Abb. 6.49d).

Durchführung
- Der **Bewegungsauftrag** lautet beispielsweise: „Strecken und spreizen Sie Ihre Finger auf der Unterlage, während Sie sich auf Ihre Arme stützen."

Häufige Ausweichbewegungen
- Hyperextension der Ellenbogen.
- Elevation und Protraktion des Schultergürtels.
- Krallen der Finger auf der Unterlage.

Dekontraktion der Bauchmuskulatur
Übung K

Auf den ◘ Abb. 6.50a–c ist die Dekontraktion der Bauchmuskulatur mit dem Pezziball zu sehen:
- **Ausgangsposition** (◘ Abb. 6.50a),
- **Endposition** (◘ Abb. 6.50b),
- **Steigerung** zur Übung, da die Stützfunktion der Arme aufgehoben wurde und über vermehrte Aktivität der Rückenstrecker die Antagonistenhemmung verstärkt wird (◘ Abb. 6.50c).

Durchführung
- Bei der Durchführung der Übung ist auf die Schultergürtelkontrolle zu achten, dies gilt insbesondere beim Armstütz.
- Zusätzliche Dekontraktionsimpulse können durch das Herausdrücken des Bauches gegen den Ball gesetzt werden.
- Neben der Bauchmuskulatur erhalten bei dieser Übung die Hüftflexoren dekontraktive Impulse.

Häufige Ausweichbewegungen
- Elevation des Schultergürtels.
- Mangelnde Hebung des Thorax; die Lordosierung erfolgt dann im Wesentlichen im lumbalen Bereich.
- Adduktion der Skapulae an die Wirbelsäule.
- Ventraltranslation des Kopfes und Reklination der HWS.

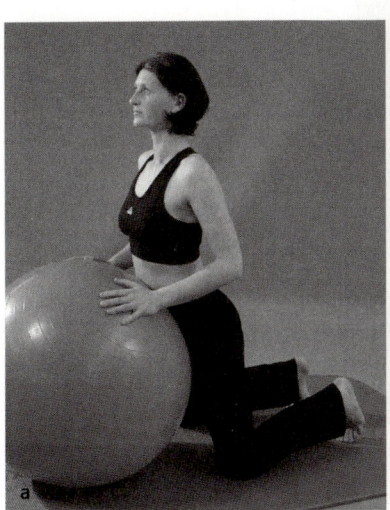 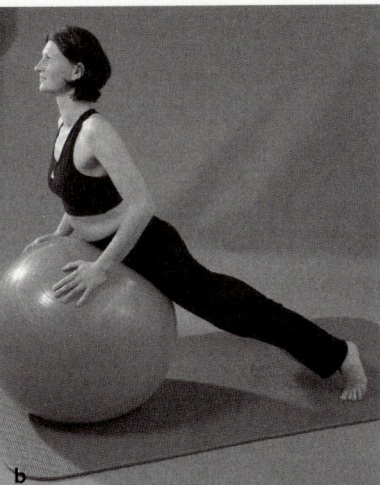 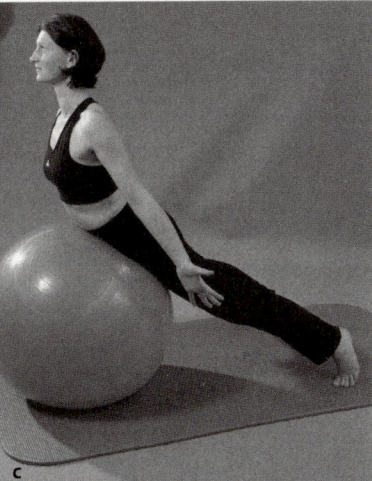

◘ Abb 6.50a–c. Dekontraktion der Bauchmuskulatur mit dem Pezziball

Steigerung der Übung K

◘ Abbildung 6.51a und b zeigt Steigerungsmöglichkeiten der Übung, die auf den ◘ Abb. 6.50a–c dargestellt ist:

━ Die Steigerung erfolgt durch die Armhebung und der damit verbundenen verstärkten Längenanforderung über den oberen Bauchmuskelansatz. Zudem wirkt der Arm als zu haltendes Gewicht und bewirkt über vermehrte konzentrische Kontraktion der Rückenstrecker eine Erhöhung der Antagonistenhemmung (◘ Abb. 6.51a).

━ Weitere Steigerung durch beidseitige Armhebung (◘ Abb. 6.51b).

Durchführung

━ Um dem Patienten bei dieser Übung mehr Stabilität zu geben, ist es ratsam, anstelle des Pezziballes die Physiorolle einzusetzen.

━ Neben der Bauchmuskulatur erhalten bei dieser Übung die Hüftflexoren und die vertikalen Adduktoren und Innenrotatoren der Schultern dekontraktive Impulse.

━ Diese Übung ist sehr anspruchsvoll, weil unterschiedliche Muskelgruppen und einwirkende Armgewichte einbezogen werden, und kann nach unserer Erfahrung häufig erst im späteren Behandlungsverlauf eingesetzt werden.

> **Wichtig**
>
> Unbedingt NSB-Zeichen beachten!

Häufige Ausweichbewegungen

━ Siehe oben.

> ❗ **Vorsicht**
>
> Bei allen Übungen mit Rolle und Ball sollte der Therapeut zur Sicherheit Kontakt zu Patient und Gerät halten.

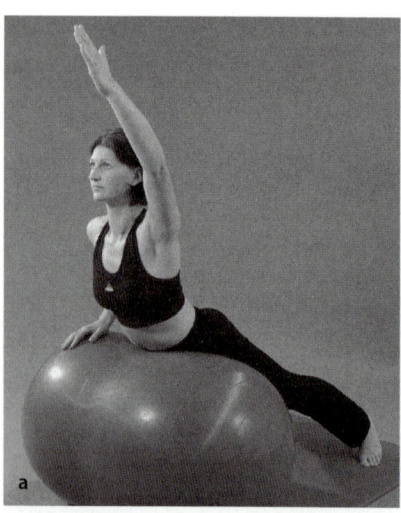 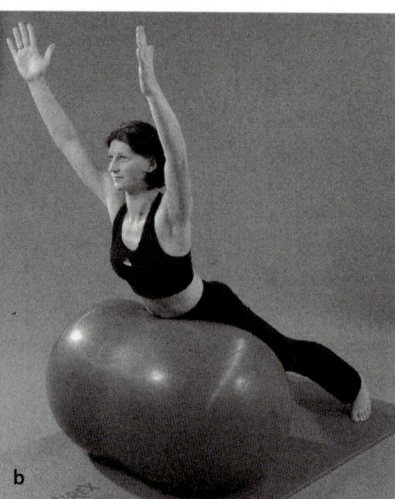

◘ Abb 6.51a,b. Steigerung der Übung K

Übung L

In 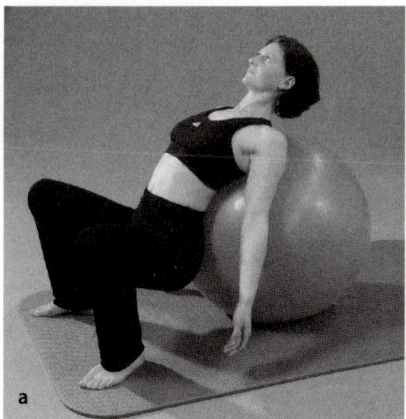 Abb. 6.52a und b wird die Dekontraktion der Bauch-muskulatur in Rückenlage mit dem Pezziball gezeigt.

- **Ausgangsposition** (◘ Abb. 6.52a),
- **Endposition:** Der Kopf ist, soweit es vom Patienten toleriert wird, auf dem Ball abgelegt (◘ Abb. 6.52b).

Durchführung

- Der **Bewegungsauftrag** lautet beispielsweise: „Rollen Sie sich nach hinten über den Ball, indem Sie Ihre Knie strecken; die Füße bleiben am Boden stehen."
- Kann der Patient es nicht tolerieren, den Kopf auf dem Ball abzulegen, sollte der Therapeut ihm das Kopfge-wicht manuell abnehmen.
- Neben der Bauchmuskulatur erhalten bei dieser Übung die Hüftflexoren dekontraktive Impulse.

◘ Abb 6.52a,b. Dekontraktion der Bauchmuskulatur in Rückenlage mit Pezziball

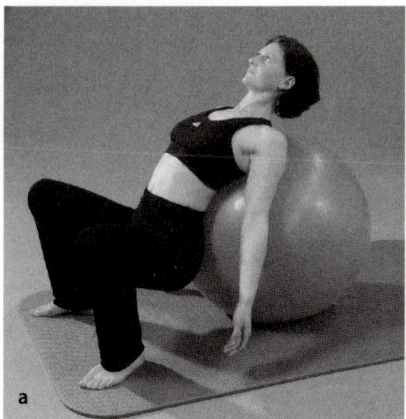
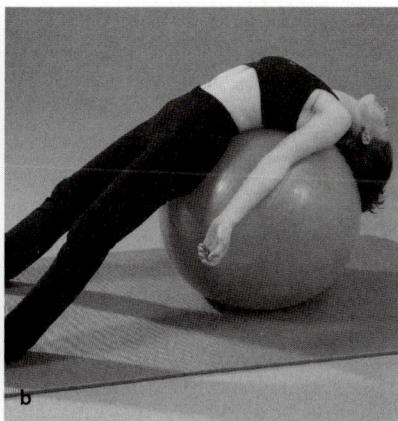

Steigerung der Übung L

Die Steigerung erfolgt in erster Linie über die beidseitige Armhebung und der damit verbundenen Verlängerung der Bauchmuskulatur vom oberen Pol (◘ Abb. 6.53).

Durchführung

Neben der Bauchmuskulatur erhalten bei dieser Übung die Hüftflexoren sowie die vertikalen Adduktoren und Innenrotatoren der Schultern dekontraktive Impulse.

Wichtig		
Aufgrund der hohen Längenanforderung an die Bauchmuskulatur und die Einbindung weiterer Muskelgruppen ist diese Position sehr anspruchsvoll und selbst am Behandlungsende nicht von allen Patienten durchzuführen!		

Ausweichbewegungen sind bei dieser Übung weniger zu beobachten, dafür können jedoch **typische reflektorische Beschwerden** der hypotonen Tendomyosen hervorgerufen werden. Sie zeigen neben den anderen möglichen NSB-Zeichen an, dass die Dosierung dieser Übung für den Patienten zu hoch war und gesenkt werden sollte:

— Kontraktionsschmerz der Rückenstrecker bis hin zur Krampfneigung.
— Kontraktionsschmerz der Armheber.
— Kontraktionsschmerz der reklinierenden Nackenmuskulatur.

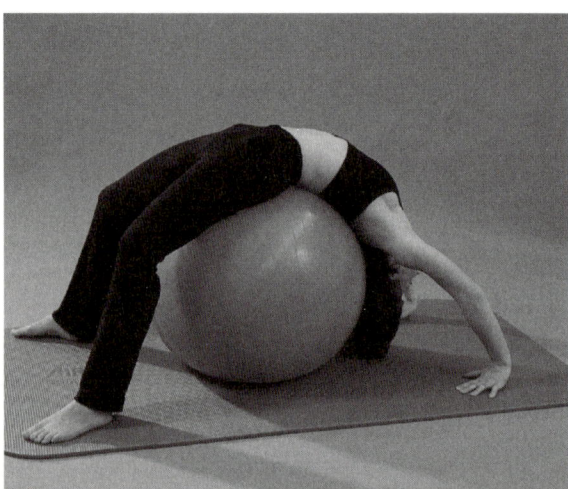

◘ **Abb 6.53.** Steigerung der Übung L

Dekontraktion der Hüftflexoren
Übung M

◗ Abbildung 6.54a und b zeigt die Dekontraktion der Hüftflexoren aus dem Einbeinkniestand:

- **Ausgangsposition:** Das vordere Bein steht in physiologischer Abduktion und Außenrotation; das Körpergewicht liegt hauptsächlich auf dem hinteren Bein (◗ Abb. 6.54a).
- **Endposition:** Das Körpergewicht wird bei fest stehendem Fuß auf das vordere Bein verlagert (◗ Abb. 6.54b).

Durchführung

- Die Übung ist recht einfach. Sie eignet sich für die meisten Patienten ebenfalls gut als Hausaufgabe.
- Neben den Hüftflexoren des hinteren Beines erhalten die Hüftextensoren und die Zehen- und Fußflexoren des vorderen Beines Dekontraktionsimpulse.

Häufige Ausweichbewegungen

- Die Beckenseite des hinteren Beines rotiert nach dorsal.
- Die Beine werden im Hüftgelenk adduziert.

◗ **Abb 6.54a,b.** Dekontraktion der Hüftflexoren aus dem Einbeinkniestand

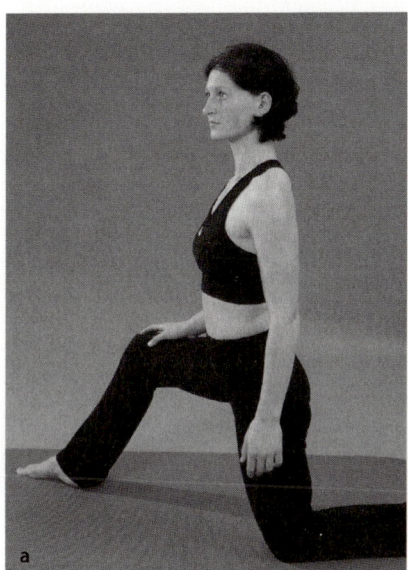
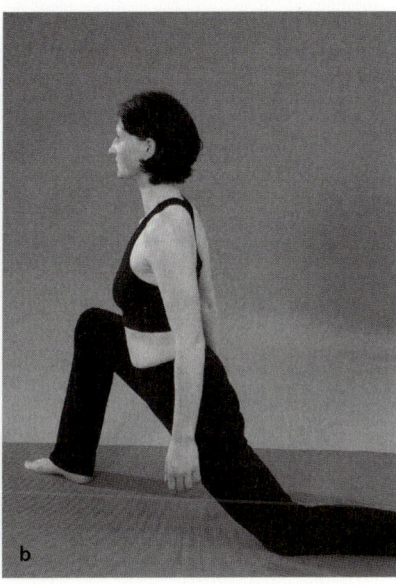

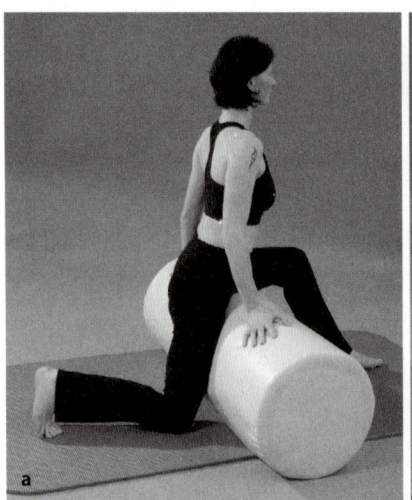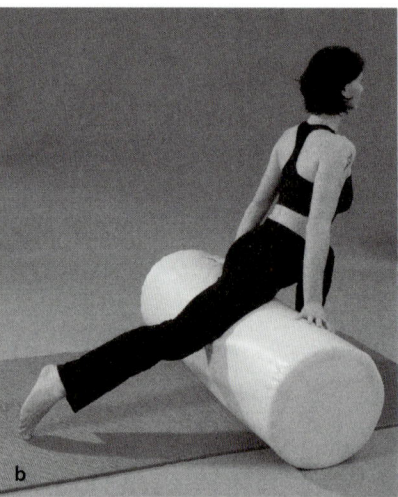

■ **Abb 6.55a,b.** Dekontraktion der Hüftflexoren mit der Therapierolle

Variation der Übung M

In ■ Abb. 6.55a und b wird die Möglichkeit einer Dekontraktion mit der Therapierolle demonstriert.

Durchführung

— Der Ablauf ist dem der vorherigen Übung ähnlich, jedoch bietet die Rolle die Möglichkeit, die Knie- und Fußbelastung zu reduzieren.

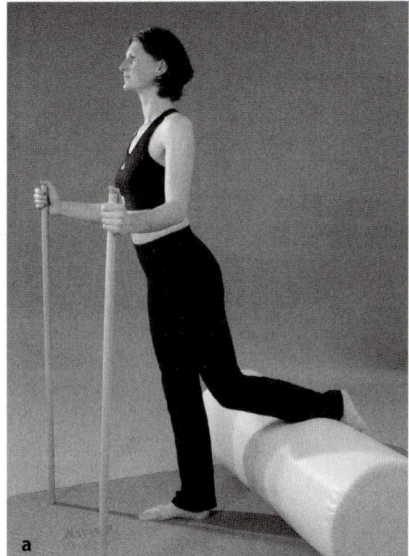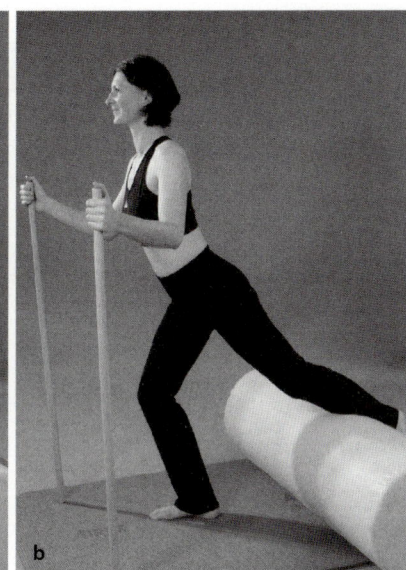

Abb 6.56a,b. Dekontraktion der Hüftflexoren mit der Therapierolle

Übung N

Abbildung 6.56a und b beschreibt die Dekontraktion der Hüftflexoren im Stand:
- **Ausgangsposition:** Beinachsen in physiologischer Abduktion und Außenrotation (Abb. 6.56a),
- **Endposition:** Das hintere Bein liegt weiterhin auf der Rolle (Abb. 6.56b).

Durchführung
- Um dem Patienten mehr Stabilität zu geben, empfiehlt sich der Einsatz von Stäben zum Abstützen.
- Der Patient schiebt die Rolle nach hinten, bis das dorsale Bein gestreckt und das vordere Knie flektiert ist.

Häufige Ausweichbewegungen
- Die Beckenseite des hinteren Beines rotiert nach dorsal.
- Die Beine werden im Hüftgelenk adduziert.

Steigerung der Übung N

Durch das zusätzliche Abheben des hinteren Beines von der Therapierolle leisten die Hüftextensoren konzentrische Arbeit und erhöhen über die Antagonistenhemmung die Dekontraktionsimpulse für die Hüftflexoren der gleichen Seite (Abb. 6.57).

Wie bereits bei den vorangegangenen Übungen zur Dekontraktion der Hüftflexoren erhalten auch hier die Bauchmuskeln zusätzlich dekontraktive Impulse.

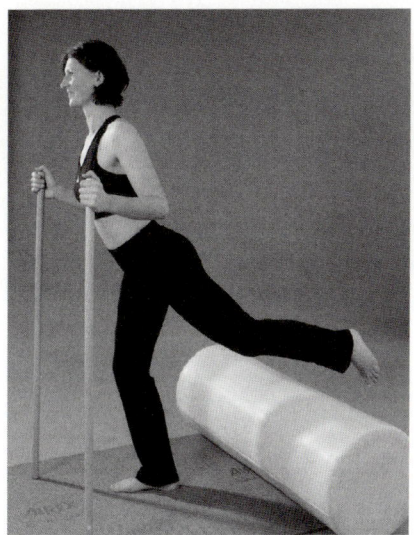

Abb 6.57. Steigerung der Übung 6.56

Dekontraktion der Hüftextensoren
Übung O

In ◘ Abb. 6.58a und b ist die Dekontraktion der Hüftextensoren im Sitzen auf der Physiorolle zu sehen:

- **Ausgangsposition:** Der Patient sitzt in aufrechter Körperhaltung auf der Rolle (◘ Abb. 6.58a).
- **Endposition:** Der Oberkörper ist aufgerichtet nach vorn geneigt; das Gesäß ist im Raum nach hinten versetzt; die Füße sind bei dieser Bewegung Punctum fixum (◘ Abb. 6.58b).

Durchführung

- Der **Bewegungsauftrag** lautet beispielsweise: „Neigen Sie Ihren Oberkörper nach vorn und heben Sie weiterhin Ihren Brustkorb an, während Sie mit dem Ball nach hinten rollen."

Häufige Ausweichbewegungen

- Die Lordose in der Wirbelsäule kann nicht gehalten werden, und der Patient weicht in die Kyphose mit Beckenaufrichtung aus.
- Die Beine werden im Hüftgelenk adduziert.

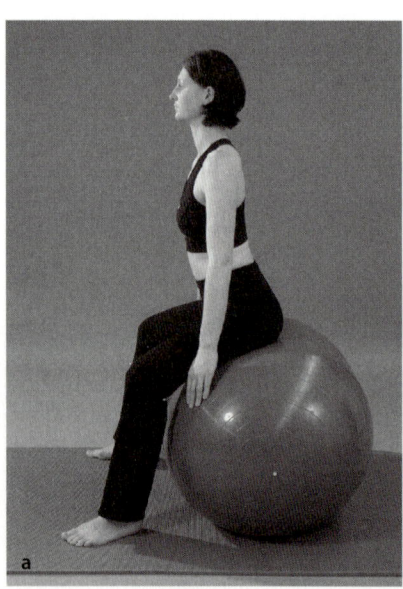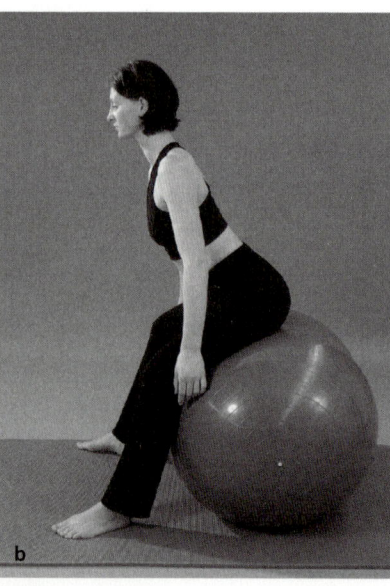

◘ **Abb 6.58a,b.** Dekontraktion der Hüftextensoren im Sitz auf der Physiorolle

Übung P

◻ Abbildung 6.59a–c zeigt den Bewegungsablauf „Rollen der Physiorolle über die Längsseite", bei der die Hüftextensoren dekontraktive Impulse erhalten.

Durchführung

▬ Der **Bewegungsauftrag** lautet beispielsweise: „Rollen Sie die Physiorolle über ihre Längsseite durch den Raum. Passen Sie sich ihrer jeweiligen Höhe durch unterschiedlich tiefes Bücken an."

▬ Durch die **besondere Form des Gerätes** ist der Patient gezwungen, sich während der Bewegung auf unterschiedliche Höhen herunterzubeugen. Zusammen mit der Vorwärtsbewegung im Raum gibt dieser Aspekt der Übung eine besondere Dynamik, die vielen Patienten ausgesprochen Spaß bereitet.

ⓘ Tipp

Eine effektive Möglichkeit der Dekontraktion extensorisch wirkender Hüftmuskeln sind Übungen aus dem Bücktraining. (Diese Übung zeigt eine Möglichkeit von vielen.) Hier können Elemente aus dem ADL-Training mit der Dekontraktion verbunden werden.

Häufige Ausweichbewegungen

▬ Die thorakolumbale Lordose wird aufgehoben, insbesondere beim tiefen Herunterneigen.

▬ Die korrekten Beinachsen werden verlassen; häufig zeigen Patienten eine Adduktion, verbunden mit Aufrichtung des Beckens.

ⓘ Tipp

Generell lassen sich mit den meisten Übungen aus dem Bereich des funktionellen Beinachsentrainings effektiv die Hüftextensoren dekontrahieren. Die Auswahl dieser Übungen ermöglicht zudem einen hohen Alltagsbezug! (s. S. 232 ff.).

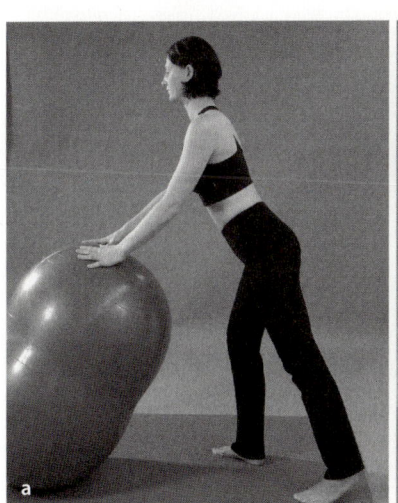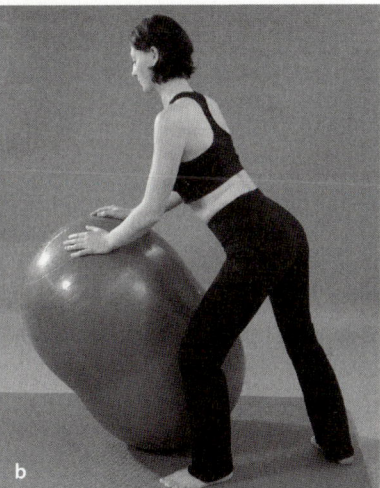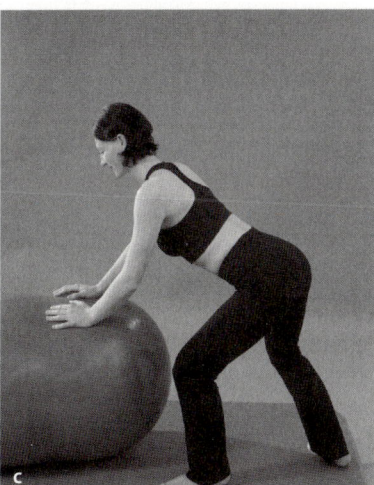

◻ **Abb 6.59a–c.** Dekontraktion der Hüftextensoren mit der Physiorolle im Bewegungsablauf

Dekontraktion der Hüftadduktoren
Übung Q

◨ Abbildung 6.60a und b stellt die Dekontraktion der Hüftadduktoren im Sitzen mit dem Theraband dar:

– **Ausgangsposition:** Das Theraband zieht die Beinachsen in Richtung Adduktion (◨ Abb. 6.60a).
– **Endposition:** Abduzierte Beinachsen bei Fuß Punctum fixum (◨ Abb. 6.60b).

Durchführung
– Die **allgemeinen Empfehlungen zur Therapie mit dem Theraband** beachten (s. S. 214).
– Eine gut angelegte Therabandwicklung zieht den betreffenden Körperabschnitt in die sog. „Fehlhaltung" bzw. „Fehlbewegung" (hier: Adduktion der Beinachsen) hinein.

Häufige Ausweichbewegungen
– Die medialen Fußränder lösen sich vom Boden.
– Das Becken wird aufgerichtet.

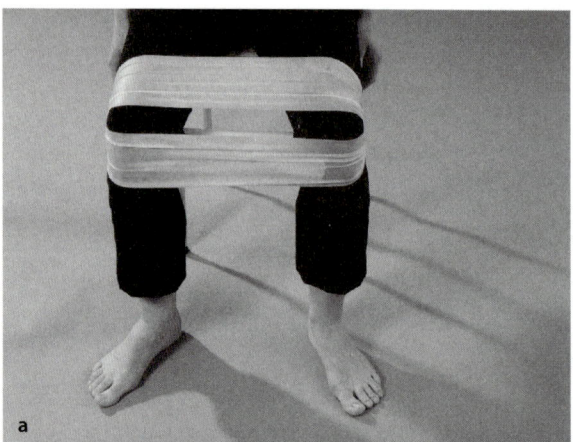

a

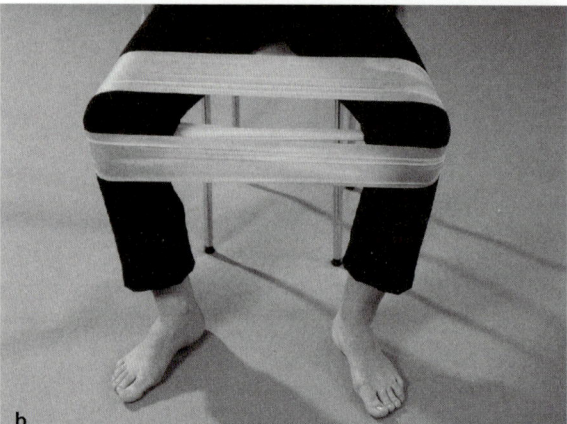

b

◨ **Abb 6.60a,b.** Dekontraktion der Hüftadduktoren mit dem Theraband im Sitz

Übung R

◻ Abbildung 6.61a–d verdeutlicht den Bewegungsablauf mit Step zur Dekontraktion der Hüftadduktoren:

- **Ausgangsposition** (◻ Abb. 6.61a),
- **Bewegungsverlauf** (◻ Abb. 6.61b und c),
- **Endposition** (◻ Abb. 6.61d).

Durchführung

- Neben den korrekten Beinachsen sollte auf die Beibehaltung der thorakolumbalen Lordose während des gesamten Bewegungsablaufes geachtet werden.

ⓘ **Tipp**

Generell lassen sich mit den meisten Übungen aus dem Bereich des funktionellen Beinachsentrainings effektiv die Hüftadduktoren dekontrahieren. Die Auswahl dieser Übungen ermöglicht zudem einen hohen Alltagsbezug! (s. S. 232 ff.).

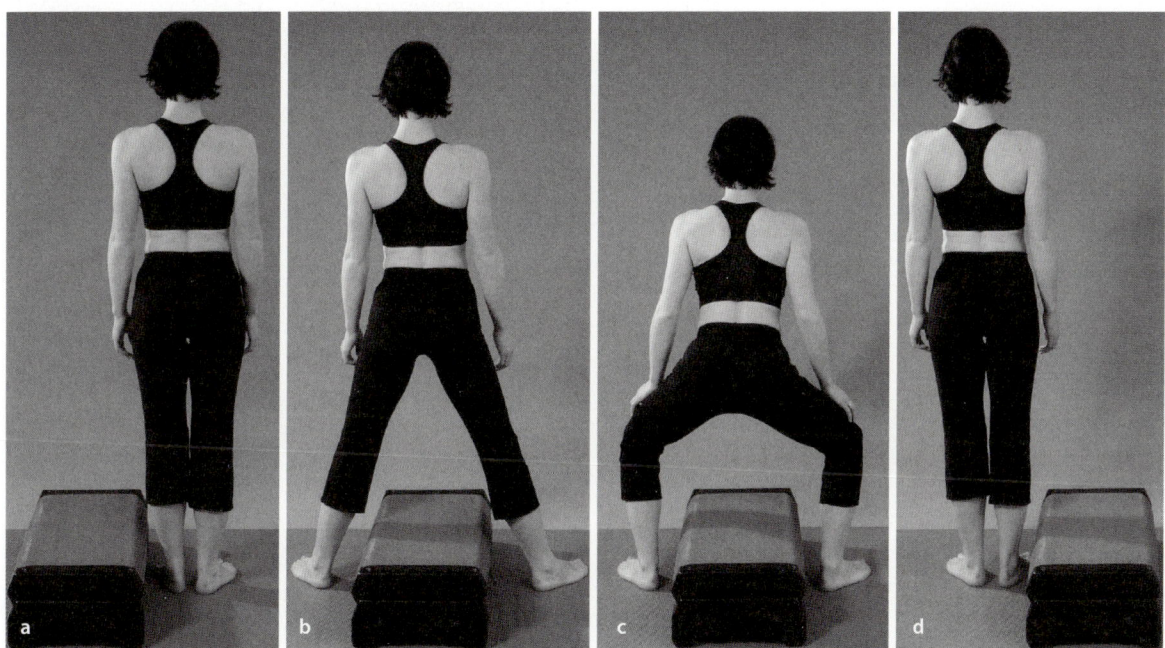

◻ **Abb 6.61a–d.** Bewegungsablauf mit Step zur Dekontraktion der Hüftadduktoren

Dekontraktion der Zehen- und Fußflexoren
Übung S

◨ Abbildung 6.62a und b ist ein Beispiel zur Dekontraktion der Zehen- und Fußflexoren in Schrittstellung.

— **Ausgangsposition:** Das Körpergewicht liegt zum größten Teil auf dem hinteren Bein (◨ Abb. 6.62a),

— **Endposition:** Das Körpergewicht wurde durch Knieflexion auf das vordere Bein verlagert; das hintere Bein bleibt gestreckt (◨ Abb. 6.62b).

Durchführung

— Bei dieser Übung tritt in der Regel ein Dehnungsgefühl im Bereich der Plantarflexoren und Supinatoren auf. Da diese die zu behandelnde Afferenz darstellen, kann es in angemessenem Rahmen toleriert werden.

Häufige Ausweichbewegungen

— Die Beckenseite des hinteren Beines rotiert nach dorsal.

— Die Ferse des hinteren Beines löst sich vom Boden ab.

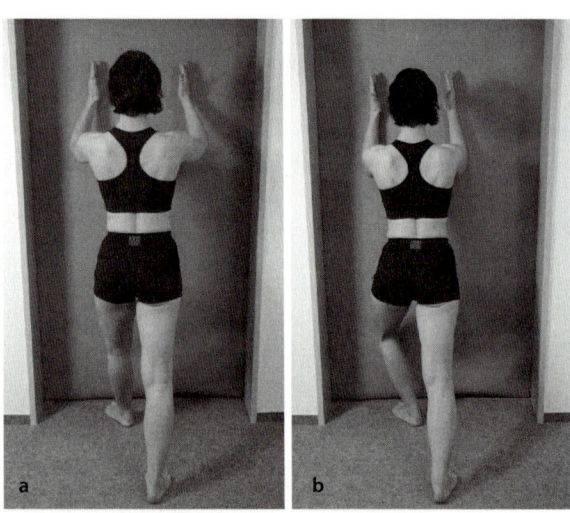

◨ **Abb 6.62a,b.** Dekontraktion der Zehen- und Fußflexoren in Schrittstellung

Übung T

◘ Abbildung 6.63a und b erläutert die Dekontraktion der Zehen- und Fußflexoren mit dem Theraband:

- **Ausgangsposition:** Zehen und Fuß werden vom Theraband in Supination und Flexion gezogen (◘ Abb. 6.63a).
- **Endposition:** Die Zehen sind divergiert und extendiert, der Fuß befindet sich in Dorsalextension und Pronation (◘ Abb. 6.63b).

ⓘ Tipp

- Die **allgemeinen Hinweise zur Therapie mit dem Theraband** beachten (s. S. 214).
- Eine gut angelegte Therabandwicklung zieht den betreffenden Körperabschnitt in die sog. „Fehlhaltung" bzw. „Fehlbewegung" (hier: Supination und Plantarflexion) hinein.

Häufige Ausweichbewegungen

- Die Beine werden im Hüftgelenk adduziert.

◘ **Abb 6.63a,b.** Dekontraktion der Zehen- und Fußflexoren mit dem Theraband

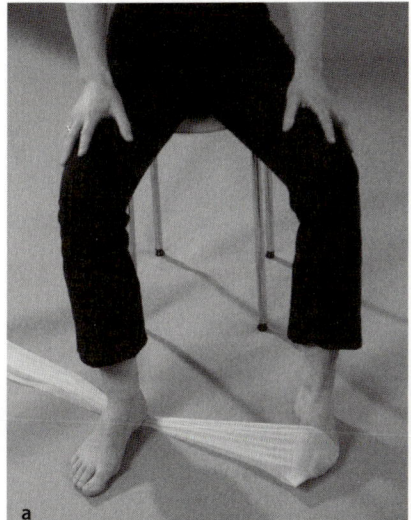
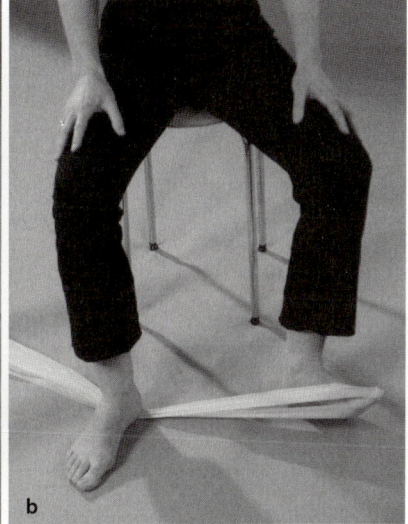

6

Übung U

■ Abbildung 6.64 demonstriert eine Möglichkeit, auf dem Step die Zehen- und Fußflexoren zu dekontrahieren.

Das Körpergewicht wird auf das vordere Bein verlagert.

> | **Wichtig** | | |
> |---|---|---|
>
> Wichtig ist bei dieser Übung, auf die korrekte Einstellung der Beinachsen in Abduktion und Außenrotation zu achten!

Häufige Ausweichbewegungen

— Das Knie des vorderen Beines zieht nach medial/die korrekte Beinachseneinstellung wird verlassen.
— Die Zehen des vorderen Beines krallen.

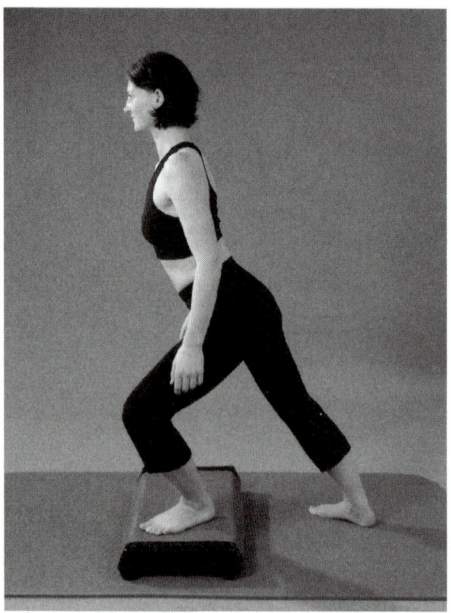

■ **Abb 6.64.** Dekontraktion der Zehen- und Fußflexoren mit dem Step

Übung V

Eine weitere Übung zur Dekontraktion der Zehen- und Fußflexoren mit dem Step zeigt ▪ Abb. 6.65.

Der Dekontraktionsimpuls erfolgt im Wesentlichen im Standbein.

Durchführung

Wichtig		

Wichtig ist es, bei dieser Übung auf die korrekte Einstellung der Beinachsen in Abduktion und Außenrotation zu achten!

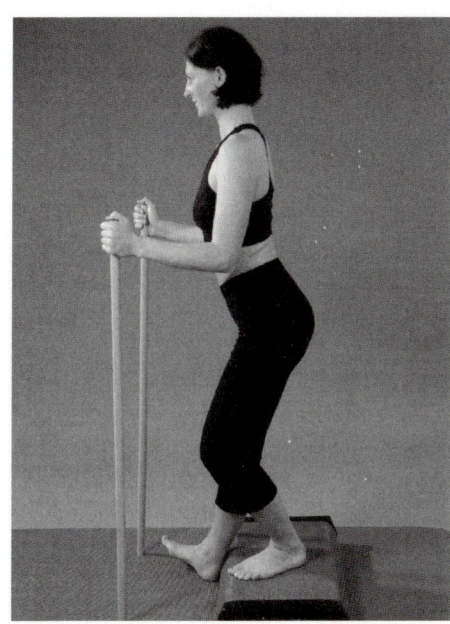

— Die Betonung der Übung liegt auf dem Bein, welches während der Bewegung auf dem Step verbleibt (Standbein).
— Um dem Patienten mehr Stabilität zu geben, empfiehlt sich der Einsatz von Stäben zum Abstützen.

▪ **Abb 6.65.** Dekontraktion der Zehen- und Fußflexoren mit dem Step

Häufige Ausweichbewegungen

— Das Knie des Standbeines zieht nach medial/die korrekte Beinachseneinstellung wird verlassen.
— Die Zehen des Standbeines krallen.

ℹ Tipp

Generell lassen sich mit den meisten Übungen aus dem Bereich des funktionellen Beinachsentrainings effektiv die Zehen- und Fußflexoren dekontrahieren. Die Auswahl dieser Übungen ermöglicht zudem einen hohen Alltagsbezug! (s. S. 232 ff.).

Dekontraktion durch funktionelles Beinachsentraining

Übungen aus dem Bereich des funktionellen Beinachsentrainings lassen sich ebenso effektiv zur Dekontraktion von Muskelgruppen der Beine nutzen. Die in den vorangegangenen Übungen gezeigten Beispiele sind bereits zum Teil aus dem Beinachsentraining entliehen.

Die Zahl möglicher Übungen ist groß, und daher sind die nachfolgenden Beispiele nur eine kleine Auswahl.

Übung W

In ◗ Abb. 6.66a und b wird der Pezziball zum Beinachsentraining und zur Dekontraktion genutzt:

— Der Pezziball wird wechselseitig rechts, dann links nach vorn außen gerollt. Das Bein der gleichen Seite macht während der Bewegung einen Schritt nach vorn außen.

Durchführung

> **Wichtig**
>
> Neben der Beachtung der thorakolumbalen Lordose liegt das Hauptaugenmerk auf den korrekten Beinachsen.

— Dekontraktionsimpulse erhalten bei dieser Übung im Wesentlichen die Hüftextensoren, die Zehen- und Fußflexoren des vorderen Beines und die Hüftadduktoren.

Häufige Ausweichbewegungen

— Adduktion der Beinachsen.
— Kniehyperextension des entlasteten Beines.
— Die thorakolumbale Lordose wird aufgegeben, verbunden mit einer Beckenaufrichtung.
— Protraktion des Schultergürtels.

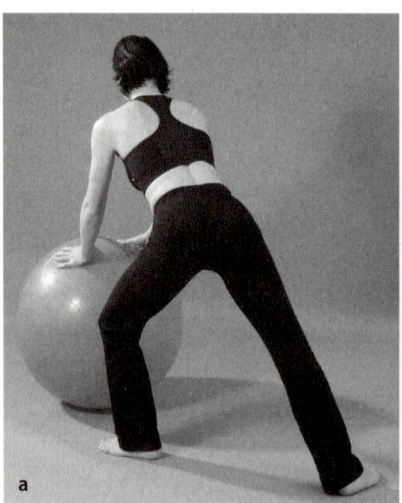 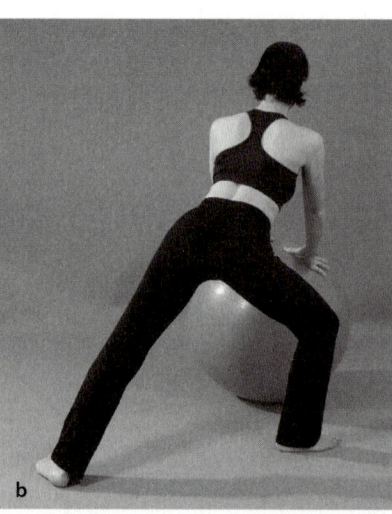

◗ **Abb 6.66a,b.** Beinachsentraining mit gleichzeitiger Dekontraktionswirkung

Übung X

Beinachsentraining mit Hilfe des Step zeigt die ◘ Abb. 6.67a und b:

Die Füße werden wechselseitig auf dem Step aufgesetzt, der Oberkörper neigt sich nach vorn.

Durchführung

Wichtig		
Neben der Beachtung der thorakolumbalen Lordose liegt das Hauptaugenmerk auf den korrekten Beinachsen.		

▬ Dekontraktionsimpulse erhalten bei dieser Übung im Wesentlichen die Hüftextensoren, die Zehen- und Fußflexoren des vorderen Beines, die Hüftflexoren des hinteren Beines und die Hüftadduktoren.

Häufige Ausweichbewegungen

▬ Abweichen der Knie nach medial.
▬ Aufrichtung des Beckens.

◘ **Abb 6.67a,b.** Beinachsentraining am Step mit gleichzeitiger Dekontraktionswirkung

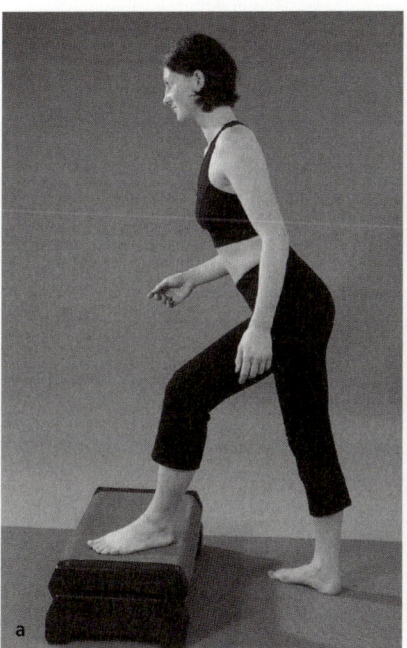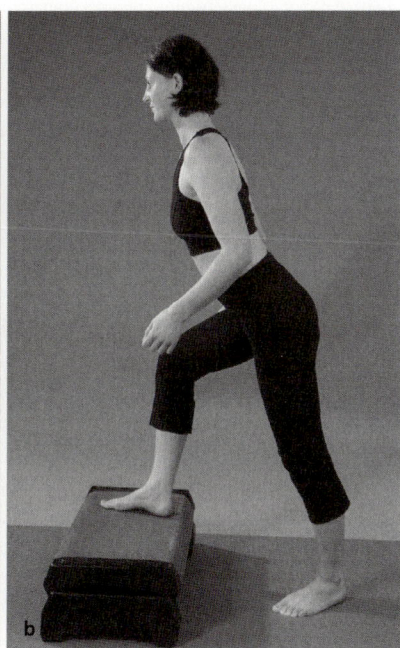

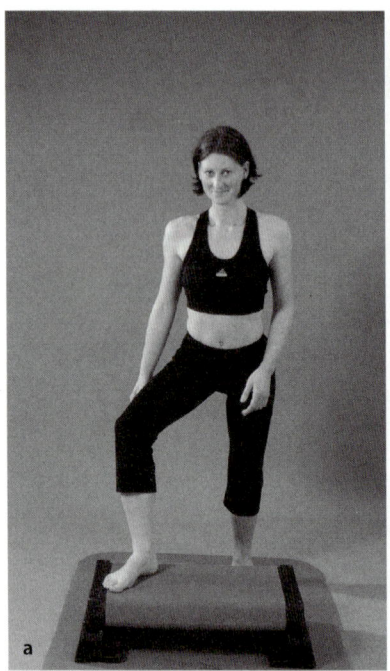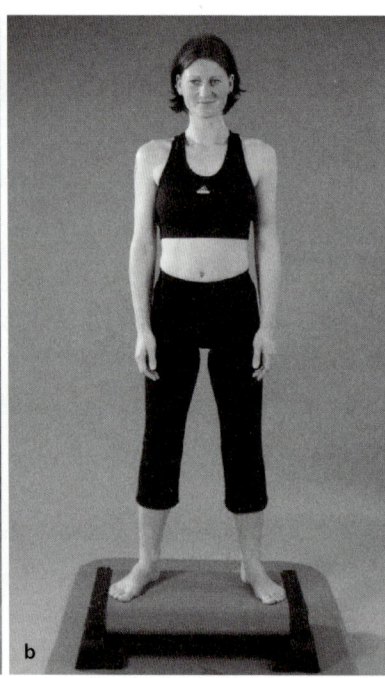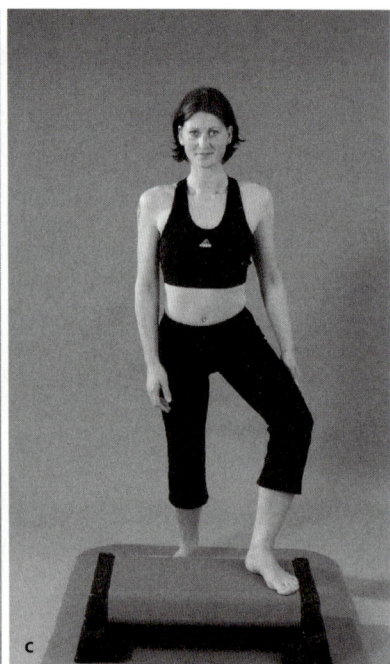

Abb 6.68a–c. Beinachsentraining am Step mit gleichzeitiger Dekontraktionswirkung

Übung Y

Die ☐ Abb. 6.68 a–c zeigt eine Variation des Beinachsentrainings am Step.

Durchführung

> **Wichtig**
>
> Neben der Beachtung der thorakolumbalen Lordose liegt das Hauptaugenmerk auf den korrekten Beinachsen.

- Dekontraktionsimpulse erhalten bei dieser Übung im Wesentlichen die Hüftextensoren, die Zehen- und Fußflexoren des vorderen Beines und die Hüftadduktoren.

Häufige Ausweichbewegungen

- Abweichung der Beinachsen in Richtung Adduktion, v. a. der Knie.

6.4 Manuelle Maßnahmen an Kontrakturen und Ödemen

Bei der manuellen Einflussnahme zur Behandlung von Kontrakturen und Ödemen können folgende **Techniken** unterschieden werden:

- **anhaltender Druck** zur Therapie von Kontrakturen,
- **manuelle Ausknetungen** zur Therapie von mechanischen Überlastungsödemen.

Da sich in der Praxis häufig zeigt, dass eine exakte Differenzierung zwischen einer „ausschließlich muskulären Kontraktur" und einem „ausschließlich muskulären Überlastungsödem" nicht immer möglich ist, sondern fließende Übergänge beider Veränderungen bestehen, können die Techniken je nach Situation auch kombiniert werden bzw. wechseln. Welche Technik in welchem Behandlungsstadium am effizientesten eingesetzt werden kann, ergibt sich aus der Überprüfung der aktuellen Kontrollbefunde.

Die Maßnahmen können in verschiedenen Ausgangsstellungen durchgeführt werden. Die folgenden Abbildungen zeigen eine kleine Auswahl an Möglichkeiten.

6.4.1 Ausführung

Manueller Druck bzw. manuelle Dekontraktion

Der Therapeut drückt flächig und anhaltend im proximalen Drittel des afferenten/kontrakten Muskelbauches, vornehmlich im druckdolenten Bereich.

Die Technik des manuellen, anhaltenden Druckes ist in ◘ Abb. 6.69 dargestellt.

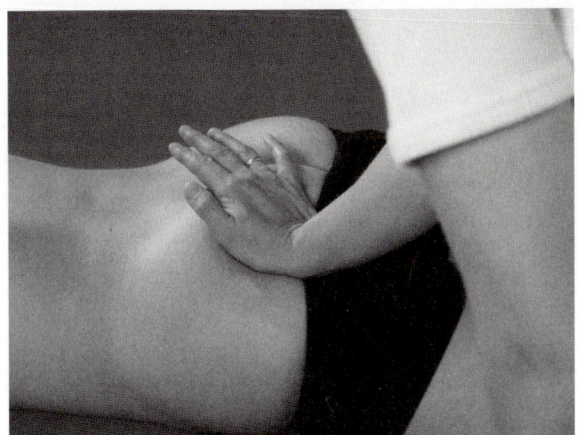

◘ **Abb 6.69.** Technik des manuellen, anhaltenden Druckes

Dauer der Anwendung

Nach kurzer Zeit, spätestens nach einer Minute, muss der durch den Druck entstandene Schmerz nachlassen. Ist dies der Fall, so kann davon ausgegangen werden, dass die beabsichtigte Afferenz erfolgreich dekontrahiert wurde, und der Druck kann intensiviert werden.

> **⚠ Vorsicht**
>
> Sollte der entstandene Schmerz jedoch zunehmen, so muss die Maßnahme abgebrochen werden, da entweder in der Efferenz, also im Bereich eines Schutzprogrammes, oder in dem eines mechanischen Überlastungsödems gearbeitet wurde.

Ausgangsstellungen

Die Ausgangsstellung variiert je nach Anatomie des betroffenen Muskels. Der Patient sollte, soweit es möglich ist, in der aufrechten Körperhaltung gelagert werden, und die Einstellung der jeweiligen Gelenkpartner sollte im schmerzfreien Bereich liegen.

> **ⓘ Tipp**
>
> ▬ Die Anwendung manueller Maßnahmen an Kontrakturen ist in Kombination mit einer zuvor lokal applizierten **Wärmepackung** besonders effektiv.
> ▬ Um die Wirkung zu erhöhen, können diese Behandlungseinheiten mit **Techniken der Antagonistenhemmung** kombiniert werden (Sherrington-Prinzip) (◘ Abb. 6.72a,b).
> ▬ Die Technik kann über **verstärkten Druck** oder über eine größere **Entfernung der Gelenkpartner** gesteigert werden (◘ Abb. 6.71a–c).
> ▬ Die Effizienz der Maßnahme sollte durch **Kontrollbefunde** überprüft werden.

Ausknetungen

Der Therapeut führt knetende Bewegungen in Gewebetiefe im Bauch des betroffenen Muskels aus. Häufig ist das überlastete Muskelareal besonders schmerz- und berührungsempfindlich und fest im Tonus.

Die Technik der manuellen Ausknetung ist in ◘ Abb. 6.70 zu sehen.

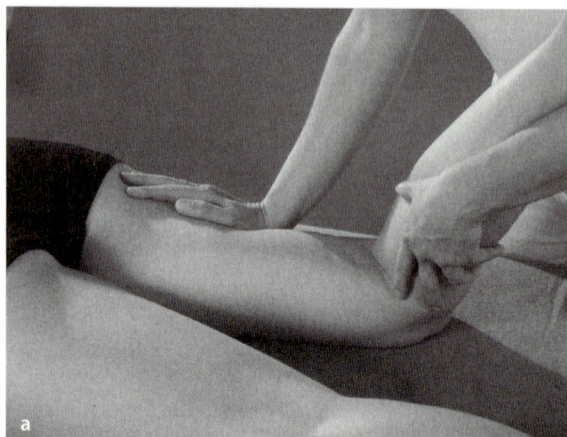

> **Wichtig**
>
> Auch bei dieser Maßnahme gilt, dass die Schmerztoleranz des Patienten unbedingt beachtet werden muss.

Dauer der Anwendung

In der Regel lässt der Schmerz mit zunehmender Ausknetung nach. Der Druck kann dann beim Auskneten intensiviert werden.

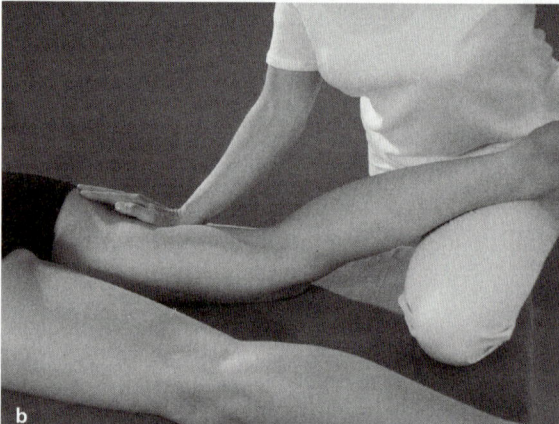

❶ Vorsicht

Falls sich der Schmerz verstärkt, sollte die Maßnahme abgebrochen werden, da die Gefahr besteht, dass in der Efferenz gearbeitet wurde.

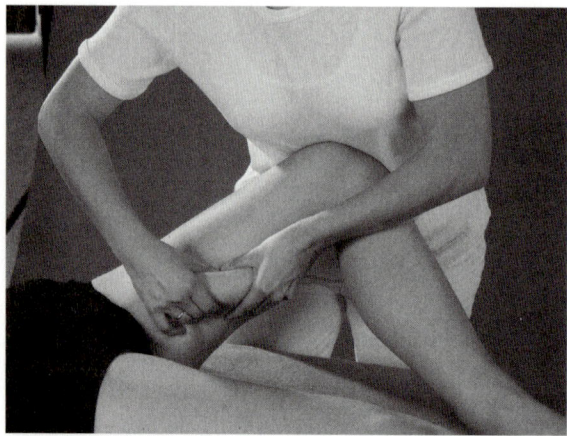

◘ **Abb 6.70.** Technik der Ausknetungen

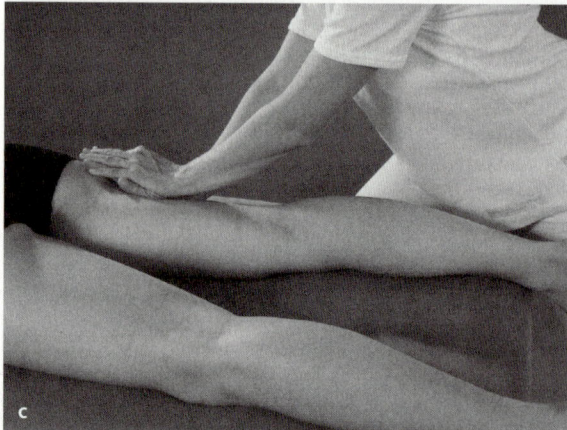

◘ **Abb 6.71a–c.** Steigerung der manuellen Maßnahme am Beispiel des M. biceps femoris über die jeweils gößer werdende Entfernung der Gelenkpartner

Tipp

- Die Effizienz dieser Maßnahme sollte durch Überprüfung der aktuellen **Kontrollbefunde** getestet werden.
- Die Technik kann über **verstärkten Druck** oder über eine größere **Entfernung der Gelenkpartner** gesteigert werden.
- Berichtet der Patient während der Ausknetung von einem Schmerz, der ihm jedoch paradoxerweise fast angenehm sei, bestärkt diese Aussage in der Regel den Verdacht, dort an einer Afferenz zu arbeiten (Stichwort „Wohlweh").
- Ausknetungen mechanischer Überlastungsödeme sind in Kombination mit **Hitzeapplikationen** besonders effektiv.

6.4.2 Wirkungsweise

Manueller Druck bzw. manuelle Dekontraktion

Dieser Maßnahme liegt der **Muskelspindelreflex** zugrunde. Demnach kommt es, bedingt durch den anhaltenden Druck im proximalen Drittel des kontrakten Muskelbauches, in dem die größte Anzahl der Muskelspindeln vorhanden ist, zunächst zu einer Tonussteigerung des Muskels. Mit einer kurzen zeitlichen Verzögerung passen sich die intrafusalen Muskelfasern über Ansprache der Gamma-Motoneurone in ihrer Länge an, und der Muskel lässt als Folge in seiner Spannung nach (s. Kap. 4.3, S. 166 ff.).

Ausknetungen

Erfahrungsgemäß kann durch manuelle Ausknetungen das im Muskel befindliche Ödem positiv beeinflusst werden Der **Abtransport des Ödems** wird beschleunigt.

6.4.3 Beispiele für manuelle Maßnahmen an häufig betroffenen Muskeln

M. subscapularis

■ Abbildung 6.74 und 6.75 zeigen die manuellen Maßnahmen am Beispiel des M. subscapularis (■ Abb. 6.73):

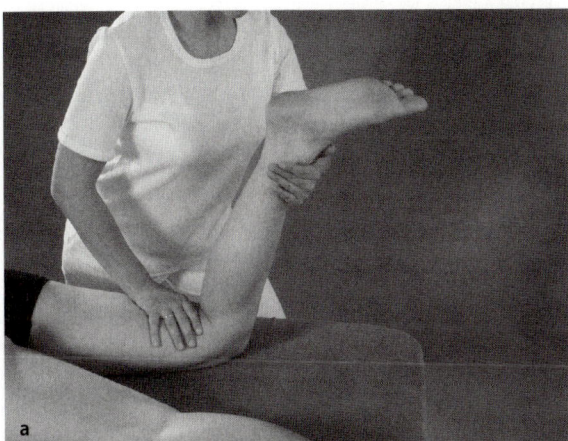

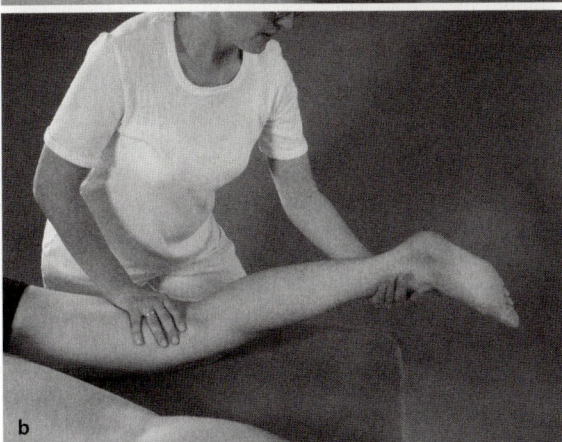

■ **Abb 6.72a,b.** Kombination der manuellen Maßnahme mit Dekontraktionen gegen Widerstand (Antagonistenhemmung) am Beispiel des M. biceps femoris

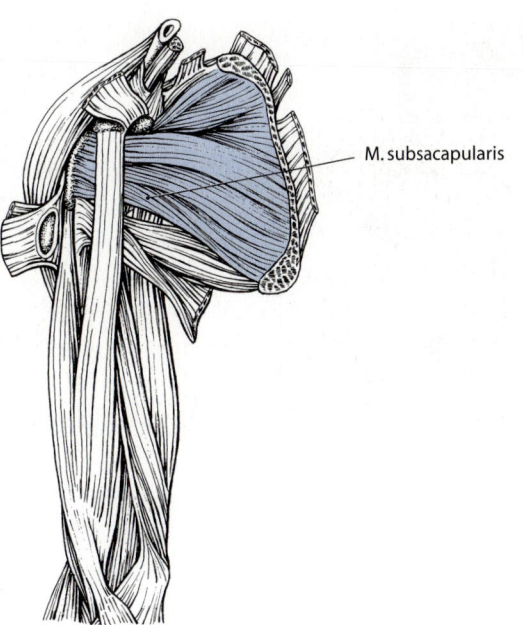

M. subsacapularis

■ **Abb 6.73.** Anatomische Zeichnung des M. subscapularis

- Dauerhafter Druck zur Dekontraktion des Muskels über die Mittelphalangen (■ Abb. 6.74).
- Dauerhafter Druck mit dem Handballen (■ Abb. 6.75).

Lagerung

Der Patient liegt in der Rückenlage, der Arm der betroffenen Seite liegt in schmerzfreier Elevation. Als mögliche Unterlagerung können z. B. das Bein des Therapeuten dienen (s. ■ Abb. 6.74, 6.75) oder Kissen und ähnliche Lagerungsmaterialien.

Topographie

Der Therapeut drückt von der kostalen Seite des Margo lateralis scapulae auf den Muskel.

Druckrichtung

Der Druck wird von oben in Richtung Bank ausgeführt.

Grifftechniken

Es sind unterschiedliche Griffe möglich. Als günstig haben sich Techniken mit dem Daumen, Daumenballen oder den Mittelphalangen erwiesen.

> ❗ **Vorsicht**
> Auf und in dem Muskel liegen Nerven und Gefäße, sodass bei manuellem Druck Missempfindungen, z. B. Taubheit oder Kribbelparästhesien, auftreten können. In diesem Fall muss der Griff geändert werden.

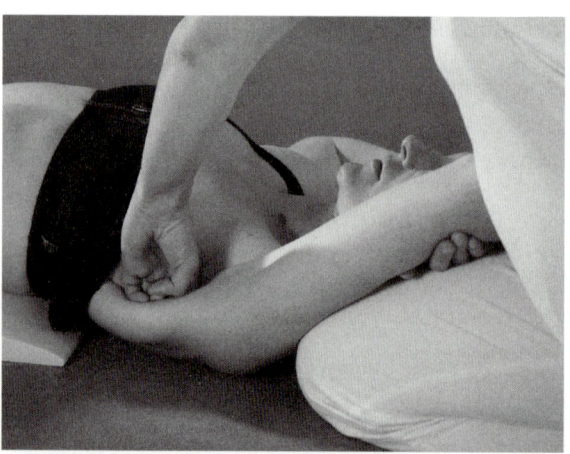

■ **Abb 6.74.** Dauerhafter Druck mit den Mittelphalangen

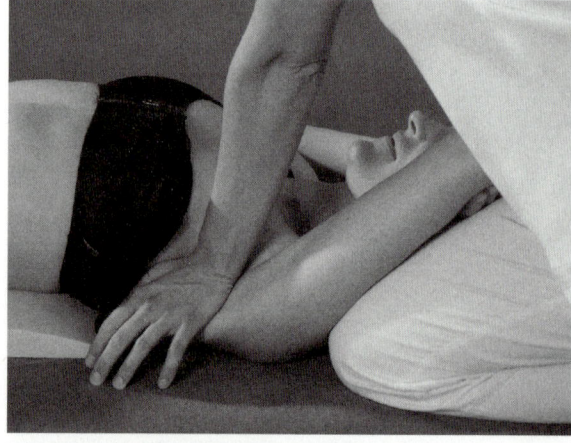

■ **Abb 6.75.** Dauerhafter Druck mit dem Handballen

M. pectoralis major

Die manuelle Behandlung des M. pectoralis major (■ Abb. 6.76) erläutern die ■ Abb. 6.77 und 6.78:

- Dauerhafter Druck zur Dekontraktion des Muskels mit dem Handballen, ein- oder beidseitig (■ Abb. 6.77a und b).
- Ausknetung des Muskels (■ Abb. 6.78).

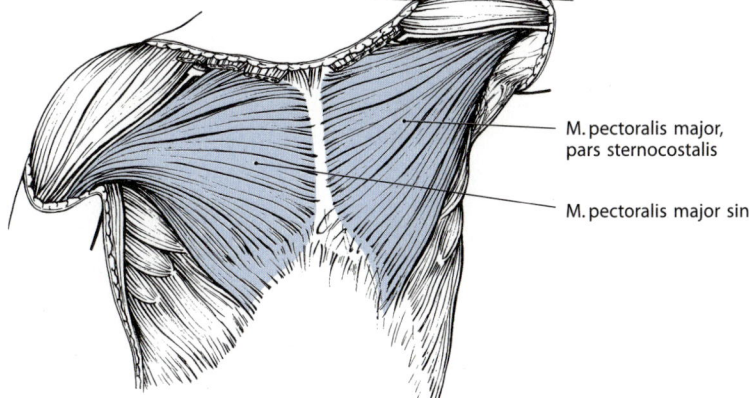

■ **Abb 6.76.** Anatomische Zeichnung des M. pectoralis major

M. pectoralis major, pars sternocostalis

M. pectoralis major sin.

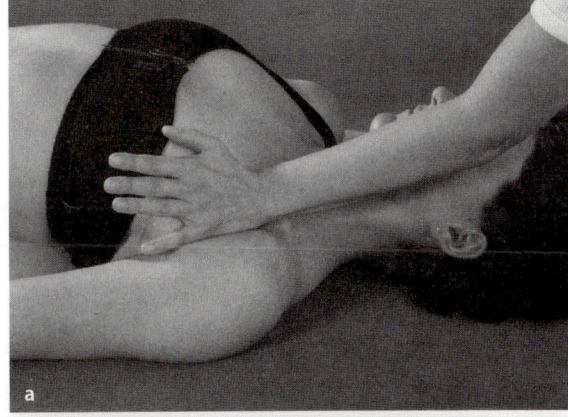

Lagerung

Der Patient liegt in der Rückenlage.

Druckrichtung

Der Druck wird von oben in Richtung Thorax gegeben.

Grifftechnik

Es sind unterschiedliche Griffvariationen möglich, z. B. mit dem Handballen (s. ■ Abb. 6.77a und b).

❗ Vorsicht

Bei unsachgemäßem Druck kann es zu Irritationen des Armplexus kommen. Daher unbedingt auf sensible Sensationen oder Parästhesien achten.

■ **Abb 6.77a,b.** Dauerhafter Druck mit dem Handballen

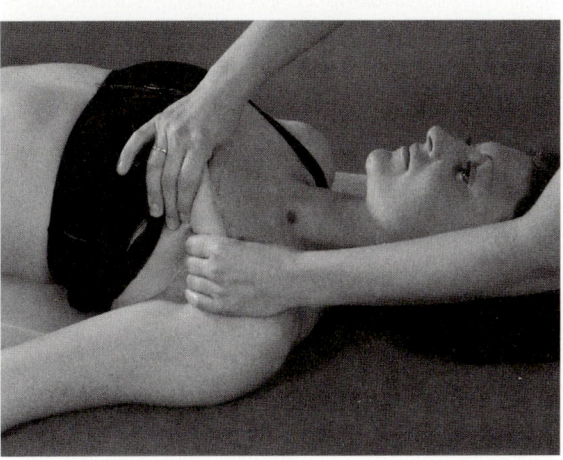

■ **Abb 6.78.** Ausknetung des Muskels

Flexorengruppe des Unterarmes

Die Ausknetung der Flexoren des Unterarmes (◻ Abb. 6.79) zeigt exemplarisch ◻ Abb. 6.80.

Muskulatur des Daumenballens

Die Behandlung der Muskulatur des Daumenballens (◻ Abb. 6.81) wird in ◻ Abb. 6.82 demonstriert.

Der Muskel wird mit dem Daumen oder der ganzen Handfläche ausgeknetet.

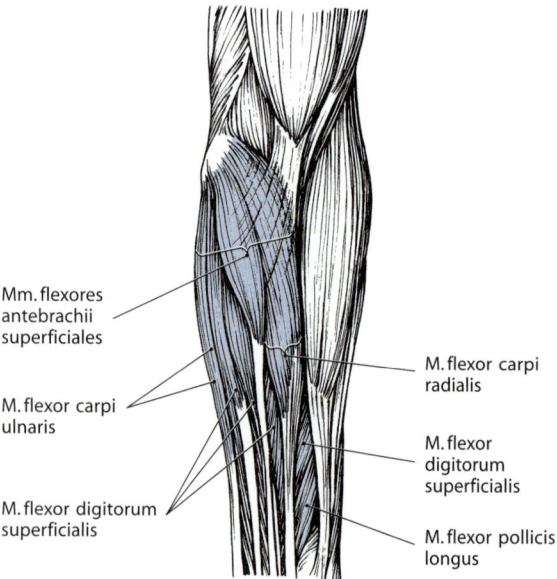

Mm. flexores antebrachii superficiales

M. flexor carpi ulnaris

M. flexor digitorum superficialis

M. flexor carpi radialis

M. flexor digitorum superficialis

M. flexor pollicis longus

◻ **Abb 6.79.** Anatomische Zeichnung der Flexorengruppe, M. flexor digitorum profundus ohne Abbildung

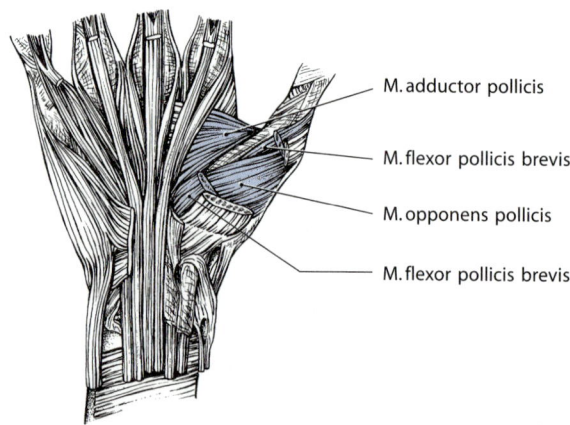

M. adductor pollicis

M. flexor pollicis brevis

M. opponens pollicis

M. flexor pollicis brevis

◻ **Abb 6.81.** Anatomische Zeichnung der Daumenballenmuskulatur

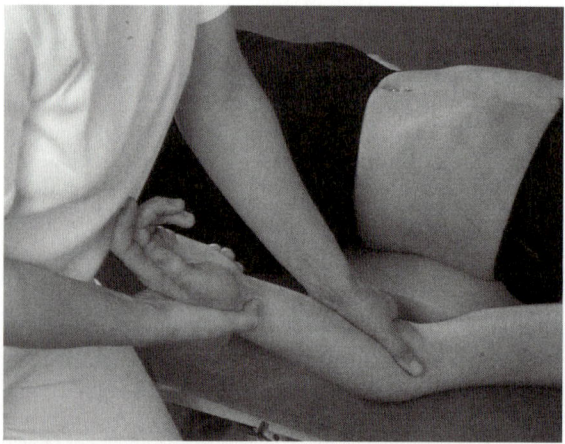

◻ **Abb 6.80.** Ausknetung der Muskelgruppen mit der Hand

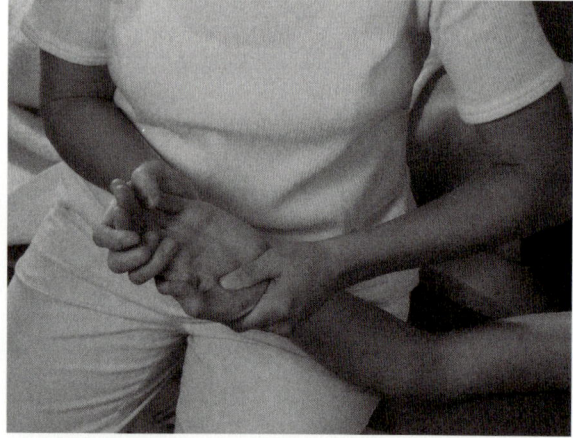

◻ **Abb 6.82.** Ausknetung des Muskels mit dem Daumen

Lagerung

Der Patient sitzt oder liegt in Rückenlage.

Grifftechnik

Geeignet sind Ausknetungen mit der ganzen Hand (s. ◻ Abb. 6.80) oder mit dem Handballen.

Lagerung

Der Patient sitzt oder liegt auf dem Rücken.

Grifftechnik

Geeignet sind Grifftechniken mit dem Daumen oder der ganzen Handfläche.

M. glutaeus maximus

Verschiedene Möglichkeiten, manuelle Maßnahmen am M. glutaeus maximus (◘ Abb. 6.83) durchzuführen, stellen die ◘ Abb. 6.84 bis 6.87 vor:

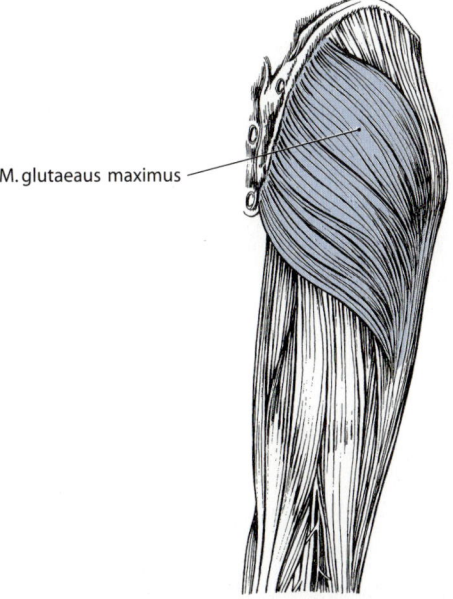

M.glutaeaus maximus

◘ **Abb 6.83.** Anatomische Zeichnung des M. glutaeus maximus

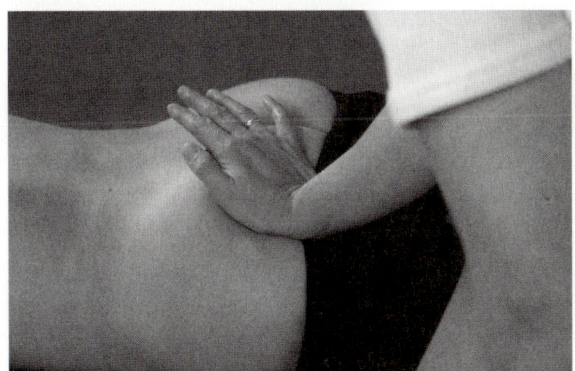

◘ **Abb 6.84.** Dauerhafter Druck mit der Handwurzel

– Dauerhafter Druck zur Dekontraktion des Muskels mit der Handwurzel (◘ Abb. 6.84).
– Beispiel einer weiteren Griffmöglichkeit mit den Mittelphalangen und zusätzlichem Druck über die zweite Hand (◘ Abb. 6.85).
– Steigerung der Maßnahme über weitere Entfernung der Gelenkpartner (◘ Abb. 6.86).
– Ausknetung des Muskels mit beiden Händen (◘ Abb. 6.87).

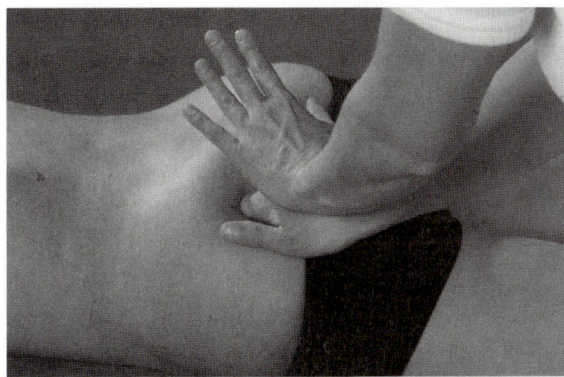

◘ **Abb 6.85.** Beispiel einer weiteren Griffmöglichkeit

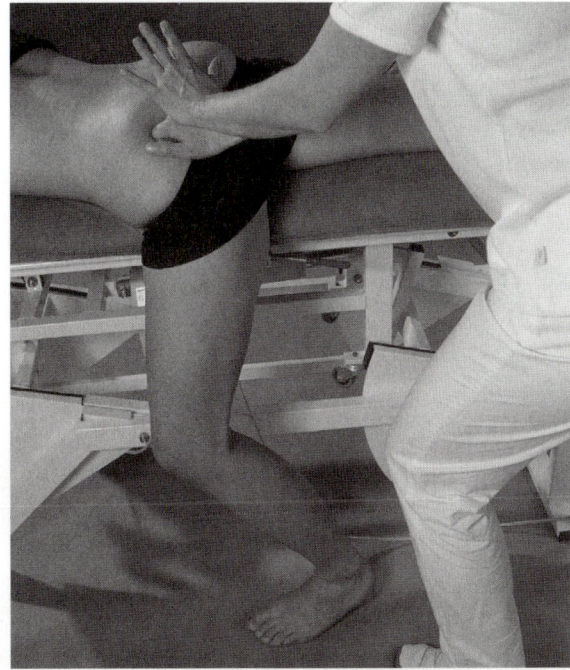

◘ **Abb 6.86.** Steigerung über weitere Entfernung der Gelenkpartner

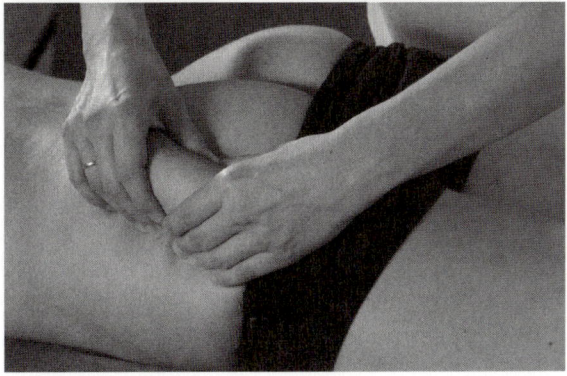

◘ **Abb 6.87.** Ausknetung

6

Lagerung

Der Patient liegt in der Bauchlage.

Topographie

Der Muskel verfügt über ein breites Ursprungsfeld und kann auf der ganzen Breite betroffen sein.

Druckrichtung

Der Druck erfolgt in dem Areal, das der Patient als besonders schmerzhaft empfindet, quer zum Faserverlauf in Richtung Bank.

Grifftechnik

Bewährt haben sich Griffe mit dem Handballen oder den Phalangen, Ausknetungen mit beiden Händen.

> ### ❗ Vorsicht
>
> Unbedingt die **Kontraindikation** Schwangerschaft beachten, da dieser Bereich die Bindegewebszone für Uterus und Ovarien darstellt und somit ungewollte Wehentätigkeit ausgelöst werden könnte.

Außenrotatoren der Hüfte

Die manuelle Behandlung der Außenrotatoren der Hüfte (◻ Abb. 6.88) wird in ◻ Abb. 6.89 und 6.90 dargestellt:

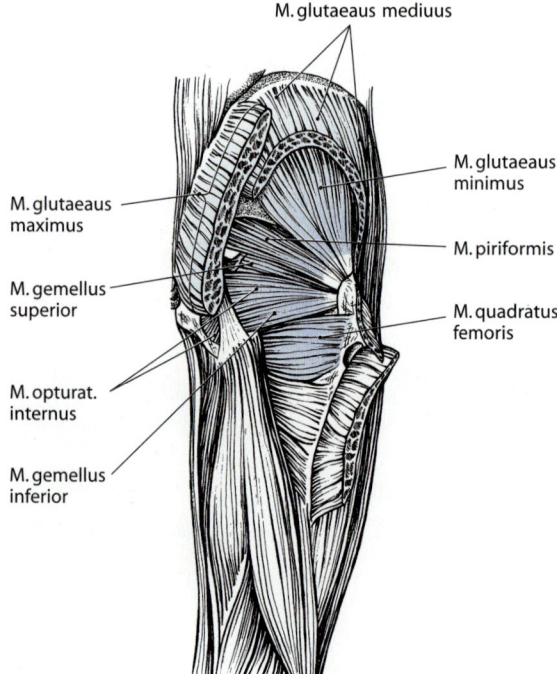

M. glutaeaus mediuus
M. glutaeaus maximus
M. glutaeaus minimus
M. piriformis
M. gemellus superior
M. quadratus femoris
M. opturat. internus
M. gemellus inferior

◻ **Abb 6.88.** Anatomische Zeichnung der Hüftaußenrotatoren

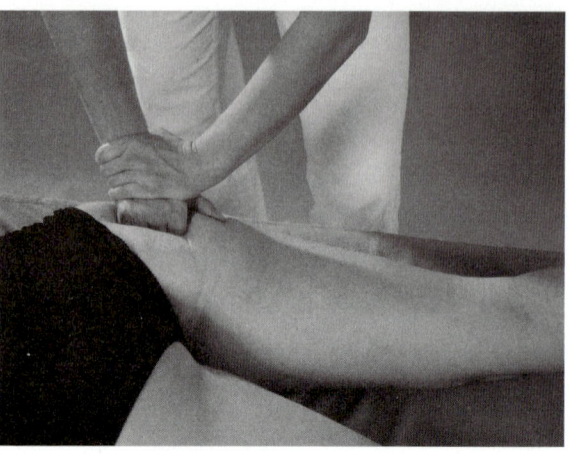

◻ **Abb 6.89.** Dauerhafter Druck mit den Phalangen

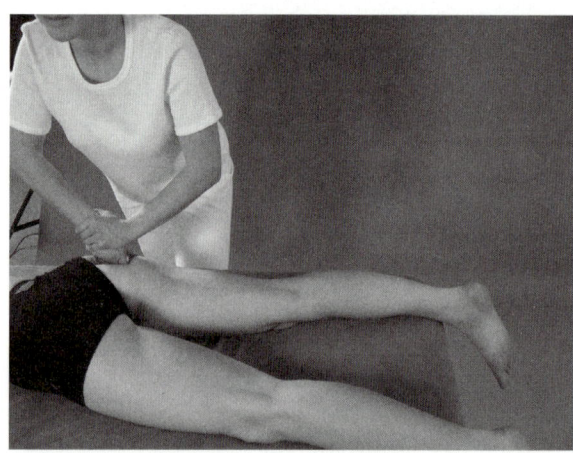

◻ **Abb 6.90.** Das Bein dreht während der Maßnahme nach innen

- Dauerhafter Druck zur Dekontraktion des Muskels mit den Phalangen (◻ Abb. 6.89).
- Bei korrekter Durchführung dreht das Bein während der Maßnahme nach innen (◻ Abb. 6.90).

Lagerung

Der Patient liegt auf dem Bauch, die Füße hängen über der Bankkante.

Topographie

Die Muskelgruppe ist im Bereich zwischen dem Trochanter major und dem Beckenkamm zu palpieren.

Druckrichtung

Der Druck wird in Richtung Bank ausgeübt. Sind der Griff und die Druckrichtung korrekt, dreht das Bein während der Maßnahme nach innen.

Grifftechnik

Bewährt haben sich Griffe mit dem Handballen oder den Phalangen.

M. biceps femoris caput breve

Die Behandlung des M. biceps femoris (Abb. 6.91) durch dauerhaften Druck mit dem Handballen zur Dekontraktion des Muskels illustriert Abb. 6.92.

Lagerung

Der Patient liegt auf dem Bauch.

Topographie

Die Maßnahme wird im Bereich des distalen Drittels des lateralen Oberschenkels appliziert.

Grifftechniken

Als günstig hat sich die Technik mit dem Handballen erwiesen.

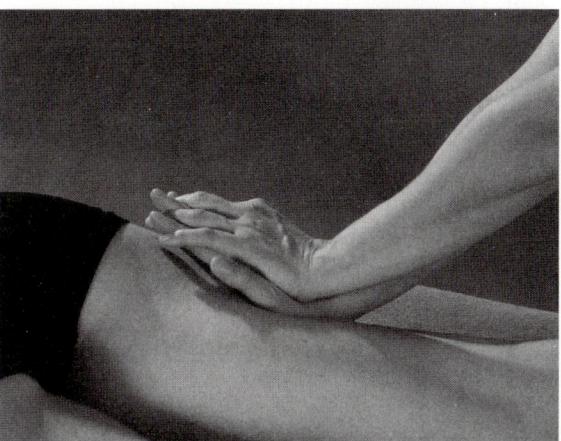

 Abb 6.92. Dauerhafter Druck mit dem Handballen

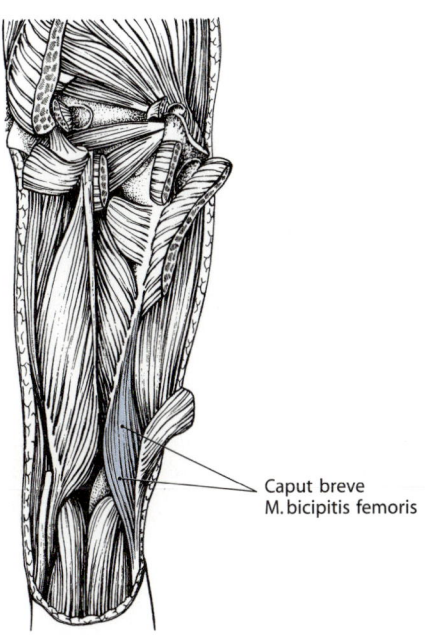

Caput breve
M. bicipitis femoris

 Abb 6.91. Anatomische Zeichnung des M. biceps femoris

Hüftadduktoren

Die manuelle Ausknetung der Adduktoren des Hüftgelenkes (▪ Abb. 6.93) wird in ▪ Abb. 6.94 gezeigt.

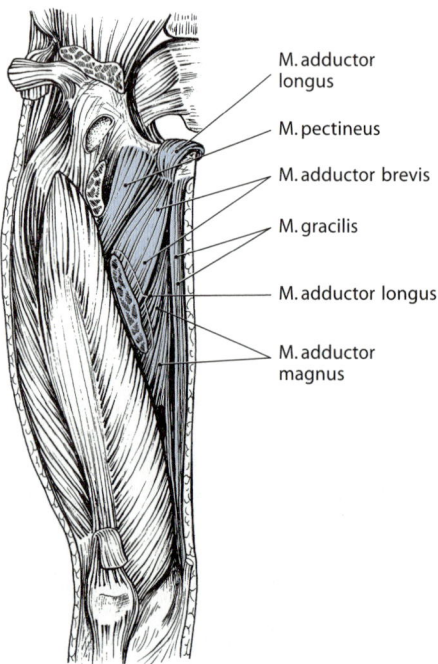

- M. adductor longus
- M. pectineus
- M. adductor brevis
- M. gracilis
- M. adductor longus
- M. adductor magnus

▪ **Abb 6.93.** Anatomische Zeichnung der Hüftgelenksadduktoren, M. semitendinosus und M. semimembranosus ohne Abbildung

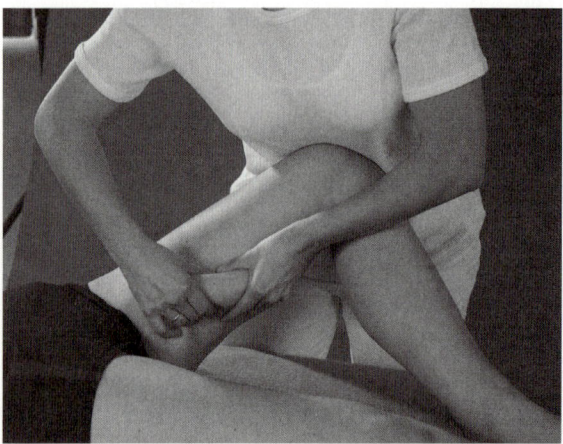

▪ **Abb 6.94.** Ausknetung mit beiden Händen

Lagerung

Der Patient liegt auf dem Rücken. Das betroffene Bein ist angestellt und evtl. unterlagert.

Topographie

Die Muskelbäuche können gut an der Innenseite des Beines erreicht werden.

Grifftechnik

Gut geeignet sind Ausknetungen oder Verwringungen mit beiden Händen.

Plantarflexoren, insbesondere M. tibialis posterior

Die Behandlung der Plantarflexoren (◘ Abb. 6.95) verdeutlichen die ◘ Abb. 6.96 und 6.97:

— Dauerhafter Druck zur Dekontraktion des M. tibialis posterior (◘ Abb. 6.96a und b).
— Beispiel von Ausknetungen der Muskelgruppe (◘ Abb. 6.97a und b).

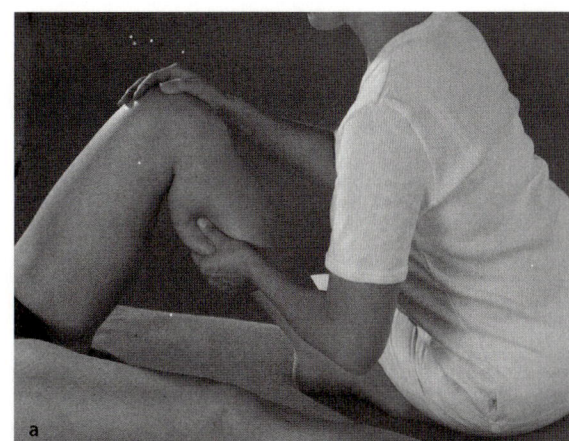

a

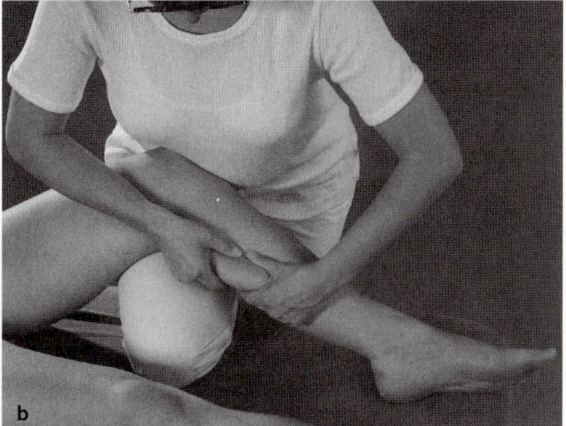

b

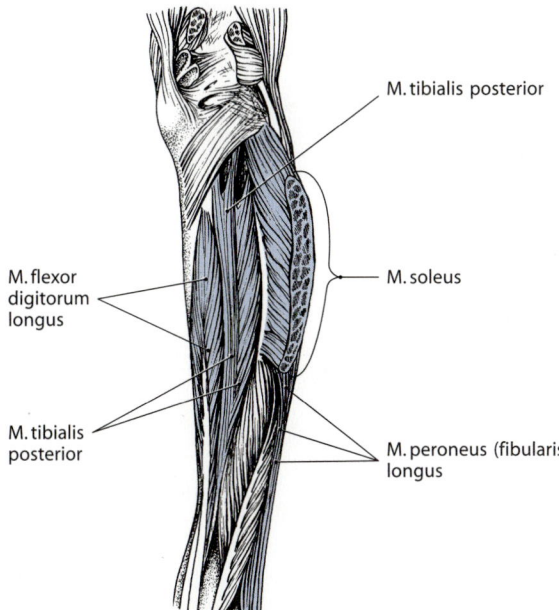

M. tibialis posterior

M. flexor digitorum longus

M. soleus

M. tibialis posterior

M. peroneus (fibularis) longus

◘ **Abb 6.95.** Anatomische Zeichnung der Plantarflexoren, M. gastrocnemius ohne Abbildung

◘ **Abb 6.97a,b.** Ausknetungen der Planarflexoren

◘ **Abb 6.96a,b.** Dauerhafter Druck zur Dekontraktion des M. tibialis posterior

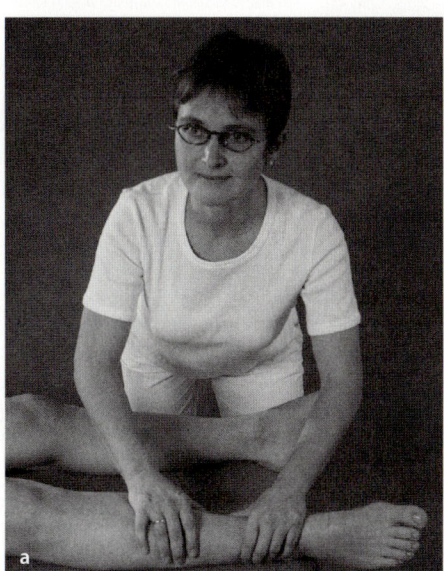

a

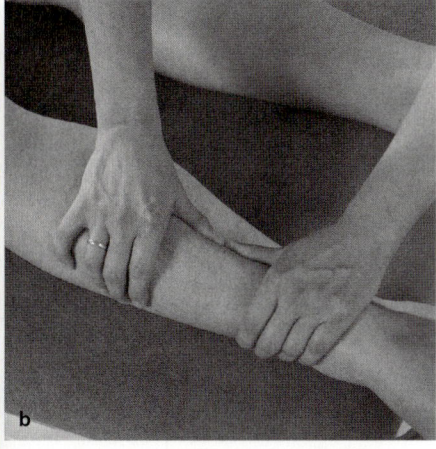

b

Lagerung

Der Patient liegt auf dem Rücken. Das Bein ist je nach Maßnahme gestreckt oder aufgestellt bzw. unterlagert.

ℹ️ Tipp

Der M. tibialis posterior kann nur an seiner Sehne erreicht werden bzw. durch die langen Flexoren der Zehen auch am Muskelbauch.

Grifftechnik

- **Druck:** Der Therapeut umfasst von medial die Tibia, seine Fingerkuppen geben vorsichtigen Gegenhalt, und er drückt flächig mit den Daumen in die Tiefe.
- **Ausknetungen:** Gut geeignet sind Ausknetungen mit einer Hand oder beidhändige Verwringungen.

Druckrichtung

Der Druck erfolgt an der medialen Seite der Tibia nach dorsolateral.

❗ Vorsicht

Die Nähe zu den Blutgefäßen beachten.
Auf **Kontraindikationen** achten, wie z. B.
- starke venöse Insuffizienz,
- Thrombophlebitis,
- Phlebothrombose usw.!

Muskelgruppe der plantaren Zehenflexoren

Die manuelle Behandlung der Zehenflexoren (◻ Abb. 6.98) wird in ◻ Abb. 6.99 und 6.100 gezeigt:

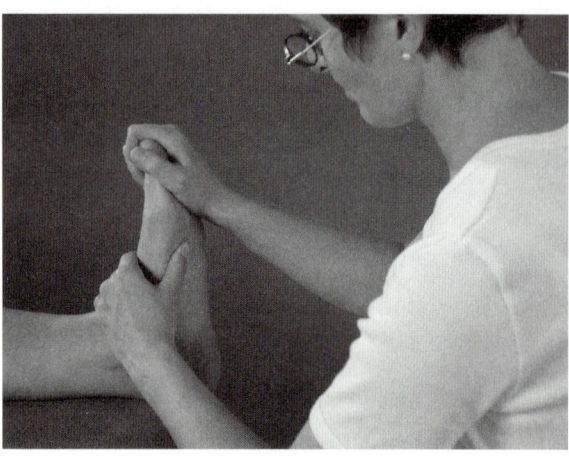

◻ **Abb 6.99.** Dauerhafter Druck mit dem Daumen

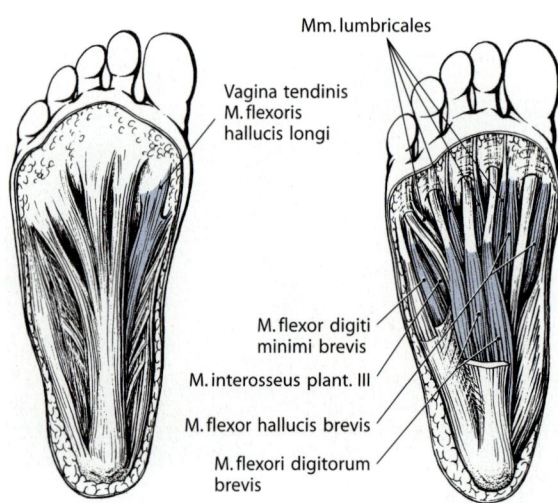

Mm. lumbricales

Vagina tendinis
M. flexoris
hallucis longi

M. flexor digiti
minimi brevis

M. interosseus plant. III

M. flexor hallucis brevis

M. flexori digitorum
brevis

◻ **Abb 6.98.** Anatomische Zeichnung der Muskelgruppe der Zehenflexoren, M. flexor digitorum longus, M. adductor hallucis, Mm. interossei, M. quadratus plantae ohne Abbildung

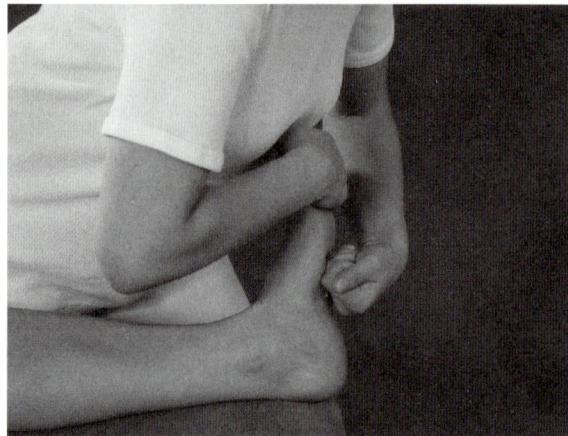

◻ **Abb 6.100.** Ausstreichungen der Fußsohle

- Beispiel einer möglichen Grifftechnik; dauerhafter Druck mit dem Daumen (◻ Abb. 6.99).
- Ausstreichungen der Fußsohle mit den Mittelphalangen (◻ Abb. 6.100).

Lagerung

Der Patient liegt in der Rückenlage.

Topographie

Dauerhafter Druck oder Ausstreichungen erfolgen an der Fußsohle im Bereich zwischen Ballen und Ferse.

Grifftechniken

Als günstig haben sich Griffe mit dem Daumen, den flächig greifenden Mittelphalangen und dem Handballen erwiesen.

Bauchmuskulatur

Die 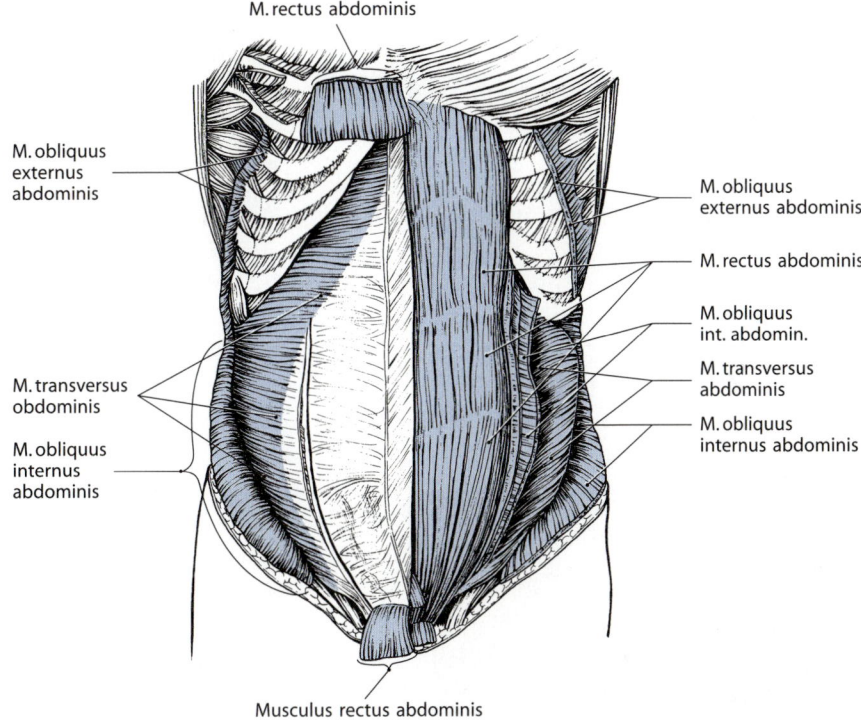 Abb. 6.102 bis 6.104 veranschaulichen die Behandlung der Bauchmuskulatur (◻ Abb. 6.101):

— Beispiele verschiedener Abziehgriffe am Bauch (◻ Abb. 6.102a und b).
— Beispiel einer Querverschiebung des Gewebes am Bauch (◻ Abb. 6.103).

◻ **Abb 6.101.** Anatomische Zeichnung der ventralen Bauchmuskulatur

M. rectus abdominis

M. obliquus externus abdominis

M. obliquus externus abdominis

M. rectus abdominis

M. obliquus int. abdomin.

M. transversus abdominis

M. transversus obdominis

M. obliquus internus abdominis

M. obliquus internus abdominis

Musculus rectus abdominis

◻ **Abb 6.102a,b.** Abziehgriffe am Bauch

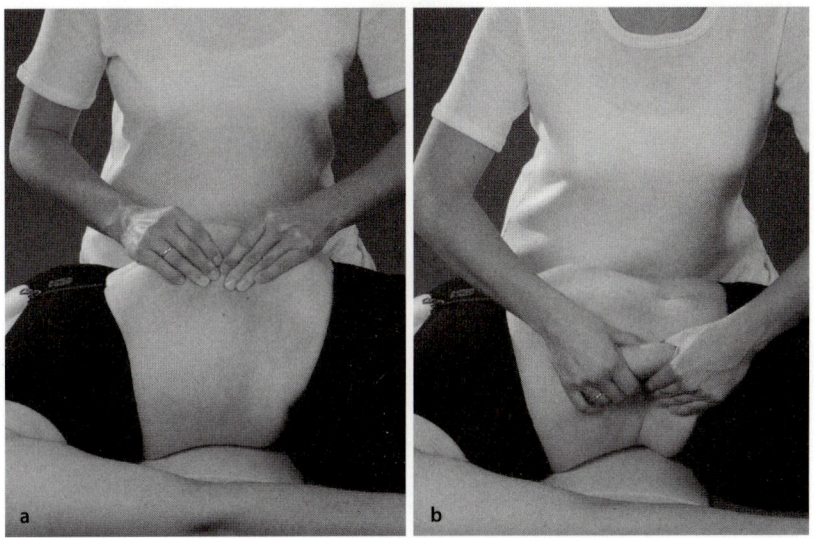

a   b

— Beispiel von Packegriffen in Seitlage mit Unterlagerung. Die Dosierung ist durch die Unterlagerung bereits sehr hoch. Aufgrund der hohen Dosierung ist diese Maßnahme (◨ Abb. 6.104) nicht mit allen Patienten möglich, bzw. die Lagerung wird nicht von allen Patienten vertragen.

> **Wichtig**
>
> Unbedingt NSB-Zeichen beachten!

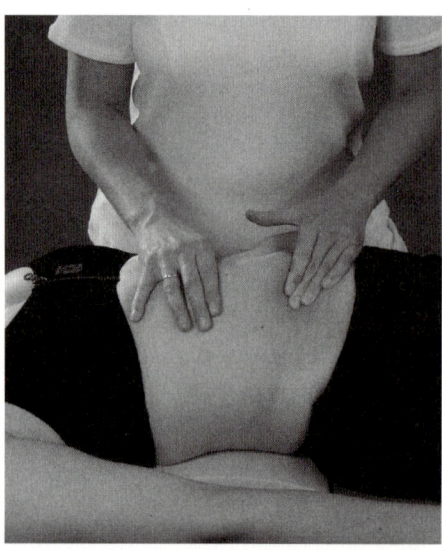

◨ **Abb 6.103.** Querverschiebung des Gewebes

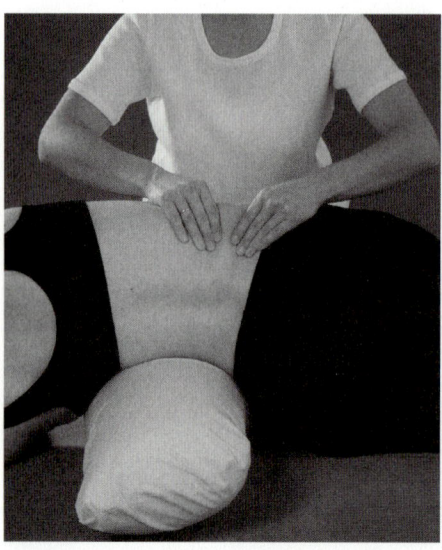

◨ **Abb 6.104.** Packegriffe in Seitlage mit Unterlagerung

Lagerung

Der Patient liegt in der Rückenlage.

Grifftechnik

Gut geeignet sind die verschiedenen Packe- oder Abziehgriffe.

> ❗ **Vorsicht**
>
> Unbedingt die **Kontraindikation** Schwangerschaft beachten (s. 6.4.5 „Kontraindikationen").

> **Wichtig**
>
> Da es bei dieser Muskelgruppe kein knöchernes Widerlager gibt, erfolgt am Bauch niemals ein fester Dauerdruck. Es werden hauptsächlich **Packegriffe** oder **Querverschiebungen** ausgeführt, die im Wesentlichen im Unterhautfettgewebe bzw. den Faszien wirken.

6.4.4 Indikationen

Vor allem bei folgenden Umständen bietet sich eine manuelle Einflussnahme auf die Afferenzen an:
— bei sehr **schmerzhaften Bewegungen** bzw. Bewegungseinschränkungen, welche die Antagonistenhemmung nur eingeschränkt zulassen,
— bei einem **eingeschränkten Bewegungsausmaß** nach chirurgischen Eingriffen,
— bei **Lähmungen** und **Hemiparesen**, wenn eine aktive Bewegung nicht möglich ist.

> ❗ **Vorsicht**
>
> Sensibilitätsdefizite!

Darüber hinaus kann jede **Kontraktur** oder jedes **mechanische Überlastungsödem** mit diesen Techniken behandelt werden.

Wichtig

Allerdings sollten folgende **Nachteile** der manuellen Einflussnahme beachtet werden:

Da weder eine Schulung, noch ein Training des Bewegungsmusters erfolgt, sollten, um einen längerfristigen Therapieerfolg zu gewährleisten, manuelle Maßnahmen nur **in Verbindung mit anderen therapeutischen Elementen** durchgeführt werden. In der genannten Kombination sind die manuellen Ausknetungen und die Dekontraktionen eine äußerst effektive Maßnahme!

6.4.5 Kontraindikationen

Wichtige Kontraindikationen sind z. B.:
- Varizen,
- Thrombose, Phlebitis,
- starke Neigung zu Hämatomen, Hämophiliepatienten,
- Patienten mit Marcumarmedikation oder vergleichbarer antikoagulatorischer Therapie,
- Patienten mit geringer Schmerztoleranz oder Sensibilitätsstörungen,
- Schwangerschaft,
- nicht über oder an frisch traumatisierten Bezirken durchführen (Verletzungen, Operationen etc.),
- und Anderes mehr.

6.5 Therapeutische Lagerungen

Ein für den Therapieerfolg sehr wichtiger Baustein sind die therapeutischen Lagerungen, die eigenständig vom Patienten durchgeführt werden. Auf diese Weise nimmt der Patient nach Möglichkeit mehrmals täglich eine Position ein, die das **Bewegungsmuster der aufrechten Körperhaltung** fördert.

Die **Ziele** liegen:
- in der Schulung des aufrechten Bewegungsmusters,
- in der Reduktion der Biegespannung als Ort der Nozizeption und
- je nach Ausführung in der Dekontraktion individuell ausgewählter Muskelgruppen.

Abhängig davon, welches dieser Ziele bei der Behandlung im Vordergrund steht, können die Lagerungen **global** oder **afferenzspezifisch** durchgeführt werden.

6.5.1 Ausführung

Die therapeutische Lagerung wird vom Therapeuten **individuell** für den einzelnen Patienten ausgewählt. Dies betrifft
- die Form der Lagerung, global oder spezifisch (= afferenzbezogen),
- die Höhe und Art der Lagerungsmaterialien,
- die Dauer bzw. Häufigkeit der Anwendung.

Gerade bei der zeitlichen Umsetzung ist es wichtig, den Alltag und die Möglichkeiten des Patienten mit in die Überlegungen einzubeziehen.

Bei der **Dosierung** gelten die Grenzen, die durch NSB-Zeichen (Schmerzen, das Gefühl „durchzubrechen", Krämpfe o. Ä.) gesetzt werden.

❗ Vorsicht

NSB-Zeichen vermeiden. Wenn sie auftreten sollten, muss die Dosierung über niedrigere Lagerungskissen, eine Verkürzung des Zeitraums oder über eine Annäherung stark nozizeptiv wirksamer Afferenzen gesenkt werden!

ℹ Tipp

In der Regel kann sich der Therapeut an folgenden **Richtlinien** orientieren:
- Der Patient sollte die Position als **angenehm** und entspannend empfinden. Keinesfalls sollten Schmerzen oder weitere NSB-Zeichen auftreten.
- Die Lagerung sollte **3-mal täglich 15 bis 30 Minuten** lang durchgeführt werden. Der Zeitraum muss vom Patienten als angenehm empfunden werden, ansonsten sollte er verkürzt werden.
- Als Ausgangsposition eignet sich besonders die **Rückenlage,** die durch unterschiedlich hohes Lagerungsmaterial individuell gestaltet werden kann.
- Um den Dekontraktionseffekt für muskuläre Afferenzen zu verstärken, ist es möglich, die Lagerungen mit zusätzlichen **Wärmeanwendungen** und/oder afferenzangepassten **Dekontraktionsübungen** zu kombinieren.
- Bei der Gestaltung der Lagerung sollte das globale aufrechte Bewegungsmuster beachtet werden. Dabei heißt es „so aufrecht wie möglich und so krumm wie nötig". Je nach Patient muss von dem Ideal der aufrechten Körperhaltung abgewichen werden, bis eine **nozizeptiv akzeptierte Position** gefunden wurde:

6

> ⟩ **Beispiel**
>
> **Umgang mit einer therapeutischen Lagerung**
> Ein Patient mit einer Kontraktur der Bauchmuskulatur soll sich auf dem Rücken lagern mit einer flachen Unterstützung im thorakolumbalen Bereich. Kurze Zeit später verspürt er ein Gefühl des „Durchbrechens" in der Lendenwirbelsäule, den typischen Kontraktionsschmerz der hypoton tendomyotischen Rückenstrecker, aufgrund einer zu großen Längenanforderung an die Bauchmuskulatur. In diesem Fall sollte versucht werden, durch Unterlagerung der Knie (z. B. mit einer Knierolle) die Bauchmuskulatur etwas anzunähern und somit eine nozizeptiv besser akzeptierte Position einzunehmen, um die hypotone Tendomyose im Rücken aufzuheben (s. ◘ Abb. 6.105 und ◘ Abb. 6.106).

◘ Abb. 6.105 und 6.106 zeigen Beispiele für therapeutische Lagerungen:

— therapeutische Rückenlagerung (◘ Abb. 6.105),
— an den Patienten angepasste therapeutische Lagerung mit Knieunterstützung zur Annäherung einer Bauchmuskelkontraktur (s. Beispiel, ◘ Abb. 6.106).

In extremen Fällen, z. B. bei einem mechanischen Überlastungsödem im Bereich der Tubercula pubica, kann die therapeutische Lagerung sogar so weit modifiziert werden, dass eine **klassische Stufenlagerung** entsteht. Dabei besteht das **Ziel** dieser Lagerung nicht wie klassischerweise in einer Entlastung der Wirbelsäule durch die Einnahme einer Kyphose, sondern vielmehr darin, durch Annäherung der Körperabschnitte Thorax und Becken eine nozizeptiv akzeptierte Lagerungsform zu erreichen.

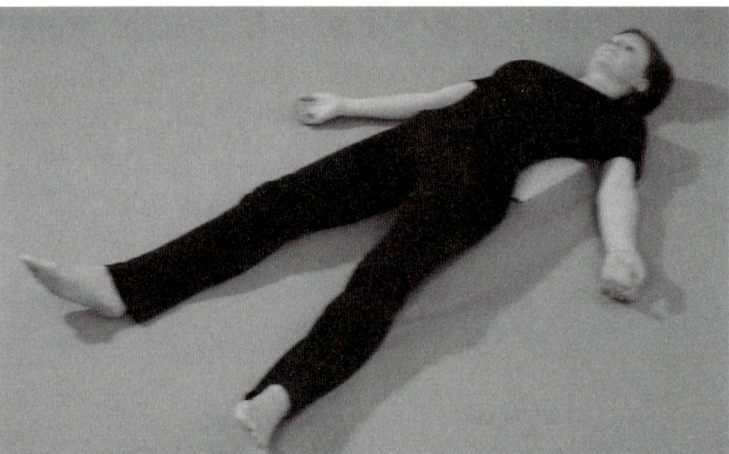

◘ **Abb 6.105.** Therapeutische Rückenlagerung

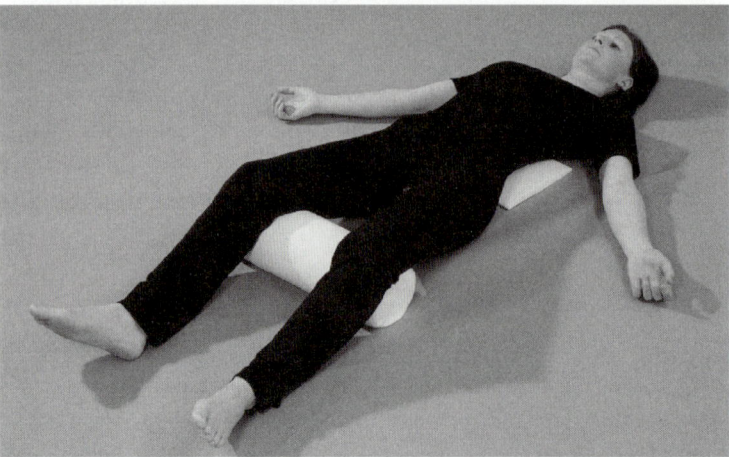

◘ **Abb 6.106.** Patientenangepasste therapeutische Lagerung mit Knieunterstützung

Abb 6.107. Modifizierte therapeutische Lagerung, z. B. bei mechanischen Überlastungsödemen an den Tubercula pubica

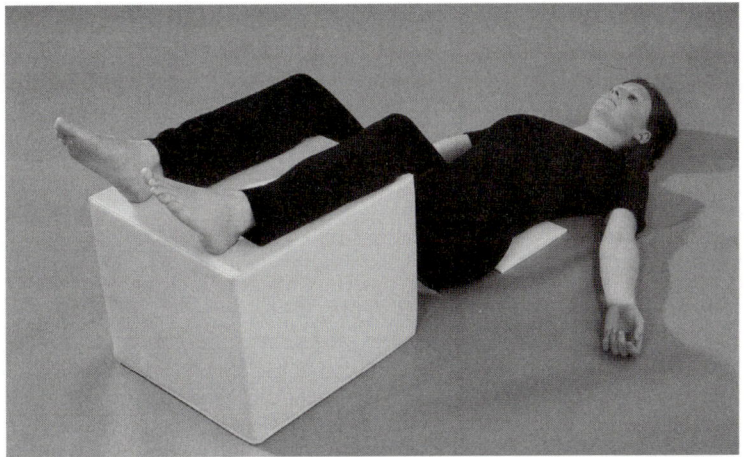

Das weitere Therapieziel besteht darin, die Annäherung mit zunehmender Behandlung der Afferenz wieder abzubauen und zu einem späteren Zeitpunkt die therapeutische Lagerung im aufrechten Bewegungsmuster mit lang gestreckten Beinen durchführen zu können.

- Abbildung 6.107 gibt ein Beispiel für eine modifizierte therapeutische Lagerung bei einem mechanischen Überlastungsödem an der Symphyse.

Tipp
Durch die ausgeprägte Hüftflexion wird eine relative Beckenaufrichtung mit Annäherung der Bauchmuskulatur erreicht. Eine nozizeptiv nicht akzeptierte Längenanforderung an die dort ansetzende Muskelgruppe wird vermieden.

6.5.2   Formen der therapeutischen Lagerung

Die therapeutische Lagerung kann durchgeführt werden:
- als global aufrichtende Rückenlagerung,
- als Rückenlagerung mit afferenzspezifischer Betonung.

Globale Rückenlagerung
Abbildung 6.108a–c zeigt die therapeutische global aufrichtende Rückenlagerung:
- mit dünnem (Abb. 6.108a),
- mit mittel hohem (Abb. 6.108b) und
- mit sehr hohem (Abb. 6.108c) Lagerungskissen.

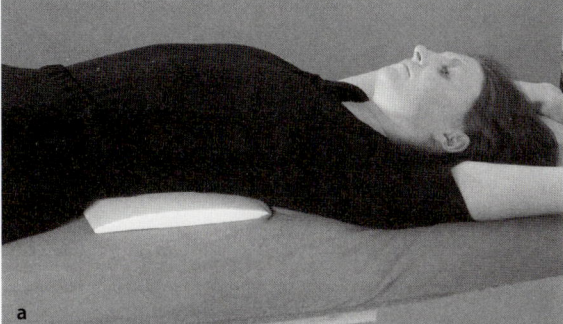

a

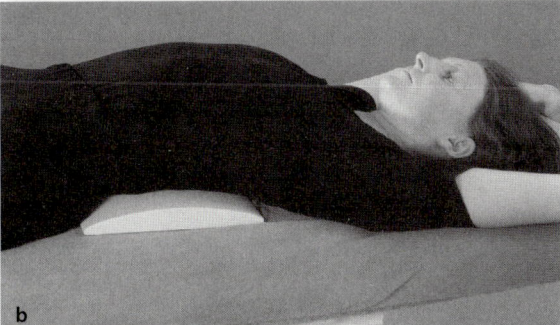

b

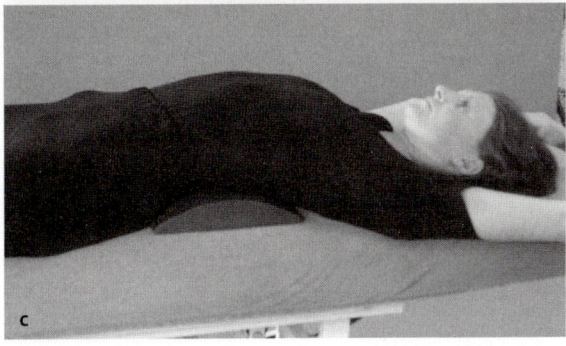

c

Abb 6.108a–c. Therapeutische global aufrichtende Rückenlagerung

In besonders schmerzhaften Fällen kann zu Beginn der Behandlung die Lagerung auch mit einen 3fach zusammengelegten Handtuch durchgeführt werden.

Die Lagerung erfolgt im Bewegungsmuster der aufrechten Körperhaltung. Der Patient wird mit einem individuell an ihn angepassten Lordosekissen im thorakolumbalen Bereich unterstützt.

Mit einer Unterlagerung der Knie bzw. Beine kann über die Hüftflexion die ventrale Muskelkette bei Bedarf angenähert werden (s. NSB-Zeichen).

ℹ️ Tipp

Diese globale Rückenlagerung kann auch als afferenzspezifische Lagerung eingesetzt werden. Die Betonung liegt dann auf der kraniozervikalen Muskulatur, den Muskeln der ventralen Spange und den Pronatoren der Unterarme. Ebenso erhalten die Bauchmuskeln, die Hüftflexoren und -adduktoren Dekontraktionsimpulse.

Rückenlagerung mit afferenzspezifischer Betonung

Die ◼ Abb. 6.109, 6.110 und 6.111 demonstrieren verschiedene Varianten einer Rückenlagerung mit afferenzspezifischer Betonung:

- Rückenlagerung mit Betonung auf der Dekontraktion des ventralen Muskelsystems (◼ Abb. 6.109).
- Rückenlage mit Betonung auf der Dekontraktion der Brustmuskulatur (◼ Abb. 6.110a–c):
- Durch ein gefaltetes Handtuch, das unter die Brustwirbelsäule gelegt wird, erhöht sich das Maß der Dekontraktion (◼ Abb. 6.110a).
- Wie oben beschriebene Lagerung mit außenrotierten Armen zur Dekontraktion der Brustmuskulatur (◼ Abb. 6.110b).
- Wie oben beschriebene Lagerung mit einer Armposition in Hochrotation. Steigerung zur Lagerung auf ◼ Abb. 6.110b (◼ Abb. 6.110c).

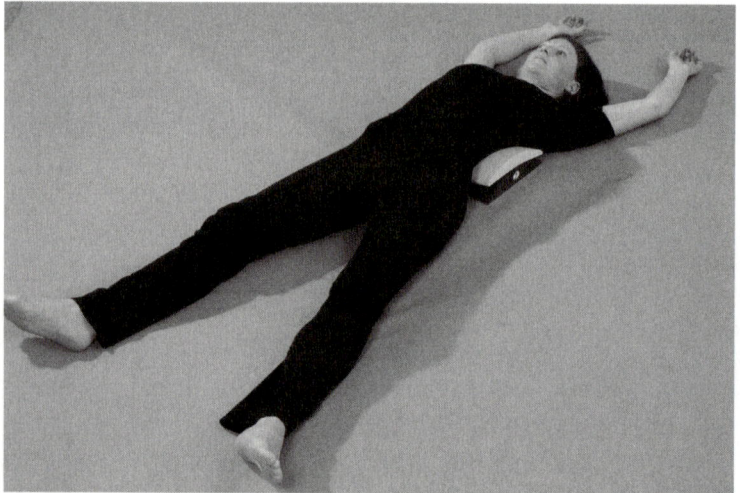

◼ **Abb 6.109.** Dekontraktion des ventralen Muskelsystems

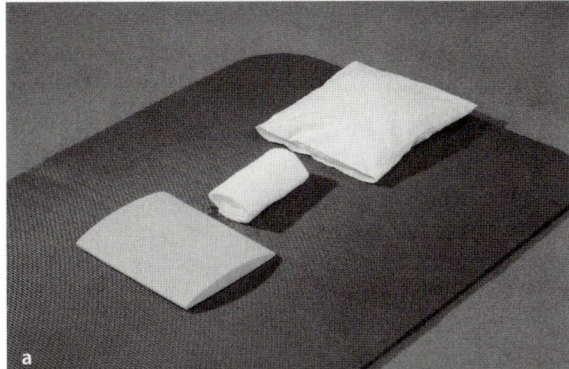

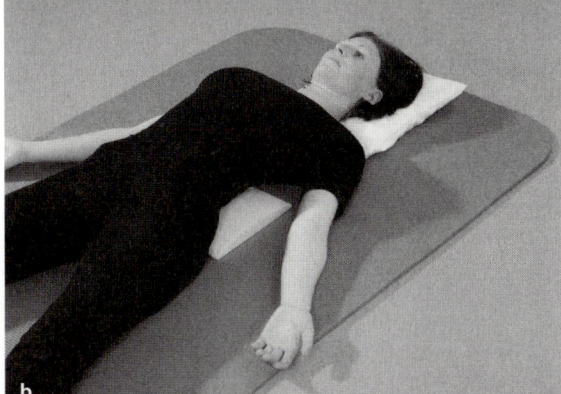

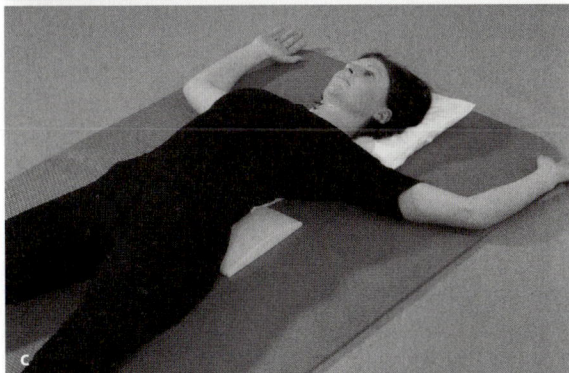

◻ Abb 6.110a–c. Dekontraktion der Brustmuskulatur. **a** Ein gefaltetes Handtuch wird unter die Brustwirbelsäule gelegt. **b** Lagerung mit außenrotierten Armen. **c** Lagerung mit einer Armposition in Hochrotation

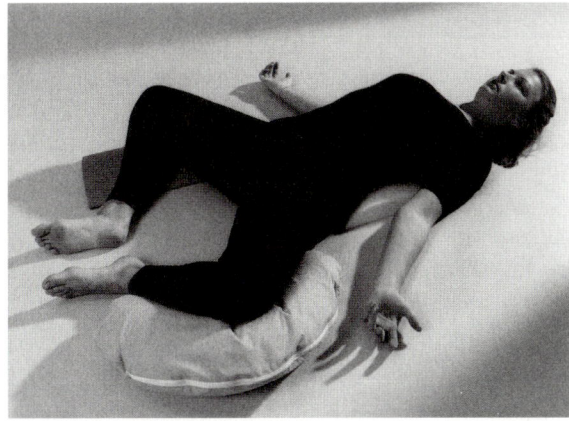

◻ Abb 6.111. Dekontraktion der Hüftadduktoren

Eine Rückenlagerung mit Betonung der Dekontraktion der Hüftadduktoren ist in ◻ Abb. 6.111 dargestellt.

ⓘ Tipp

Therapeutische Lagerungen eignen sich hervorragend als **Einstiegsbehandlung** bei sehr schmerzgeplagten Patienten, z. B. mit Ödemen, bei denen eine aktive Bewegung gar nicht oder nur eingeschränkt möglich ist.

Bei anderen Patientengruppen können die therapeutischen Lagerungen unterstützend eingesetzt werden, um das Bewegungsmuster zu automatisieren und die Infrastruktur anzuregen.

Therapeutische Lagerungen sind besonders effektiv in Kombination mit lokal applizierten Wärmepackungen.

6.6   Thermische Maßnahmen

Thermische Maßnahmen sind sinnvolle Elemente der physikalischen Therapie. Je nach Befund und Anwendungsart werden sie therapievorbereitend oder therapiebegleitend eingesetzt.

Aufgrund unterschiedlicher Wirkmechanismen und Auswirkungen am muskulären System wird zwischen
- **Hitzeanwendungen** und
- **Wärmeanwendungen**

unterschieden. Hitze und Wärme werden abhängig vom Afferenztyp differenziert therapeutisch eingesetzt.
- **Hitzeapplikationen**, z. B. in Form der **heißen Rolle**, kommen bei **mechanischen Überlastungsödemen**,
- **Wärmeanwendungen**, z. B. in Form von Wärmepackungen, kommen bei **Kontrakturen** zum Einsatz.

> **Wichtig**
>
> Nicht alle wirkphysiologischen Abläufe bezüglich der thermischen Maßnahmen sind vollständig experimentell untersucht. Die therapeutische Wirksamkeit ist jedoch vielfach empirisch belegt.

6.6.1   Hitzeanwendungen

Wirkungsweise

Hitzemaßnahmen werden bei mechanischen Überlastungsödemen angewandt, um den **lymphatischen Abfluss** anzuregen. Einiges spricht für eine Beteiligung des Axonreflexes an diesen patho-physiologischen Vorgängen. Dadurch wird der Abtransport der großmolekularen Eiweißstrukturen aus dem interstitiellen Raum beschleunigt.

Diese großmolekularen Eiweißsubstanzen stellen die eigentliche **Ursache des mechanischen Überlastungsödems** im Muskel dar. Sie entstehen als zelluläre Abbauprodukte aus erhöhtem Zelluntergang bei übermäßiger Muskelarbeit. Die Anreicherung dieser zellulären Abbauprodukte im Interstitium führt zu einer Erhöhung des onkotischen Drucks und somit zu Flüssigkeitszustrom. Das Ödem entsteht. Damit verbunden sind alle biochemischen Prozesse der lokalen Entzündungsreaktion, in deren Rahmen der nozizeptive Input steigt.

Hitzeanwendungen können durchgeführt werden in Form von
- **heißen Rollen**,
- Abtupfungen mit **heißen Wärmflaschen** oder **heißen Tüchern** und
- **heißen Abduschungen**.

> **Exkurs**
>
> **Klinisch-empirische Anwendungsbeobachtung**
>
> In den Jahren 1993/94 wurden handchirurgisch-traumatologische Patienten der orthopädisch-handchirurgischen Abteilung der Rheumaklinik Oberammergau ab dem ersten postoperativen Tag probatorisch mit Hitze zur Reduktion des postoperativen Ödems der Hand therapiert.
>
> Die Ergebnisse wurden nicht strukturiert aufgearbeitet, sondern als rein empirische Anwendungsbeobachtung gewertet. Diese begleitende Therapie erbrachte in klar überwiegender Zahl sehr positive Ergebnisse im Sinne des schnelleren Ödemabbaus, aber auch des geringeren Ödemaufbaus. Hierbei ist aber die korrekte Anwendung entscheidend:
>
> Die Hitzeanwendung erfolgt unter dem fließenden Wasser am Waschbecken. Die Temperatur wird so eingestellt, dass das Wasser für ca. 45 Sekunden toleriert wird, ohne thermische Schäden der Haut zu verursachen. Das **Wasser darf nur an den Fingern D II–V von distal bis maximal zu den proximalen Interphalangealgelenken** angewandt werden. **Das eigentliche Operationsgebiet darf mit dem Wasser nicht in Berührung kommen.** Der Patient wendet diese Maßnahme eigenständig 5- bis 6-mal täglich an. Pro Anwendung bleibt der Patient mit den Fingern für ca. 45 Sekunden unter dem fließenden Wasser, dabei führt er leichte repetitive Wackelbewegungen mit den Fingern durch, anschließend ca. 30 Sekunden Bewegungen der Finger ohne Hitze. Nach dieser Pause erfolgt eine erneute 45 Sekunden dauernde Hitzeanwendung. Pro Anwendung sollte der Patient 4- bis 5-mal für 45 Sekunden unter dem fließenden Wasser bewegen mit jeweils 30 Sekunden Pause.
>
> Die individuelle Reaktion muss beobachtet werden. Solche therapeutischen Interventionen in Form von Hitze bedürfen **immer einer engen Abstimmung mit dem Operateur.**

Heiße Rolle

Durchführung

Mittel der Wahl zur **Applikation von Hitze** in der kranken-gymnastischen Behandlung ist die heiße Rolle.

Herstellung und Anwendung einer heißen Rolle zeigen die ◘ Abb. 6.112 bis 6.114:

- Herstellung einer heißen Rolle: Trichterförmiges festes Rollen eines hälftig längs gefalteten Frotteehandtuches (◘ Abb. 6.112).
- Füllen des Frotteetrichters mit heißem Wasser (◘ Abb. 6.113).
- Applikation der heißen Rolle am Beispiel des sternokostalen Überganges (◘ Abb. 6.114).

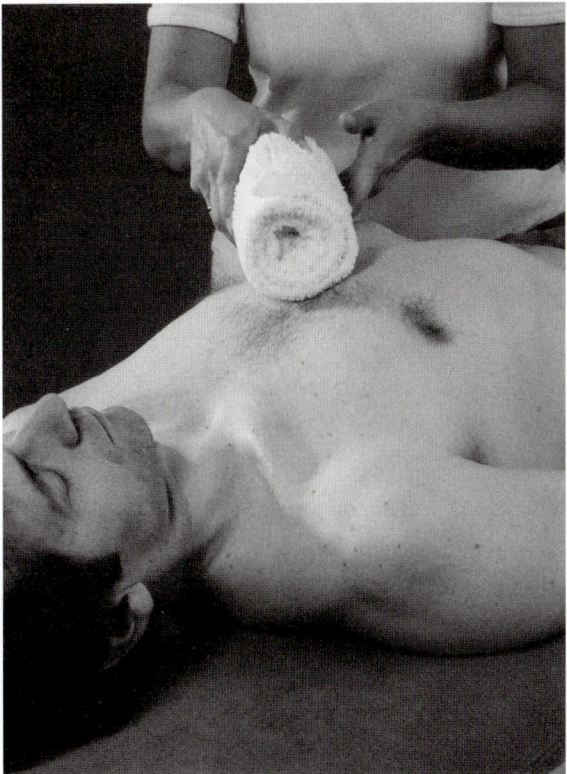

◘ **Abb 6.114.** Applikation der heißen Rolle

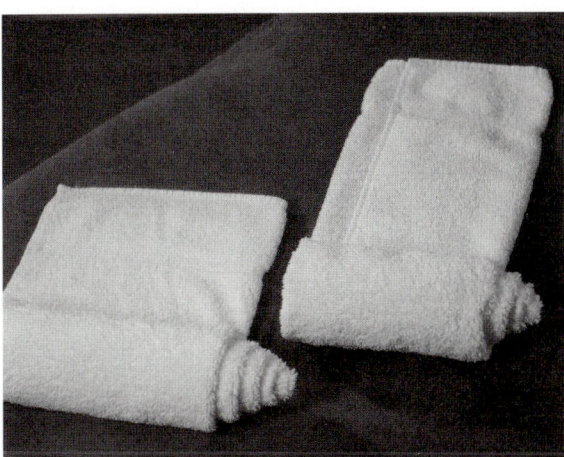

◘ **Abb 6.112.** Herstellung einer heißen Rolle

Die Anwendung erfolgt kleinflächig tupfend mit leichtem Druck, wobei eine sanfte lokale Rötung der Haut zu erwarten ist.

! Vorsicht

Durch zu langen Hautkontakt können Verbrennungen entstehen. Unbedingt die Reaktionen des Patienten frühzeitig beachten!

Anwendungsorte

An vielen anatomisch unterschiedlichen Orten können mechanische Ödeme auftreten. Ob es sich bei dem jeweiligen Patienten um ein behandlungsbedürftiges, also ausgeprägtes afferentes Ödem handelt und wo es lokalisiert ist, ergibt sich aus der Funktionsanalyse (s. Kap. „Funktionsanalyse", 4.2.1 und 4.3.2 „Auffinden eines autochthonen Ödems").

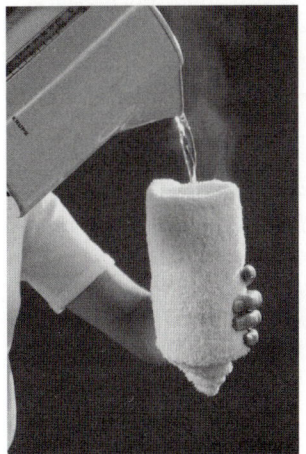

◘ **Abb 6.113.** Füllen des Frotteetrichters mit heißem Wasser

Typische Lokalisationen eines mechanischen Überlastungsödems, die mit einer heißen Rolle gut behandelbar sind:
- sternokostale Übergänge,
- M. pectoralis major (ventrale Spange),
- Unterarmflexoren,
- Daumenballenmuskulatur,
- Bauchmuskulatur bzw. Symphyse mit den Tubercula pubica,
- Ansatzbereich des M. glutaeus maximus,
- autochthon gereizte sternoklavikulare Gelenke und akromioklavikulare Gelenke.

Auch andere Lokalisationen sind möglich. Sie ergeben sich aus der Funktionsanalyse.

Allgemeine Kontraindikationen bei Hitzeanwendungen

Generell muss vom Arzt die Durchführung von thermischen Maßnahmen verordnet bzw. erlaubt werden. Dadurch werden mögliche Kontraindikationen im Vorwege ausgeschlossen.

> Vorrangige Kontraindikationen sind z. B.:
> - akute bakterielle Entzündungen,
> - akute rheumatoide Entzündungen,
> - Applikationen auf frischen Narben,
> - Applikationen in varikösen Regionen,
> - Erkrankungen des lymphatischen Systems,
> - Tumorerkrankungen,
> - Schwangerschaft,
> - weitere Kontraindikationen, die hier nicht genannt werden, lassen sich aus der Wirkung der Hitzeanwendungen ableiten.

❗ Vorsicht

Besondere Vorsicht ist in Bereichen mit **Sensibilitätsstörungen** (bei neuronalen Schädigungen, in Narbengebieten u. Ä.) geboten, da zeitlich zu lange Applikationen zu Verbrennungen führen können!

Besteht die Gefahr, dass der Patient Schäden durch thermische Maßnahmen nicht frühzeitig bemerkt, sollte auf Hitzeapplikationen ganz verzichtet werden!

Liegt bei einem Patienten ein behandlungsbedürftiges mechanisches Überlastungsödem vor und reagieren zuvor ausgewählte Kontrollbefunde positiv auf gezielte Hitzeanwendungen, kann der Patient die Behandlung durch selbstständige Maßnahmen zu Hause unterstützen. Dafür eignet sich die **„heiße Dusche"**: Der Patient duscht mehrfach täglich das betroffene Gebiet heiß ab, eine Rötung der Haut sollte sichtbar werden. Wichtig ist, zuvor mit ihm die „Verbrennungsgefahr" zu besprechen.

Um zu prüfen, ob die Eigenmaßnahme erfolgreich war, sollte der Patient vor und nach dem Duschen festgelegte **Kontrollbefunde** überprüfen. Diese sollten sich nach Möglichkeit positiv durch die Maßnahme verändern. Gleich bleibende Kontrollbefunde können jedoch zunächst akzeptiert werden.

ℹ Tipp

Häufig ist das Hautareal über einem mechanischen Überlastungsödem besonders hitzeempfindlich. Äußert der Patient z. B. im Seitenvergleich eine einseitige Überempfindlichkeit, kann dies nach unserer Erfahrung die Annahme eines Überlastungsödems verstärken.

6.6.2 Wärmeanwendungen

Wirkungsweise (siehe auch 2.4.2)

Wärmeanwendungen verfügen über die allgemein bekannten physiologischen Wirkungen auf das Gefäß- und Muskelsystem. Daher werden sie im Fall von **Kontrakturen** eingesetzt, um durch eine generalisierte Überwärmung den Muskeltonus im Körper zu senken. Obwohl es sich bei dieser Maßnahme um eine **globale Tonussenkung** im gesamten Körper handelt, hat sich in der Praxis gezeigt, dass sie besonders effizient ist, wenn die Wärmeträger direkt auf das Hautgebiet über den Kontrakturen gelegt werden.

Durchführung

Um eine generalisierte Überwärmung zu erreichen und damit den Muskeltonus effektiv zu senken, sollte bei der Wärmeanwendung darauf geachtet werden, dass der Patient ausreichend zugedeckt ist (◘ Abb. 6.115).

◘ Abb. 6.116a und b zeigt Beispiele häufig genutzter Lokalisationen der Wärmepackung in Bauch- bzw. Rückenlage.

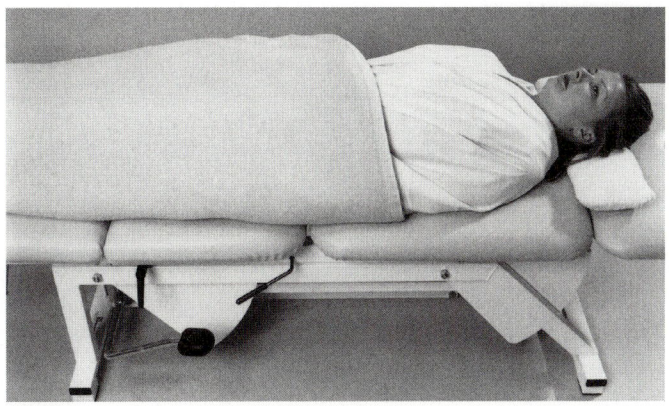

◻ **Abb 6.115.** Um eine Überwärmung zu erreichen, muss der Patient ausreichend zugedeckt werden

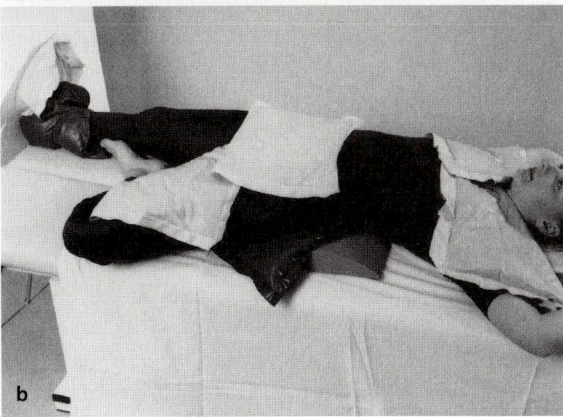

◻ **Abb 6.116a,b.** Wärmepackung in Bauchlage und in Rückenlage

Allgemeine Kontraindikationen bei Wärmeanwendungen

Auch bei dieser Maßnahme muss die Verordnung des Arztes vorliegen, um mögliche Kontraindikationen auszuschließen.

> Vorrangige Kontraindikationen sind z. B.:
> - arterieller Hypertonus,
> - Herzinfarkt,
> - Herzinsuffizienz,
> - zerebraler Insult,
> - Encephalitis disseminata,
> - Lymphödem,
> - Varikosis,
> - frische Operationen,
> - fieberhafte Infekte,
> - akute Entzündungen,
> - Schwangerschaft,
> - weitere Kontraindikationen, die hier nicht genannt werden, lassen sich aus der Wirkung der Wärmeanwendungen ableiten.

ⓘ Tipp

- Mit **selbstständigen Maßnahmen,** z. B. durch Wannenbäder, Saunabesuche, Heizkissen, Wärmflaschen, kann der Patient die Behandlung unterstützen.
- Patienten mit multifokalen Kontrakturen sollten sich tagsüber und v. a. auch in der Nacht warm halten und Zug meiden. Entsprechende **Kleidung** wie Halstücher, Bettsocken, wollene Unterwäsche und der Gebrauch von Wärmflaschen oder -packs in der Nacht sind zu empfehlen. Diese thermischen Maßnahmen können nach unserer Erfahrung den Therapieerfolg entscheidend verbessern!

6

Wichtig	

Feuchte Hitze oder Wärme ist aufgrund der besseren Wärmeleitung trockenen Anwendungen vorzuziehen.

❯ **Exkurs**

Exkurs über die **Eisanwendung** in der Brügger-Therapie

Die wirkphysiologische Diskussion zum Thema Eis ist noch nicht abgeschlossen. Der noch vor einigen Jahren unkontrollierte und undifferenzierte Einsatz von Eis am Gewebe beginnt jedoch zunehmend zu bröckeln. Positiv gesichert ist nur die unmittelbare Anwendung nach Traumen zur Hämatomreduktion. Zudem besteht eine gewisse analgetische Wirkung.

Immer wieder begegnet man im Zusammenhang von Eisbehandlungen den Begriffen „Kurz"- oder „Langzeitanwendung", ohne eine genaue zeitliche Definition. Dies erschwert die Bewertung. Sicher ist jedoch, dass längerzeitige Anwendungen von Eis, wobei hier vom Minutenbereich auszugehen ist, einige deutlich negative Folgen für Gewebestrukturen und Metabolismus haben. Vasokonstriktion führt zur Reduktion von Entzündungsmediatoren und somit zur Verringerung vieler reparativer Prozesse, aber vor allem zu zunehmender Zelldestruktion mit Schädigung der Lymphkapillaren. Somit führt Eis zu einer Störung von Wundheilungsvorgängen und induziert bzw. verstärkt interstitielle Ödeme.

Insgesamt gibt es für die Therapie im Brügger-Konzept keine Indikation zur Anwendung von Eis. Die thermischen Reize von Wärme und insbesondere Hitze hingegen sind aufgrund ihres positiven Einflusses auf das Muskelsystem und auf die Infrastruktur integrale Bestandteile der Therapie.

6.7 Activities of Daily Living (ADL)

Das ADL-Training („Activities of Daily Living") verändert bzw. schult die **alltäglichen Haltungs- und Bewegungsabläufe** des Patienten in Beruf und Freizeit.

Im Vergleich zur klassischen Rückenschulbewegung, die sich mit Prävention und Rehabilitation vor allem von Wirbelsäulenerkrankungen beschäftigt, umfasst das ADL-Training in der Brügger-Therapie weitere wichtige Aspekte. Durch die Beachtung der gesamten globalen Bewegungsmuster nimmt die Wechselwirkung zwischen den Extremitäten und der Wirbelsäule einen wichtigen Platz ein.

Da durch die AKH die Strukturen des gesamten Bewegungssystems, ihren Möglichkeiten entsprechend, schonend belastet werden, stellt das Training von Bewegungen in dieser Haltung sowohl **Prävention** als auch **Therapie** möglicher Fehl- bzw. Überlastungen der knöchern-knorpeligen und muskulären Strukturen dar.

Stellenwert des ADL-Trainings in der Brügger-Therapie

Der Stellenwert des ADL-Trainings ist in der Brügger-Therapie ausgesprochen hoch, da unphysiologisch belastende Bewegungsmuster bei den alltäglichen Bewegungsabläufe die Grundursache für vielfältige muskuläre Störfaktoren darstellen. Diese bilden wiederum sehr häufig die eigentliche Ursache, die **Afferenz**, für die Beschwerden der Patienten. Der zeitliche Umfang der krankengymnastischen Behandlung ist auch bei höherer Terminfrequenz eher kurz. Im weiteren Tagesablauf ist die Gefahr der Unterhaltung und/oder des Neuaufbaus muskulärer Afferenzen durch die Bewegung in den gewohnten, biomechanisch ungünstigen Bewegungsmustern sehr groß. Aus diesem Grund sollte die Erarbeitung und Automatisierung biomechanisch günstiger Alltagsbewegungsmuster von Beginn an ein **zentrales Element der Therapie** bilden. Mit einem afferenzbezogenen ADL-Training erfahren zudem bereits vorhandene Kontrakturen wiederholt Dekontraktionsimpulse und werden auf diesem Wege gelöst.

Das ADL-Training bildet ein wesentliches therapeutisches Element, um das gewünschte Therapieziel der Dekontraktion von muskulären Kontrakturen und der Entlastung von mechanischen Überlastungsödemen zu erreichen. Es gewährleistet darüber hinaus den dauerhaften Erhalt des erreichten Zieles und stellt eine Prophylaxe vor neu entstehenden Afferenzen dar.

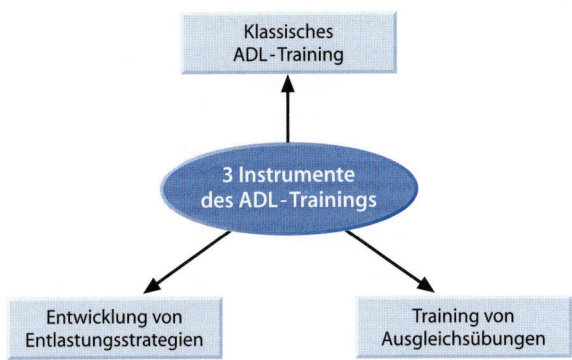

Abb 6.117. Instrumente des ADL-Trainings in der Brügger-Therapie

Das ADL-Training in der Brügger-Therapie setzt sich wesentlich aus **drei Instrumenten** zusammen (Abb. 6.117):
- klassisches ADL-Training,
- Entwicklung von Entlastungsstrategien,
- Training von Ausgleichsübungen.

6.7.1 Das klassische ADL-Training

Das klassische ADL-Training verändert die bisher üblichen Haltungs- und Bewegungsgewohnheiten, die zumeist krumm im Sinne der sternosymphysalen Belastungshaltung eingenommen wurden.

Ziele
- Entlastung von unphysiologisch stark belasteten Strukturen des gesamten Bewegungssystems.
- Therapie von Kontrakturen über dekontraktive Impulse und Therapie überlasteter Strukturen.
- Vermeidung neu entstehender Afferenzen.

Auswahlkriterien

Welche ADL-Situation zuerst geübt werden sollte, hängt von der **Alltagssituation des Patienten** ab. Ebenso fließt die **aktuelle klinische Situation** differenziert in die Entscheidung mit ein.

Folgende **Kriterien** können die Auswahl der zu übenden ADL-Situation bestimmen:
- Integrierbarkeit,
- Schmerzintensität,
- alltagsbestimmend,
- Afferenzbezug,
- Hauptafferenz unterhaltend.

Welches Auswahlkriterium den Einstieg in das ADL-Training bestimmt, unterliegt keinen festen Regeln. Die Entscheidung sollte **individuell** von der jeweiligen Situation des Patienten abhängig gemacht werden (Abb. 6.118).

Integrierbarkeit

Der Therapeut entscheidet sich für eine ADL-Situation, die der Patient gut in seinen Alltag integrieren kann: Zum Beispiel Gangschule bei einem Patienten „mit Hund", mit dem er ohnehin dreimal täglich spazieren geht.

Schmerzintensität

Es wird die ADL-Situation zum Training ausgewählt, die für den Patienten mit starken Schmerzen verbunden ist: z. B. Training von Schlafpositionen für einen Patienten, der mehrmals aufgrund von Rückenschmerzen in der Nacht aufwacht.

Alltagbestimmend

Die ADL-Situation, die einen Großteil des Alltags des Patienten ausmacht, wird als Einstieg gewählt: z. B. Schreibtischarbeit bei einer Patientin, die als Sekretärin arbeitet.

Abb 6.118. Mögliche Auswahlkriterien zum Einstieg in das ADL-Training

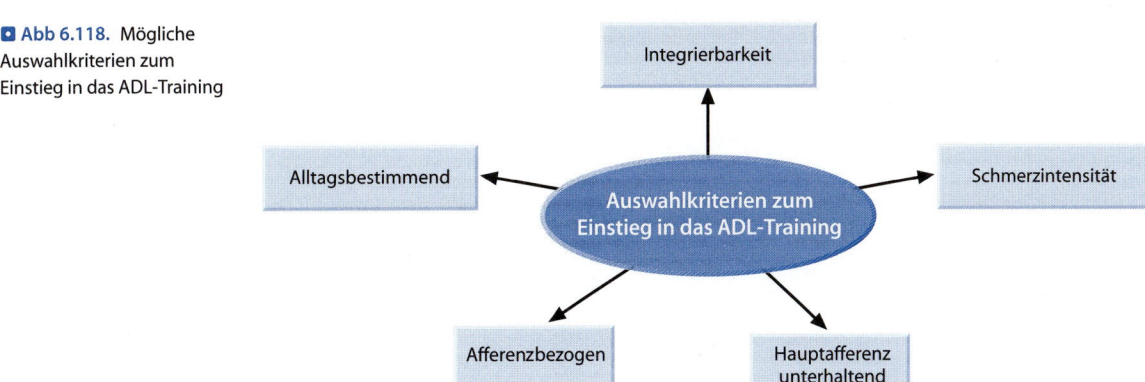

Afferenzbezug

Der Therapeut beginnt das ADL-Training mit verschiedenen für den Patienten relevanten ADL-Situationen, die afferenzbezogen erarbeitet werden.

- Zum einen bedeutet dies die Wahl einer Situation, bei der die aktuelle Afferenz dekontrahiert wird, z. B. Bücktraining bei einem Patienten mit einer Kontraktur des M. glutaeus maximus,
- zum anderen kann während des Trainings besonders auf die Bewegungsmusterkorrektur bezüglich der vordringlichen Afferenz eingegangen werden.

> **Beispiel**
> Folgende Korrektur während einer Gangschule bei einem Patienten mit einer Kontraktur der Bauchmuskulatur: „Bitte jetzt, während Sie weitergehen, bewusst den Bauch lösen und entspannen, ohne die aktive Rückenstreckung zu verlieren!"

Hauptafferenz unterhaltend

Ebenso ist es möglich, mit dem Training der ADL-Situation zu beginnen, die die Hauptbelastung für die Afferenzen darstellt. Bei mehreren afferenzunterhaltenden Tätigkeiten ist diejenige herauszufinden, welche die momentane Hauptafferenz des Patienten unterhält, z. B. Sitzkorrektur bei einem Patienten, der als Vertreter weite Strecken im Auto fährt und dessen Hauptafferenz eine Kontraktur der Bauchmuskulatur ist.

Allgemeine Aspekte der Durchführung

Untersuchungen aus dem Bereich des Motorlearning zeigen eine steigende Transferleistung mit zunehmender **realistischer Gestaltung der Übungssituation** in der Praxis.

Neu zu lernende Bewegungsabläufe können nicht „theoretisch besprochen" oder „nur" vom Therapeuten gezeigt werden, sondern müssen möglichst getreu der Alltagssituation des Patienten mit ihm durchgegangen und trainiert werden. Dieser Umstand sollte sich in der **Wahl des Inventars** widerspiegeln, d. h.

- in der Raumeinrichtung,
- in den Übungsutensilien,
- im Umfeld,
- im Grad an Ablenkung, z. B. durch Radiomusik oder Verkehrslärm.

> **Exkurs (s. 1.3 „Motorisches Lernen")**
> Laut Adams benötigt der Patient, um eine neue Bewegung erlernen und automatisieren zu können, eine konkrete Vorstellung der zu planenden bzw. durchzuführenden Bewegung (= **sensorisches Engramm**). Dies geschieht durch
> - das **Sehen** der korrekten Bewegung,
> - **verbale Erklärungen**,
> - **taktile Hilfen** im Sinne der **Fazilitation**.

In der daran anschließenden Übungsphase wird durch die Wiederholung der Bewegung ein **motorisches Engramm**, das im Gehirn abgespeichert wird, erstellt. Um den neuen Bewegungsablauf dem „Ideal" anzunähern, ist es in dieser Phase wichtig, den Patienten ausreichend mit **Feedback** zu versorgen. Das Feedback kann verbal, taktil oder durch optische Hilfen erfolgen.

Ein weiterer Aspekt, der beim ADL-Training beachtet werden sollte, ist die **Variabilität der Übungen**. Es ist sinnvoll, einzelne erlernte Bewegungselemente auf möglichst vielfältige Situationen mit wechselndem Umfeld und wechselnden motorischen Anforderungen zu übertragen. Dadurch wird es für den Patienten leichter, auf neue, vorher nicht geübte Situationen zu reagieren. Der Transfer des Erlernten in den Alltag wird erleichtert.

Der Therapeut hat durch das **Komponententraining** die Möglichkeit, einen komplexen Bewegungsablauf in mehrere einzelne Teilschritte zu gliedern, diese zunächst isoliert zu üben, und sie im Anschluss daran wieder in den Gesamtbewegungsablauf einzubinden. Wichtig dabei ist eine logische Aufteilung des Ablaufes, die vom Patienten als natürliche Gliederung begriffen werden muss.

Die einzelnen Schritte der Durchführung

Die Durchführung erfolgt in mehreren Schritten:

- Information des Patienten,
- Analyse der patiententypischen Bewegungsmuster,
- Demonstration der neuen „Bewegung" (Planungsphase),
- Übungsphase.

Schritt 1: Information des Patienten

Um dem Patienten verständlich zu machen, warum er die alltäglichen Bewegungsabläufe verändern soll, und um ihn zu motivieren, diese Leistung auch außerhalb der krankengymnastischen Praxis zu erbringen, sollte der Therapeut ihm eine kurze Erklärung geben. Der Zusammenhang zwischen seinen Beschwerden und seinen Bewegungsabläufen muss ihm begreiflich gemacht werden. Dabei ist darauf zu achten, dass das Sprachniveau einem Nichtmediziner bzw. Laien angepasst wird.

> ### Beispiel
> **Information über die Zusammenhänge**
> Patientin: Hausfrau mit Rückenschmerzen, die bei der Hausarbeit (z. B. beim Wäscheaufhängen) auftreten. Nachdem der Kontraktionsschmerz der hypoton tendomyotischen Rückenmuskulatur bei der Wirbelsäulenextension durch die Dekontraktion der Bauchmuskulatur aufgelöst werden konnte, könnte der Zusammenhang so oder in ähnlicher Form erklärt werden:
>
> „Sie haben gesehen, dass Ihr Rückenschmerz durch die Dehnung der Bauchmuskulatur verbessert werden konnte. Das heißt, dass Ihr Schmerz und die Veränderung dieser Muskulatur miteinander in Verbindung stehen. Daher lassen sich Ihre Rückenschmerzen teilweise auf Ihre krumme Körperhaltung zurückführen. Denn wenn Sie sich den ganzen Tag überwiegend in dieser krummen Körperhaltung bewegen, kann dies zu vielen muskulären Veränderungen führen. Bei Ihnen hat sich bereits eine Verkürzung und Überlastung der Bauchmuskulatur ergeben. Wenn Sie nun die Arme heben, wie Sie es täglich bei der Hausarbeit tun, wird an diesen zu kurzen Bauchmuskeln gezogen. Zum Schutz bremst die Rückenmuskulatur diese Bewegung und reagiert mit dem Ihnen bekannten Schmerz. Natürlich wird Ziel der Therapie die Dehnung und Entlastung Ihrer Bauchmuskeln sein, aber um eine erneute Verkürzung zu verhindern, ist es wichtig, Ihr Bewegungsverhalten derartig zu verändern, dass alle Muskeln in Ihrem Körper regelmäßige Dehnimpulse bekommen und nicht permanent angenähert werden. Um den Bauch zu dehnen, zeige ich Ihnen nun, wie ..."

Schritt 2: Analyse der patiententypischen Bewegungsmuster

Um die für den Patienten typischen Merkmale eines bestimmten Bewegungsablaufes herauszuarbeiten, wird er gebeten, diesen Ablauf mehrfach unkorrigiert durchzuführen. Daraus erkennt der Therapeut, welche Korrekturen für diesen Patienten nötig sind, und der Patient wird sich seiner bisherigen Bewegung bewusst.

Schritt 3: Demonstration der neuen „Bewegung" (= Planungsphase)

Damit sich der Patient eine Vorstellung bzw. einen Plan des neuen Bewegungsablaufes machen kann, zeigt der Therapeut das „Ideal" des Ablaufes im Wechsel mit der vom Patienten zuvor gezeigten Variante.

Der Patient schaut zunächst mit räumlichem Abstand zu.

Schritt 4: Übungsphase

Nun versucht der Patient den neuen Bewegungsablauf durchzuführen. Um dem „Ideal der Bewegung" weitgehend nahe zu kommen, hat der Therapeut folgende **Möglichkeiten:**

- Arbeit über Differenzen,
- Feedback,
- Alltagshilfen,
- Variabilität der Übungen,
- Kompromisslösungen,
- NSB-Zeichen,
- Motivation zur Veränderung.

Arbeit über Differenzen

Um die Körperwahrnehmung des Patienten zu schulen, arbeitet der Therapeut mit ihm über Differenzen. Der Patient führt dabei seine **„alte" Bewegung** im Wechsel mit dem **„neuen Ideal"** aus und spürt die jeweiligen Unterschiede im direkten Vergleich. So wird es ihm möglich, zu einem späteren Zeitpunkt selbstständig zu beurteilen, ob seine Bewegung korrekt ist oder nicht.

Feedback

Über **verbales, optisches** oder **taktiles Feedback** kann der Therapeut die Ausführung der Bewegung steuern. Beim Feedback sollte der Therapeut sich auf einige Aspekte beschränken, die der Patient entsprechend fließend umsetzen kann. Werden ein zu differenziertes Feedback bzw. zu viele Korrekturen zur gleichen Zeit gegeben, besteht die Gefahr, den Bewegungsablauf unnötig zu bremsen und den Patienten zu behindern. Als effektive taktile Hilfe hat sich das sog. „Memorytape" erwiesen (s. unten, Abschnitt über das „Rückentaping" in diesem Kapitel).

Alltagshilfen

Während der Übungsphase werden für die entsprechende Alltagssituation **unterstützende Hilfen** erarbeitet: So kann etwa der Wäschekorb während des Wäscheaufhängens hochgestellt werden. Weiter empfiehlt sich der Einsatz von Stehpulten am Arbeitsplatz, um permanentes Sitzen zu unterbrechen, oder das Abstützen an Geräten beim Bücken beispielsweise während der Gartenarbeit.

Variabilität der Übungen

Siehe „Allgemeine Aspekte der Durchführung" (weiter vorne in diesem Kapitel).

Kompromisslösungen

Da insbesondere zu Beginn der Behandlung ein hundertprozentig idealer Bewegungsablauf vom Patienten in der Regel nicht erreicht werden kann, erarbeiten Therapeut und Patient einen **Kompromiss**. Dabei orientieren sie sich:

- an der flüssigen Durchführung der Bewegung,
- an den NSB-Zeichen,
- an der Umsetzbarkeit in den Alltag des Patienten.

Ziel der weiteren Behandlungseinheiten wird es sein, an diesem Kompromiss zu arbeiten und ihn zu verbessern (◘ Abb. 6.119 und 6.120).

NSB-Zeichen

Schmerz und andere NSB-Zeichen, die beim ADL-Training auftreten, werden als **Kontrollbefunde** im Sinne der Funktionsanalyse in der weiteren Behandlung genutzt. Zugleich **limitieren** deutliche NSB-Zeichen, wie beispielsweise Schmerz oder Krampfgefühl, **das Bewegungsausmaß** bzw. den Bewegungsablauf des Trainings. Sie dienen als Parameter bei der Erarbeitung der Kompromisslösungen.

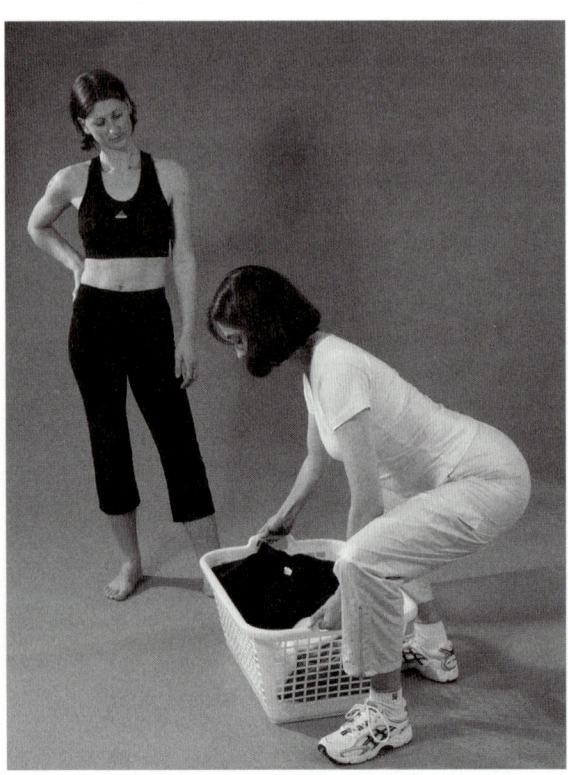

◘ **Abb 6.119.** Ideal des Bewegungsablaufes Bücken

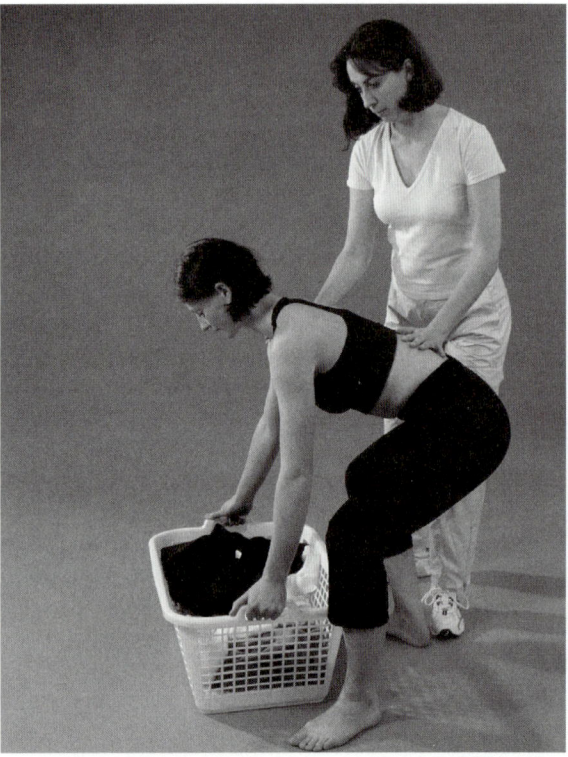

◘ **Abb 6.120.** Kompromisslösung des Bewegungsablaufes Bücken, ca. 60 % des Ideals

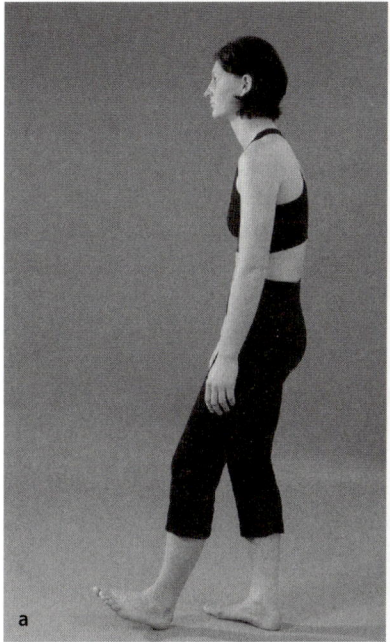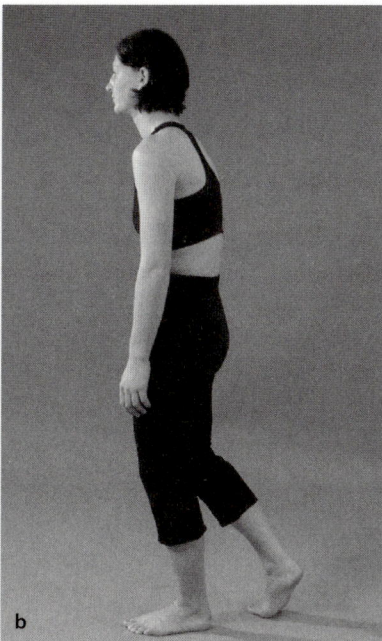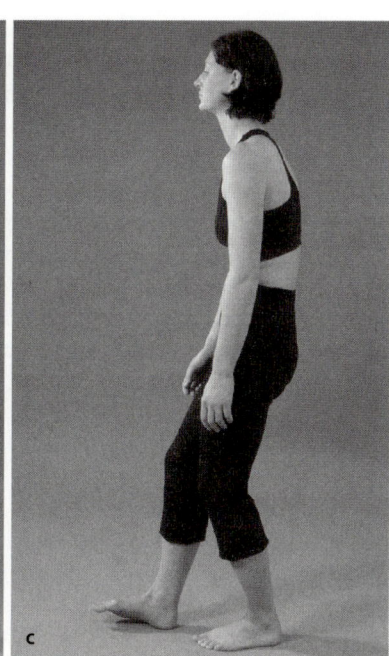

a   b   c

◘ **Abb 6.121a–c.** Ästhetische Aspekte des Bewegungsablaufs Gang in krummer Haltung

Motivation zur Veränderung

Wenn von Seiten des Patienten bereits die Einsicht zur Veränderung vorhanden ist (s. Abschnitt „Information des Patienten"), sollte der Therapeut ihn während dieses wichtigen Lernprozesses begleiten und unterstützen. Die **Motivation** kann durch folgende **Aspekte** erreicht werden:

- **Ästhetik:** Allein die Erkenntnis, dass Bewegungen in der AKH schöner und ästhetischer aussehen als in der krummen Körperhaltung, stellt für viele Patienten eine Motivation dar (◘ Abb. 6.121 und 6.122).
- **Dosierung:** Ziel des ADL-Trainings ist nicht, die aufrechte Körperhaltung über 24 Stunden am Tag einzunehmen, sondern das Verhältnis zwischen krummer und aufrechter Haltung zu harmonisieren. Diese Information stellt bereits eine Motivation dar. Dadurch werden zusammen mit dem Patienten realistische und erfüllbare Zielvorstellungen erarbeitet.
- **Information** über Verhinderung negativer Konsequenzen: Eine Reihe von Patienten wird durch die Information motiviert, dass durch ein anderes Bewegungsverhalten im Alltag negative Konsequenzen, wie z. B. Schmerzen oder Bewegungseinschränkungen, verhindert oder reduziert werden können.

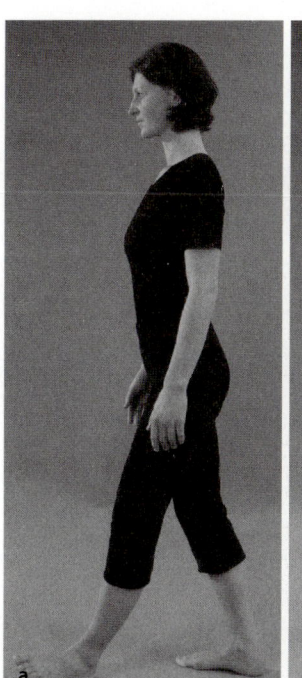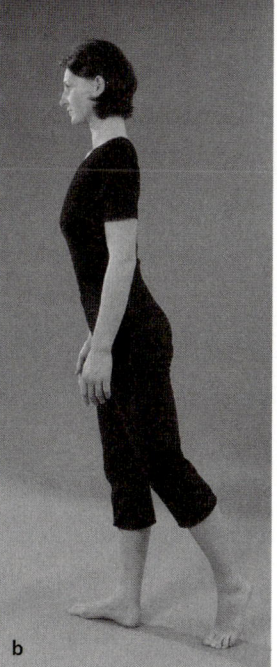

a   b

◘ **Abb 6.122a,b.** Im Vergleich dazu in aufrechter Haltung

6

▬ **Systematischer Therapieaufbau:** Erkennt der Patient einen systematischen Aufbau des ADL-Trainings über mehrere Behandlungseinheiten hinweg und empfindet er die Auswahl der jeweiligen ADL-Situationen als logisch, wird er in der Regel die Arbeit an seinem Bewegungsverhalten fortsetzen. Erscheinen Training und Auswahl jedoch planlos, wird es wesentlich schwieriger, den Patienten zu motivieren. Zur Unterstützung ist es daher sinnvoll, bearbeitete Bewegungsabläufe zu dokumentieren und in der nächsten Behandlungseinheit erneut aufzugreifen, zu kontrollieren und an ihnen weiterzuarbeiten.

Typische Schwierigkeiten beim ADL-Training

Beim Training alltäglicher Bewegungsabläufe können **typische Probleme** auftreten, z. B.:
▬ Schmerzen bei der neuen Bewegung,
▬ das Gefühl der Überkorrektur,
▬ subjektive Empfindungen wie „Mühe", „Anstrengung", „Steifigkeit",
▬ ungenügendes Körpergefühl,
▬ ungenügender Transfer in den Alltag.

Sie werden im Folgenden gemeinsam mit möglichen **Lösungsansätzen** kurz vorgestellt.

Schmerzen bei der neuen Bewegung

Gerade zu Beginn des ADL-Trainings können Beschwerden, wie etwa Rücken- oder Knieschmerzen auftreten, die nicht als Zeichen für eine falsche Durchführung oder schlechte Hebelverhältnisse zu werten sind, sondern **reflektorische tendomyotische Beschwerden** darstellen. Dieser Zusammenhang muss dem Patienten erklärt werden, um etwaige Unsicherheiten abzufangen und die Motivation nicht zu gefährden. Die auftretenden Beschwerden können als Kontrollbefunde in der weiteren Behandlung genutzt werden. Sie limitieren jedoch das Ausmaß der neuen Bewegung.

Gefühl der Überkorrektur

Der Patient fühlt sich „überkorrigiert" und empfindet die neue Haltung als übertrieben und unnatürlich. Um die Motivation nicht zu gefährden und dem Patienten das Zutrauen zur Haltungsänderung zu geben, ist es wichtig, dieses **subjektive Empfinden des Patienten**, z. B. mit Hilfe eines Spiegels, zu objektivieren. So kann er selbst sehen, dass sein Gefühl nicht der Realität entspricht. Außerdem sollte dem Patienten mitgeteilt werden, dass das Gefühl

der Überkorrektur von vielen Patienten zu Beginn der Behandlung wahrgenommen wird und sich in der Regel nach kurzer Zeit legt.

Subjektive Empfindungen wie „Mühe", „Anstrengung" und „Steifigkeit"

Das Gefühl muskulärer Anstrengung und Mühe, das evtl. entstehen kann, ist als Ausdruck der **„hypoton tendomyotischen Schaltung"** zu werten, die muskuläre Steifigkeit als Ausdruck der **„hyperton tendomyotischen Schaltungen"** von verschiedenen Muskelgruppen. Diese Information sollte an den Patienten weitergegeben werden. Solche Phänomene wie auch andere NSB-Zeichen können als Kontrollbefunde genutzt werden.

Ungenügendes Körpergefühl

Der Patient hat ein mangelhaftes Körpergefühl und große Schwierigkeiten, den neuen Bewegungsablauf umzusetzen. In diesem Fall muss ein wesentlicher Behandlungsschwerpunkt auf der **Verbesserung der Körperwahrnehmung** liegen. Dies ist beispielsweise möglich über visuelle, taktile oder auch verbale Hilfen (s. 6.1. „Erarbeiten der Komponenten der aufrechten Körperhaltung"), und durch das Arbeiten über Differenzen.

> **Wichtig**
>
> Selbstverständlich sollten gerade bei diesen Patienten beim verbalen Feedback permanente Negativ-Formulierungen vermieden werden, da sonst die Motivation völlig verloren geht. Besser sind hier positive Verstärkungen und die Wertung kleiner Verbesserungen im Sinne der **„Strategie der kleinen Schritte"**.

Ungenügender Transfer in den Alltag

Der Patient ist intellektuell und physisch in der Lage, den neuen Bewegungsablauf durchzuführen, allerdings setzt er ihn außerhalb der Praxissituation nicht in seinen persönlichen Alltag um. Im Vordergrund stehen in diesem Fall:

Die Auswahl möglichst echter ADL-Situationen: Vorgegebene Grenzen aus dem Alltag des Patienten sollten akzeptiert und das ADL-Training danach ausgerichtet werden, ggf. sollte mit dem Patienten nach umsetzbaren Alternativen gesucht werden. Die Ausstattung des Behandlungsraumes muss eine realistische Übungssituation ermöglichen. Eventuell bedeutet dies, das Training in der für diese Situation typischen Kleidung, z. B. in einem engen Kostümrock am Schreibtisch, durchzuführen.

Einsatz von optischen Erinnerungshilfen: Bunte Klebepunkte und Merkzettel mit entsprechenden Zeichnungen der neuen Bewegung können auf die entsprechenden Geräte (Computer, Telefon, Waschmaschine etc.) geklebt werden und so den Patienten an die neue Bewegung erinnern.

Eigene Übertragung bestimmen: Bestimmt der Patient selbst, welche der neu erlernten Bewegungen er zunächst in seinen Alltag umsetzen möchte, wird die Wahrscheinlichkeit eines Transfers größer. Es ist sinnvoll, die Hausaufgaben nicht dogmatisch vorzugeben, sondern den Patienten zu befragen, welche er umsetzen möchte. Beispielsweise entscheidet sich eine Hausfrau für die Hausaufgabe „Staubsaugen im korrekten Bewegungsablauf", da sie diese Tätigkeit sehr häufig im Alltag durchführt und dabei Beschwerden bekommt.

Fachliche Aspekte einzelner ADL-Situationen

Die nun folgenden Situationen bestimmen in der Regel einen großen Teil des Alltags und sollten daher besondere Beachtung finden.

Sie werden in verschiedene Aktivitäten bzw. Positionen unterteilt:
- Sitz,
- Gang,
- Hebe- und Bückverhalten,
- Schlafpositionen.

Der Sitz

Das Training des aufrechten Sitzens ist von besonderer Bedeutung, da viele Patienten einen Großteil des Tages sitzend verbringen. Dabei gilt es, nicht nur eine einzelne Sitzposition mit dem Patienten zu erarbeiten, sondern verschiedene **wechselnde Positionen** gemeinsam zu entwickeln und mit entsprechenden **passiven Hilfen** zu unterstützen. Diese Auswahl ermöglicht es dem Patienten, je nach Tätigkeit oder Schmerzsituation über einen längeren Zeitraum variabel und zugleich aufrecht zu sitzen.

Der aufrechte Sitz ist grundsätzlich durch **Beckenkippung** und **Thoraxhebung** gekennzeichnet. Die Stellung der Extremitäten variiert je nach Ausgangsposition und Tätigkeit.

Bei der Vermittlung der **Sitzpositionen** ist es sinnvoll, zwischen
- „ventral-orientierten" Positionen und
- „dorsal-angelehnten" Positionen
zu unterscheiden (◘ Abb. 6.123 und 6.124).

Bei den **ventral-orientierten Sitzpositionen** (◘ Abb. 6.123a–c) bieten sich als passive Abstützhilfen die Tischkante, Stuhllehnen u. Ä. an. Sie erleichtern es dem Patien-

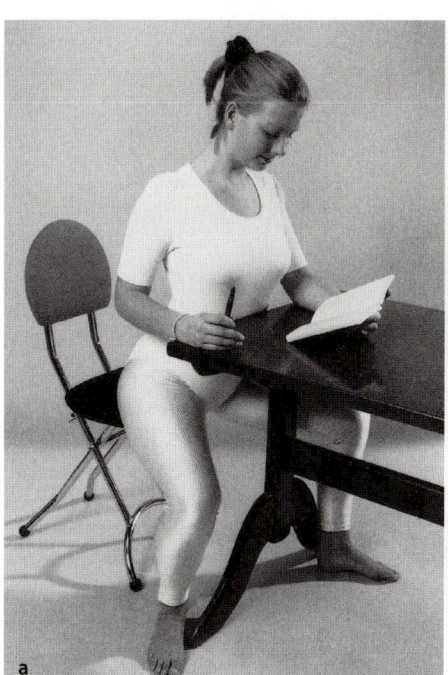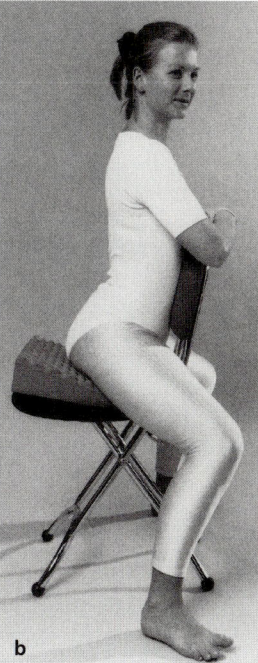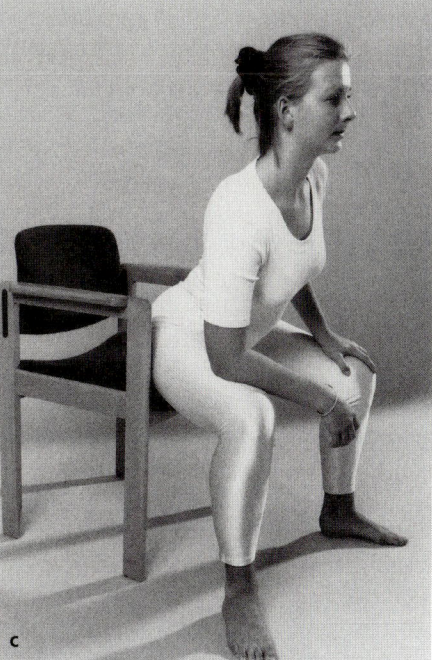

a   b   c

◘ **Abb 6.123a–c.** Verschiedene ventral orientierte Sitzpositionen mit entsprechenden Entlastungshilfen

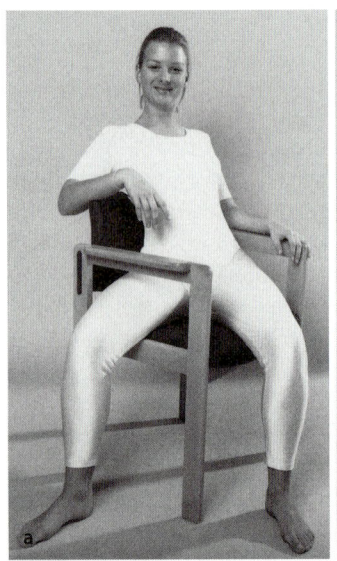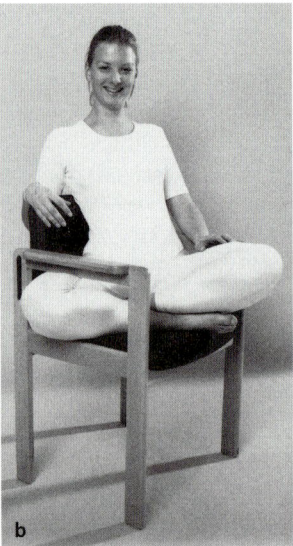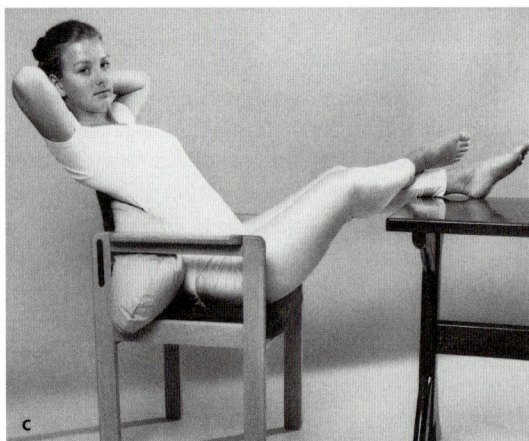

◪ **Abb 6.124a–d.** Verschiedene dorsal angelehnte Sitzpositionen

ten, die aufrechte Körperhaltung einzunehmen. Kennzeichen dieser Positionen ist, dass sich der Patient auf dem vorderen Drittel der Sitzfläche platziert. Besonders eignen sie sich für die Tätigkeiten, bei denen sich der Patient im Raum nach vorn orientiert wie Schreiben, Malen etc.

Bei den **dorsal-angelehnten Sitzpositionen** (◪ Abb. 6.124a–d) können die Stuhl- und Rückenlehnen den Patienten bei der Aufrichtung sinnvoll unterstützen. Diese Sitzpositionen, bei denen der Patient mit dem Gesäß möglichst nah an die Rückenlehne heranrutscht, eignen sich hervorragend bei Tätigkeiten, die nicht zwangsläufig mit einer ventralen Raumorientierung verbunden sind, wie z. B. Lesen, Telefonieren, Besprechen etc.

❶ Vorsicht

Ungünstig sind Sitzpositionen, bei denen weder eine ventrale noch eine dorsale Abstützung möglich ist, also Positionen in der Mitte der Sitzfläche. Hierbei wird das Bewegungsmuster der krummen Körperhaltung initiiert. Einen sinnvollen Einsatz für diese Sitzpositionen gibt es im Alltag nicht.

Es ist wichtig, mit dem Patienten zu erarbeiten, dass zwischen seiner gewohnheitsmäßigen Sitzhaltung und dem neuen „Ideal" viele **Zwischenstufen** existieren. Ziel der Therapieeinheit ist es, den Patienten zu befähigen, die Dauer des aufrechten Sitzes allmählich auszudehnen.

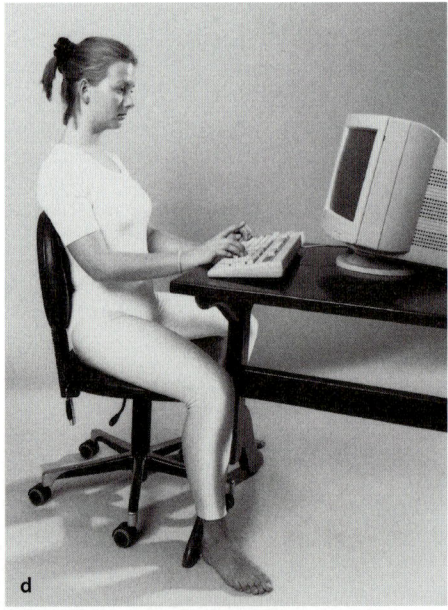

◪ **Abb 6.124d.**

Sitzmöbel und Hilfsmittel

Bei der Wahl der **Sitzmöbel** ist darauf zu achten, dass die Sitzhöhe die Beckenkippung zulässt und die Sitzfläche nach Möglichkeit horizontal eingestellt ist. Keinesfalls sollte die Fläche zur Rückenlehne abkippen, da damit eine Beckenaufrichtung mit Biegespannung in der Wirbelsäule verbunden ist.

Passive Sitzhilfen sollten individuell nach Tätigkeit und Mobiliar ausgesucht werden und häufig eingesetzt werden. So bieten sich beispielsweise zur Unterstützung der Wirbelsäulenlordose beim Autofahren die Auto-Lordose-Kissen an, die an der Rückenlehne in verschiedenen Höhen befestigt werden können. Aber auch Lagerungs- oder sog. Stillkissen können zur Unterstützung der aufrechten Körperhaltung in unterschiedlichen Ausgangspositionen zum Einsatz kommen.

Keilkissen lassen sich dagegen nicht nur sinnvoll in den Alltag integrieren. Allenfalls bei ventral orientierten Arbeiten, bei denen sich der Patient mit dem Rumpf an der Tischkante abstützen kann, ist der Gebrauch zu empfehlen:

> **Exkurs**

Vorteile von Keilkissen:
Die Kissen dienen als optische Hilfe, die den Patienten an die neue Sitzhaltung erinnert.

Bei ventral orientierten Arbeiten mit Rumpfabstützung wirken sie als mechanische Hilfe, da durch die nach vorn geneigte Sitzfläche die Beckenkippung erleichtert wird.

Nachteile von Keilkissen:
Es handelt sich um keine passive Hilfe, da der Patient das Rumpfgewicht selbst stabilisieren muss, daher ist der Gebrauch nur in Kombination mit einer ventralen Abstützmöglichkeit zu empfehlen.

Im Alltag, wenn Sitzpositionen über einen längeren Zeitraum eingenommen werden, ist das Keilkissen nicht praktikabel, da es die Mobilität auf dem Stuhl und die den unterschiedlichen Tätigkeiten angepassten Sitzpositionen hemmt.

ⓘ **Tipp**
Zuweilen ist es aufgrund der Schmerzsituation, des Bewegungsgefühls oder vielleicht auch der Arbeits- bzw. Alltagskleidung des Patienten nicht möglich, das „Ideal" des aufrechten Sitzes zu erreichen, und **„Kompromisslösungen"** werden nötig. Um einen guten, in den Alltag transferierbaren Kompromiss zu erzielen, bietet es sich beispielsweise an, den Patienten in seiner entsprechenden Arbeitskleidung zu behandeln. Wenn es möglich ist, ist eine Behandlung „vor Ort", z. B. am Arbeitsplatz, unter wirklichen Gegebenheiten für eine effiziente Gestaltung des ADL-Trainings optimal.

Patienten, die über einen längeren Zeitraum sitzende Positionen einnehmen müssen, sollten „Minimalpausen" einlegen. In diesen Pausen können sog. **Ausgleichsübungen** durchgeführt werden, die die entsprechende Entlastung schaffen. Beispielsweise sollte eine Schreibkraft Armkreise nach hinten durchführen.

Der Gang

Eine wesentliche Komponente menschlicher Bewegung ist der aufrechte Gang (◘ Abb. 6.125). Darin spiegeln sich alle Elemente des globalen aufrechten Bewegungsmusters wider (s. Kap. 3.3.4).

Eine Voraussetzung für den aufrechten Gang ist die **Dekontraktionsfähigkeit aller Muskeln.** Im Umkehrschluss bedeutet dies, dass Störfaktoren im muskuloskelettalen System Einfluss auf das gesamte Bewegungsmuster Gang haben.

Die Ganganalyse (s. Kap. 4.1.2) kann Hinweise auf Störfaktoren geben und ist daher ein wichtiger Teil der Befundaufnahme.

Aber auch therapeutisch ist die Schulung des aufrechten Ganges ein effektives Element und stellt häufig einen ersten und wichtigen Schritt in das ADL-Training dar.

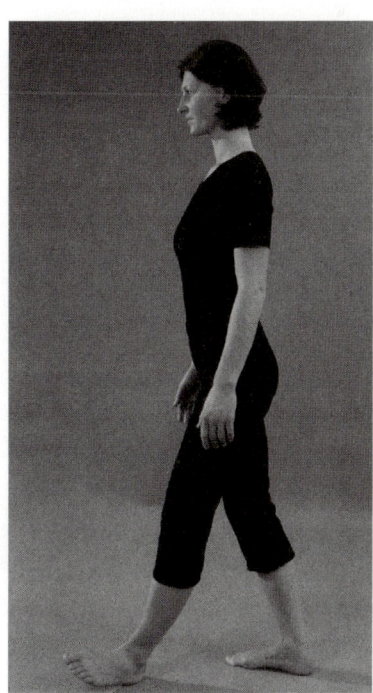

◘ **Abb 6.125.** Gang in aufrechter Körperhaltung

Ziele der Gangschule

- Gleichmäßige Kon- und Dekontraktionsimpulse aller beteiligten Muskeln: Im Schrittzyklus müssen die Muskeln im seitlichen Wechsel dekontrahieren, um dann unter Annäherung von Ansatz und Ursprung konzentrisch zu kontrahieren. Dies wirkt präventiv im Hinblick auf die Neuentstehung von Kontrakturen.
- Schulung und Automatisierung des aufrechten Bewegungsmusters in allen Komponenten.
- Anregung der infrastrukturellen Systeme.

Durchführung der Gangschule

Zwei Aspekte stehen im Vordergrund, an denen auch die ersten wesentlichen Korrekturen ansetzen:

- Einnahme der **thorakolumbalen Lordose** über die Thoraxhebung,
- **Außenrotation der Füße** am Boden.

🛇 Vorsicht

Die Rotation findet im Hüftgelenk statt, nicht im Knie!

Als **Orientierungshilfe** für das ideale Maß der Außenrotation der Beinachsen dient die Pro-, Supinationsachse im unteren Sprunggelenk (◻ Abb. 6.126). In der Schwungbeinphase befindet sich der Fuß im Moment des Aufsetzens der Ferse in Supination, in der Phase des Abstoßens mit der Großzehe in Pronation. Die Achse, um welche diese wechselnde Bewegung stattfindet, sollte daher in Fortbewegungsrichtung eingestellt werden, um die Pro- und Supinatoren im funktionellen Gleichgewicht zu halten; dies entspricht physiologischen Kon- und Dekontraktionsimpulsen (◻ Abb. 6.127).

Die Schritte der Durchführung entsprechen denen des allgemeinen ADL-Trainings und können dort nachgeschlagen werden. Um einen hohen Transfer in den Alltag zu erreichen, sollte in der Übungsphase **im Sinne der Variabilität der Übungen** das neu erlernte Bewegungsmuster auf folgende **typische Situationen** übertragen werden:

- Gehen mit Richtungswechsel,
- Gehen mit Tempowechsel (inklusive bremsen und beschleunigen),
- Gehen mit typischer Alltagskleidung, Schuhwerk und evtl. Taschen,
- Gehen mit Gegenständen, die getragen, geschoben oder gezogen werden,
- Gehen treppauf und treppab,
- Laufen und Joggen,
- Gehen mit Ablenkung, z. B. „Gespräch", „Verkehrslärm" etc.,
- Gehen auf verschiedenen Bodenbelägen, z. B. Teppich, Kies, Asphalt etc.

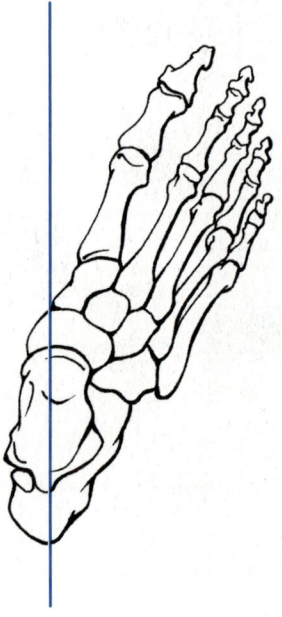

◻ **Abb 6.126.** Schematische Darstellung der Pro-, Supinationsachse

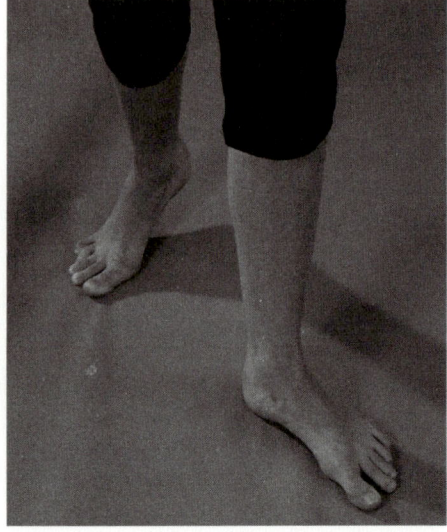

◻ **Abb 6.127.** Ideales Maß der Außenrotation des Fußes

ℹ Tipp

Ein 1- bis 2-mal täglich durchgeführtes **Gehtraining, 10–30 Minuten** in möglichst aufrechter Haltung, ist für viele Patienten gut möglich, da es keine besondere Ausrüstung oder Hilfsmittel erfordert und sich in der Praxis als effektive Ergänzung der Behandlung erweist.

Im Zusammenhang mit der Gangschule sollte der Therapeut ein Augenmerk auf das jeweilige **Schuhwerk der Patienten** richten, da mangelhafte Schuhe Quelle vielfältiger Störungen des Fußes und letztendlich des Gesamtbewegungssystems sein können:
— Die Schuhe sollten ausreichend Raum in **Länge und Breite** für den Fuß bieten.
— Eine gute, feste **Fersenführung** sollte vorhanden sein. Schuhe, die nicht ausreichend am Fuß fixiert sind, bewirken eine übermäßige Aktivität der Zehen- und Fußflexoren, die versuchen, den Schuh zu halten und Stabilität im Schuh zu gewinnen. Die Folge sind Bildung bzw. Unterhaltung von mechanisch induzierten Überlastungsödemen und Kontrakturen in den Plantarflexoren und in den supinierenden Muskeln des Unterschenkels.
— Da sich der zivilisatorisch geprägte Mensch im Allgemeinen auf zu harten Böden bewegt, sollte die **Sohle** über eine gute Dämpfungsfunktion verfügen. Ebenso sollte die Sohle flexibel sein, um den Wechsel zwischen Pro- und Supination zu ermöglichen.
— Der Schuh sollte einen **flachen Absatz** haben. Durch permanentes Tragen von hohen Absätzen besteht die Gefahr von Kontrakturen der Plantarflexoren. Ebenso wird die Außenrotation der Beinachse durch hohe Absätze nahezu unmöglich, die Füße werden parallel bzw. sogar innenrotiert aufgesetzt. Durch das innenrotierte Aufsetzen erfährt die Großzehe einen adduktorischen Kontraktionsimpuls. Die Gefahr eines Hallux valgus ist auf Dauer gegeben. Möchte der Patient nicht auf die hohen Absätze verzichten, sollte er wechselweise unterschiedlich hohe Schuhe tragen, um den belasteten Muskeln zumindest zeitweise dekontraktive Impulse zu geben. Ebenso sind Ausgleichsübungen in diesem Fall sehr wichtig (s. 6.7.3).

❗ Vorsicht

Auch Schuhe mit Negativ-Absätzen führen durch die dadurch tendenziell ausgelöste Knieüberstreckung zur Abweichung vom physiologischen Bewegungsmuster und letztendlich zur Entstehung von muskulären Störfaktoren.

Das Hebe- und Bückverhalten

Je nach Anlass, Umfeld und Gewicht des zu hebenden Gegenstandes sind unterschiedliche **Hebe- und Bückvarianten** möglich (◻ Abb. 6.128 bis 6.131):
— Aufheben von leichten Gegenständen, frei oder mit Unterstützung (◻ Abb. 6.128a und b).
— Aufheben von mittelschweren Gegenständen (◻ Abb. 6.129).

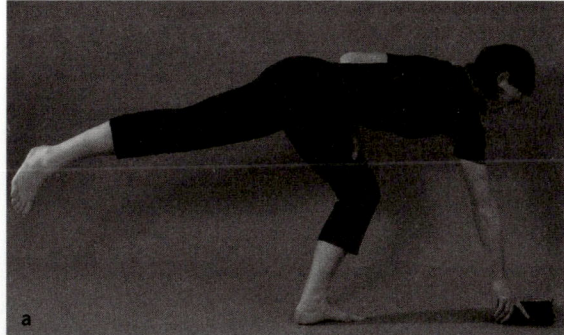
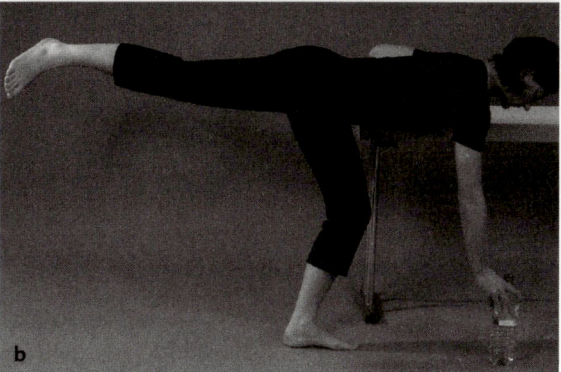

◻ **Abb 6.128a,b.** Aufheben von leichten Gegenständen

— Aufheben eines schweren Gegenstandes vom Boden, dabei sollte der Patient möglichst dicht an den Gegenstand herantreten und sich tief herunterbeugen (◘ Abb. 6.130).
— Einsammeln vieler leichter Gegenstände (◘ Abb. 6.131a und b).

Gemeinsames Grundprinzip all dieser Bück- bzw. Hebevariationen ist es, die Grundelemente des aufrechten Bewegungsmusters in der jeweiligen situativen Anpassung beizubehalten, also auf die Einhaltung der **korrekten Beinachsen** und der **thorakolumbalen Lordose** zu achten.

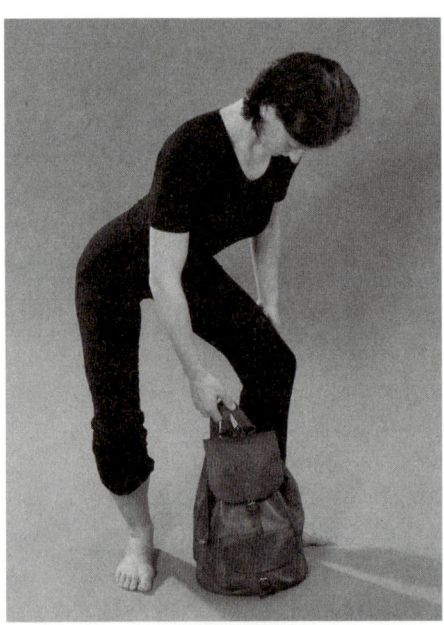

◘ Abb 6.129. Aufheben von mittelschweren Gegenständen

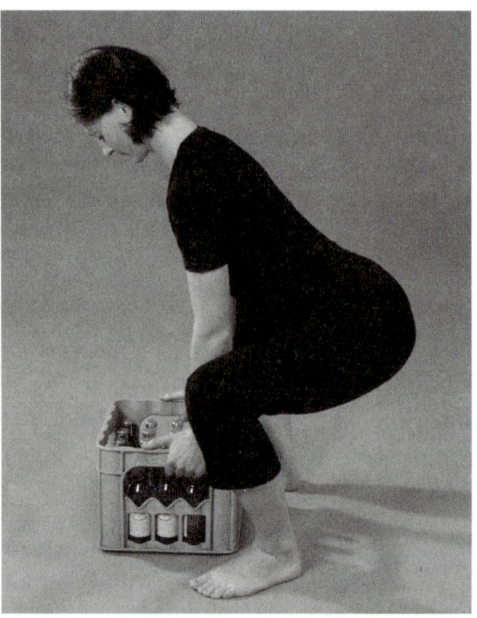

◘ Abb. 6.130. Aufheben eines schweren Gegenstandes vom Boden

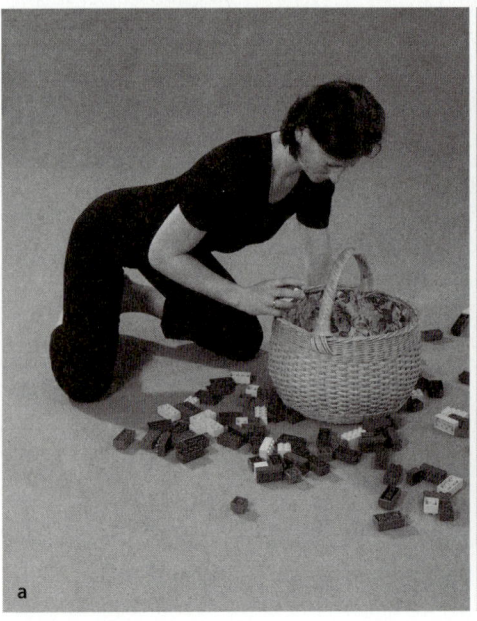

a

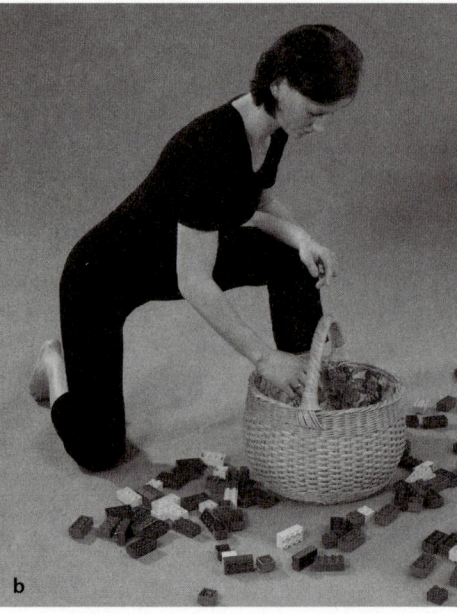

b

◘ Abb 6.131a,b. Einsammeln vieler leichter Gegenstände

Durchführung

Die Schritte der Durchführung entsprechen denen des allgemeinen ADL-Trainings und können der jeweiligen Textpassage entnommen werden. Um der **Variabilität der Übungen zu genügen** und damit die Transferleistung in den Alltag zu erhöhen, sollten in der „Übungsphase" folgende **Aspekte** beachtet werden:

- Das Bücken bzw. Heben eines Gegenstandes aus **unterschiedlichen Höhenniveaus** ▪ Abb. 6.132a–c.
- Heben von **unterschiedlichen Gegenständen** (mit verschiedenen Formen und Gewichten), je nach Patientenalltag (Spielzeug, Wäschekorb, Aktenkoffer, Werkzeugkasten u. Ä.)
- Bücken und Heben aus einem **Bewegungsablauf** heraus bzw. in einen Bewegungsablauf integriert (beispielsweise beim Gehen einen Schlüsselbund vom Boden aufheben oder einen Wäschekorb anheben, zur Waschmaschine tragen und dort abstellen).

ⓘ Tipp

Die Physiorolle eignet sich zum Trainieren des „Bückvorgangs" in unterschiedlichen Höhenniveaus in Kombination mit dem Bewegungsablauf Gang (s. auch 6.3.4 „Dekontraktionsübungen der Hüftextensoren").

Die Schlafpositionen

Auch das Schlafen nimmt einen zeitlich großen Raum im Alltag ein.

Insbesondere wenn ein Patient über **nächtliche oder frühmorgendliche Beschwerden** klagt, ist eine Veränderung seiner Schlaflage gleich zu Behandlungsbeginn erforderlich.

Da während des Schlafens die aufrechte Körperhaltung nicht über bewusste muskuläre Aktivität gesteuert werden kann, sollte die Neuordnung der einzelnen Körperabschnitte, d. h., Beckenkippung und Thoraxhebung im entspannten Zustand, im Sinn einer Lagerung trainiert werden.

ⓘ Tipp

In der Praxis zeigt sich, dass die Veränderung der Schlafposition von den Patienten sehr gut umgesetzt wird und den Behandlungserfolg erstaunlich verstärkt.

Bei den **Schlafpositionen** werden folgende Lagerungen unterschieden:

- Seitlage,
- Rückenlage,
- Bauchlage.

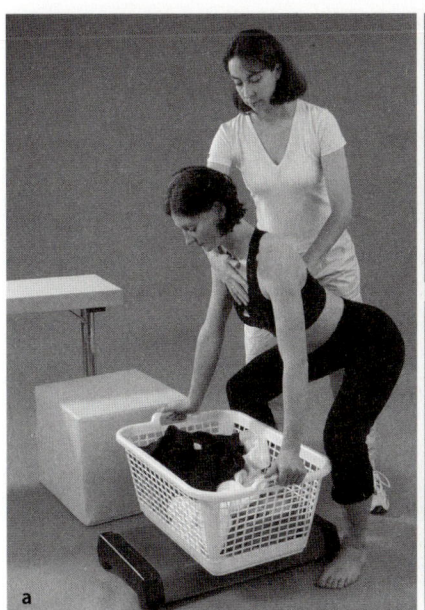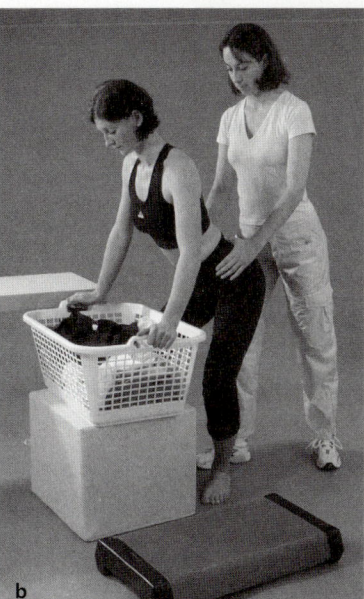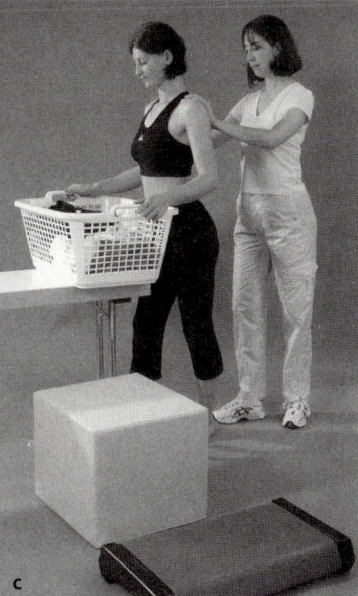

▪ **Abb 6.132a–c.** Bücktraining aus unterschiedlichen Höhenniveaus

Seitlage

Die patiententypische „**Gewohnheitsschlaflage** in Seitlage" (■ Abb. 6.133) ist durch die angehockten Beine, das aufgerichtete Becken, den gesenkten Thorax, vor der Brust flektierte Arme, protrahierten Schultergürtel und großbogige Wirbelsäulenkyphose gekennzeichnet.

Die für eine **entlastende Schlafposition** in Seitlage nötige Beckenkippung kann entweder durch die Extension des unteren Beines und eine mäßige Flexion des oberen Beines (■ Abb. 6.134a) erzielt werden oder durch eine nur dezente Flexion beider Beine (■ Abb. 6.134b).

Um die Thoraxhebung und damit die thorakolumbale Lordose zu erreichen, ist es nötig, den Brustkorb im Raum nach vorn zu platzieren und den oberen Arm nicht vor dem Körper, sondern auf dem Körper abzulegen. Unterstützt werden kann die Extension der Wirbelsäule durch ein kleines Lagerungskissen in der Taille.

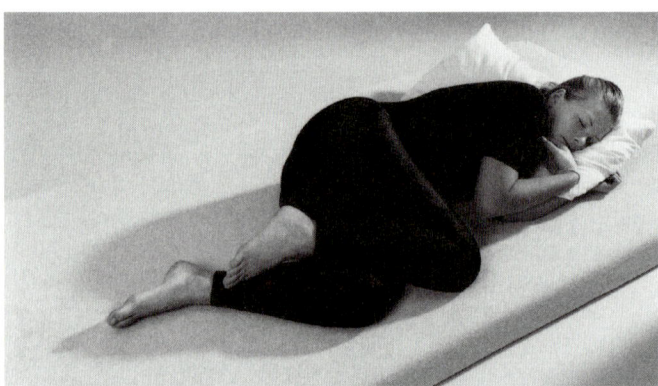

■ **Abb 6.133.** Typische Seitlage in krummer Körperhaltung

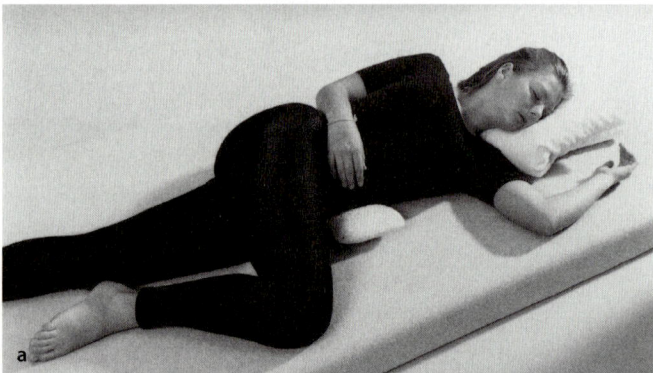

■ **Abb 6.134a,b.** Variationen der entlastenden Seitlage

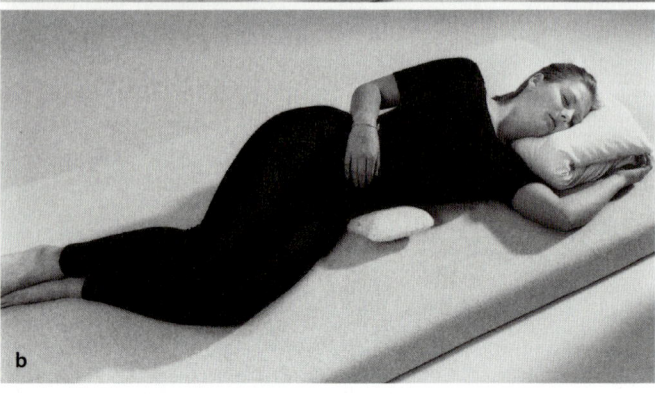

ⓘ Tipp

In der Seitlage sollte darauf geachtet werden, dass ein ausreichend hohes Kopfkissen den Abstand zwischen Schulter und Kopf ausgleicht.

Rückenlage

In **Rückenlage** liegen die Patienten typischerweise mit adduzierten, innenrotierten Beinen und Armen und der damit verbundenen Protraktion des Schultergürtels. Durch das oftmals zu hohe Kopfkissen werden die Inklination des Kopfes und eine Flexion der HWS bewirkt, die weiterführend mit der Thoraxsenkung und einer Wirbelsäulenkyphose verknüpft ist (◨ Abb. 6.135).

Bei der **Korrektur der Lagerung** ist darauf zu achten, die Beine etwas zu abduzieren, wenn es entspannt möglich ist, sie nach außen zu rotieren und die Arme neben den Körper zu legen. Der Patient sollte lernen, seinen Schultergürtel korrekt in Richtung dorsokaudal zu positionieren. Der Gebrauch eines flachen Kopfkissens ermöglicht die HWS-Streckung. Ein flaches Lordosekissen kann die Wirbelsäulenextension im thorakolumbalen Bereich auch während der Nacht gut unterstützen (◨ Abb. 6.136).

❗ Vorsicht

In Bezug auf das Kopfkissen müssen zuweilen Kompromisse bei Patienten mit Herz-, Kreislauferkrankungen, die eine erhöhte Lagerung des Kopfes und des Oberkörpers benötigen, geschlossen werden.

◨ **Abb 6.135.** Rückenlage in krummer Körperhaltung

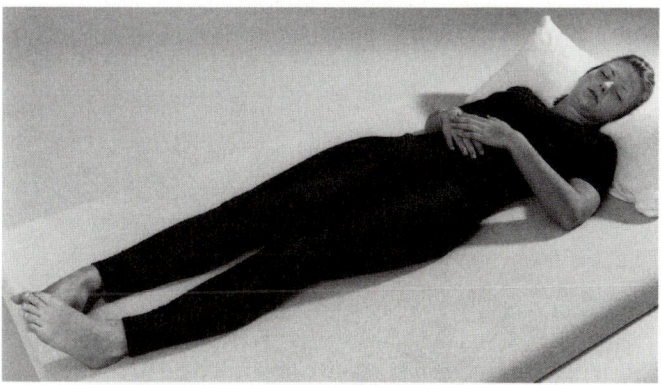

◨ **Abb 6.136.** Entlastende Schlafposition in Rückenlage

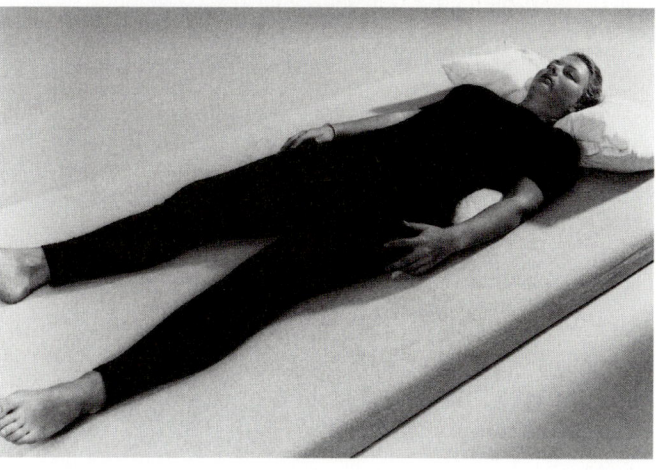

6

Bauchlage

Die häufig mit der vom Patienten eingenommenen **Bauchlage** verbundene Beckenaufrichtung und Thoraxsenkung wird durch innenrotierte, zuweilen auch adduzierte Beinstellungen verstärkt bzw. durch vor der Brust flektierte Arme forciert (◘ Abb. 6.137).

Um die **thorakolumbale Lordose** einzunehmen, sollte der Patient lernen, den Brustkorb in einer aufgerichteten Position auf der Unterlage abzulegen. Die Arme sollten nicht unter der Brust flektiert werden, sondern neben den Körper gelegt und evtl. zur Unterstützung der Brustkorbhebung ein Arm in Richtung Kopf geschoben werden (◘ Abb. 6.138a und b).

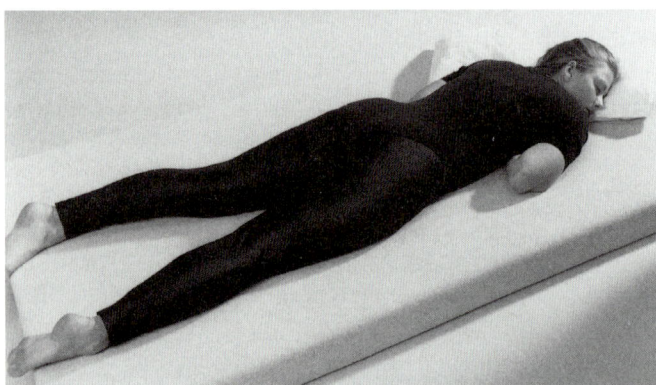

◘ **Abb 6.137.** Bauchlage in krummer Körperhaltung

◘ **Abb 6.138a,b.** Entlastende Bauchlage

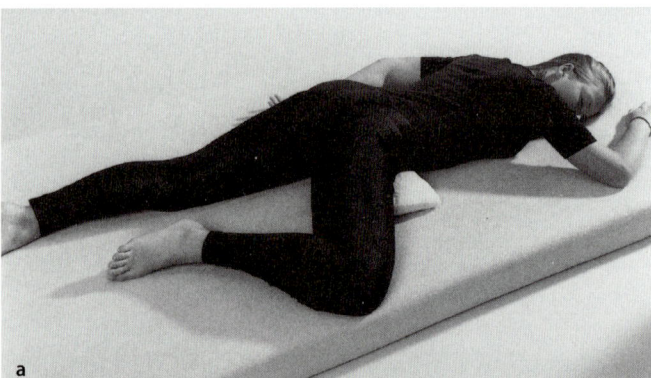

a

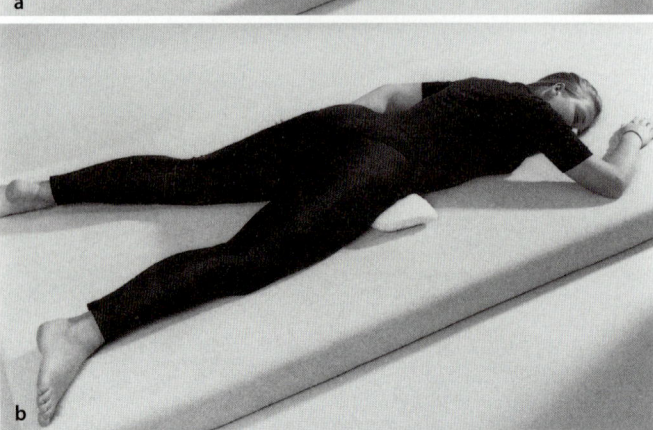

b

Die Beine sollten abduziert werden, um die Beckenkippung zu ermöglichen. Manche Patienten empfinden ein seitlich flektiertes Bein in dieser Lagerung als angenehm. Unterstützt werden kann die thorakolumbale Lordose durch ein dünnes Lagerungskissen unter der Leiste.

> ⊘ **Vorsicht**
> Häufig ist eine Unterlagerung am Bauch zu beobachten. Dadurch wird jedoch das Becken aufgerichtet und die thorakolumbale Lordose aufgehoben.

> ⓘ **Tipp**
> ▬ Es ist wichtig, die für den Patienten nötigen **Zwischenstufen** zwischen seiner gewohnten und der idealen Schlafposition zu beachten. Der Therapeut sollte gemeinsam mit dem Patienten die momentane „Kompromisslagerung" finden, die der Patient entspannt und schmerzfrei, also nozizeptiv akzeptiert, einnehmen kann.
> ▬ Vielen Patienten erscheint die Veränderung ihrer Schlafposition zu Behandlungsbeginn schwierig, da dieser Alltagsabschnitt unbewusst erlebt wird. In der Praxis hat sich jedoch gezeigt, dass die vor dem Einschlafen bewusste „Neuordnung der Körperabschnitte" im oben beschriebenen Sinn, d. h. die **aktive Einnahme der neuen Schlafposition,** sehr häufig zur Beschwerdereduktion führt, da die Lagerungen schnell unbewusst auch während des Schlafes vom Körper übernommen werden.
> ▬ Falls nötig sollten dem Patienten **ergänzende Informationen** zur Reduktion seiner nächtlichen Beschwerden gegeben werden: z. B. zur Beeinflussung von Kontrakturen durch warme Bekleidung, Bettsocken, eine ausreichend lange Bettdecke, entsprechende Raumtemperatur.

Das Rückentaping

Rückentapes dienen als taktile Reize zur **Schulung der Körperwahrnehmung** (Memory-Tape). In der Haltungskorrektur angebracht, signalisieren sie dem Patienten das Verlassen der aufrechten Körperhaltung und verhindern das unbemerkte Zurückfallen in die Gewohnheitshaltung.

Das Rückentaping kann je nach Zielsetzung in unterschiedlichen Anwendungsformen eingesetzt werden (s. „Paralleles und gekreuztes Rückentape", s. ◻ Abb. 6.139 und 6.140).

Dosierung

Das Taping kann in unterschiedlicher **Dosierung** eingesetzt werden. Sie wird bestimmt durch
- das Maß der geforderten und fixierten Aufrichtung,
- die Zeitdauer der Anwendung,
- die Festigkeit des Tapematerials.

Selbst bei Patienten mit starken Schmerzen ist ein niedrig dosiertes Taping, beispielsweise mit Tesafilm, gut durchführbar.

Anwendungsbereiche

In folgenden Situationen ist der **Einsatz eines Tapes** sinnvoll und effektiv:
- Für Patienten, bei denen die Einnahme der aufrechten Körperhaltung zur Reduktion der Beschwerden führt.
- Bei Patienten mit Schwierigkeiten, die „neuen" Bewegungsmuster zu erlernen aufgrund mangelnden Körpergefühls oder durch Ablenkung.
- Als allgemeine Unterstützungshilfe während des ADL-Trainings in der Praxis.

> ⓘ **Tipp**
> ▬ Das Taping erfolgt immer **im Anschluss** an eine Dekontraktions- bzw. Bewegungseinheit, um dem Patienten eine bessere Aufrichtung zu ermöglichen.

> **Wichtig**
>
> Bei Auftreten von NSB-Zeichen wie Schmerz, Übelkeit oder Schmerzparästhesien u. Ä. muss das Tape unbedingt gelöst werden.

> ⓘ **Tipp**
> ▬ Vor Gebrauch sollten in der Anamnese und ggf. durch Testen in der Ellenbogenbeuge **Unverträglichkeiten** gegen das Material ausgeschlossen werden.
> ▬ Da das Tape die **Beweglichkeit der Patienten** deutlich **begrenzt, ist** es wichtig, die Straßenkleidung vor dem Taping so weit wie möglich wieder anziehen zu lassen bzw. am Ende der Behandlung dem Patienten beim Anziehen zu helfen.

> ⊘ **Vorsicht**
> Bei übermotivierten Patienten ist es dringend notwendig, eine exakte Zeitdauer vorzugeben, da sie das Taping über einen viel zu langen Zeitraum belassen und dadurch Beschwerden provozieren könnten.

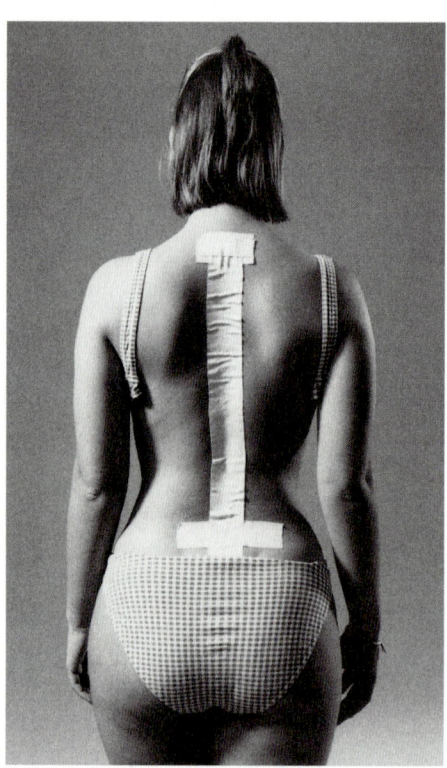

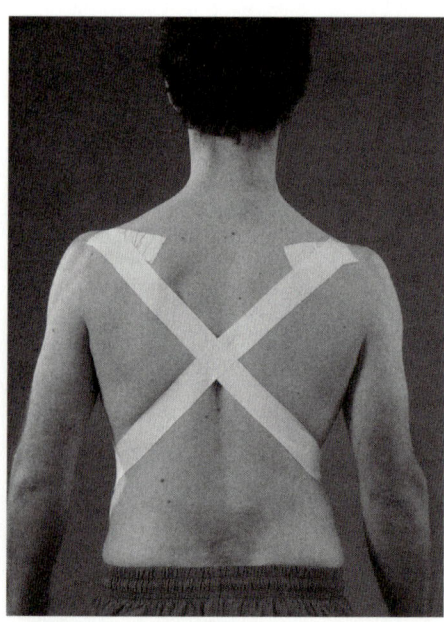

■ **Abb 6.140.** Beispiel eines gekreuzten Rückentapes

Anwendungsformen des Rückentapings
Paralleles Rückentape („Längstape")

Das parallele Rückentape wird auf die Dornfortsätze oder auch beidseits paravertebral fixiert. Neben der **Thorax-hebung** unterstützt und betont es die **Beckenkippung**. Die Anker werden im Bereich des 7. Halswirbels und des Kreuzbeines gesetzt (■ Abb. 6.139).

Gekreuztes Rückentape

Das gekreuzte Rückentape, Kreuzungspunkt ungefähr bei Th 5–7, betont die **Thoraxhebung**. Es kann im Bereich der Beckenkämme fixiert werden oder auch etwas höher im Verlauf der Rippen. Liegt der Behandlungsschwerpunkt auf der Kontrolle des Schultergürtels, sollte die Fixation durch den Anker oberhalb der Spina scapulae erfolgen (■ Abb. 6.140).

6.7.2   Entlastungsstrategien

Um die individuell diagnostizierten überlasteten oder verkürzten Muskelgruppen im Alltag nicht zusätzlich zu überfordern, werden sog. **Entlastungsstrategien** mit dem jeweiligen Patienten für die betroffene Körperregion erarbeitet.

Ziel dieser Strategien ist es, durch die Veränderung von Haltung und Bewegung den störfaktorauslösenden bzw. -unterhaltenden Mechanismus zu reduzieren.

Dabei lassen sich die Entlastungsstrategien in **3 Gruppen** unterteilen:
— Modifikation von Bewegungsgewohnheiten.

> **Beispiel**
> Beispielsweise die Veränderung der innenrotierten Beinachsen beim Gang in Richtung Außenrotation bei einer Kontraktur der Zehen- und Fußflexoren.

— Der vorübergehende völlige Verzicht auf Belastungen im Bereich Freizeit, Sport und Beruf.

> **Beispiel**
> Beispielsweise der vorübergehende Verzicht auf das tägliche Joggingprogramm bei einem mechanischen Überlastungsödem der Zehen- und Fußflexoren.

— Zusätzliche Tipps zur Entlastung der betroffenen Körperregion.

> **Beispiel**
>
> Beispielsweise das Tragen von Halstüchern und Schals bei einer Kontraktur der Nackenmuskulatur.

Entlastungsstrategien für häufige Afferenzen

Kontraktur bzw. mechanisches Überlastungsödem der kraniozervikalen Muskelgruppe

Modifikation von Bewegungsgewohnheiten

- Entlastung durch die physiologische Position des Schultergürtels bei Arbeiten mit den Armen (= Belastungen der Arme mit protrahiertem, eleviertem Schultergürtel vermeiden).
- Entlastung durch die physiologische Stellung der HWS und leichte Inklination der Kopfwirbelgelenke (= eine ventraltranslatierte Kopfstellung vermeiden).

Verzicht auf Belastungen

- Keine Taschen mit Schulterriemen, die einseitig getragen werden.
- Auf das Tragen schwerer Mäntel oder Jacken verzichten, da hier durch das Gewicht ein taktiler Reiz in die Protraktion erfolgt.
- Kein Einklemmen des Telefonhörers beim Telefonieren.

Zusätzliche Tipps

- Thermodynamische Prozesse nutzen, d. h. Entlastung durch warme Halstücher, Schals etc. Aus dem gleichen Grund sollten Klimaanlagen nach Möglichkeit gemieden werden.

Kontraktur bzw. mechanisches Überlastungsödem der horizontalen Schulteradduktoren und -innenrotatoren

Modifikation von Bewegungsgewohnheiten

- Heben, Tragen und Schieben etc. von schweren Gewichten in der krummen Körperhaltung mit der typischen Thoraxsenkung und Protraktion des Schultergürtels vermeiden.
- Entlastung durch die physiologische Position des Schultergürtels bei Arbeiten mit den Armen (= beispielsweise den Telefonhörer nicht zwischen Schulter und Ohr einklemmen bei der Schreibtischarbeit).

Verzicht auf Belastungen

- Keine Überkopfarbeiten, da die Schultergürtelkontrolle in diesen Positionen sehr schwierig ist.

- Auf Taschen mit Schulterriemen verzichten, die einseitig getragen werden, oder auch auf Unterarmtaschen, die zwischen Rumpf und Arm geklemmt werden.

Zusätzliche Tipps

- Schulung der Thoraxatmung.
- Thermodynamische Prozesse nutzen, z. B. durch warme Kleidung etc.

Kontraktur bzw. mechanisches Überlastungsödem der Finger- und Handflexoren

Modifikation von Bewegungsgewohnheiten

- Entlastung durch geöffnete Hände, wenn kein Faustschluss nötig ist (= den unnötigen, habitualisierten Faustschluss vermeiden).

Verzicht auf Belastungen

- Das kraftvolle Schließen der Hand reduzieren (= kraftvolles Arbeiten und Halten).
- Kein Häkeln und Stricken etc.

Zusätzliche Tipps

- Breite Stifte mit weichen Minen beim Schreiben benutzen, evtl. Einsatz von „Stiftverdickern".

Kontraktur bzw. mechanisches Überlastungsödem der Bauchmuskulatur

Modifikation von Bewegungsgewohnheiten

- Entlastung durch häufige Einnahme der aufrechten Körperhaltung mit gelöstem Bauch (= die sternosymphysale Belastungshaltung mit einer lang gezogenen Kyphose vermeiden).
- Den Bauch nicht einziehen.
- Kein langes ununterbrochenes Sitzen.

Verzicht auf Belastungen

- Kein spezielles konzentrisches Bauchmuskeltraining, wie z. B. „Sit-ups".

Zusätzliche Tipps

- Enge Kleidung, insbesondere Hosen- oder Rockbunde, sollten vermieden werden, da sie als taktiler Reiz wirken, den Bauch einzuziehen.
- Die Schulung der Bauchatmung ermöglicht es dem Patienten mit der Zeit, den Bauch locker und gelöst zu lassen.

Kontraktur bzw. mechanisches Überlastungsödem der Hüftextensoren

Modifikation von Bewegungsgewohnheiten

- Entlastung durch die Beckenkippung im Sitz und Stand (= ein aufgerichtetes Becken vermeiden).
- Kein langes, ununterbrochenes, krummes Sitzen.
- Den Bauch nicht einziehen, da dies häufig mit einer „Anspannung der Gesäßmuskulatur" verbunden ist.
- Kein ununterbrochenes Stehen.
- Die Gesäßmuskulatur nicht anspannen.

Verzicht auf Belastungen

- Auf das Joggingprogramm verzichten, insbesondere bei einer bergigen Strecke.
- Kein spezielles Training der Gesäßmuskulatur im Fitnesscenter oder an Trainingsgeräten.

Zusätzliche Tipps

- Liegt ein mechanisches Überlastungsödem im hochakuten Stadium vor, kann die betroffene Muskulatur dadurch entlastet werden, dass beim Gehen ein Stock zum Abstützen eingesetzt wird.
- Im hochakuten Stadium kleine Ruhepausen nutzen, bei denen der Patient nach Möglichkeit liegen sollte.
- Thermodynamische Prozesse nutzen, d. h. Entlastung durch warme Kleidung, Wolldecken oder Wärmflaschen.

Kontraktur bzw. mechanisches Überlastungsödem der Hüftgelenksadduktoren

Modifikation von Bewegungsgewohnheiten

- Entlastung durch physiologisch abduzierte Beinachsen (= übereinander geschlagene Beine beim Sitzen und Liegen vermeiden).

Verzicht auf Belastungen

- Auf Reitsport verzichten.
- Keine enge Kleidung tragen.
- Kein spezielles Training der Hüftgelenksadduktoren, beispielsweise im Fitness-Studio oder an Trainingsgeräten.

Zusätzliche Tipps

- „Rittlingssitzen" auf Stühlen.

Kontraktur bzw. mechanisches Überlastungsödem der Zehen- und Fußflexoren

Modifikation von Bewegungsgewohnheiten

- Entlastung durch Außenrotation der Beinachsen (= innenrotierte Schritte vermeiden).
- Entlastung durch vollflächiges plantares (plantigrades) Aufsetzen der Fußsohle (= zurückgezogene, auf die Spitze gestellte Füße vermeiden).
- Entlastung durch flache, feste, am Fuß fixierte Schuhe (= keine nicht ausreichend fixierten Schuhe mit hohen Absätzen tragen).

Verzicht auf Belastungen

- Auf das Joggingprogramm verzichten, insbesondere auf Berg- oder Vorfußjoggen.
- Längeres Autofahren als Fahrzeugführer (Gaspedal!) vermeiden.
- Keine Tätigkeiten in der Hocke.

Zusätzliche Tipps

- Thermodynamische Prozesse nutzen, d. h. Entlastung durch warme Socken, Thermosohlen etc.

6.7.3 Ausgleichsübungen

Bei den Ausgleichsübungen handelt es sich um eine weitere **afferenzentlastende Maßnahme**, die der Patient selbstständig durchführen kann, um nach einer gewissen Belastung einen Ausgleich zu schaffen.

Diese Übungen finden ihren Einsatz im akuten Beschwerdestadium, wenn eine starke Beanspruchung nicht vermieden werden konnte. Sie können aber auch später eingesetzt werden, wenn durch die berufliche Tätigkeit, eine besondere Sportart oder ein Hobby die bereits bekannte Afferenz über längere Zeit überlastet wird.

Es können Übungen aus dem Wirkungsbereich der **Antagonistenhemmung** oder aus den **Eigenmassagen** gewählt werden. Die Möglichkeiten sind vielfältig. Als Ausgleichsübung muss individuell für den einzelnen Patienten eine Übung gefunden werden, die er ohne größeren Aufwand mehrfach in seine Tagesaktivitäten einbauen kann.

> **Beispiel**
> ▬ Ausgleichsübung bei Kontraktur der Finger-, Handflexoren für eine Sekretärin: nach längeren Schreibarbeiten mehrfaches Öffnen und Spreizen der Hände und Finger, evtl. unter Hinzunahme eines weißen oder gelben Therabandes.
> ▬ Ausgleichsübung bei Kontraktur der Bauchmuskulatur für einen Taxifahrer: nach längerem Sitzen bzw. Autofahren kurze Pausen, in denen er aus dem Auto steigt und sich reckt und streckt.

6.8   Das Hausaufgabenprogramm

Zusammen mit dem ADL-Training stellt das aus mehreren Teilen bestehende „Hausaufgabenprogramm" das Behandlungssegment dar, welches das höchste rehabilitative Ziel, aber auch den größten Anspruch an den Patienten beinhaltet (◘ Abb. 6.141). Es sollte eine **dauerhafte Verhaltensänderung** hin zu konsequenter Gesundheitsförderung bezüglich des Bewegungssystems erreicht werden.

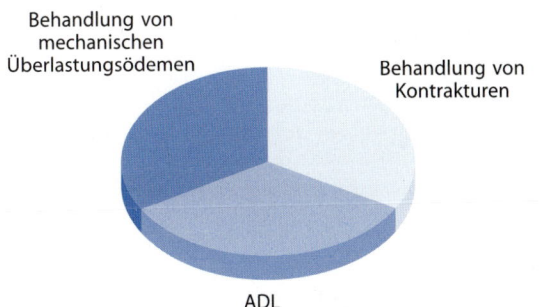

◘ Abb 6.141. Bestandteile des Hausaufgabenprogrammes

Mit diesem Therapiebaustein rundet sich ein globales Behandlungskonzept. Auch hier wird der Patient durch motivierende Information handlungskompetent im eigenen aktiven Gesundheitsmanagement.

6.8.1   Auswahlkriterien des Hausaufgabenprogrammes

Um ein individuell für den Patienten stimmiges und adäquates Hausaufgabenprogramm zusammenzustellen, kann sich der Therapeut an folgenden **Kriterien** orientieren:
▬ an der korrekten Bewegungsebene,

▬ an der Compliance,
▬ am Umgang mit den NSB-Zeichen,
▬ durch den Einsatz von Kontrollbefunden.

Korrekte Bewegungsebene

Um einen effektiven Dekontraktionsimpuls für eine Kontraktur zu setzen, muss die jeweils ausgewählte Übung die Bewegungsebene beachten, die der Wirkungsrichtung der Muskelgruppe entspricht (s. auch Beispiele unter 6.8.2.).

Compliance

Um die Compliance des Patienten zu steigern und somit die verlässliche Durchführung des Hausaufgabenprogrammes zu erreichen, sollte bei der Auswahl der Patient mit einbezogen werden. Die Übungen sollten ihm gefallen und Spaß bringen. Es ist wichtig, ihm die Entscheidung zu überlassen, wie oft er diese Hausaufgaben täglich durchführen kann. In einer Art mündlichen Patientenvertrags kann der Patient selbst festlegen, welche Übungsphasen er in seinem Alltag für realistisch hält.

Umgang mit den NSB-Zeichen:

NSB-Zeichen sollten bei der Durchführung der Hausaufgaben vermieden werden. Lediglich ein „erträgliches" Dehnungsgefühl an der zu behandelnden Kontraktur kann akzeptiert werden.

Damit der Patient diese Zeichen richtig einschätzen und dementsprechend darauf reagieren kann, ist es wichtig, ihm dies in der Therapie zuvor zu erklären.

Einsatz von Kontrollbefunden:

Generell gilt, dass die Dosierung, Auswahl und Effektivität der Übungen durch Kontrollbefunde überprüft werden sollte. Der Patient sollte auch allein in der Lage sein, die täglichen Übungen durch Prüfung von zuvor festgelegten Befunden zu kontrollieren.

6.8.2   Beispiele für Hausaufgaben

Als Hausaufgaben eignen sich Übungen, die auch in der Therapie zur **Dekontraktion** bzw. **mechanischen Entlastung** eingesetzt werden können. Allerdings sollten es Übungen sein, die der Patient allein ohne großen räumlichen und zeitlichen Aufwand ausführen kann. Der Therapeut muss im Vorfeld sicherstellen, dass der Patient konstitutionell und koordinativ in der Lage ist, sie ohne Hilfe fehlerfrei umzusetzen.

Die Auswahl an Übungen ist groß, sie sollten **individuell** den Afferenzen und dem Trainingszustand des Patienten angepasst werden. Die nachfolgenden Beispiele sind eine kleine Auswahl von Übungen und Maßnahmen aus dem gesamten Therapiekatalog, die nach unserer Erfahrung bei den meisten Patienten gut eingesetzt werden können.

Lagerung zur Dekontraktion und Schulung des Bewegungsmusters

Eine globale therapeutische Lagerung, wie sie in ▪ Abb. 6.142 dargestellt ist, kann gut als Hausaufgabe zur Dekontraktion angeboten werden.

> ℹ **Tipp**
> Natürlich können in Abstimmung mit den genannten Auswahlkriterien auch andere therapeutische Lagerungen gewählt werden (s. 6.5).

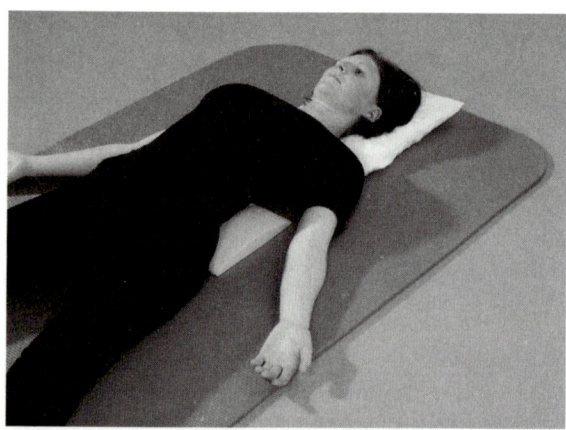

▪ **Abb 6.142.** Lagerung als Hausaufgabe: globale therapeutische Lagerung

Dekontraktionsübungen afferenter Muskelgruppen

In den ▪ Abb. 6.143 bis 6.152 sind Beispiele für Hausaufgaben aufgeführt, mit denen der Patient verschiedene afferente Muskelgruppen dekontrahieren kann:
- Dekontraktion ventraler Rumpfmuskeln (▪ Abb. 6.143),
- Dekontraktion der ventralen Spange (▪ Abb. 6.144 und 6.145),

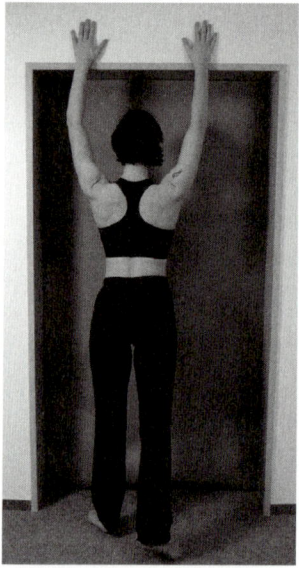

▪ **Abb 6.143.** Dekontraktion ventraler Rumpfmuskeln

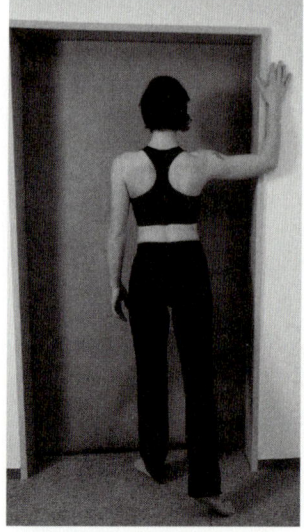

▪ **Abb 6.144.** Dekontraktion der ventralen Spange

— Dekontraktion der Finger- und Handflexoren (◨ Abb. 6.146),
— Dekontraktion der horizontalen Schulteradduktoren und der Bauchmuskulatur (◨ Abb. 6.147),

— Dekontraktion der ventralen Rumpfmuskeln und von Anteilen der dorsalen Beinmuskulatur (◨ Abb. 6.148),

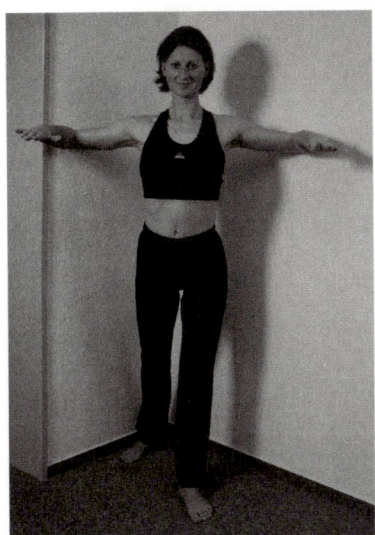

◨ **Abb 6.145.** Dekontraktion der ventralen Spange

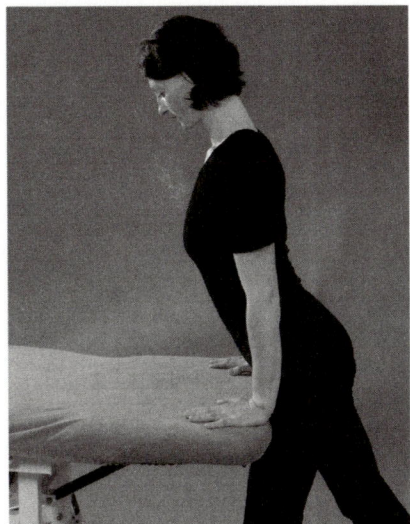

◨ **Abb 6.146.** Dekontraktion der Finger- und Handflexoren

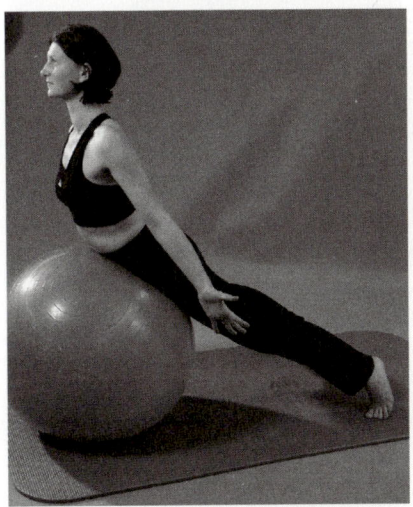

◨ **Abb 6.147.** Dekontraktion der horizontalen Schulteradduktoren und der Bauchmuskulatur

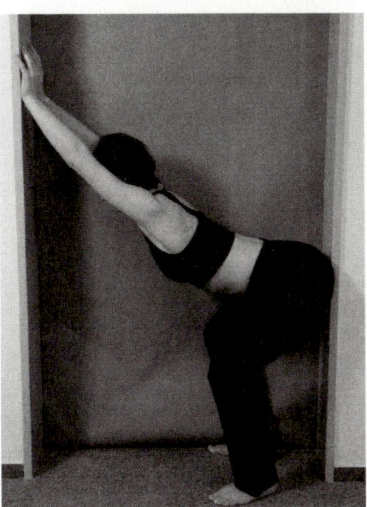

◨ **Abb 6.148.** Dekontraktion ventraler Rumpfmuskeln und Anteilen der dorsalen Beinmuskulatur

- Dekontraktion ventraler Rumpfmuskeln und der Hüftgelenksflexoren (■ Abb. 6.149),
- Dekontraktion der Hüftgelenksflexoren (■ Abb. 6.150),
- Dekontraktion der Hüftgelenksadduktoren (■ Abb. 6.151),
- Dekontraktion der Hüftgelenksextensoren (■ Abb. 6.152).

ⓘ Tipp

Ebenso eignen sich die Therabandübungen der Finger- und Handflexoren, der Hüftgelenksadduktoren sowie der Zehen- und Fußflexoren bei vielen Patienten als Hausaufgaben.

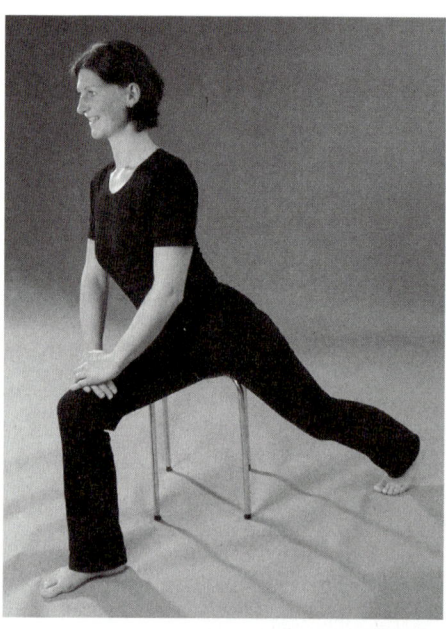

■ **Abb 6.150.** Dekontraktion der Hüftgelenksflexoren

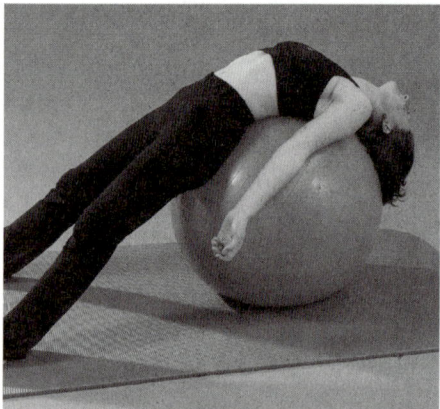

■ **Abb 6.149.** Dekontraktion ventraler Rumpfmuskeln und der Hüftgelenksflexoren

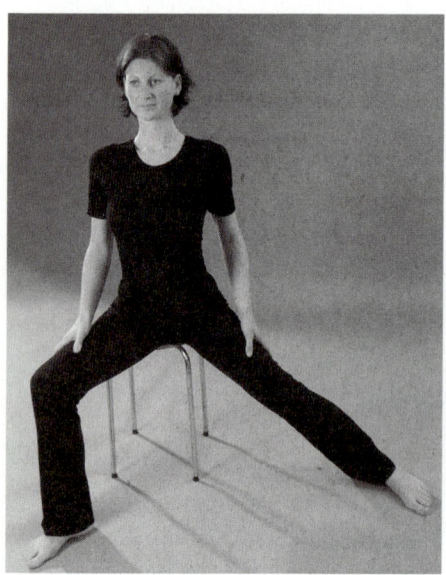

■ **Abb 6.151.** Dekontraktion der Hüftgelenksadduktoren

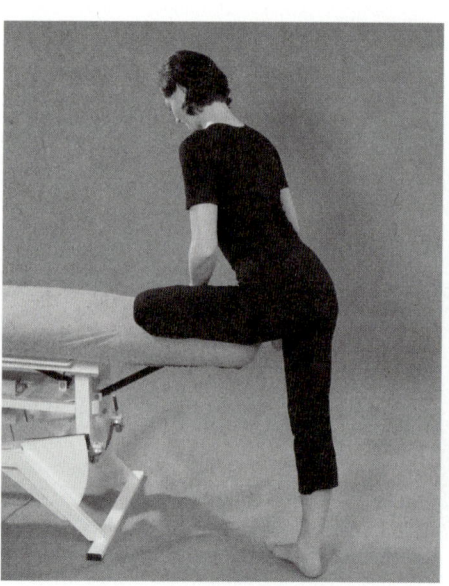

■ **Abb 6.152.** Dekontraktion der Hüftgelenksextensoren

Manuelle Dekontraktionen bzw. Ausknetungen als Hausaufgabe

Der **Dauerdruck** bzw. die ausknetenden Maßnahmen des Therapeuten können in den Hausaufgaben durch Einsatz eines Tennisballes ersetzt werden (◻ Abb. 6.153 bis 6.155).

M. pectoralis major mit dem Tennisball an der Sprossenwand bzw. am Türrahmen
Durchführung

Der Patient legt den Ball an die für ihn schmerzempfindlichste Stelle und drückt gegen den Türrahmen. Dabei kann der Patient leicht kreisende Bewegungen ausführen (◻ Abb. 6.153).

> **Wichtig**
>
> Am Ende sollten, wie bei allen Hausaufgaben, die Kontrollbefunde überprüft werden.

M. glutaeus maximus mit dem Tennisball in der Rückenlage
Durchführung

Der Patient legt den Tennisball unter die schmerzempfindlichste Stelle und knetet dieses Areal mit kreisenden Bewegungen aus (◻ Abb. 6.154).

Zehen- und Fußflexoren mit dem Tennisball im Stand
Durchführung

Der Patient steht mit dem Bein der nicht betroffenen Seite auf einer kleinen Erhöhung, während er mit dem betroffenen Bein auf dem Tennisball steht. Um die Balance besser halten zu können, sollte sich der Patient an einem Stuhl abstützen. Nun tritt er auf den Tennisball und arbeitet die betroffene Region mit kleinen kreisenden Bewegungen aus. Dabei verlagert er sein Körpergewicht derart, dass ein Druck auf die nach Möglichkeit entspannte Fußsohle entsteht (◻ Abb. 6.155).

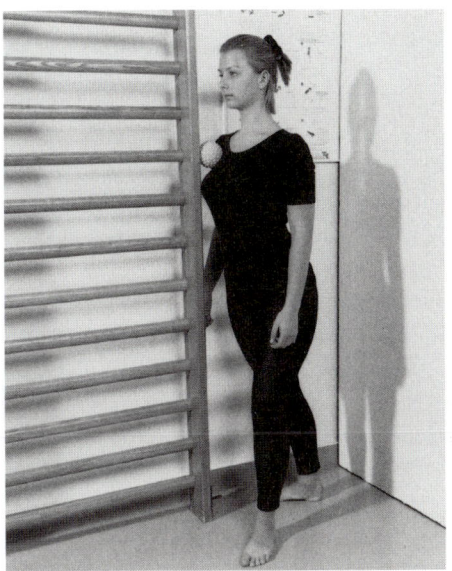

◻ **Abb 6.153.** Ausknetung des M. pectoralis major

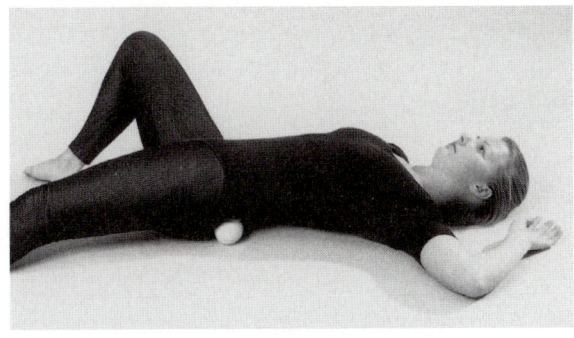

◻ **Abb 6.154.** Ausknetung des M. glutaeus maximus

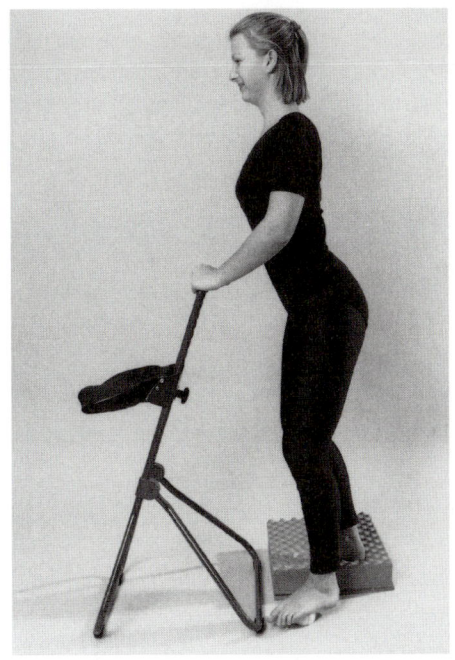

◻ **Abb 6.155.** Ausknetung der Zehen- und Fußflexoren

6.9 Informationen für den Patienten

Ein wesentlicher Therapiebaustein, der in einer Brügger-therapeutischen Behandlung nicht fehlen darf, ist die Information des Patienten. An unterschiedlichen Stellen in der Therapie benötigt der Patient zum **Verständnis**, um **Motivation** aufzubauen oder später um sie aufrechtzuerhalten, Informationen

- über die wahrscheinlichen **Ursachen** und Zusammenhänge seiner Beschwerden,
- über Inhalte und **Ziele** der Behandlung bzw. einzelner Übungen.

Nur so kann ein Therapieerfolg langfristig gesichert werden.

Informationen über die vermutliche Ursache

Nachdem die Anamnese, Inspektion und einige Tests erfolgt sind, ist es für den Patienten wichtig zu erfahren, worin der Physiotherapeut die Ursache der Beschwerden sieht. Auch wenn zunächst nur **Arbeitshypothesen** vorliegen, sollte der Therapeut diese erklären und je nach weiterführendem Therapieergebnis und entsprechend erhärteter oder modifizierter Hypothese weitergeben.

Information über die reflektorische Schmerzentstehung

Für die meisten Patienten ist die **Funktionsweise des NSB** und die damit verbundene Sichtweise der Entstehung und Behandlung von Schmerzsyndromen neu. Daher fällt ihnen die Vorstellung schwer, weit vom eigentlichen Beschwerdeort entfernt zu therapieren und dennoch wirksam gegen ihre Beschwerden vorzugehen. Die Frage, warum der Therapeut die Wadenmuskeln dehnt, während der Patient über Beschwerden an der Halswirbelsäule klagt, liegt nahe. Daher ist es enorm wichtig, den Patienten mit einfachen Worten das Prinzip des NSB zu erklären.

Nach unserer Erfahrung kann sich der Therapeut viele Worte sparen, wenn es ihm gelingt, diese Zusammenhänge durch eine **direkte positive Beeinflussung** der Hauptbeschwerden zu verdeutlichen. Wenn beispielsweise die Beschwerdeprovokation in der eingeschränkten HWS-Rotation liegt und diese durch die diagnostische Dekontraktion der Zehen- und Fußflexoren für den Patienten deutlich spürbar zu verbessern ist, kann der Therapeut bei allen nachfolgenden Behandlungsschritten und Maßnahmen darauf verweisen.

> **Wichtig**
>
> Wenn es nicht gelingt, diese Zusammenhänge direkt für den Patienten spürbar zu machen, ist ein größerer Erklärungsaufwand für den Therapeuten unbedingt notwendig.

Information über die Ziele der Behandlungsmaßnahmen

Der Patient sollte stets wissen, aus welchen Gründen und mit welchem **Ziel** therapeutische Maßnahmen durchgeführt werden. Dadurch fühlt er sich als ernst genommener Partner, der zusammen mit dem Therapeuten an seinen Beschwerden arbeitet.

Behandlungsplanung

Frauke Dehler

Um eine Behandlung durchführen zu können, ist es natürlich wichtig, alle einzelnen therapeutischen Maßnahmen zu kennen. Jedoch ergibt sich die Effektivität und somit ein wirklich befriedigendes Behandlungsergebnis nicht allein durch Kenntnis des Afferenzortes und aller Therapiemöglichkeiten, sondern erst durch eine sorgfältige Planung und fortwährende Strategieentwicklung.

In aller Regel gehören zu einer Behandlungseinheit (Sitzung) **6 Therapiesegmente**:
- Patientenrückmeldung,
- Fortsetzung der Funktionsanalyse,
- Behandlung der Störfaktoren,
- ADL-Training,
- Hausaufgaben,
- Information des Patienten.

Sie variieren in ihrem zeitlichen Verhältnis zueinander und in ihren jeweiligen Inhalten. Beides ergibt sich aus der behandlungsbedürftigen Afferenzart und dem individuellen Therapiestadium des Patienten bzw. aus dem Behandlungsverlauf.

7.1 Behandlungsstrategien der 3 häufigen Afferenzarten

Ausgesprochen häufig lassen sich, wie bereits im Kapitel 2, „Pathoneurophysiologie" beschrieben, bei den Patienten folgende **drei Afferenzarten** finden:
- Fehlbelastung des Skelettsystems (Biegespannung der Wirbelsäule, Druck- und Scherspannungen im Bereich der ventralen Thoraxgelenke) infolge KKH,
- muskuläre Kontrakturen,
- mechanische Überlastungsödeme in Muskulatur, Sehnen und kleinen gelenkigen Verbindungen.

Bei der Therapie dieser drei Afferenztypen stehen jeweils unterschiedliche Therapiebausteine mit verschiedener Gewichtung im Vordergrund. Das nachfolgende Schema „Therapiekaskade" ist ein didaktisches Modell, streng afferenzbezogen, um einen klassischen Therapieaufbau aufzuzeigen (◻ Abb. 7.1). In der Praxis treten diese isolierten Behandlungswege eher selten auf, da sich im Verlauf vielfältige Überschneidungen und Afferenzartwechsel ergeben, beispielsweise von einem mechanisch überlasteten zu einem nur noch hauptsächlich kontrakten Muskel, oder auch zeitgleich unterschiedliche Afferenztypen nozizeptiv wirksam sind (Vergleich Kap. 2.2.4 „Hierarchie der Störfaktoren").

7.1.1 Patienten mit überwiegend nozizeptiv registrierter Fehlbelastung des Skelettsystems infolge krummer Körperhaltung (KKH) (und minimalen multiplen Kontrakturen) – Kaskade I

Bei der Therapie dieser Patienten steht im Vordergrund:
- die Bewegungsmuster der aufrechten Körperhaltung zu erarbeiten und zu automatisieren,
- und sie zu mehr körperlicher Bewegung zu motivieren.

Diese Maßnahmen verfolgen gemeinsam das **Ziel**, biomechanisch günstigere Bewegungsmuster anzubahnen und damit die nozizeptiv registrierte Biegespannung der Wirbelsäule zu minimieren.

Dementsprechend setzt sich die Behandlung aus **3 wesentlichen Maßnahmen** zusammen:
- Durch **globale Dekontraktionen** wie globale Antagonistenhemmung, global aufrichtende Übungen und globale Lagerungen werden häufig parallel vorhandene, minimale Kontrakturen gelöst und schwerpunktmäßig das aufrechte Bewegungsmuster geschult und automatisiert.
- Die **Schulung der Alltagsbewegungen** mit Betonung des klassischen ADL-Trainings und der Ausgleichsübungen wird global durchgeführt und kann frühzeitig und in der Regel in hoher Dosierung eingesetzt werden. Das ADL-Training nimmt einen sehr großen zeitlichen Umfang in der Therapie ein.
- Patienten mit der Afferenz „Biegespannung" benötigen die **Information** über den Zusammenhang zwischen der krummen Körperhaltung und der Beschwerde- bzw. Schmerzentstehung, also den Hinweis auf ein vorliegendes Haltungsproblem und dessen Therapiemöglichkeiten über Korrektur von Haltung und Bewegung. Ebenso sollte die Anregung zu mehr körperlicher Bewegung und zu Sport nicht fehlen.

> **ⓘ Tipp**
>
> Es sollte eine Sportart ausgewählt werden, die dem Patienten Spaß macht und das Bewegungsmuster der aufrechten Körperhaltung fördert, wie beispielsweise Walking, Jogging oder Inlineskating etc.

◻ Abb 7.1. Schematische Modellbehandlung der drei häufigen Afferenzarten

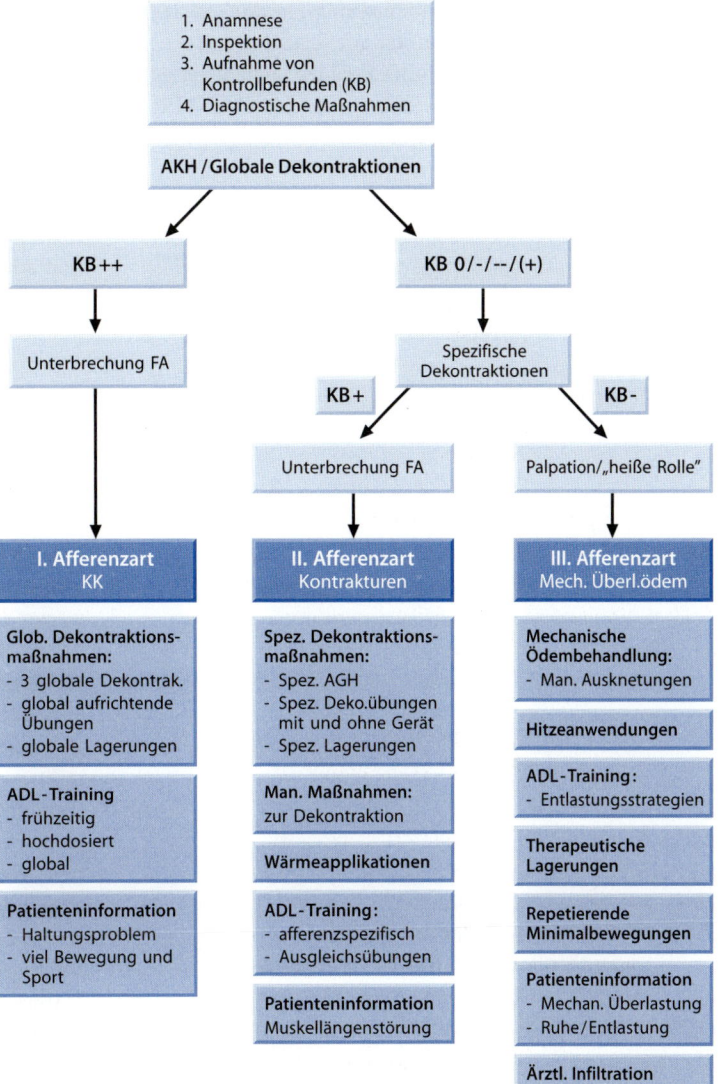

7.1.2 Patienten mit überwiegend nozizeptiv registrierten spezifischen Muskelkontrakturen – Kaskade II

Im Vordergrund der Therapie steht hier die spezifische Einflussnahme auf die vorliegenden Kontrakturen mit dem Ziel der Dekontraktion. Daher stehen die **muskelgruppenspezifischen Maßnahmen** im Zentrum aller nachfolgenden Anwendungen:

- **Spezifische Dekontraktionsmaßnahmen** bestehen aus der therapeutischen Antagonistenhemmung, Dekontraktionsübungen mit und ohne Gerät und thera-

peutischen Lagerungen, auch mit afferenzbezogener Betonung.

- **Anhaltender Dauerdruck** aus dem Bereich der manuellen Maßnahmen führt zur positiven Beeinflussung verkürzter Muskelgruppen im Sinne einer spezifischen Dekontraktion.

- Zur Tonussenkung sind afferenznah applizierte **Wärmeträger** sinnvoll therapiebegleitend einzusetzen.

- Das **ADL-Training** wird bei dieser Patientengruppe mit dem Schwerpunkt des afferenzspezifischen Bewegungs- und Haltungstrainings und den entsprechenden Ausgleichsübungen aufgebaut.

■ Die **Patienteninformation** muss im Wesentlichen den Zusammenhang zwischen der vorliegenden Muskellängenstörung und den vorhandenen Beschwerden beinhalten und einen Ausblick auf die mögliche Therapie geben.

> **Wichtig**
>
> Sehr häufig führt die Hierarchie der Störfaktoren zu einem Wechsel der Orte der Nozizeption und damit zu einem **lokalen Wechsel der Maßnahmen** innerhalb der gesamten Therapie: Beispielsweise kann im Anschluss an eine erfolgreiche Behandlung einer Kontraktur der ventralen Brustmuskulatur eine Bauchmuskel-Längenstörung nozizeptiv wirksam werden.

> ℹ **Tipp**
> Patienten, die zunächst in die Therapiekaskade II gehören, weil die Nozizeptorenmeldungen vordringlich aus muskulären Kontrakturen stammen, wechseln im Verlauf der Behandlung durch die Therapie und die damit verbundene Aufhebung der Störfaktoren in die Kaskade I. Dann erweitert sich die Therapie entsprechend, und die jeweiligen Maßnahmen werden über globale Behandlungsschritte der neuen Afferenzart, der Fehlbelastung infolge KKH, angepasst.

7.1.3 Patienten mit überwiegend nozizeptiv registrierten mechanischen Überlastungsödemen – Kaskade III

Das übergeordnete **Behandlungsziel** besteht in diesem Fall
■ in der Entlastung der überbeanspruchten Strukturen,
■ in einer Beschleunigung des Abtransportes des mechanischen Überlastungsödems.

Dementsprechend werden **Therapiemaßnahmen** eingesetzt, die akut, aber auch längerfristig die Infrastruktur anregen bzw. eine erneute Überlastung vermeiden:
■ Soweit es anatomisch möglich ist, können **mechanische Ödembehandlungen** im Sinne von manuellen Ausknetungen oder – als Hausaufgabe – in Form von Ausknetungen mit Hilfsmitteln wie dem Tennisball erfolgen.
■ Die Ödembehandlung wird durch **lokale Hitzeapplikationen** sinnvoll ergänzt, beispielsweise durch die Hei-

ße Rolle oder als Hausaufgabe durch heiße Abduschungen.
■ Im Bereich des ADL-Trainings sollten für Patienten der Therapiekaskade III vorrangig die entsprechenden **Entlastungsstrategien** erarbeitet werden.
■ Ein weiterer wichtiger Bestandteil der Ödembehandlung sind die **therapeutischen Lagerungen**. Da die meisten Patienten dieser Gruppe im akuten Stadium sehr schmerzgeplagt sind und ihnen Ruhe und Entlastung ausgesprochen angenehm ist, wird diese Maßnahme von den Patienten gern durchgeführt.
■ **Repetierende Minimalbewegungen**, kraftarme Bewegungen in einem kleinen Bewegungsausschlag in hoher Frequenz, können die Infrastruktur anregen. Ob diese Maßnahme individuell indiziert ist, bleibt durch Kontrollbefunde zu überprüfen.
■ Schließlich runden die **Patienteninformationen** die Ödembehandlung ab. Sie sollten den Zusammenhang zwischen Überlastungsödem und Beschwerden wegen der Ödementstehung und dem weiteren möglichen Behandlungsweg umfassen. Der Hinweis auf nötige, afferenzangepasste Ruhepausen und Entlastungsmaßnahmen darf nie fehlen.
■ Ebenso kann bei hartnäckigen Ödemen eine **ärztliche Infiltration** zunächst mit einem Lokalanästhetikum (Scandicain 1 % oder Carbosthesin 0,5 %), bei Bedarf gemischt mit einem gängigen Cortisonpräparat, sehr wirkungsvoll sein. Diese Intervention setzt eine exakte Vordiagnostik voraus und sollte nur durchgeführt werden, wenn das Vorliegen eines Überlastungsödems gesichert ist und andere physikalische Maßnahmen, beispielsweise Hitzeanwendungen, über einen Zeitraum von ca. 5 Tagen nicht gegriffen haben.

> ❯ **Exkurs**
> **Anmerkung zu Infiltrationen:**
> Dem behandelnden Arzt sind in der Regel die grundlegenden Techniken der Infiltration bekannt. Durch vertrauensvollen Kontakt von Seiten der Physiotherapeuten wird auch ein Arzt, der nicht direkt im Brügger-Konzept ausgebildet ist, der komplikationsarmen und absolut gängigen Methode der Infiltration am Bewegungssystem unter dem neuen Aspekt des NSB-Bezugs offen sein.
> Wichtig ist eine genaue Absprache und zu Beginn einer solchen Zusammenarbeit zwischen Physiotherapeut und Arzt die sichere Ödemidentifikation über die Funktionsanalyse.

Mögliche **Infiltrationsorte** häufiger Afferenzen sind:
- die Tubercula pubica,
- die Glutäalmuskulatur in der Regio glutaea posterior,
- die Processus coracoidei,
- die Tubercula minores,
- die Sternoklavikulargelenke,
- die Akromioklavikulargelenke,
- die Mm. levatores scapulae.

Grundsätzlich lassen sich die meisten mechanischen Ödembezirke durch Infiltrationen angehen. Wichtig ist es aber, streng NSB-orientiert vorzugehen.

ⓘ Tipp

Bei den meisten Patienten der Therapiekaskade III nehmen durch eine erfolgreiche Ödembehandlung in relativ kurzer Zeit die nozizeptiven Meldungen aus diesem Bereich ab, und es werden zunehmend muskuläre Kontrakturen wirksam. Somit wechselt die Behandlung zur Kaskade II, bzw. es kann zeitweilig eine Kombination aus beiden Behandlungswegen nötig werden.

7.2 Zeitliche Verteilung der Therapiesegmente

Aus folgenden **6 Segmenten** setzt sich in der Regel eine Therapieeinheit (z. B. 30 Minuten) zusammen:

Therapiesegment 1:
Rückmeldung des Patienten

- Wie ist sein allgemeines Befinden?
- Wie ist der Gesundheitszustand?
- Wie hoch ist die momentane Alltagsbelastung?
- Gibt es Veränderungen bezüglich seiner Beschwerden?
- Inwieweit konnte er die Hausaufgaben durchführen, an welcher Stelle gab es Schwierigkeiten?

Therapiesegment 2:
Fortsetzung der Funktionsanalyse

- Weiterführung der Funktionsanalyse entsprechend der Arbeitshypothese. Lässt sich die bisherige Arbeitshypothese erhärten, oder muss sie neu überarbeitet werden?
- Kontrolle der bisherigen Ergebnisse bzw. Entwicklungen.

Therapiesegment 3:
Behandlung der gefundenen Störfaktoren

- Behandlung mit globalen Maßnahmen und/oder
- Behandlung mit spezifischen Maßnahmen.

Therapiesegment 4:
Training von Alltagsbewegungen

- Klassisches ADL-Training,
- Entlastungsstrategien,
- Ausgleichsübungen.

Therapiesegment 5:
Überarbeitung der Hausaufgaben

- Werden die bisherigen Hausaufgaben vom Patienten korrekt ausgeführt? Können sie bereits intensiviert oder anspruchsvoller korrigiert werden?
- Müssen evtl. neue Hausaufgaben aufgrund von Veränderungen des Befundes entwickelt werden?
- Können bereits alte Aufgaben aus dem Programm genommen werden?

Therapiesegment 6:
Information an den Patienten

- Wie ist sein Stand? Welche Entwicklung ist zu erwarten?
- Welche therapeutischen Maßnahmen verfolgen welches Ziel?
- Welche Fragen hat der Patient noch an den Therapeuten?

❯ Beispiel

Durch die Veränderung der Befunde ist die zeitliche Verteilung der verschiedenen Therapiesegmente in Relation zueinander im Laufe der Behandlung unterschiedlich. Das nachfolgend beschriebene Beispiel eines Patienten mit vorwiegend muskulären Kontrakturen ist nur ein **schematisches Modell**, um exemplarisch eine zeitliche Veränderung aufzuzeigen.

ⓘ Tipp

In der Praxis können die einzelnen Segmente, je nach Patient und Befund, selbstverständlich vom hier gezeigten Ablauf abweichen (⬛ Abb. 7.2, 7.3, 7.4).

Erste Behandlungseinheit

Im Vordergrund steht die **Funktionsanalyse**, da der Patient neu ist und die nozizeptiv wirksamen Afferenzen zu diesem Zeitpunkt dem Therapeuten noch nicht bekannt sind. Sie nimmt eine entsprechend großen Zeitspanne ein, wobei das Therapiesegment „Rückmeldung" noch nicht notwendig ist. Sollte es bereits möglich sein, können erste Maßnahmen zur Therapie gefundener Störfaktoren

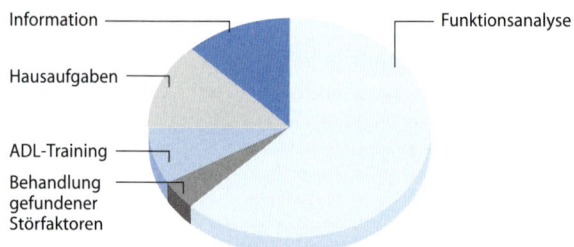

◗ **Abb 7.2.** Zeitliche Verteilung aller 6 Therapiesegmente innerhalb der ersten Therapieeinheit (30 Minuten), also im Therapiebeginn, eines 10er-Rezeptes

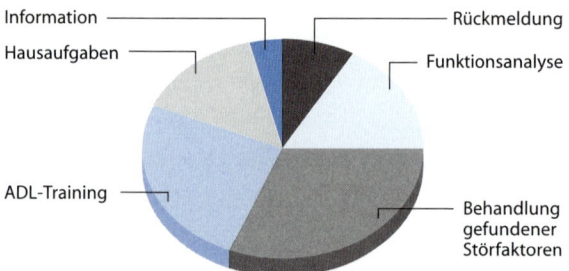

◗ **Abb 7.3.** Zeitliche Verteilung aller 6 Therapiesegmente innerhalb der ca. sechsten Therapieeinheit (30 Minuten), mittleres Stadium der Behandlungsserie, eines 10er-Rezeptes

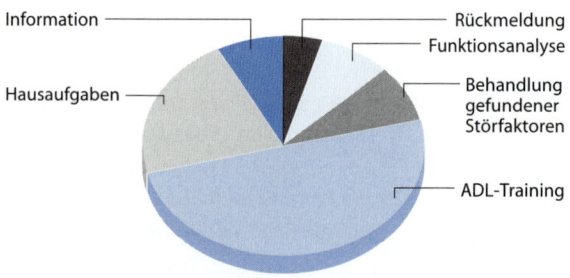

◗ **Abb 7.4.** Zeitliche Verteilung aller 6 Therapiesegmente innerhalb der ca. zehnten Therapieeinheit (30 Minuten), Behandlungsende, eines 10er-Rezeptes

durchgeführt werden. In jedem Fall sollten **ADL-Korrekturen** und **Hausaufgaben** angeleitet werden. Sie richten sich, je nach Befund und Kenntnis der Störfaktoren, entweder spezifisch an die Afferenzen, oder sie werden global zur Dekontraktion bzw. Schulung des Bewegungsmusters der aufrechten Körperhaltung eingesetzt. Den wichtigen Abschluss dieser Therapieeinheit bildet eine **erste Patienteninformation**, die über vermutliche Beschwerdeursachen und über weitere Therapiewege und -möglichkeiten Aufschluss gibt.

Mittleres Stadium einer Behandlungsserie

Neben der **Rückmeldung des Patienten**, in der er über Veränderungen und weitere Besonderheiten berichtet, wird eine kurze **Funktionsanalyse** in die Behandlung integriert, die durch Kontrollbefunde nachgeprüft wird. Im Zentrum der Therapie steht aber die **Behandlung momentan aktueller Störfaktoren** und ein entsprechend ausgewähltes **ADL-Training**. Beide Therapiesegmente nehmen gemeinsam den größten Zeitraum in dieser Phase ein. **Hausaufgaben** werden je nach Leistungsniveau des Patienten und Befundveränderung korrigiert und/oder aktualisiert. Sollten sich signifikante Befundveränderungen ergeben oder sollte der Patient weitere Fragen haben, kann eine weiterführende Patienteninformation diese Behandlung abschließen.

Behandlungsende einer Serie

Am Behandlungsende einer Serie stellen die Therapiesegmente Rückmeldung, Funktionsanalyse und Therapie der nun nur noch latent vorhandenen Störfaktoren einen zeitlich kurzen Teil der Behandlung dar, wenn sich keine schwerwiegenden Veränderungen des Befundes ergeben oder unvorhergesehene Auffälligkeiten auftreten. Den größten Zeitraum nimmt das **ADL-Training** in dieser Phase ein, um die zunehmende **Eigenkompetenz des Patienten** unter Loslösung von der therapeutischen Unterstützung zu erreichen. Die gleiche Zielsetzung gilt für das **Hausaufgabenprogramm,** dessen Training zeitlich intensiviert wird. Abschließend sollte der Therapeut Fragen des Patienten aufgreifen bzw. ihm letzte Tipps und Hilfen zum Weg in die **„Eigenständigkeit"** geben.

Therapeutischer Umgang mit typischen Schwierigkeiten während des Behandlungsverlaufes

Frauke Dehler

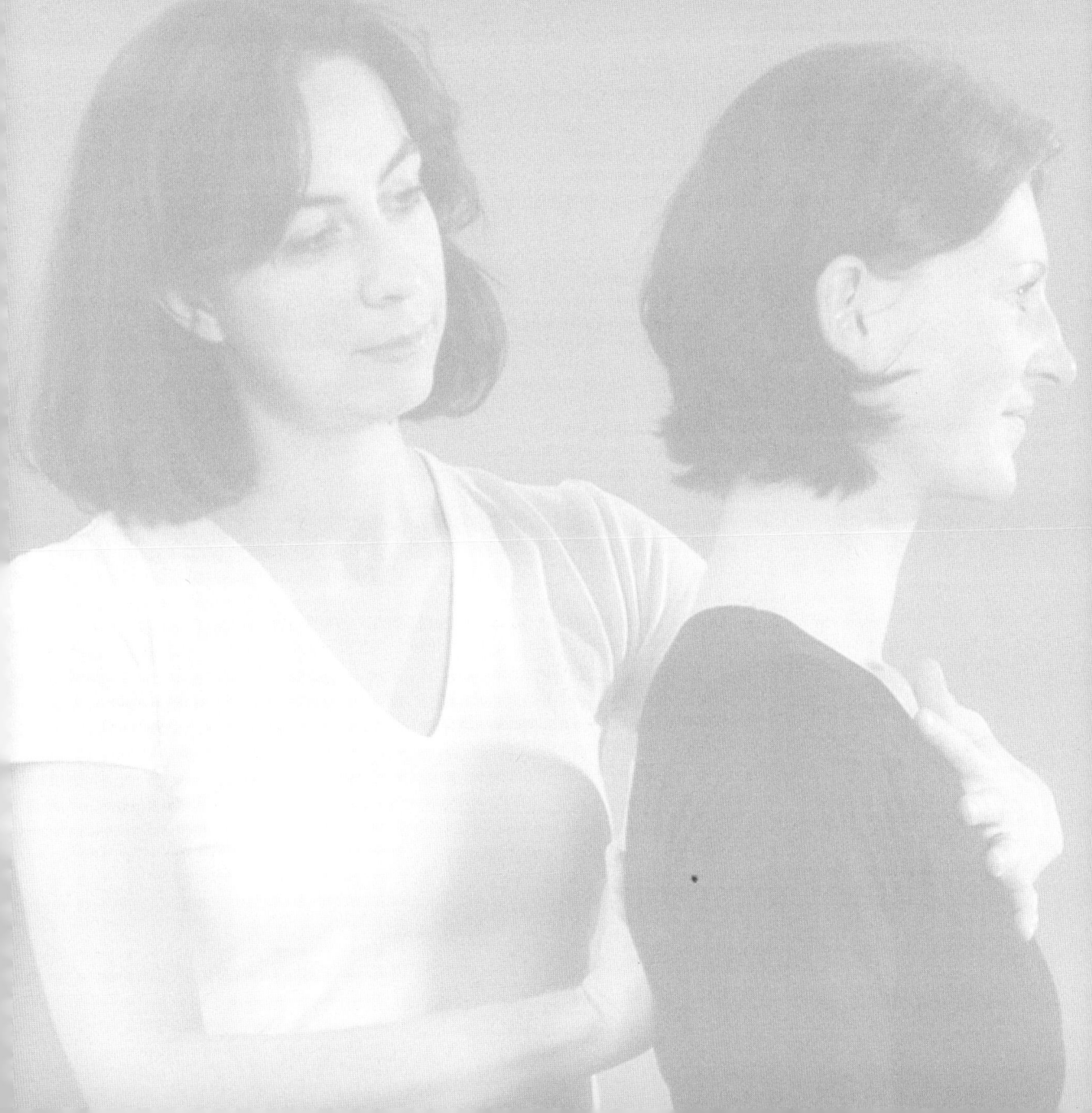

Auch Therapeuten mit langjähriger Erfahrung stoßen im Alltag gelegentlich auf Schwierigkeiten im Behandlungsfortschritt.

Als Hilfe sind daher in ◻ Tabelle 8.1 die erfahrungsgemäß häufigsten Problemkreise und mögliche Lösungsansätze aufgeführt:

◻ **Tabelle 8.1.** Häufige Problemkreise und mögliche Lösungsansätze

Problem	Fehlerquelle	Lösungsansatz
1. Die Beschwerden sind direkt oder in den nachfolgenden Tagen der Behandlung stärker geworden:	**Möglichkeit A:** Die Behandlung war zu hoch dosiert	**Lösung A:** Die therapeutischen Maßnahmen durch Kontrollbefunde exakt überprüfen und entsprechend reduzieren!
	Möglichkeit B: Die Behandlung fand in der Efferenz statt	**Lösung B:** Die bisherige Arbeitshypothese nochmals gründlich überprüfen und ggf. eine neue entwickeln!
	Möglichkeit C: Der Patient hat sich selbst außerhalb der Behandlung überlastet, beispielsweise durch übereifrige Gartenarbeit, und somit eine neue Afferenz aufgebaut oder eine alte zusätzlich verstärkt	**Lösung C:** Den Patienten nach besonderen Aktivitäten und Betätigungen befragen und ggf. Wiedereinstieg in die Funktionsanalyse zur Suche nach der neuen Afferenz!
2. Es tritt ein neuer Beschwerdeort auf:	**Möglichkeit A:** Aktualisierung einer alten, bisher durch neuere Orte der Nozizeption überlagerte Afferenz	**Lösung A:** Häufig ist dies ein positives Therapiezeichen, da angenommen werden kann, dass die bisherige Afferenz erfolgreich therapiert wurde. Daher Wiedereintritt in die Funktionsanalyse zur Suche nach der neuen Afferenz, unter Verwendung der neuen Beschwerdesymptomatik als Kontrollbefund!
	(Hinweis: Sind dem Patienten die neu hinzugekommenen Beschwerden anamnestisch bekannt, so erhärtet sich die Annahme dieser Fehlerquelle)	
	Möglichkeit B: Die Dosierung der letzten Behandlung war zu hoch, sodass eine neue Efferenz aufgebaut wurde	**Lösung B:** Die therapeutischen Maßnahmen durch Kontrollbefunde exakt überprüfen und entsprechend reduzieren!
	Möglichkeit C: Der Patient hat sich selbst außerhalb der Behandlung überlastet	**Lösung C:** Den Patienten nach besonderen Aktivitäten und Betätigungen befragen und ggf. Wiedereinstieg in die Funktionsanalyse zur Suche nach der neuen Afferenz!

◻ **Tabelle 8.1.** Fortsetzung

Problem	Fehlerquelle	Lösungsansatz
3. Die Behandlung stagniert:	**Möglichkeit A:** Die Dosierung der therapeutischen Maßnahmen ist zu niedrig	**Lösung A:** Effizienz der Dosierung durch Kontrollbefunde überprüfen!
	Möglichkeit B: Die Hauptafferenz wurde bisher noch nicht gefunden bzw. weitere Afferenzen wurden nicht ausreichend beachtet	**Lösung B:** Erneutes Aufgreifen und konsequente Fortführung der Funktionsanalyse!
	Möglichkeit C: Die momentan angewandte Behandlungstechnik ist in ihrer Wirkung ineffektiv	**Lösung C:** Wechsel der Behandlungstechnik (z. B. von Maßnahmen mit Antagonistenhemmung zu manuellem Dauerdruck)!
	Möglichkeit D: Die im Vordergrund stehende Afferenz wurde nicht austherapiert, zu früher Wechsel zu anderen Afferenzen	**Lösung D:** Kontinuierliches Arbeiten am vorrangigen Störfaktor!
	Möglichkeit E: Mangelnder ADL-Transfer von Seiten des Patienten	**Lösung E:** Überprüfung des didaktischen Aufbaus des ADL-Trainings im Hinblick auf alle Aspekte des Motorlearnings!
	Möglichkeit F: Der Patient führt das Hausaufgabenprogramm nicht zuverlässig durch	**Lösung F:** Erneute Motivation zur Eigenübung (s. 6.8.2.)!
	Möglichkeit G: Die Alltagsbelastung ist zu hoch, aufgrund der zu geringen Gewichtung des Therapiesegmentes ADL in der Behandlung	**Lösung G:** ADL-Training in der Behandlung intensivieren!
	Möglichkeit H: Gesamtalltagsbelastung des Patienten an sich ist für die momentane Afferenzsituation zu hoch	**Lösung H:** Reduktion einzelner Alltagsaspekte soweit möglich. Im Zweifelsfall, bezogen auf die berufliche Tätigkeit, vorübergehende Arbeitsunfähigkeit zur Entlastung, in Absprache mit dem Arzt! (Dies trifft vorrangig auf Patienten mit massiven Ödemen zu.)
	Möglichkeit I: Mit physiotherapeutischen Mitteln nicht zugängliche Afferenzen sind verstärkt nozizeptiv wirksam	**Lösung I:** Kontaktaufnahme mit dem behandelnden Arzt, ggf. sind eine weitere diagnostische Abklärung oder andere therapeutische Ansätze nötig!

Behandlungsbeispiel

Frauke Dehler

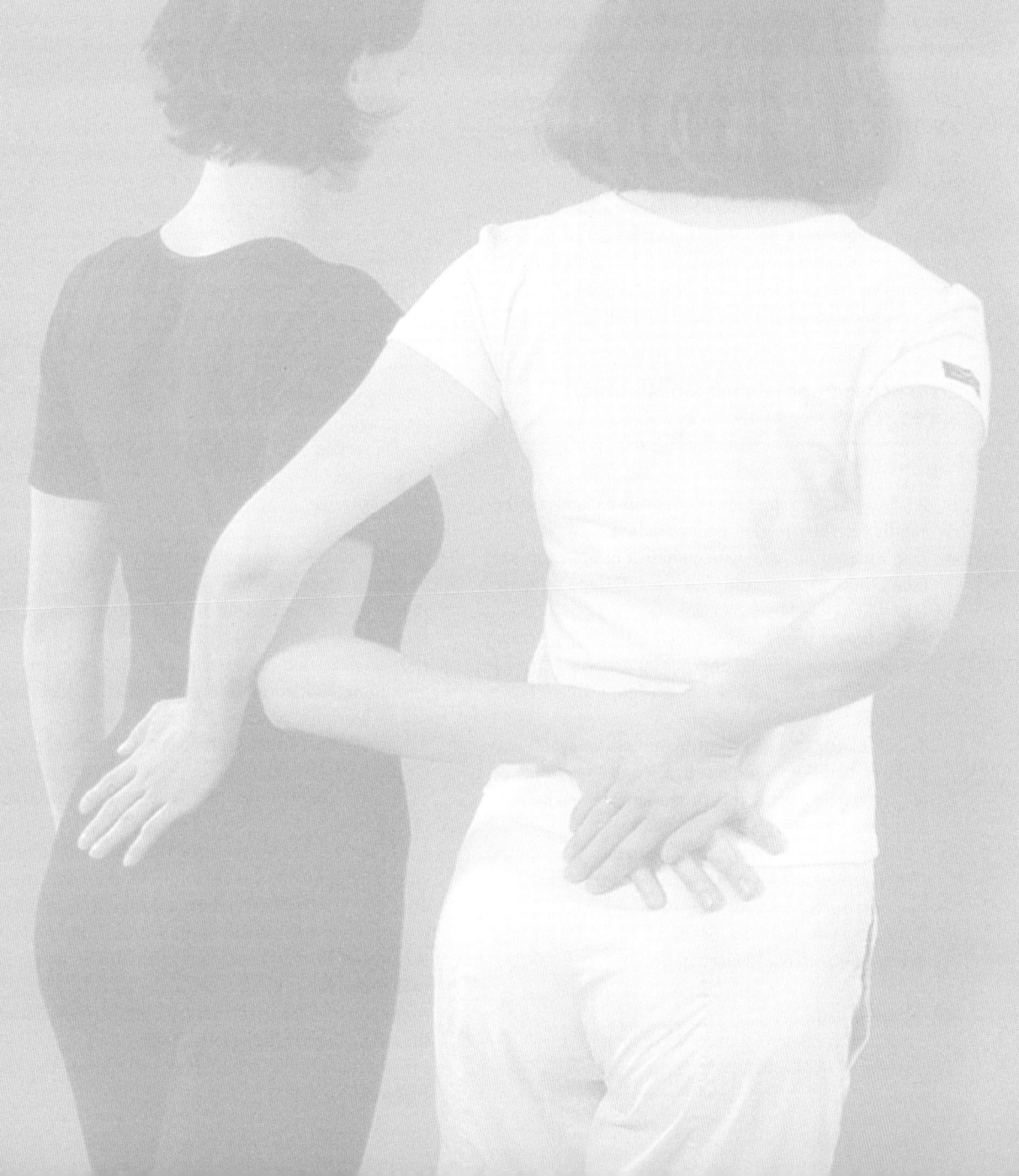

Um die schematische Darstellung des Kaskadenmodells der Realität der Praxis mehr anzupassen, wird hier ein typisches Beispiel in seinem **Beginn**, dem **Therapieverlauf** und dem **Abschluss** vorgestellt.

Im Folgenden werden Befundaufnahme und Behandlungsverlauf bei zunächst aktueller Hauptafferenz „**Mechanisches Überlastungsödem**" (Kaskade III) geschildert.

Eine 44-jährige Patientin berichtet über einen akuten, sehr starken, alltagsbestimmenden Dauerschmerz im Bereich der Lendenwirbelsäule mit Ausstrahlungen in die linke Gesäßhälfte und den linken vorderen Oberschenkel. Sie befindet sich in kyphosierter Schonhaltung und führt alle Bewegungen sehr vorsichtig, in nur kleinem Ausmaß und „en bloc" durch. Das Bewegungsverhalten der Patientin deutet auf eine hohe Schmerzintensität hin.

Der behandelnde Orthopäde überwies die Patientin mit der Diagnose einer akuten Lumboischialgie. Aufgrund der Schmerzlokalisation, der Schmerzausstrahlung und der Vorgeschichte der Patientin benannte er die Differenzialdiagnose „Bandscheibenvorfall L5/S1 links".

Erste Behandlungseinheit (30 Minuten) am 05. 02. XX

Schritt 1

In der zunächst durchgeführten **Schmerzanamnese** berichtet die Patientin folgende Einzelheiten:

- Der Dauerschmerz sei ganz plötzlich im Anschluss an eine „Nies-Attacke" während einer Grippe aufgetreten.
- Der Schmerz trete hauptsächlich im unteren Bereich der Lendenwirbelsäule auf, mit Ausstrahlung in die linke Gesäßhälfte und in den vorderen linken Oberschenkel.
- Sensibilitätsstörungen seien, bis auf ein gelegentliches diffuses Taubheitsgefühl im Bereich des ventrolateralen Unterschenkels, nicht vorhanden. Ebenso habe sie keinerlei muskuläre Schwäche bemerkt.
- Der Schmerz könne durch Tätigkeiten im Stehen und Gehen provoziert werden, ebenso durch Bücken, Heben oder auch Niesen bzw. Husten.
- Dagegen lasse sich der Schmerz für ca. 2 Stunden durch eine Stufenbettlagerung lindern.

❓ Überlegung

Zu den bisher geschilderten Informationen:

Sowohl der akute Auslöser der Niesattacke als auch der ausstrahlende Schmerz können auf einen **Bandscheibenvorfall** zurückzuführen sein. Ebenso die schmerzprovozierenden Tätigkeiten, bei denen es durch eine Kyphose zu einer weiteren Irritation der Nervenwurzel durch den Vorfall kommen kann. Auch die Entlastung durch eine Stufenbettlagerung könnte den Verdacht auf einen Bandscheibenvorfall bestätigen. Allerdings liegen keine segmental zuzuordnende neurologischen Befunde vor!

Alle bisherigen Angaben könnten ebenso für ein **mechanisches Überlastungsödem** sprechen. Durch die Grippe und die damit häufig verbundene Bettruhe in halb sitzender Stellung mit Annäherung der Bauchmuskulatur wie auch durch eine starke Beanspruchung dieser Muskelgruppe durch häufiges Husten und Niesen wäre eine mechanische Vorbelastung denkbar, die dann durch eine zusätzliche, übermäßig starke konzentrische Anspannung – kräftige Niesattacke – ein nozizeptiv wirksames mechanisches Überlastungsödem generiert (akuter Auslöser!).

Ebenso können neben dem konkreten Auslöser die starke Schmerzintensität und die sich dadurch ergebende verringerte Mobilität sowohl für einen Bandscheibenvorfall als auch für ein Überlastungsödem sprechen.

Daher kommen als möglicher Störfaktor ein Bandscheibenvorfall oder ein mechanisches Überlastungsödem in Frage (an der Symphyse/Bauchmuskulatur?).

Bei der **weiteren Anamnese** berichtet die Patientin über folgenden Krankheitsverlauf:

- 1996 habe ihr bereits ein Bandscheibenvorfall L4/L5 starke Rückenschmerzen bereitet.
- 1999 sei aufgrund der bestehenden Beschwerden eine perkutane Nukleotomie durchgeführt worden, nach der sie komplett beschwerdefrei gewesen sei.
- Am 20.01.2001 löste besagter Niesanfall während einer Grippe akute Rückenschmerzen aus, die sich mittlerweile zu den beschriebenen Dauerschmerzen entwickelt hätten.
- Die bisherige Behandlung der Beschwerden habe aus einer medikamentösen Versorgung bestanden, die jedoch nur kurzzeitige Linderung gebracht habe; ebenso würde ein Stützmieder nur leichte Linderung bringen, gegen Mittag seien dann die Schmerzen erneut vorhanden.
- Aufgrund der starken Dauerschmerzen sei die Patientin seit 14 Tagen krankgeschrieben.
- Als Vorerkrankung schildert die Patientin eine Uterusresektion 1993.

? Überlegung
Zum Krankheitsverlauf

Da Bandscheibenvorfälle durch eine Fehlbelastung der Bewegungssegmente der Wirbelsäule entstehen können, wäre bei gleichen Haltungs- und Bewegungsmustern wie bereits 1996 ein Bandscheibenvorfall auf einer anderen Etage der Wirbelsäule als nozizeptiv wirksamer Störfaktor denkbar.

Allerdings könnte der gesamte Krankheitsverlauf bei bestehender Fehlbelastung der Wirbelsäule auch auf muskuläre Störfaktoren hinweisen wie Kontrakturen oder mechanische Überlastungsödeme.

Die Uterusresektion und die damit verbundene Bauchnarbe können eine Fehlhaltung im Sinne der sternosymphysalen Belastungshaltung bewirken! Dadurch wären sowohl ein Bandscheibenvorfall als auch die Entstehung muskulärer Störfaktoren möglich! Daher bleiben beide Arbeitshypothesen zunächst bestehen.

! Wichtig

Achtung: Beruf, Freizeitverhalten abklären und in der Inspektion überprüfen, inwieweit dazugehörige Auffälligkeiten bereits zu sehen sind!

Bei der Frage nach **Beruf und Freizeitverhalten** äußert sich die Patientin folgendermaßen:
- Sie sei seit fast 20 Jahren OP-Schwester, arbeite dadurch überwiegend im (gebeugten) Stand.
- Ihre wenige Freizeit würde sie mit Hausarbeit, Lesen und Kreuzworträtsellösen verbringen.

? Überlegung
Zum Berufs- und Freizeitverhalten

Aufgrund der statischen, häufig krümmenden Bewegungsmuster und Haltung am Arbeitsplatz und durch mangelnde Bewegung und Ausgleich in der Freizeit ist die Existenz von muskulären Störfaktoren und damit auch von mechanischen Überlastungsödemen sehr wahrscheinlich. Ein mit der Zeit entstandener Bandscheibenvorfall wäre theoretisch ebenso denkbar.

Auf die Frage nach ihrem **primären Therapieziel** antwortet die Patientin, dass sie erste Fortschritte bereits darin sehe, wenn sie für eine Stunde ohne Dauerschmerz wäre.

? Überlegung
Zu dem primären Therapieziel

Die geringe schmerzfreie Zeitspanne, die für die Patientin eine erste Verbesserung bedeuten würde, zeigt deutlich, wie sehr sie unter dem Dauerschmerz leidet bzw. welche hohe Intensität dieser hat.

Schritt 2

In der sich nun anschließenden **Inspektion** sind folgende deutliche Auffälligkeiten sichtbar:
- Das Becken ist massiv aufgerichtet, der Thorax gesenkt. Ebenso sind beide Ellenbogengelenke auffallend flektiert.
- Das Gangbild ist wie alle anderen Bewegungen auch sehr vorsichtig und kleinschrittig. Die Füße werden parallel gesetzt.
- Außerdem ist eine deutliche Faltenbildung im Dekolletee (V-förmig) und im Bauchbereich (quer verlaufend) sichtbar.
- Aufgrund der Uterusresektion findet sich eine große quer verlaufende Bauchnarbe.
- Die Bewegungen führt die Patientin „en bloc" aus, sie vermeidet jede Rotation im Bereich des Rumpfes.

? Überlegung
Zur Inspektion

Das Haltungs- und Bewegungsbild der Patientin ist deutlich von der hohen Schmerzintensität geprägt!
- Die krumme Haltung wird in allen wichtigen Körperabschnitten zum Schutz der vorhandenen Afferenz eingenommen als Ausdruck des gewohnten Bewegungsmusters.
- Die Faltenbildung im Dekolletee und Bauch kann als Ergebnis eines formativen Bildungsreizes der Haut durch häufig eingenommene und lang bestehende Bewegungsmuster der krummen Körperhaltung gewertet werden.
- Häufig bewirken Bauchnarben Fehlhaltungen im Sinne eines kyphosierenden Bewegungsmusters, die zu Kontrakturen der Bauchmuskulatur führen.
- Sowohl das verringerte Bewegungsausmaß und eine kyphosierende Schonhaltung als auch die langjährig bestehende sternosymphysale Belastungshaltung können für die Entstehung eines Bandscheibenvorfalls, aber typischerweise auch für ein mechanisches Überlastungsödem verantwortlich sein.

Schritt 3

Da die Möglichkeit eines Bandscheibenvorfalls besteht, wird die Funktion der Nervenwurzel des betreffenden Segmentes überprüft. Die **Überprüfung von Dermatom, Myotom und den entsprechenden Reflexen** zeigt keinen pathologischen Befund.

❓ Überlegung

Zur Funktionsuntersuchung der Nervenwurzel L5/S1
Da neurologische Zeichen fehlen, nimmt die Wahrscheinlichkeit, dass es sich um einen nichtdiskalen Störfaktor handelt, zu.

Schritt 4

Durch Analyse der bisher vorliegenden Informationen entsteht die **Arbeitshypothese:** „Mechanisches Überlastungsödem an der Symphyse".

❓ Überlegung

Zur Arbeitshypothese
Die Summe aller Informationen rechtfertigt zunächst sowohl die Annahme eines beginnenden Bandscheibenvorfalles als auch den Verdacht auf ein ausgeprägtes mechanisches Überlastungsödem.
Da jedoch
- keine auffälligen neurologischen Befunde vorliegen,
- der Auslöser bzw. die begleitenden Umstände eines grippalen Infektes für ein mechanisches Überlastungsödem an der Symphyse ganz typisch sind, und zudem
- eine lang bestehende Fehlhaltung vorliegt,

wird die Arbeitshypothese „Mechanisches Überlastungsödem an der Symphyse" bevorzugt.

Sollte die nachfolgende Überprüfung nicht den erwarteten Erfolg bringen, muss im Kopf behalten werden, dass die Nozizeption evtl. auch aus dem Bereich der Bandscheiben erfolgen könnte.

> **Wichtig**
>
> Der Patientin unbedingt mitteilen, dass sie auf neurologische Zeichen (zunehmende Sensibilitätsstörungen, muskuläre Schwächen bzw. Inkontinenz etc.) achten muss!

Schritt 5

Die Patientin wird dann **über das wahrscheinliche Überlastungsödem und die weiteren therapeutischen Schritte informiert**, insbesondere über die im Anschluss folgende Erhebung von Kontrollbefunden und die zu erwartenden weiteren therapeutischen Schritte.

Schritt 6

Um die Arbeitshypothese entweder zu sichern oder evtl. verwerfen zu können, werden nun die entsprechenden **Kontrollbefunde** erhoben. Bei dieser Patientin bieten sich an:
- subjektive Bewertung des Dauerschmerzes,
- Finger-Boden-Abstand (FBA),
- Palpation am Ort des vermuteten mechanischen Überlastungsödems: Druckdolenz der Tubercula pubica beidseits.

❓ Überlegung

Zu den erhobenen Kontrollbefunden
Die subjektive Bewertung des Dauerschmerzes ist der für die Patientin wichtigste Befund und aufgrund der hohen Intensität das NSB-Zeichen, das im Vordergrund steht. Insofern ist dieser Befund zur Patientenmotivation und zur Überprüfung der Arbeitshypothese geradezu zwingend notwendig. Da es sich jedoch um einen rein subjektiven Kontrollbefund handelt, ist es wichtig, weitere objektivierbare Befunde zu erhalten.

Der Finger-Boden-Abstand ist eine Bewegung, die einer Schmerzprovokation des Alltags entspricht und zudem gut messbar ist.

Zur Überprüfung der Arbeitshypothese ist die Palpation am Ort der Überlastung erforderlich. Sollte sich die Arbeitshypothese bestätigen und ein mechanisches Überlastungsödem an der Symphyse vorliegen, wird die Palpation dieser Region druckschmerzhaft sein. Da beide Tubercula pubica sich bei der Patientin als deutlich druckschmerzhaft erweisen und sich der Befund weder durch die vorsichtige Einnahme der AKH noch der KKH verändert, bietet sich dieser Kontrollbefund zur Abklärung an.

Schritt 7

Nach der Erhebung verschiedener Kontrollbefunde wird nun die **diagnostische Maßnahme** durchgeführt, **die** bei einem mechanischen Überlastungsödem der Symphyse **den größten therapeutischen Effekt verspricht**. Die Maßnahme der Wahl ist in diesem Fall die Heiße Rolle. Die Patientin wird in einer nahezu schmerzfreien Stufenlagerung bei 80° Hüftflexion gelagert. Der thorakolumbale Übergang wird mit einem flachen Handtuch unterlagert.

❓ Überlegung
Zur Lagerung

Ziel der Lagerung sollte die Bahnung des Bewegungsmusters der AKH und damit eine generalisierte Anregung der Infrastruktur sein, um die Wirkung der Heißen Rolle zu unterstützen. Bei der Lagerung ist es nötig, auftretende NSB-Zeichen zu akzeptieren. Die noch benötigte Stufenlagerung mit einer Hüftbeugung von ca. 80° sollte zu einem späteren Zeitpunkt möglichst reduziert werden mit dem Ziel der Hüftextension, um das aufrechte Bewegungsmuster durchführen zu können. Das Ausmaß wird jedoch durch NSB-Zeichen, wie z. B. Rückenschmerz, limitiert. In jedem Fall sollte versucht werden, durch eine flache Unterlagerung im thorakolumbalen Bereich vorsichtig die Biegespannung aus der Wirbelsäule zu nehmen, ohne übermäßigen Zug auf die Bauchmuskelinsertion auszuüben.

Schritt 8

Während der Anwendungszeit der Heißen Rolle wird die Patientin über die Wirkung von Hitze **informiert** bzw. über den Zusammenhang einer mechanischen Überlastung und dieser Maßnahme.

Schritt 9

Nach Applikation der Heißen Rolle werden die zuvor erhobenen **Kontrollbefunde erneut überprüft**. Dabei ergibt sich folgende Änderung:
- Der Dauerschmerz ist etwas geringer geworden.
- Der Finger-Boden-Abstand ist deutlich geringer.
- Die Palpationsbefunde sind dezent reduziert.

❓ Überlegung
Zum Ergebnis der Kontrollbefunde

Da sich alle Befunde deutlich oder zumindest teilweise verbessert haben, ist davon auszugehen, dass tatsächlich der zurzeit vorrangig meldende Ort der Nozeption ein mechanisches Überlastungsödem ist.

Der Verdacht auf einen beginnenden Bandscheibenvorfall als Beschwerdeauslöser tritt in den Hintergrund.

Weiterhin sollten alle Maßnahmen, die die Infrastruktur im Bereich der Symphyse anregen und nozizeptiv toleriert werden, zum Einsatz in der Therapie kommen.

Schritt 10

Die Patientin erhält nun alle notwendigen **Informationen** bezüglich
- der erhärteten Arbeitshypothese,
- der weiteren therapeutischen Schritte und
- Hausaufgaben im Sinne von eigenen Maßnahmen und Verhaltensweisen.

❓ Überlegung
Zur Patienteninformation

Aufgrund des bereits erlebten Bandscheibenvorfalls und des nun ähnlichen Beschwerdebildes ist es vorrangig nötig, der Patientin die Angst vor einem möglichen zweiten Vorfall zu nehmen bzw. ihr die Zusammenhänge eines mechanischen Überlastungsödems zu erläutern. Wichtig sind dabei:
- die Information, dass der Schmerzort (Rücken) durchaus weit entfernt von der eigentlichen Ursache (Symphyse) liegen kann. Hier können die Ergebnisse der Kontrollbefunde gut mit einbezogen werden;
- die Information, dass ein sehr intensiver, alltagsbestimmender Schmerz und auch diffuse Parästhesien durch muskuläre Schonschaltungen aufgrund einer mechanischen Überlastung entstehen können;
- die Information über den Auslöser bzw. die Entstehungsmechanismen des mechanischen Überlastungsödems.

Schritt 11

Zum Abschluss der ersten Behandlungseinheit werden mit der Patientin **Hausaufgaben** besprochen:
- ein heißes Abduschen der betroffenen Region mindestens 3-mal täglich und
- häufige Ruhepausen in Form einer schmerzarmen, nozizeptiv akzeptierten Lagerung mit Unterlagerung des thorakolumbalen Überganges durch ein flaches Handtuch.

❓ Überlegung
Zu den Hausaufgaben

Die zurzeit sinnvollste, weil effektivste und schonendste Anregung der Infrastruktur besteht in Hitzeapplikationen. Daher sollte die Patientin selbstständig Hitzeanwendungen mit der Dusche durchführen. Da sie krankgeschrieben ist, hat sie momentan zu Hause mehrmals täglich die Möglichkeit zum heißen Abduschen.

Die nötige Entlastung des Gewebes erreicht sie durch häufige Ruhepausen in Form von Lagerungen, die, nozizeptiv angepasst, bereits die aufrechte Körperhaltung anbahnen, um ebenfalls die Infrastruktur anzuregen.

Zweite Behandlungseinheit (30 Minuten) am 07. 02. XX

Schritt 1

Zu Beginn der Behandlung berichtet die Patientin über folgende **Entwicklung ihrer Beschwerden:**

Nach der Behandlung vom 05.02.01 seien die Beschwerden etwas geringer gewesen, dies habe allerdings nur für ca. 2 Stunden angehalten.

Nach dem heißen Duschen würden die Rückenschmerzen ebenfalls etwas weniger werden, würden sich jedoch mit der Zeit wieder aufbauen.

Die Hausaufgaben habe sie konsequent durchführen können. Sie habe täglich mindestens 3-mal die Symphyse abgeduscht und mehrfach Ruhepausen in Form der gezeigten Lagerung eingelegt.

❓ Überlegung

Zu dieser Rückmeldung

Die durch die Hitze hervorgerufenen Verbesserungen sprechen weiterhin für ein mechanisches Überlastungsödem im Bereich der Symphyse als Hauptursache der Beschwerden. Da es sich um eine ausgeprägte Afferenz handelt, war nicht zu erwarten, dass sich nach einmaliger Behandlung bzw. durch die Eigenmaßnahme eine anhaltende Beschwerdelinderung erzielen lässt. Jedoch ist das bisher erreichte Ergebnis in diesem Stadium zufrieden stellend, und daher wird der eingeschlagene Weg fortgeführt.

Schritt 2

Nach **erneuter Überprüfung der Kontrollbefunde** wird die Patientin zunächst in einer **nozizeptiv akzeptierten Rückenlage**, 50° Hüftflexion mit Unterlagerung der Wirbelsäule im thorakolumbalen Bereich durch ein flach gefaltetes Handtuch, gebracht und dann erneut mit einer **Heißen Rolle** behandelt.

❓ Überlegung

Zur Lagerung

Die positive Beeinflussung des mechanischen Überlastungsödems durch die bisherige Behandlung zeigt sich dadurch, dass bereits eine Rückenlagerung mit reduzierter Hüftflexion auf 50° nozizeptiv akzeptiert wird.

Schritt 3

Nach Applikation der Hitze werden die **Kontrollbefunde überprüft,** mit dem Ergebnis, dass sich sowohl der Dauerschmerz als auch der Finger-Boden-Abstand sehr deutlich verbesserten. Der Palpationsbefund an den Tubercula pubica ist kaum mehr vorhanden.

❓ Überlegung

Zu dem Ergebnis

Das Ergebnis zeigt deutlich, dass die Annahme eines Überlastungsödems an der Symphyse als Beschwerdeauslöser korrekt war. Der Verdacht auf einen Bandscheibenvorfall als nozizeptiv aktiven Störfaktor kann zunächst verworfen werden.

Schritt 4

Um die Infrastruktur weiter anzuregen, werden nun vorsichtige Bewegungen der Bauchmuskulatur in Form von **Bauchatmung** und sanften **manuellen Querverschiebungen** durchgeführt. Die im Anschluss daran erfolgte **Überprüfung der Kontrollbefunde** ergibt eine weitere Verbesserung des Finger-Boden-Abstandes und eine Reduktion des Palpationsbefundes.

❓ Überlegung

Zu der durchgeführten Maßnahme

Da erfahrungsgemäß ein mechanisches Überlastungsödem an der Symphyse häufig mit einer ebenfalls mechanisch überlasteten Bauchmuskulatur kombiniert ist, kann weiterhin versucht werden, die Nozizeption über vorsichtige Querverschiebungen dieser Muskelgruppe zu senken.

Die Infrastruktur kann zudem durch Minimalbewegungen der Bauchmuskulatur, im Sinne einer Verlängerung durch die Atembewegung, angeregt und damit die Schmerzempfindung gesenkt werden.

Um eine Überforderung zu vermeiden bzw. um herauszufinden, ob die genannten Maßnahmen in diesem Stadium bereits indiziert sind, ist die konsequente Überprüfung mit Hilfe von Kontrollbefunden notwendig!

Schritt 5

Im Anschluss an die bisherigen Maßnahmen werden nun **diagnostische Dekontraktionen** der Bauchmuskulatur durchgeführt. Die Überprüfung aller Kontrollbefunde ergibt eine sehr deutliche Verschlechterung.

❓ Überlegung
Zu dieser Maßnahme

Durch die Krankheitsgeschichte der Patientin und den bisherigen Behandlungsverlauf ist eine Mitbeteiligung der Bauchmuskulatur im Sinne einer zunächst untergeordneten Kontraktur sehr wahrscheinlich. Durch Kontrollbefunde muss überprüft werden, ob diese Vermutung korrekt ist bzw. ob und in welcher Dosierung diese Kontraktur bereits behandelt werden darf.

Die Verschlechterung aller Befunde zeigt, dass die Ödembehandlung zum jetzigen Zeitpunkt eindeutig im Vordergrund steht und die Dekontraktion der Bauchmuskulatur noch nicht durchgeführt werden darf. (In einer der nächsten Behandlungseinheiten erneut überprüfen!).

Schritt 6

Wieder werden sanfte **manuelle Querverschiebungen** in Kombination mit **Atembewegungen** an der Bauchmuskulatur durchgeführt. Im Anschluss daran ergibt die Überprüfung der Kontrollbefunde eine erneute Verbesserung.

❓ Überlegung
Zu der durchgeführten Maßnahme

Um die eingetretene Verschlechterung der Kontrollbefunde zurückzunehmen, wurden die bisher wirksamen Maßnahmen zur Anregung der Infrastruktur erneut eingesetzt. Die daraufhin eintretende Verbesserung der Befunde zeigt, dass der behandlungsbedürftige Störfaktor, der zurzeit im Vordergrund steht, weiterhin ein mechanisches Überlastungsödem an der Symphyse und in der Bauchmuskulatur ist (weitere Behandlung in Kaskade III).

Schritt 7

Der Patientin wird während der Maßnahme erklärt, wie die bisherige Entwicklung zu werten ist. Außerdem wird sie **über den Sinn der Lagerung**, insbesondere des Lendenkissens, und die Wirkung von Querverschiebungen bzw. der Bauchatmung **informiert**.

❓ Überlegung
Zu den Informationen

Da die Patientin möglicherweise noch immer Angst hat, es könne sich um einen Bandscheibenvorfall handeln, ist es wichtig, ihr mitzuteilen, dass der bisherige Verlauf sehr positiv ist und bislang alles für ein mechanisches Überlastungsödem spricht. In diesem Zusammenhang benötigt sie Informationen über den Umgang mit NSB-Zeichen z. B. bei der Lagerung, damit sie diese auch zu Hause durchführen kann und sich nicht überfordert.

Schritt 8

Das **Hausaufgabenprogramm** wird um die **modifizierte therapeutische Lagerung**, unterstützt durch ein flach gefaltetes Handtuch im thorakolumbalen Bereich, **erweitert** in Kombination mit Bauchatmungsübungen und sanften manuellen Abhebetechniken am Bauch. Außerdem wird die Patientin gebeten, in nächster Zeit darauf zu achten, ob sie im Tagesverlauf gewohnheitsmäßig immer wieder den Bauch anspanne bzw. einziehe.

❓ Überlegung
Zu den Hausaufgaben

Da die Anregung der Infrastruktur noch immer primäres Behandlungsziel ist, sollten weiterhin Hitzeanwendungen durchgeführt werden. Um die Dosierung etwas zu erhöhen, sollten sie jedoch mit Lagerungen in der AKH und vorsichtigen Dehnübungen der Bauchmuskulatur kombiniert werden.

Die Frage nach der habitualisierten Bauchspannung im Tagesverlauf kann möglicherweise weitere Hinweise auf eine Bauchmuskelkontraktur geben.

Dritte Behandlungseinheit am 09. 02. XX

Schritt 1

Zu Beginn der Behandlung berichtet die Patientin **zum Verlauf**:

- Die Beschwerdelinderung habe nach der letzten Behandlung deutlich länger angehalten, fast den ganzen restlichen Tag.
- Insgesamt sei der Rückenschmerz sehr viel geringer geworden.
- Allerdings habe sie nach dem Aufwachen am Morgen wieder verstärkt Rückenschmerzen, die sie jedoch

durch die anschließende heiße Dusche wieder reduzieren könne.

— Tatsächlich habe sie außerdem festgestellt, dass sie im Tagesverlauf immer wieder den Bauch einziehe.

❓ Überlegung
Zur Rückmeldung

Die deutliche Reduktion des Beschwerdebildes zeigt, dass die Maßnahmen zur Anregung des Ödemabtransportes in Ort und Dosierung richtig waren.

Die morgendlichen Beschwerden sprechen dafür, dass die Patientin über Nacht durch die eingenommene Schlafhaltung wahrscheinlich das mechanische Überlastungsödem wieder neu unterhält. Dafür spricht die Beobachtung, dass die heiße Dusche die Beschwerden wieder reduziere. Daher sollten unbedingt Schlaflagerungen mit ihr erarbeitet werden!

Als sehr positives Zeichen ist zu sehen, dass der Patientin auffällt, dass sie den Bauch einzieht. Dies zeigt, dass sie sich bereits intensiv mit der Bauchspannung auseinander setzt. Das „habituelle Einziehen des Bauches" zeigt überdies, dass die Patientin über längere Zeit gewöhnt ist, den Bauch anzuspannen bzw. einzuziehen, und lässt zudem die Vermutung zu, dass sich wahrscheinlich mit den Jahren eine Kontraktur dieser Muskelgruppe entwickelt hat, die nach Reduktion des mechanisches Überlastungsödems langsam zum Tragen kommt.

> **Wichtig**
>
> Achtung: Die Vermutung erneut über diagnostische Dekontraktion in der Funktionsanalyse überprüfen!

Schritt 2

Die **Überprüfung der Kontrollbefunde** zeigt nach wie vor die aktuelle Wirksamkeit der Heißen Rolle an der Symphyse.

Die Kontrollbefunde erbringen folgendes Ergebnis:
— Der Dauerschmerz lässt sich weiter reduzieren.
— Der Finger-Boden-Abstand ist deutlich verringert.
— Der Palpationsbefund war bereits vor der Maßnahme nur noch dezent vorhanden und ist danach gänzlich aufgehoben.
— Als neuer Kontrollbefund wird die Extension der LWS im Stand hinzugenommen, diese verbessert sich nach der Heißen Rolle ebenfalls.

❓ Überlegung
Zur Heißen Rolle

Da alle Kontrollbefunde deutlich positiv reagieren, liegt noch immer ein behandlungsbedürftiges mechanisches Überlastungsödem vor. Allerdings kann die Patientin die Hitzeanwendung aufgrund der positiven Entwicklung zunehmend selbstständig zu Hause übernehmen, damit in der Behandlung für weitere Maßnahmen Zeit eingespart wird.

Der Palpationsbefund ist so deutlich reduziert, dass er kaum mehr als zuverlässiger Kontrollbefund gewertet werden kann, daher ist es sinnvoll, einen weiteren hinzunehmen. Da die Patientin bei der Rückneige ein Gefühl des „Durchbrechens" in der Lendenwirbelsäule angibt, bietet sich dieser Befund an.

Schritt 3

Nun werden **diagnostische Dekontraktionen** der Bauchmuskulatur durchgeführt und ihre Wirkung durch **Kontrollbefunde überprüft**.
— Der Dauerschmerz und das Gefühl des „Durchbrechens" bei der Rückneige reagieren sehr positiv und lassen sich entsprechend reduzieren.
— Der Finger-Boden-Abstand und der Palpationsbefund reagieren nicht mehr mit einer erneuten Verbesserung, behalten jedoch das positive Ergebnis der letzten Maßnahme bei.

❓ Überlegung
Zu den diagnostischen Dekontraktionen der Bauchmuskulatur

Durch die Berichte der Patientin über die Bauchspannung und die positive Entwicklung des mechanischen Überlastungsödems ist es zu diesem Zeitpunkt sinnvoll, erneut zu versuchen, inwieweit die Dekontraktion einer wahrscheinlichen Bauchmuskelkontraktur durchgeführt werden kann.

Da zwei Kontrollbefunde positiv reagieren und die weiteren sich zumindest nicht verschlechtern, scheint die Behandlung der Bauchmuskelkontraktur in dieser Dosierung nozizeptiv toleriert zu werden und das noch vorhandene mechanische Überlastungsödem nicht zu irritieren.

> **Wichtig**
>
> Achtung: Anscheinend Zwischenstufe zwischen
> Therapiekaskade III (mechanisches Überlastungs-
> ödem) und Therapiekaskade II (spezifische
> Kontrakturen).

Schritt 4

Um die „Wiederentstehung" des mechanischen Überlastungsödems während der Nacht durch eine belastende
Schlaflagerung zu verhindern, wird anschließend mit der
Patientin eine entlastende Form ihrer bevorzugten Lagerung (Seitlage) erarbeitet und trainiert.

❓ Überlegung
Zur Schlaflagerung

Beim Erarbeiten einer neuen Schlaflagerung
ist Folgendes zu beachten:
- Der Patientin sollte erklärt werden, warum die
neue Lagerung so wichtig ist in Bezug auf die Wiederentstehung des Schmerzes. Hier den Hinweis geben,
dass selbst geringfügige Veränderungen häufig einen
entscheidenden Fortschritt im Krankheitsverlauf
bedeuten.
- Die Patientin sollte informiert werden, dass eine
neue Schlaflagerung erstaunlich gut und schnell auch
„unbewusst" übernommen und beibehalten werden
kann.
- Wichtig ist es, das nozizeptiv tolerierte Maß der
neuen Lagerung zu finden. Dabei gilt:„So aufrecht wie
möglich, so krumm wie nötig!"

Schritt 5

Im Anschluss daran wird die Bewegung der **Beckenkippung** und der **Thoraxhebung** bereits auf andere Ausgangsstellungen wie die Rückenlage und den Gang mit
bewusst reduzierter Bauchspannung und außenrotierten
Beinachsen, übertragen. Eine Überprüfung der **Kontrollbefunde** ergibt eine dezente Verbesserung in allen Bereichen.

Schritt 6

Bevor mit der Patientin das Hausaufgabenprogramm aktualisiert wird, erhält sie folgende **abschließende Information:**
- Zur Stabilisierung des erreichten Behandlungserfol-
ges sollte vorsichtig die Dosierung erhöht werden und
der Alltag mit in die Therapie einbezogen werden.

Schritt 7

Das **Hausaufgabenprogramm** beinhaltet weiterhin:
- 3-mal täglich heißes Abduschen.
- Weiterführung der täglichen therapeutischen Lagerung mit Bauchatmung und manuellen Techniken.
- Einnahme der aufrechten Körperhaltung (Beckenkippung und Thoraxhebung) mit gelöstem Bauch in
Rückenlage.
- 4-mal täglich Gehen in aufrechter Körperhaltung mit
gelöstem Bauch (Flur im Erdgeschoss).
- Übertragung der neu erarbeiteten Schlaflagerung in
den Alltag.

Zur Unterstützung und als Erinnerungshilfe werden Fotokopien zur therapeutischen Lagerung, zur Einnahme der
AKH, des aufrechten Ganges und der Schlaflagerungen
aus der Übungsdatei an die Patientin weitergegeben.

Vierte Behandlungseinheit
am 12. 02. XX

Schritt 1

Die Patientin berichtet, dass sich ihre **Beschwerden** seit
gestern **deutlich verschlechtert** und der Dauerschmerz
wieder vermehrt zugenommen hätte. Sie habe sogar wieder in der Nacht das Taubheitsgefühl am Unterschenkel
beobachten können. Sie habe nun doch Angst, dass ein
neuer Bandscheibenvorfall aufgetreten sein könnte.

❓ Überlegung
Zur bisherigen Rückmeldung

- Eine derartige Verschlechterung kann durch
unterschiedliche Ursachen hervorgerufen werden,
die es zu überprüfen gilt:
- Die Dosierung in der Behandlung oder bei den
Hausaufgaben könnte zu hoch gewesen sein. Da es
der Patientin jedoch auch einen Tag nach der letzten
Behandlung ganz hervorragend gegangen ist,
scheinen die Dosierung und die Gesamtbehandlung
korrekt gewesen zu sein. Daher die Ausführung der
Hausaufgabe überprüfen bzw. nachfragen, wie oft sie
durchgeführt wurden! Eventuell hat sie überdosiert!?
- Wurden Tätigkeiten ausgeführt, mit denen die
Patientin sich selbst überlastet hat bzw. das alte oder
gar ein neues Ödem hervorgerufen hat? Nachfragen,
welche Tätigkeiten die Patientin gestern durchgeführt
hat.

▬ Überprüfen, ob die bisherige Afferenz nozizeptiv wieder aktiver geworden ist oder ob sich eine neue Afferenz entwickelt hat.

> **Wichtig**
>
> Achtung: An Bandscheibenvorfall denken. Gibt es neu aufgetretene neurologische Befunde?

Auf **Nachfrage nach besonderen Ereignissen und Tätigkeiten** berichtet sie, dass es ihr zunächst ganz ausgezeichnet gegangen sei und dann über Nacht viel schlechter geworden sei. Sie habe sogar am Tag zuvor die Fenster putzen können und einige Arbeiten im Haushalt erledigt, die durch ihre Erkrankung liegen geblieben waren.

❓ Überlegung
Zu den weiteren Rückmeldungen
▬ Der Hausputz mit der dadurch verbundenen Aktivität bzw. Be- oder Überlastung scheint als Ursache für vermehrte Nozizeption verantwortlich zu sein! Eine Überbelastung durch die Hausaufgaben scheint eher unwahrscheinlich.
▬ Typischerweise sind für ein mechanisches Überlastungsödem an der Bauchmuskelinsertion der Symphyse Tätigkeiten, die mit Ausübung von Druck einhergehen, wie Fensterputzen etc., sehr belastend und können ein Wiederaufflackern der Beschwerden leicht bewirken. Daher überprüfen, ob der Ort der Nozizeption dort besteht. Ansonsten weitere Arbeitshypothesen erstellen und überprüfen.

Schritt 2
Aufgrund der Angaben der Patientin wird folgende **Arbeitshypothese** aufgestellt:

„Wiederauftreten des mechanischen Überlastungsödems aufgrund der häuslichen Aktivität".

Als **Kontrollbefunde** werden erneut herangezogen:
▬ Dauerschmerz,
▬ Finger-Boden-Abstand,
▬ Palpation an den Tubercula pubica,
▬ Extension der LWS im Stand.

Schritt 3
Der Arbeitshypothese folgend, wird als **erste therapeutische Maßnahme** eine Heiße Rolle an der Symphyse durchgeführt, in deren Anschluss die erhobenen **Kontrollbefunde** mit folgendem Ergebnis überprüft werden:

▬ Der Dauerschmerz konnte deutlich verringert werden.
▬ Der Finger-Boden-Abstand konnte erneut verringert werden.
▬ Die Palpation der überlasteten Region ist fast völlig unauffällig.
▬ Die Extension der LWS hat sich mäßig verändert.

❓ Überlegung
Zu diesem Ergebnis
Die Arbeitshypothese lässt sich bestätigen. Der Schmerz wurde erneut durch ein mechanisches Überlastungsödem an der Symphyse hervorgerufen.

Die Anregung der Infrastruktur bleibt weiterhin therapeutisches Ziel.

Schritt 4
Nach anschließenden **Querverschiebungen der Bauchmuskulatur und Bauchatmungen** zeigen die Kontrollbefunde eine weitere Verbesserung. Der Dauerschmerz ist fast völlig aufgehoben, ebenso der Palpationsbefund an der Symphyse.

❓ Überlegung
Zu diesem Ergebnis
Das mechanische Überlastungsödem lässt sich zügig positiv beeinflussen. Inwieweit bereits wieder eine vorsichtige Dekontraktion der Bauchmuskelkontraktur vertragen wird, muss die Überprüfung der Kontrollbefunde ergeben.

Schritt 5
Aufgrund der vorangegangenen Behandlung werden bei der Patientin **spezifische Dekontraktionen** der Bauchmuskulatur in Kombination mit **Thoraxhebung** und **Beckenkippung** durchgeführt.

Die Überprüfung der Kontrollbefunde ergibt eine weitere sehr dezente Verbesserung des Dauerschmerzes und der Palpation, während der Finger-Boden-Abstand und die Extension der LWS keinerlei Veränderung zeigen.

❓ Überlegung
Zu diesem Ergebnis
Das Ergebnis zeigt, dass die bestehende Bauchmuskelkontraktur weiterhin sanft behandelt werden kann, ohne das mechanische Überlastungsödem zu irritieren.

Schritt 6

Neben der **Information**, dass für die erneuten Beschwerden die Überlastung durch die Hausarbeit verantwortlich war, und der Empfehlung, sich zunächst wirklich etwas zu schonen, bleibt das bisherige **Hausaufgabenprogramm** bestehen, allerdings mit dem Hinweis, die Dosierung durch Kontrollbefunde selbstständig zu überprüfen.

❓ Überlegung
Zu den Informationen und den Hausaufgaben
Da die Patientin dazu neigt, sich selbst zu überlasten, muss ihr der Zusammenhang zwischen den Beschwerden und der Tätigkeit erklärt werden mit der dringenden Empfehlung, sich zu schonen.

Die Hausaufgaben scheinen in Auswahl und bisheriger Dosierung angepasst. Allerdings ist es nötig zu überprüfen, inwieweit die erneute Verschlechterung die Hausaufgaben beeinflusst.

> **Wichtig**
>
> Achtung: Die Patientin sollte konsequent Kontrollbefunde überprüfen!

Fünfte Behandlungseinheit am 14.02.XX

Schritt 1

Zu Beginn berichtet die Patientin, dass es ihr sehr viel besser gehe und der Dauerschmerz fast vollständig verschwunden sei. Ihre Bewegungen sind objektiv deutlich schwung- und kraftvoller. Die Hausaufgaben täten ihr nach wie vor gut, und sie würde sie regelmäßig durchführen.

Allerdings habe sie neu Schmerzen zwischen den Schulterblättern hinzubekommen. Diese Schmerzen träten vor allem dann auf, wenn sie die Übungen mache und den Brustkorb hebe.

Auf **Nachfrage** erklärt sie, dass sie die Schmerzen bereits von früher kenne. Sie seien mit den Jahren wechselhaft aufgetreten und wieder verschwunden.

❓ Überlegung
Zu dieser Rückmeldung
▬ Die Verbesserung ihrer Rückenbeschwerden zeigt, dass die bisherige Behandlung korrekt war und die Patientin mit den Hausaufgaben gut versorgt ist.

▬ Die neu hinzugekommenen Beschwerden deuten auf eine zweite Afferenz, die sich entweder neu gebildet hat oder aber auf eine bereits lang bestehende Afferenz, die jetzt, da das ehemals akute Überlastungsödem durch die Behandlung langsam resorbiert wird, wieder zum Tragen kommt.

▬ Die Tatsache, dass die Patientin die gleichen Beschwerden bereits aus ihrer Vorgeschichte kennt, lässt darauf schließen, dass es sich um eine alte, nun wieder nozizeptiv wirksame Afferenz handelt. Da die Patientin keinen akuten Auslöser nennen und sich an keine weitere Überlastung erinnern kann, scheint ein mechanisches Überlastungsödem eher unwahrscheinlich. Die Vermutung auf eine Kontraktur liegt daher nahe.

▬ Da die Patientin die Beschwerden durch eine Thoraxhebung provozieren kann, könnte es sich beispielsweise um eine Kontraktur im ventralen Brustbereich oder im Bereich der Bauchmuskulatur handeln.

Schritt 2

Dementsprechend wird folgende **Arbeitshypothese** gebildet:
„Kontraktur der horizontalen Adduktoren des Schultergelenkes".

Schritt 3

Zur Abklärung der Arbeitshypothese werden **spezifische diagnostische Dekontraktionen der horizontalen Adduktoren** des Schultergelenkes durchgeführt.

Die zuvor erhobenen Kontrollbefunde, Schmerzen im Rücken bei Rückneige und Schmerz zwischen den Schulterblättern bei Aufrichtung, lassen sich durch die Maßnahme nur teilweise positiv beeinflussen. Während der Schmerz zwischen den Schulterblättern deutlich geringer wird, bleibt der Schmerz bei Extension der LWS bestehen.

❓ Überlegung
Zu diesem Ergebnis
Die Arbeitshypothese „Kontraktur der horizontalen Adduktoren" scheint sich zu bestätigen, da die durchgeführte dekontraktive Maßnahme den Schmerz zwischen den Schulterblättern deutlich reduziert hat.

Der Schmerz bei Extension lässt sich durch die Behandlung der oben genannten Muskelgruppe nicht beeinflussen; allerdings konnte er in vorangegangenen Behandlungen durch Dekontraktionsmaßnahmen der Bauchmuskulatur reduziert werden. Mit geeigneter Maßnahme überprüfen, ob dies noch immer der Fall ist!

Schritt 4

Um eine Aussage über den verbleibenden Rückneigeschmerz treffen zu können, wird eine **spezifische diagnostische Maßnahme zur Dekontraktion der Bauchmuskulatur** durchgeführt. Diese Maßnahme kann den Extensionsschmerz der LWS weiterhin reduzieren, hat jedoch keine positive Wirkung auf den Schmerz zwischen den Schulterblättern.

❓ Überlegung
Zu dem bisherigen Ergebnis

Ein behandlungsbedürftiges Überlastungsödem scheint nun nicht mehr im Vordergrund zu stehen. Wechsel der Therapiekaskade III zu II, Behandlung einer muskulären Kontraktur!

Zur Zeit scheinen **zwei muskuläre Kontrakturen** nozizeptiv wirksam:
- die Kontraktur der horizontalen Adduktoren und
- die der Bauchmuskulatur.

Überprüfen, inwieweit eine globale Dekontraktionsmaßnahme (z. B. therapeutischer Gang), die beide Muskelgruppen betrifft, einen positiven therapeutischen Effekt hat!

Schritt 5

Die Patientin erhält die **Information**, dass sich durch die Behandlung das zunächst vorhandene Überlastungsödem aufgelöst hat und sich nun alte, bereits länger bestehende Kontrakturen der Bauch- und Brustmuskulatur zeigen. Ferner wird sie über die **weiteren therapeutisch notwendigen Schritte** aufgeklärt.

❓ Überlegung
Zur Patienteninformation

Da die Patientin nicht werten kann, warum ein Schmerz deutlich reduziert wird, dafür ein anderer, neuer entsteht, benötigt sie dringend die Information, dass dies ein gutes Zeichen sein kann und für einen erfolgreichen Therapieverlauf spricht.

Ebenso muss ihr die neue therapeutische Ausrichtung erklärt werden, da die grundsätzliche Zielrichtung bei der Kontrakturbehandlung eine völlig andere ist, als bei der Ödembehandlung. Die bisher gültige Entlastungsstrategie sollte nun entsprechend durch

ein Muskellängentraining ersetzt werden (Wechsel der Therapiekaskaden III zu II).

Schritt 6

Um beide Kontrakturen zu dekontrahieren, wird als globale Maßnahme der **therapeutische Gang** durchgeführt, danach ergibt die Überprüfung der Kontrollbefunde eine positive Veränderung.

❓ Überlegung
Zu diesem Ergebnis

Da die globale Maßnahme beide Kontrakturen effektiv dekontrahiert, sollte sie mit in das Hausaufgabenprogramm aufgenommen werden.

Weil der therapeutische Gang wirksam ist und die Patientin in ihrem Beruf wieder sehr viel gehen und stehen wird, sollte als nächste ADL-Situation der aufrechte Gang erneut geübt werden!

Schritt 7

Mit der Patientin wird im Anschluss an die durchgeführten Dekontraktionen die ihr bereits bekannte **Beckenkippung und Thoraxhebung** in Rückenlage, Seitlage, Sitz und Gang weiter erarbeitet. Der **aufrechte Gang** wird mit folgenden Aufträgen weiterführend detailliert erarbeitet:
- Beine in den Hüftgelenken nach außen drehen, sodass die Füße am Boden ebenfalls nach außen zeigen,
- Brustkorb heben,
- Bauch während des Gehens entspannen und lösen,
- Gehen mit Richtungswechsel,
- Gehen in OP-Situation.

❓ Überlegung
Zum ADL-Training

Da die Patientin aufgrund der positiven Entwicklung zu Beginn der nächsten Woche ihre berufliche Tätigkeit wieder aufnehmen will und die Kontrakturen gut beeinflussbar sind, sollte das ADL-Training intensiviert und um alltagsspezifische Tätigkeiten erweitert werden!

Schritt 8

Zum Abschluss der Behandlung wird das **Hausaufgabenprogramm aktualisiert**:
- Therapeutische Lagerung mit einem Lordosekissen und Wärmflaschen auf Brust und Bauch, in Kombination mit manuellen Abhebetechniken am Bauch,
- therapeutischer Gang 3-mal täglich für jeweils 2 Minuten,

- Dekontraktionsübung der Brustmuskulatur am Türrahmen 3-mal täglich,
- ein täglicher Spaziergang in aufrechter Körperhaltung mit entspanntem Bauch nach dem Mittagessen um den in der Nachbarschaft gelegenen See,
- Weiterführung des ADL-Trainings.

Wiederum bekommt die Patientin zur Unterstützung und als Erinnerungshilfe Fotokopien aus der Übungsdatei über die neuen Hausaufgaben wie den Therapeutischen Gang und die Dekontraktionsübung am Türrahmen.

❓ Überlegung

Zu den Hausaufgaben

Im Vordergrund der Behandlung stehen nun die Dekontraktion der vorhandenen Kontrakturen und die Automatisierung und der Transfer neuer Bewegungsmuster in den Alltag.

Sechste (und vorerst letzte) Behandlungseinheit (30 Minuten) am 16. 02. XX

Schritt 1

Zu Beginn der Behandlung **berichtet die Patientin**, dass es ihr sehr gut gehe und sie mit dem **Hausaufgabenprogramm** ebenfalls gut zurecht komme.

Die Schmerzen im Rücken seien fast ganz verschwunden, die Beschwerden zwischen den Schulterblättern seien jedoch nochmals aufgetreten. Auf Nachfrage erklärt die Patientin, dass sie zuvor, weil es ihr so gut gegangen sei, die Dosierung des therapeutischen Ganges erhöht hatte, und an diesem Tag 6-mal jeweils für 5 Minuten gegangen sei. Nach Auftreten der Schmerzen habe sie pausiert und sich entsprechend gelagert, der Schmerz sei daraufhin dann wieder verschwunden.

❓ Überlegung

Zu dieser Rückmeldung

- Das mechanische Überlastungsödem an der Symphyse scheint vollständig aufgehoben.
- Die später nozizeptiv wirksam gewordene Kontraktur der Brustmuskulatur ist offensichtlich rückläufig, da die Patientin sich ohne Beschwerden beim therapeutischen Gang aufrichten kann.
- Die Beschwerden, welche die Patientin beim therapeutischen Gang dennoch verspürt hat, lassen sich wahrscheinlich auf eine Überdosierung der Dekontraktionsimpulse der verkürzten Brustmuskulatur

zurückführen, die durch die selbstständige Frequenzerhöhung des therapeutischen Ganges hervorgerufen wurde.

Schritt 2

Um die Wirksamkeit der nächsten Behandlungsschritte überprüfen zu können, werden zunächst die noch verbliebenen **Kontrollbefunde** erhoben:

- Rückenschmerz bei Rückneige (nur noch endgradig leicht),
- Schmerz zwischen den Schulterblättern (nur noch leicht, als „sanfter Druck").

Schritt 3

Das anschließende **ADL-Training**, Training neuer Bewegungsabläufe und Ausgleichsübungen, wird mit einem **Kreuz-Tape** durchgeführt und orientiert sich in der Auswahl hauptsächlich am Berufsbild der Patientin:

- Gangparcours,
- Stehen am OP-Tisch,
- Schieben/Ziehen,
- Sitzvariationen.

❓ Überlegung

Zum ADL-Training

Da es sich heute um die vorerst letzte Behandlung handelt, die Patientin keine dramatisch negativen Veränderungen beschreibt und sie in der nächsten Woche ihre berufliche Tätigkeit wieder aufnehmen wird, sollte ein intensives, am Patientenalltag orientiertes ADL-Training durchgeführt werden.

Wichtig		
Die Dosierung und Wirksamkeit muss durch Kontrollbefunde überprüft werden!		

❓ Überlegung

Die Auswahl der Aktivitäten orientiert sich am Tätigkeitsfeld der Patientin, mit dem Schwerpunkt auf Tätigkeiten, die eine erneute Überlastung an der Symphyse bzw. die Kontraktur der horizontalen Adduktoren der Schulter unterhalten könnten.

Ebenso müssen neben dem Training der neuen Bewegungsmuster entsprechende Ausgleichsübungen erarbeitet und trainiert werden, damit die Patientin Überlastungen und Verkürzungen selbstständig entgegenwirken kann.

Neben ihrer beruflichen Tätigkeit ist das Sitzen ein wesentlicher Bestandteil ihres Alltags. Daher sollten verschiedene Sitzpositionen trainiert werden.

Schritt 4

Nach dem beschriebenen ADL-Training ergibt die Überprüfung der **Kontrollbefunde** sogar eine dezente Verbesserung der Befunde unter Belastung.

Schritt 5

Abschließend wird das **Hausaufgabenprogramm aktualisiert,** und letzte **Fragen der Patientin** werden besprochen.

Schritt 6

Von Seiten des Therapeuten erhält sie
- **zusammenfassende Informationen** über die Krankheitsentwicklung,
- über weiteres „eigentherapeutisches Vorgehen" und
- die Empfehlung, die von einem Brügger-Therapeuten geleitete wöchentliche Gymnastikgruppe zu besuchen.

? Überlegung

Zu den Informationen und weiteren Empfehlungen

Zum Abschluss sollte gewährleistet sein, dass die Patientin den Zusammenhang zwischen Afferenzentstehung und Auswirkung (Fehl- bzw. einseitige Überbelastung und Schmerzen am Bewegungsapparat) wirklich verstanden hat, um sicherzustellen, dass sie die erarbeiteten neuen Bewegungsmuster, Tipps und Ausgleichsübungen zuverlässig in ihren Alltag integriert.

Ebenso sollte durch Aktualisierung des Hausaufgabenprogramms überprüft werden, dass sie die Eigenmaßnahmen korrekt umsetzen kann, ggf. auch zukünftig in Abhängigkeit von gewählten Kontrollbefunden.

Wenn die Möglichkeit besteht, sollte die Einzelbehandlung fortgesetzt werden mit dem Ziel, die vorhandenen Störfaktoren weiterhin spezifisch zu behandeln und die Automatisierung des Bewegungsmusters der aufrechten Körperhaltung zu erarbeiten.

Ansonsten bietet sich der Besuch einer Gymnastikgruppe an, um unter fachlich-fundierter Anleitung den nötigen körperlichen Ausgleich bzw. Bewegung zu schaffen und gleichzeitig an den neuen Bewegungsmustern zu üben.

Befundbogen zum Behandlungsbeispiel

Name: _____ **Alter:** _44_ **Diagnose:** _Akute Lumboischalgie;_
DD: Bandscheibenvorfall L5/S1

Verlauf der Hauptbeschwerden: _1996 BSV festgestellt, mit sehr starken Schmerzen_
1999 perkutane Nucleotomie → komplett beschwerdefrei
20. 01. XX Niesanfall (Grippe) → starke Rückenschmerzen, Dauerschmerz

Bisherige Behandlung: _Medikamente → nur kurzfristige Linderung_
Stützmieder → etwas Linderung, Mittags Schmerz wieder da

Nebenerkrankungen: _____ **Trauma / OP:** _Uterusresektion 1993;_
Nucleotomie 1999

Beruf: _OP-Schwester (seit 20 Jahren)_   **Freizeit:** _Hausarbeit, lesen, Kreuzworträtsel_
vorwiegend stehend

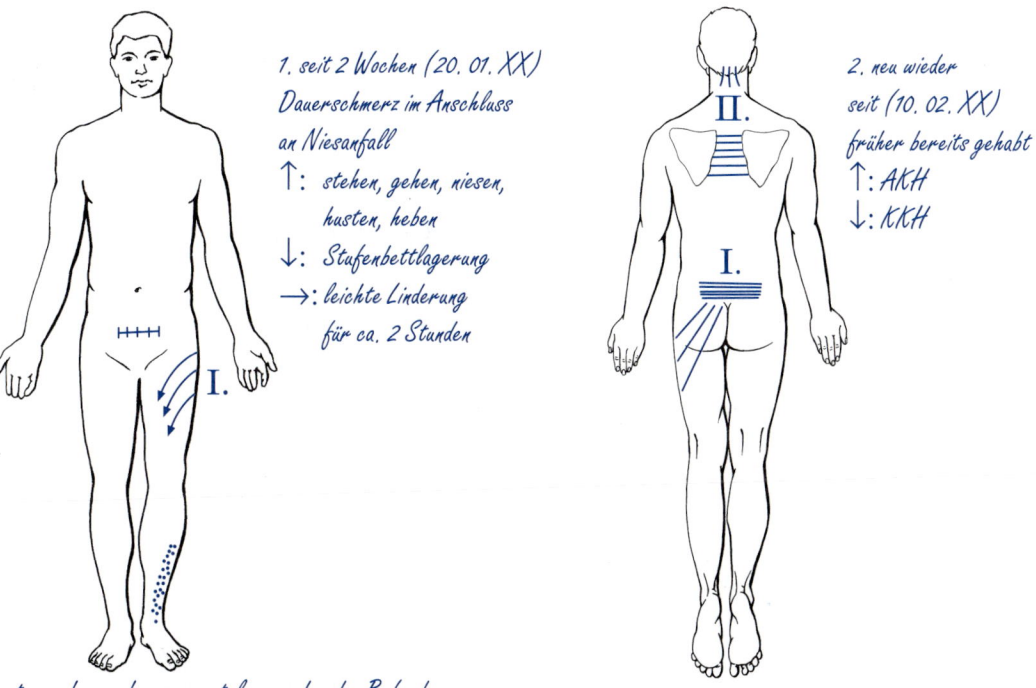

1. seit 2 Wochen (20. 01. XX)
Dauerschmerz im Anschluss
an Niesanfall
↑: stehen, gehen, niesen,
husten, heben
↓: Stufenbettlagerung
→: leichte Linderung
für ca. 2 Stunden

2. neu wieder
seit (10. 02. XX)
früher bereits gehabt
↑: AKH
↓: KKH

Neurol Funktionsuntersuchung: ohne segmental zuzuordnenden Befund

Primäres Therapieziel: _1 Std. schmerzfreiheit_

Inspektion

Abweichungen vom Bewegungsmuster AKH

– Stand/Sitz: _Becken ↓↓↓, Thorax ↓↓, Unterarm flektiert_

– Gang: _vorsichtig, kleinschrittig, parallel_

Weitere Auffälligkeiten: _Bewegungen „en bloc", V-Falte im Dekolleté, Transversuseinschnürung_

Arbeitshypothese: _mechanisches Überlastungsödem an der Symphyse_

◼ **Abb 9.1.** Befundbogen zum Behandlungsbeispiel

05. 02. XX	Kontrollbefunde				Akutelle Situation
Diagnostische Maßnahmen	Dauer-schmerz	FBA	Palp.		*Starker Dauerschmerz, alltagsbestimmend, Patient ist krankgeschrieben*
Heiße Rolle an Symphyse	(+)	+	(+)		**Behandlungsschwerpunkt**
					Funktionsanalyse, BSV oder mech. Überlastungsödem? → Hitze → Ü'ödem
					ADL-Training
					erste therap. Lagerung mit 80° Hüftflex., Handtuch im thoraco-lumb. B.
Patienteninformation — *Mech. Überlastung* — *Wirkung v. Hitze;* — *Ruhe wichtig*					**Hausaufgaben**
Nächste Behandlung					— *3 × tägl. heiß duschen* — *entl. Lagerungen*

07. 02. XX	Kontrollbefunde				Akutelle Situation
Diagnostische Maßnahmen	Dauer-schmerz	FBA	Palp.		*Beschwerden nach letzter Behandlung für 2 Std. weniger. Ebenfalls für kurze Zeit ↓ nach heißem duschen. Hausaufgaben o.k.*
Heiße Rolle	+	+	+		**Behandlungsschwerpunkt**
Bauchatmung + manuelle Maßnahmen	○	+	+		*Ödembehandlung: — Hitze; — m.M.; — Bauchatmung*
Dig. Deko Bauchm.	–	–	–		**ADL-Training**
Bauchatmung + man. Maßnahmen	+	+	+		— *erweiterte therap. Lagerungen*
Patienteninformation *Entwicklung gut! Sinn + Ausfhrg. Lagerg.; Wirkg. v. Querverschiebg.*					**Hausaufgaben**
Nächste Behandlung *Ödembehandlung* — *evtl. 2. Afferenz Kontraktur*					— *weiter heiß duschen* — *entl. Lagerung + Bauchatmung + Zupfen*

09. 02. XX	Kontrollbefunde					Akutelle Situation
Diagnostische Maßnahmen	Dauer-schmerz	FBA	Palp.	Extens. LWS		*Linderung nach den Maßnahmen hält deutlich länger an. Dauerschmerz viel weniger! aufwachen → Rückenschmerz! Zieht Bauch ein.*
Heiße Rolle	+	+	+	+		**Behandlungsschwerpunkt**
Deko Bauch	+	○	○	+		*Ödembehandlung / Kontrakturbehandlung*
AKH Gang + RL	(+)	+		+		**ADL-Training**
						Schlaflage SL; Gehen AKH Becken + Thorax + Beinachsen
Patienteninformation *Klasse! Vorsichtig erhöhen. Schlaflage wichtig. Cave Bauchspannung*						**Hausaufgaben**
Nächste Behandlung *Noch Ödem? Kontrakturbehandlung, AKH versch. Positionen*						— *3 × heiß duschen* — *Schlaflage* — *lagern + Bauch* — *4 × gehen AKH Flur* — *AKH in RL*

■ **Abb. 9.1.** Befundbogen, 2. Seite. FSZ für Brügger-Therapie St. Peter-Ording

12. 02. XX	Kontrollbefunde					Akutelle Situation
Diagnostische Maßnahmen	Dauerschmerz	FBA	Palp.	Extension		*Patient geht es viel schlechter, Dauerschmerzen, wieder stärker.*
Heiße Rolle an Symphyse	++	++	++	(+)		*Nachfrage ging ihr prima, hat dann Hausarbeit gemacht → Ödem?*

Akutelle Situation

Behandlungsschwerpunkt
Ödembehandlung

Querver. + Atmung	++	+	+	+
	(Schmerz fast weg)			
Deko Bauch (vorsichtig)	(+)	○	○	(+)

ADL-Training

Patienteninformation *Auslöser Ödem*
→ *durch Hausarbeit* → *Ruhe halten*

Hausaufgaben
weiter wie bisher, aber Dosierung über KB prüfen!

Nächste Behandlung
Bewegungsmuster

---

14. 02. XX	Kontrollbefunde					Akutelle Situation
Diagnostische Maßnahmen	Dauerschmerz	FBA	Extension	↓ Scap.		*Rückenschmerz fast weg! Deutlich schwungvollere Bewegungen.*
Deko hor. Add.	/	/	○	++		*Aber Schmerz zwischen Scapulae bei AKH! Bekannt von früher.*
Deko Bauchm.			+	○
Therap. Gang			(+)	+

Behandlungsschwerpunkt — *Kontraktur Bauchmuskel + horiz. Add*
    — *ADL*

ADL-Training
— *AKH verschd. ASFE — Gang / OP-Situation*

Patienteninformation

Hausaufgaben   — *ADL weiter wie bisher*
            — *Therap. Lag. Wärme*
            — *therap. Gang*
            — *Spaziergang*

Nächste Behandlung
Weiter B'muster/ADL-Training/Dekontraktionen

---

16. 02. XX	Kontrollbefunde					Akutelle Situation
Diagnostische Maßnahmen	Extension	↓ Scap. n. besicht				*Patient geht es gut. Hausaufgaben o.k.*
ADL mit X-Tape	(+)	+				*≷ zwischen Scap. nach 6 × für 5 Min. ther. Gang!*
						Will nächste Wo. wieder arbeiten.

Behandlungsschwerpunkt
ADL-Training

ADL-Training   *mit X-Tape, Gangparcours, Situat. im OP/am op. Tisch,*
Sitz (lesen, essen, Kreuzworträtsel)

Patienteninformation

Hausaufgaben

Nächste Behandlung *Empfehlung: Einzel-Therapie weiter*
(Rezept für 6× KG) oder wöchentl. Gymnastikgruppe.

◘ **Abb. 9.1.** Befundbogen (Fortsetzung)

Teil III
Krankheitsbilder

**10 Klassische Diagnosen
unter Berücksichtigung
des nozizeptiven somatomotorischen
Blockierungseffektes (NSB) – 315**
Frauke Dehler

Gastautor der Abschnitte „Klassische Betrachtungen":
Dr. med. Ralf Dehler

Klassische Diagnosen unter Berücksichtigung des nozizeptiven somatomotorischen Blockierungseffektes (NSB)

Frauke Dehler

Gastautor der Abschnitte „Klassische Betrachtungen": Dr. med. Ralf Dehler

Der **nozizeptive somatomotorische Blockierungseffekt (NSB)** als grundlegendes Funktionsprinzip der Motorik verursacht Krankheitsbilder und Symptomatologien, die in Projektion auf die herkömmliche medizinische Systematik verschiedene Fachgebiete berühren. Dabei ergibt sich primär

- in der Orthopädie, aber auch
- in der Neurologie und teilweise
- in der Inneren Medizin

bei verschiedenen Krankheitsbildern eine **erweiterte Bewertung kausaler Zusammenhänge**, die neue Therapiemöglichkeiten eröffnet.

Im folgenden Kapitel werden, ausgehend von der klassischen Systematik herkömmlicher Diagnosen, einzelne Krankheitsbilder vor dem Hintergrund des NSB diskutiert.

> **Wichtig**
>
> Ein wesentlicher Aspekt ist es, primär **funktionsbezogen** zu denken. Dies bedeutet nicht, an strukturellen Veränderungen vorbeizusehen, sie müssen bildgebend verifiziert werden.

Dennoch gilt es auch bei allen klassischen Diagnosen, die bildgebend oder in anderer technischer Weise dargestellt werden, immer den Ort der primär beschwerdeauslösenden Struktur (**Afferenz**) zu identifizieren.

Bei einer ausgeprägten Arthrose des Hüftgelenkes ist das Gelenk wohl primär Afferenz. Der operative Ersatz ist demzufolge die adäquate Therapie.

Jedoch bleibt zu berücksichtigen, dass jeder strukturelle Schaden, also auch die Coxarthrose, mit Funktionsstörungen im Sinn der **arthrotendomyotischen Reaktion (AtmR)** verknüpft ist. Darüber hinaus können gleichartige oder ähnliche klinische Symptome rein muskulär über **tendomyotische Schonprogramme** verursacht werden.

Die **gezielte Funktionsanalyse** des Bewegungssystems erbringt im Einzelfall

- Art und
- Lokalisation

der primären Afferenz.

Die folgende **Beschreibung häufiger Krankheitsbilder** soll Ärzte und Physiotherapeuten ermutigen, muskuläre Störfaktoren grundsätzlich in ihre Überlegungen einzubeziehen. Dies gilt insbesondere dann, wenn andere eindrucksvolle Strukturveränderungen, wie z.B. eine Ar-

throse, die im Röntgenbild sichtbar ist, die Ursache des Beschwerdebildes scheinbar nahe legen.

10.1 Krankheitsbilder des degenerativen, rheumatoiden Formenkreises

10.1.1 Arthrosen

Klassische Betrachtungsweise
Ursache und Verlauf

Ungeachtet aller medizinischen Fortschritte bleibt die letztendlich auslösende Ursache der Arthroseentstehung, die schon 1947 von Hackenbroch sen. als „Faktor X" bezeichnet wurde, weiterhin im Dunkeln. Bezieht man eine multifaktorielle Genese und moderne molekularbiologische Aspekte ein, so ergibt sich folgende **Definition**:

- Arthrosen sind das Ergebnis exogener, traumatischer oder endogen systemischer Abläufe, die zu einer dauerhaften Destabilisierung des normalen Zusammenspiels zwischen Synthese und Abbau der Knorpelmatrix führen.
- Im weiteren Verlauf entsteht ein zunehmender Knorpelabbau mit typischen röntgenmorphologisch-knöchernen Erscheinungen.

Die krankhaften Veränderungen der Arthrose gehen aber immer über die **osteochondrale Degeneration** hinaus. Sekundäre **reaktive Synovitiden** sind unter dem klinischen Bild der sog. aktivierten Arthrose wesentlicher Bestandteil dieser Erkrankung.

Es handelt sich letztendlich um eine **Systemerkrankung des Gelenkes**, die prinzipiell alle Gelenke betreffen kann.

Dem Problem des ungeklärten auslösenden Faktors versucht sich die klassische experimentelle Arthroseforschung zu nähern. Nach wie vor sind folgende Erkenntnisse gültig:

Zur Arthrose führen

- alle **Störungen der physiologischen Druckverteilung** mit umschriebenen Druckspitzen, d.h., Gelenkflächendefekte, Stufenbildungen, Achsabweichungen, prolongierte Immobilisation und Distraktion,
- **starr-axiale Belastungen** mit Mikrotraumatisierungen und **Exercise-Belastungen**,
- **prolongierte venöse Stauungen**,
- experimentell ausgelöste **Synovitiden** durch z. B. Injektion bakterieller Aufschwemmungen, proteolytischer Enzyme oder Blut.

Die Vielzahl vorhandener Hypothesen mündet unter klinischen Aspekten in biomechanisch getragene Konzepte zur Ätiologie und Pathogenese der Arthrose. **Präarthrotische Deformitäten** verbunden mit **unphysiologischen Druckgradienten** stellen wesentliche Faktoren dar.

> **Wichtig**
>
> Es gibt keine „funktiogene Arthrose". Übergewicht oder hohe körperliche Belastungen allein sind keine Auslöser degenerativer Prozesse an Gelenken.

An dieser Stelle lohnt es sich, über die Bedeutung unphysiologischer Bewegungsmuster als Motor der Arthroseentstehung nachzudenken.

Typische Beschwerden unter Berücksichtigung des NSB

Hinlänglich bekannt ist das Phänomen, dass gerade bei Patienten mit Arthrosen das Ausmaß der Beschwerden sehr häufig nicht mit den knöchernen Veränderungen im Röntgenbild korreliert. D. h., die Patienten geben Schmerzen an, die unverhältnismäßig stark bzw. schwach im Vergleich zu den durch den radiologischen Befund zu erwartenden Beschwerden erscheinen. In der Praxis ist häufig zu beobachten, dass gerade im Anfangsstadium, also bei beginnender Arthrose, die Nozizeptorensignale nicht nur aus dem Gelenk, sondern von **muskulären Afferenzen** kommen, die parallel entstanden sind:

> **Beispiel**
>
> Diagnose **Coxarthrose:** Ein 62-jähriger Mann hat Leistenschmerzen beim Aufstehen aus sitzender Position, beim Anziehen von Schuhen und Strümpfen und beim Treppensteigen, die sich nach einigen Schritten bzw. beim Senken des Beines in die Nullposition deutlich reduzieren. In der Funktionsanalyse wurde als Hauptafferenz eine Kontraktur des M. glutaeus maximus gefunden, durch deren Behandlung der Kontrollbefund „Leistenschmerz" positiv beeinflusst werden konnte.
>
> Erklärung: Im Moment des Aufstehens gerät die Kontraktur des M. glutaeus maximus durch die Vorlage des Rumpfes unter „Dehnungsstress". Dadurch werden Nozizeptorensignale ausgelöst, die durch verschiedene Verarbeitungsebenen des ZNS supraspinal registriert werden. Dies hat zunächst zur Folge, dass die Bewegungsmuster durch den NSB derart modifiziert werden, dass die Muskelsysteme, die durch

Kontraktion den bestehenden bzw. drohenden Schaden vergrößern würden, reflektorisch in ihrer Aktivität gebremst bzw. blockiert werden (hypotone Tendomyose). Gleichzeitig werden alle Muskeln, die durch ihre Aktivität den bestehenden Schaden schützen können, in ihrer Aktionsfähigkeit reflektorisch gesteigert (hypertone Tendomyose). Bei überschwelligem nozizeptiven Input wird die Meldung zusätzlich an kortikale Strukturen weitergeleitet und bewirkt somit den individuell wahrgenommenen Schmerz.

> **Wichtig**
>
> **Hypotone Tendomyosen** zeigen einen typischen Schmerz bei Kontraktion, **hypertone Tendomyosen** weisen einen typischen Schmerz bei Dekontraktion auf.

> **Beispiel**
>
> In diesem Fall wird der Kontraktionsschmerz der hypoton tendomyotisch veränderten Hüftbeuger in der Leiste wahrgenommen. Durch die Bewegung des Patienten bei einigen Schritten wird die Kontraktur des M. glutaeus maximus dekontrahiert, sodass die Weiterleitung der nozizeptiven Impulse zur Großhirnrinde unterbleibt. Die Schmerzwahrnehmung besteht nicht mehr.

> **Wichtig**
>
> Nur die **radiologische Diagnose** „Arthrose" bedeutet selbst bei entsprechender Klinik nicht, dass die Hauptnozizeption aus dem Gelenk kommt. Ein ähnliches Beschwerdebild kann beispielsweise durch Muskelkontrakturen oder mechanische Überlastungsödeme entstehen. Doch selbst bei vorrangig artikulärer Nozizeption kann eine Behandlung von sekundären muskulären Afferenzen durch die damit verbundene Senkung der Nozizeptorensignale für den Patienten wenn auch keine Schmerzfreiheit, so zumindest eine Schmerzreduktion bedeuten.

Gesichtspunkte der physiotherapeutischen Behandlung

Bei der Diagnose „Arthrose" sollte zunächst durch eine Funktionsanalyse geklärt werden, inwieweit sich die Beschwerden durch die **Behandlung von bestehenden Kontrakturen oder mechanischen Überlastungsödemen** aufheben bzw. lindern lassen. Dabei sollten die Kontrollbefunde nach Möglichkeit die Beschwerdeprovokation beinhalten.

> **ℹ Tipp**
> ▬ Äußert der Patient einen sog. **Anlaufschmerz,** der durch längeres Bewegen deutlich reduziert werden kann, liegen mit großer Wahrscheinlichkeit relevante muskuläre Afferenzen vor. Wäre die Hauptnozizeption rein arthrogener Natur, würden die Beschwerden unter längerer Belastung sehr wahrscheinlich stärker.
> ▬ Die bei der **Ganganalyse** häufig zu beobachtende übermäßige Außenrotation des betroffenen Beines bei Coxarthrose sollte nicht durch Aktivierung der innenrotierenden Muskulatur korrigiert werden, da dadurch das Bewegungsmuster der krummen Körperhaltung initiiert und die Bildung und Unterhaltung muskulärer Störfaktoren unterstützt würde. Die außenrotatorischen wie auch abduktorisch wirkenden Hüftmuskeln sind einer manuellen Dekontraktion gut zugänglich.
> ▬ Bei der **Gangschulung** sollte in diesem Fall die Betonung auf dem Bewegungsausschlag in sagittaler Ebene (Extension/Flexion) liegen.

10.1.2 Morbus Scheuermann

Klassische Betrachtungsweise
Ursache und klinische Zeichen
Diese Erkrankung entsteht durch lokale **Wachstumsstörungen** von Bewegungssegmenten vorwiegend der Brust-, seltener der Lendenwirbelsäule. Das Wachstum in den ventralen knorpeligen Randleisten einzelner oder mehrerer Wirbelkörper bleibt zurück. Es entstehen
▬ die typischen **keilförmigen Höhenminderungen der Wirbel,**
▬ verbunden mit Grund- und Deckplattenimpressionen durch Bandscheibengewebe, die als sog. „**Schmorl-Knötchen**" typische Röntgenzeichen der Scheuermann-Erkrankung darstellen.

Letztendlich ist die auslösende Ursache ungeklärt.

Häufigkeit
Entsprechende Röntgenzeichen haben 30 % der Bevölkerung, die Aussagen über eine wirkliche klinische Manifestation schwanken zwischen 0,3 und 8 %.

Betroffen sind **Adoleszente** zwischen dem 10. und 13. Lebensjahr. Männer sind doppelt so häufig betroffen wie Frauen. Nach Abschluss des Wachstums gibt es keine Progredienz.

Verlauf
Die klinischen Auswirkungen werden diskutiert; 2/3 der Betroffenen sind völlig beschwerdefrei. In aller Regel ist die klinische Manifestation im Jugendalter mit einer klar sichtbaren **Haltungsstörung** im Sinne einer verstärkten BWS-Kyphose verbunden.

Es stellt sich die Frage nach der eigentlichen symptomauslösenden Ursache und der Rolle des muskulären Systems.

Dies gilt verstärkt bei erstmaligem Auftreten von Beschwerden in der Wirbelsäulenregion im Erwachsenenalter und gleichzeitig röntgenologisch nachweisbaren Zeichen des Scheuermanns.

Typische Beschwerden
unter Berücksichtigung des NSB
Auch bei diesem Krankheitsbild besteht häufig ein Missverhältnis zwischen radiologischem Befund und subjektiv wahrgenommenen Beschwerden. Hinzu kommt, dass die Beschwerden typischerweise **im Erwachsenenalter** wahrgenommen werden, also genau dann,
▬ wenn durch eine berufliche Tätigkeit sehr häufig einseitige Bewegungsmuster auftreten und
▬ wenn der körperliche – sportliche – Ausgleich aufgrund von Zeitmangel reduziert wird bzw. gänzlich fehlt.

Die Folge ist die Ausprägung von **muskulären Afferenzen.** Typische Orte der Nozizeption sind:
▬ **Biegespannung** der kyphosierten Wirbelsäule,
▬ damit verbundene **Druck- und Scherspannungen** der kleinen ventralen Rumpfgelenke,
▬ **Kontrakturen und mechanisch bedingte Überlastungsödeme,** die sich durch die oft seit Jahren eingenommene Fehlhaltung entwickelt haben.

Diese können beispielsweise
▬ in der Pektoralismuskulatur,
▬ in den Bauchmuskeln,
▬ in den Interkostalmuskeln,
▬ in den Schulteradduktoren und
▬ in den Schulterinnenrotatoren
liegen und Auslöser eines **polytopen Schmerzbildes** sein.

> **Beispiel**

Diagnose **Morbus Scheuermann** mit Schmerzen im LWS-Bereich: Ein 23-jähriger Mann, Einzelhandelskaufmann, hat Schmerzen im LWS-Bereich, die vor allem bei längerem Stehen auftreten. In der Funktionsanalyse wurde als Hauptafferenz eine Kontraktur der Bauchmuskulatur herausgefunden, die sich durch die seit der Pubertät vermehrt bestehende sternosymphysale Belastungshaltung entwickelt hatte.

Erklärung: Durch das lange, monotone Stehen, das mit einer Längenanforderung der ventralen Muskulatur einhergeht, werden zunehmend Nozizeptorensignale aus der dekontraktionsgestörten Bauchmuskulatur ausgelöst und zentralnervös verarbeitet. Supraspinal werden vom NSB Schonprogramme zum Schutz der Afferenz geschaltet, in Form von hypo- und hypertonen Tendomyosen. Bei kortikaler Weiterleitung der Signale kommt es zur für die entsprechenden Tendomyosen typischen Schmerzwahrnehmung.

Die Schmerzen im Bereich der LWS sind als Kontraktionsschmerzen Ausdruck der hypoton tendomyotisch veränderten rückenstreckenden Muskulatur, die zum Schutz der dekontraktionsgestörten Bauchmuskulatur nicht kontrahieren sollen. Durch diese Schonschaltung wird die Aufrichtung des Rumpfes verhindert und die Bauchmuskulatur angenähert.

Gesichtspunkte
der physiotherapeutischen Behandlung

Bei Patienten mit der Diagnose Morbus Scheuermann ist wichtig:

- **Haltungsschulung** der jungen Patienten und
- **Auffinden von sekundären muskulären Afferenzen.**
- Es empfiehlt sich bei der Funktionsanalyse, mögliche Beschwerdeprovokationen – z. B. LWS-Schmerzen bei der Wirbelsäulenextension bzw. -flexion, hohe Armhebung mit Aufrichtung des Rumpfes oder ähnliches – als Kontrollbefunde zu nutzen, um den Patienten zu motivieren, trotz radiologischem Befund mit **physiotherapeutischen Übungen** an seinen Beschwerden zu arbeiten.

ℹ **Tipp**

Weitere Beschwerden, die sich auf dieselben muskulären Störfaktoren zurückführen lassen, wie z. B. der typische Schulter- und Hüftschmerz, sollten im Rahmen der Anamnese ebenfalls erfragt werden und als Kontrollbefund einbezogen werden.

10.1.3 Morbus Bechterew

Klassische Betrachtungsweise
Ursache und Verlauf

Die **Spondylitis ankylosans**, Synonym des Morbus Bechterew, ist eine systemisch entzündliche Erkrankung des Skelettsystems mit deutlicher Tendenz zu Fibrose und Ankylose des Achsenskeletts und der stammnahen großen Gelenke. Sie ist häufig verbunden mit einer peripheren asymmetrischen Oligoarthritis, vorzugsweise der unteren Extremität.

Im klassischen Verlauf führt sie zu **hochgradigen Versteifungen** der Wirbelsäule inklusive der Iliosakralfugen mit typischen röntgenologischen Veränderungen der meist symmetrischen Sakroiliitis und der Bambusstabwirbelsäule. Der Beginn liegt in der Regel im jugendlichen oder jungen Erwachsenenalter, mit einem Altersgipfel im 25. Lebensjahr.

Diese klassischen Bechterew-Verläufe sind heute deutlich seltener anzutreffen als früher, sicherlich aufgrund besserer diagnostischer Verfahren und frühzeitig einsetzender physikalischer und medikamentöser Therapie.

Im Zuge der verbesserten Diagnostik zeigen sich häufig blande Verlaufsformen, die gehäuft bei Frauen auftreten, wobei mittlerweile ein Geschlechtsverhältnis von 4:1 (Männer:Frauen) angenommen wird.

Diagnostik

Ein weiterer wesentlicher Faktor dieser Erkrankung ist die **hohe HLA-B27-Assoziation** (=Oberflächenantigen der Leukozyten). Ätiologisch/pathogenetisch wird ein Zusammenwirken endogener, also genetisch-hereditärer, mit exogenen Komponenten postuliert. Exogene Faktoren sind Erreger oder Erregerprodukte, die über immunologische Reaktionen dann systemisch entzündliche Prozesse generieren.

ℹ **Tipp**

Ähnliche Prozesse werden bei allen sog. **seronegativen Spondylarthropathien** angenommen; dazu zählen z. B.
- das Reiter-Syndrom,
- enteropathische Arthritiden,
- Morbus Behçet und
- die reaktiven Arthritiden bei Shigellen- oder Salmonelleninfektion.

Klassische klinische Zeichen

- tief sitzende nächtliche Kreuzschmerzen mit Morgensteifigkeit,
- Gesäßschmerzen mit Ausstrahlung in Leiste oder Oberschenkel,
- Schwellungen und Schmerzen stammnaher Gelenke,
- thorakales Engegefühl,
- Fersenschmerzen.

Von diagnostischer Relevanz sind diese Symptome jedoch nur im Zusammenhang mit HLA-B27 und röntgenologischen Zeichen.

Therapie

Als prognostisch entscheidend wird eine frühzeitig einsetzende Therapie gewertet. Ausschlaggebend sind

- **entzündungshemmende Medikation** und
- **aktive physiotherapeutische Intervention.**

**Typische Beschwerden
unter Berücksichtigung des NSB**

Die Entzündungsprozesse lösen im Gewebe Nozizeptorensignale aus, die der NSB mit der Organisation eines **Schonprogrammes** beantwortet, durch das Bewegungen an unterschiedlichen Stellen des Körpers stark eingeschränkt oder auch komplett blockiert werden.

Mit der häufig auftretenden **Kyphosierung der Wirbelsäule** erfolgen

- eine vermehrte **Biegespannung,**
- **zunehmende Druck- und Scherkräfte** der kleinen Rumpfgelenke und
- **zusätzliche Afferenzen** im muskulären Bereich an Rumpf und Extremitäten,

die es zu behandeln gilt.

**Gesichtspunkte
der physiotherapeutischen Behandlung**

Neben der medikamentösen Behandlung der rheumatischen Grunderkrankung durch den Arzt sind in der Physiotherapie zwei verschiedene Komponenten der Erkrankung zu beachten:

- Zum einen wird dem Patienten soweit möglich das **Bewegungsmuster der aufrechten Körperhaltung** vermittelt und ein klassisches **ADL-Training** durchgeführt.
- Zum anderen gilt es, die **muskulären Sekundäraffrenzen** zu behandeln, die sich aus der erzwungenen Fehlhaltung ergeben und sich, da bei einer Versteifung diese Fehlhaltung nachhaltig nicht mehr konser-

vativ korrigiert werden kann, immer wieder ergeben werden.

Auch wenn sich durch die physiotherapeutischen Maßnahmen das Ausmaß der Beweglichkeit der Wirbelsäule objektiv nicht bedeutend vergrößert, geben die Patienten nach der Behandlung eine sehr deutliche subjektive Verbesserung an.

> 🛈 **Tipp**
>
> Besonderen Stellenwert haben beim Morbus Bechterew das **Eigenübungsprogramm** und die **therapeutischen Lagerungen**, mit denen der Patient sich selbst therapieren und somit eine subjektive Linderung erreichen kann.

**10.1.4 Bandscheibenvorfälle
und pseudoradikuläre Syndrome**

Klassische Betrachtungsweise
Ursache

Die häufigste Ursache radikulärer Symptome sind (akute) **Bandscheibenvorfälle.** Daneben werden

- **Unkarthrosen,**
- **dorsale Spondylophyten** und degenerative Veränderungen der intervertebralen Gelenkanteile, insbesondere **der HWS,**
- sowie ebensolche **degenerativen Veränderungen** oder Spondylarthrosen **an der LWS**

als Auslöser von Wurzelreizsymptomen benannt. Eine entzündliche oder tumoröse Genese muss bedacht werden; beide treten aber in ihrer Häufigkeit deutlich in den Hintergrund.

Klinische Zeichen

Radikuläre Reizerscheinungen erzeugen zumeist definierte, klassische klinische Zeichen, die von der **segmentalen Zuordnung** der nervalen Versorgungsqualitäten geprägt sind. Aufgrund der anatomischen Situation ist diese Zuordnung zervikal streng monosegmental, lumbal allerdings segmentübergreifend.

Letztendlich klinisch entscheidend ist die Symptomtrias

- **segmentales Schmerzerleben** mit Par- und Dysästhesien sowie Hyposensibilität,
- **Reflexausfall** im Segment und
- **wurzelbezogene Schwäche** bis hin zur kompletten **Lähmung.**

Diagnostik

Bei deutlichen klinischen Hinweisen auf eine radikuläre Pathologie erfolgt zwingend eine **computer- oder kernspintomographische Untersuchung** der betroffenen Wirbelsäulenregion. Sollten klinisch keine relevanten Lähmungserscheinungen vorhanden sein, sich aber das Bild eines Bandscheibenvorfalls zeigen, besteht mittlerweile die einhellige Meinung, mit der Indikationsstellung zur Operation zurückhaltend zu sein.

Die Bewertung dieser Situation bezüglich der Kausalität, die das klinische Bild auslöst, birgt jedoch einige Schwierigkeiten. An dieser Stelle müssen Untersuchungen an „rückengesunden" Menschen ins Feld geführt werden, die kernspintomographischer Diagnostik unterzogen wurden. Es zeigten sich vielfach ausgeprägte Befunde im bildgebenden Verfahren ohne jegliche klinische Relevanz.

> **Wichtig**
>
> Vor dem Hintergrund klinischer Symptomatologien, die wie ein radikuläres Geschehen anmuten, entstand der brüggersche Begriff **„pseudoradikulär"**, der mittlerweile für alle ausstrahlenden Schmerzprozesse undifferenziert verwendet wird.

Therapie

Lähmungen führen letztlich zur **Operationsindikation**, insbesondere im Sinne der Kaudasymptomatik mit Blasen- und Mastdarmstörungen, aber auch höhergradige und klar funktionseinschränkende Lähmungen von Extremitätenmuskeln.

Einigkeit besteht in der Entscheidung für ein **primär konservatives therapeutisches Vorgehen** bei fehlenden Lähmungserscheinungen. Die konservative Behandlung muss in einer exakten Analyse des gesamten Bewegungssystems münden.

Typische Beschwerden unter Berücksichtigung des NSB

Im Verhältnis zu der relativ häufig gestellten Diagnose kommt die überwiegende Nozizeption vergleichsweise selten aus Strukturen, die durch einen Vorfall der Bandscheiben geschädigt werden.

Weitaus häufiger stellen die aus dem Bereich der HWS in den Arm bzw. aus dem Bereich der LWS in das Bein ausstrahlenden Schmerzen, die von diffusen Sensibilitätsstörungen begleitet sein können, ein sog. **pseudoradikuläres Syndrom** dar. In diesem Zusammenhang sei auf die Ausgangsuntersuchungen Brüggers in den 50er-Jahren des 20. Jahrhunderts verwiesen, durch die er diesen Begriff etablierte.

Die dem Beschwerdebild zugrunde liegenden Afferenzen sind zumeist **mechanische Überlastungsödeme**, seltener muskuläre Kontrakturen unterschiedlichster Lokalisation.

> ❯ **Beispiel**
>
> Diagnose **akute Lumboischialgie links bei Verdacht auf Bandscheibenvorfall L5/S1:** Eine 42-jährige Patientin, von Beruf Sekretärin mit überwiegend sitzender Tätigkeit, klagt über akute LWS-Beschwerden mit Ausstrahlungen in das linke Bein. Sie gibt an, die Schmerzen plötzlich während der Gartenarbeit, bei der sie einen schweren Sack Torf hob, bekommen zu haben. Auffällig ist in der Inspektion die Einnahme der sternosymphysalen Belastungshaltung mit gesenktem Brustkorb und aufgerichtetem Becken. In der Funktionsanalyse wurde als Hauptafferenz ein mechanisches Überlastungsödem an den Tubercula pubica beiderseits der Symphyse festgestellt. Als Kontrollbefunde wurden
> - Schmerzen in der LWS bei der Extension und Flexion,
> - ein positiver Lasègue von 40° und
> - Druckdolenz der Tubercula pubica beidseits
>
> gewählt, die sich durch eine Heiße Rolle auf den Tubercula pubica deutlich verbessern ließen.
>
> Erklärung: Durch die überwiegend sitzende und bewegungsarme Tätigkeit entwickelte sich bei der Patientin im Laufe der Jahre ein Längendefizit der Bauchmuskulatur. Beim Heben des Torfsacks in der krummen Körperhaltung kommt es zu einer enormen Anspannungsleistung der vorgeschädigten Bauchmuskulatur. Diese übermäßige Kraft wird über die Leistenbänder auf den Ansatz im Bereich der Tubercula pubica übertragen und bewirkt ein mechanisches Überlastungsödem.
>
> Die nozizeptiven Impulse der geschädigten Muskulatur führen supraspinal zur Auslösung eines Schonprogramms. Jede Bewegung, die diese Muskulatur unter Zug oder auch zur Kontraktion bringen würde, soll unterbleiben:
> - Im Falle der Rumpfbeugung (Wirbelsäulenflexion), bei der die Bauchmuskulatur konzentrisch kontrahieren muss, werden die rückenstreckenden Muskeln hyperton tendomyotisch geschaltet, ebenso wie die

Hüftextensoren in ihrer Funktion als Beckenaufrichter. Der Dekontraktionsschmerz in LWS und Bein ist dementsprechend Ausdruck der hypertonen Tendomyosen.

— Im Fall der Rumpfrückneigung (Wirbelsäulenextension), bei der die Bauchmuskulatur exzentrisch kontrahieren muss, werden zum Schutz die rückenstreckenden Muskeln und ebenso die Hüftextensoren in ihrer Funktion als Beckenaufrichter hypoton tendomyotisch geschaltet. Der Kontraktionsschmerz der hypotonen Tendomyose kann hierbei als „vernichtend" empfunden werden.

— Im Fall des positiven Lasègue – also bei der Hebung des gestreckten Beines – kommt es weiterlaufend zu einer Beckenaufrichtung mit konzentrischer Kontraktion der Bauchmuskulatur. Dadurch werden nozizeptive Signale am Überlastungsödem der Symphyse ausgelöst und die rückenstreckende Muskulatur ebenso wie die Hüftextensoren zum Schutz hyperton tendomyotisch geschaltet. Der Dekontraktionsschmerz in LWS und Bein ist dementsprechend Ausdruck der hypertonen Tendomyosen. Bei der Senkung des angehobenen Beines kommt es weiterlaufend zu einer Beckenkippung und damit zu einer Verlängerung der Bauchmuskulatur. Zum Schutz werden dann die Rückenstrecker und die Hüftextensoren hypoton tendomyotisch geschaltet. Der auftretende Kontraktionsschmerz ist Ausdruck einer hypotonen Tendomyose.

Wird durch die Heiße Rolle das mechanische Überlastungsödem reduziert, sprich die Infrastruktur angeregt, verringert sich die Ausprägung der tendomyotischen Schaltung.

Wichtig

Tendomyosen zeigen nicht nur eine funktionsgebundene Schmerzhaftigkeit – Kontraktionsschmerz der hypotonen Tendomyose und Dekontraktionsschmerz der hypertonen Tendomyose –, sondern sie können viele verschiedene Qualitäten aufweisen. Selbst Sensibilitätsstörungen wie Taubheitsgefühle oder Kribbelparästhesien können reflektorisch über den NSB ausgelöst werden und sind nicht zwangsläufig Hinweise auf eine Kompression der Nervenwurzel. Die Differenzierung erfolgt mittels Überprüfung der Funktion der entsprechenden Nervenwurzel im Zusammenhang mit der Funktionsanalyse.

ⓘ Tipp

Gerade bei Beschwerden, die durch ein sog. „**Verhebetrauma**" entstanden sind, sind als typische Afferenzen Überlastungsödeme an den Tubercula pubica und im Ansatzgebiet des M. glutaeus maximus zu nennen. Über Palpationsbefunde kann individuell im Rahmen der Funktionsanalyse, s. Kapitel 4, herausgefunden werden, ob ein solches Überlastungsödem vorliegt.

Auch ein durch bildgebende Verfahren nachgewiesener Bandscheibenvorfall kann mit der oben beschriebenen pseudoradikulären Beschwerdesymptomatik einhergehen.

Wichtig

Selbst ein gesicherter Bandscheibenvorfall bedeutet nicht zwangsläufig, dass sich hier der behandlungsbedürftige Störfaktor befindet, der im Vordergrund steht.

Besteht allerdings eine **radikuläre Symptomatik,** und wurde nach vorangegangener ärztlicher Diagnostik ein zunächst konservatives Vorgehen beschlossen, so ist eine genaue Verlaufskontrolle durch den Physiotherapeuten erforderlich. Dies setzt voraus, dass eine Funktionsüberprüfung der entsprechenden Nervenwurzel in die Behandlung integriert wird. Bei Auftreten oder Zunahme pathologischer neurologischer Befunde ist der Arzt in Kenntnis zu setzen.

Die nozizeptiven Afferenzen, die durch eine Bandscheibenläsion ausgelöst werden, können zu einer supraspinalen Organisation von **Schonprogrammen** im Rahmen des NSB führen, die eine Druckentlastung der gereizten Nervenwurzel bewirken und sich häufig in äußerst schmerzhaften Bewegungsblockierungen bis hin zu sog. „Schmerzskoliosen" äußern.

Oft stellen die bei einem festgestellten Bandscheibenvorfall beschriebenen Beschwerden ein „**Mischbild**" dar, welches sich auf unterschiedliche ursächliche Faktoren zurückführen lässt. So zeigt eine Patientengruppe beispielsweise Beschwerden, die teilweise durch den bestehenden Bandscheibenvorfall und teilweise durch mechanische Überlastungsödeme oder Kontrakturen hervorgerufen werden können, und die in der Verlaufsgeschichte üblicherweise parallel entstehen.

10

**Gesichtspunkte
der physiotherapeutischen Behandlung**

Die Behandlung beinhaltet in diesen Fällen die **konservative Therapie** sowohl des Bandscheibenvorfalls als auch der muskulären Störfaktoren. Welche Strukturen den behandlungsbedürftigen Störfaktor darstellen, der zurzeit im Vordergrund steht, ergibt sich aus der Funktionsanalyse, die die gesamte Therapie durchgehend begleitet.

Handelt es sich bei der momentanen Hauptafferenz um Schädigungen durch einen **Bandscheibenvorfall**, sollte in der Behandlung Folgendes beachtet werden:

- Die **Lagerung** erfolgt streng unter Berücksichtigung der NSB-Zeichen. Dabei heißt es „so krumm wie nötig, so aufrecht wie möglich". Das heißt, die Patienten benötigen zunächst eine Schonhaltung, aus der sie nur sehr vorsichtig herausgebracht werden dürfen. Viele Patienten erfordern zunächst eine kyphosierte, zum Teil auch mit angestellten Beinen unterstützte Position, bisweilen sogar eine Stufenlagerung. Hier kann eine leichte lumbale Unterstützung angeboten werden, die von den Patienten oftmals als sehr angenehm empfunden wird.
- Vor und nach jeder Behandlung muss die **Funktion der betroffenen Nervenwurzel überprüft werden**. Kommt es unter der Behandlung nicht zu einer kontinuierlichen Verbesserung der Beschwerden oder gar zu einer Verschlechterung, ist Rücksprache mit dem behandelnden Arzt zu halten.
- Ergibt sich durch die Behandlung eine Reduktion der Beschwerden, so nimmt neben der Behandlung der zusätzlichen muskulären Afferenzen die **Haltungsschulung** – das Erarbeiten der aufrechten Körperhaltung – immer breiteren Raum ein, den NSB-Zeichen angepasst. Dies hat zum Ziel, einen weiteren Bandscheibenvorfall bzw. ein Rezidiv zu verhindern, indem die Wirbelsäule axial belastet wird und die Bandscheibenkerne zentriert werden.

ⓘ Tipp

Wurde der Bandscheibenvorfall **operativ** versorgt, so erfolgt in der anschließenden physiotherapeutischen Behandlung zunächst das Erlernen des aufrechten Bewegungsmusters, auch hier in enger Anlehnung an die NSB-Zeichen, und das Training von wichtigen ADL-Situationen wie Aufstehen, Gehen, Zähneputzen etc. Mit zunehmender Belastbarkeit werden dann durch die Funktionsanalyse zusätzliche Afferenzen gesucht und behandelt und das ADL-Training entsprechend den Belangen des Patienten ausgeweitet.

10.1.5 Spondylolisthesis

Klassische Betrachtungsweise
Ursache und Klassifikation

Die Spondylolisthesis bezeichnet den **Gleitvorgang eines Wirbels**, der bei Kontinuitätsunterbrechung im Wirbelbogenbereich unterschiedlichster Lokalisation in Gang gesetzt werden kann.

Gleitvorgänge aufgrund degenerativer Prozesse werden als **Pseudospondylolisthesis** bezeichnet.

Zur Ätiopathogenese wird am häufigsten auf die **Klassifikation nach Wiltse** zurückgegriffen, in der **Typ I–VI** unterschieden werden. Sie werden bezeichnet als

- dysplastische,
- isthmische,
- degenerative,
- traumatische,
- pathologische und
- postoperative Form.

Diagnostik

Die Diagnose wird zunächst anhand eines konventionellen **Röntgenbildes** gestellt. Schrägaufnahmen der LWS ermöglichen eine besonders klare Darstellung der Lysezonen. Das Ausmaß des Gleitvorganges zeigt sich in der seitlichen Aufnahme und wird nach Meyerding in vier Grade zwischen bis zu 25 % Verschiebung und völligem Abgleiten des proximalen Wirbelkörpers eingeteilt.

Sollten im Verlauf der Spondylolisthesis **neurologische Komplikationen** entstehen, so kommen alle modernen bildgebenden Verfahren zum Einsatz.

Verlauf

Der Verlauf der Spondylolisthesis wird allgemein als **gutartig** bezeichnet. Viele der Patienten mit einem radiologisch nachgewiesenen Wirbelgleiten sind **beschwerdefrei**. Eine Dynamik des Gleitvorgangs ist bei den anlagebedingten Störungen in der Regel nur zwischen dem 10. und 16. Lebensjahr, höchstens bis zum 20. Lebensjahr zu erwarten.

Das klinische Bild wird, falls überhaupt Beschwerden auftreten,

- **bei Kindern und Jugendlichen** von ischialgiformen Beschwerden und
- **bei Erwachsenen** von lokalen Kreuzschmerzen geprägt.

Therapie

Die Therapie ist **konservativ**.

In Ausnahmefällen wird die Notwendigkeit von **operativen Eingriffen** beschrieben:

- Bei Kindern ist dies infolge neurologischer Komplikationen oder entsprechend starker Dynamik angezeigt.
- Neurologische Komplikationen gelten auch beim Erwachsenen als Operationsindikation.

Unabhängig vom Alter müssen zur Stabilisierung immer Spondylodesen durchgeführt werden.

Typische Beschwerden unter Berücksichtigung des NSB

Primär gilt, auch bezüglich der Spondylolisthesis die Frage nach dem vorrangigen Ort der Nozieption zu beantworten.

Das Zusammentreffen des röntgenologischen Befundes mit Rückenschmerzen oder ischialgiformen Beschwerden allein reicht dabei nicht aus.

Gesichtspunkte der physiotherapeutischen Behandlung

Die Lokalisation der Afferenz entscheidet sich erst durch die konsequente Umsetzung der Funktionsanalyse in der Therapie.

Sollte sich die morphologische Störung des Wirbelgleitens tatsächlich als Afferenz oder Teilafferenz herausstellen, so bleibt dennoch die **thorakolumbale Aufrichtung** mit physiologischer Beckenkippung und Thoraxhebung wesentliches Therapieziel.

> **Wichtig**
>
> Die oft propagierte Entlordosierung oder Kyphosierung der Lumbalregion ist kritisch zu bewerten, da sie zu Biegespannung und dauerhafter Initiierung **unphysiologischer Bewegungsmuster** mit in der Folge entstehenden muskulären Störfaktoren führt.

10.2 Periphere Engpasssyndrome

Zu dieser Gruppe von Schädigungen des peripheren Nervensystems gehören die **Kompressionssyndrome**. Die Ätiologie ist breit gefächert.

Beispielhaft werden einige wichtige Lokalisationen herausgegriffen; prinzipiell müssen immer auch muskuläre und infrastrukturelle Ursachen bedacht werden.

10.2.1 Engpasssyndrome der oberen Thoraxapertur – Thoracic outlet Syndrom (TOS)

Klassische Betrachtungsweise
Ursache und Klassifikation

Die Gefäß-Nerven-Bündel der oberen Extremität durchlaufen zwischen oberer Thoraxapertur und Axilla drei anatomisch bedingte Engstellen, die bei verschiedenen pathologischen Situationen zu Irritationen oder Kompressionen derselben führen können.

- Unter dem Begriff **TOS** werden klassischerweise das **Skalenus- und Halsrippensyndrom** subsumiert. Die pathologische Situation in diesem Falle wird einer abnormen Position des M. scalenus anterior oder medius bzw. einer Halsrippe oder Exostose der ersten Rippe zugeschrieben.
- Weiterhin müssen noch das **Kostoklavikularsyndrom**, dessen Ursache einerseits in einer Schwäche, andererseits in einer Hypertrophie der Schultergürtelmuskulatur gesehen wird, und
- das **Hyperabduktionssyndrom** genannt werden. Letzteres gilt als Folge der Kompression des Gefäß-Nerven-Bündels bei Elevation und Abduktion im Schultergelenk durch die Sehnen des M. pectoralis minor oder des Korakoids.

Klinische Zeichen

- Einerseits **Gefäßsymptome** wie Pulsabschwächungen, Raynaud-Phänomen oder Claudicatio-ähnliche Beschwerden, venöse Stauungen bis hin zu Thrombosierungen, Schwellungen mit Umfangsvermehrung oder verstärkte venöse Gefäßzeichnungen,
- andererseits relativ unspezifisch **Belastungsinsuffizienz** der Arm- und Handmuskulatur in der Regel in Verbindung mit Überkopfarbeiten oder Elevation im Schultergelenk.

Diagnostik

Die klinischen Tests wie **Adson-Manöver** sind Hinweise, jedoch nicht spezifisch. Der Adson-Test fällt auch bei 60 % der Gesunden pathologisch aus.

Doppler- und /oder Duplexsonographie sind moderne Verfahren der Gefäßdiagnostik, die auch hier zum Einsatz kommen.

Die **Bewertung der Ursache** einer möglichen funktionsabhängigen Gefäßeinengung, insbesondere im Hinblick auf eine Indikationsstellung zu operativen Eingriffen, muss sorgsam und kritisch erfolgen. Es gibt seltene Situationen, die einer solchen Intervention bedürfen!

Typische Beschwerden unter Berücksichtigung des NSB

Die Bedeutung muskulärer Störfaktoren beim TOS erfährt vor dem Hintergrund muskulärer Kontrakturen und mechanischer Überlastungsödeme sowie der durch sie ausgelösten tendomyotischen Reaktionen eine deutliche Erweiterung.

In diesem Zusammenhang ist auffällig, dass die Beschwerden der Patienten sehr häufig erst im Erwachsenenalter auftreten, die **angeborenen Anomalien** somit erst dann zu Beschwerden führen, wenn mit Aufnahme der Berufstätigkeit eine verstärkte Bewegungsmonotonie bzw. ein **Bewegungsmangel** zu beobachten sind. Ebenso bemerkenswert ist, dass nach operativen Eingriffen (z. B. der Resektion der Halsrippe oder der Durchtrennung der Mm. scalenii), welche die Kompression im Bereich der Durchtrittsstellen beheben sollen, die Beschwerden bei vielen Patienten postoperativ unverändert weiterbestehen.

Gesichtspunkte der physiotherapeutischen Behandlung

Im Gegensatz dazu führt die **Behandlung dekontraktionsgestörter Muskeln** im Bereich des Schultergürtels, wie z.B. der Mm. scaleni, des M. subclavius oder der Mm. pectorales, bei einer Vielzahl von Patienten ohne operativen Eingriff zur langfristigen Auflösung der Beschwerden.

Beispiel

Diagnose **TOS**: Eine 37-jährige Frau, von Beruf Schneiderin, berichtet über Kribbelparästhesien und ausstrahlende Schmerzen, ausgehend von der HWS, in den linken Arm. In der Funktionsanalyse wird als eine Hauptafferenz eine Kontraktur des M. subclavius festgestellt, die sich durch die lang bestehende Einnahme der krummen Körperhaltung und ihre berufliche Tätigkeit entwickelte.

Erklärung: Bei Bewegungen des Armes wird die Bewegung über den Schultergürtel auf die Klavikula übertragen. Der M. subclavius, der von der ersten Rippe entspringt und an der Unterseite der Klavikula ansetzt, zieht im ungestörten, physiologischen Fall die Klavikula an das Sternum und sichert das Sternoklavikulargelenk. Je nach Bewegung der Klavikula arbeitet der Muskel entweder in Annäherung oder unter Entfernung seines Ansatzes und Ursprunges. Ist der Muskel nun dekontraktionsgestört z. B. im Sinne einer Kontraktur und seine Verlängerung dadurch nicht mehr möglich, wird er die Klavikula zum Sternum herunterziehen und sie in ihrer physiologischen Bewegung stören. Damit ergibt sich ein funktioneller Engpass im kostoklavikulären Raum. Die darunter liegenden Gefäß- und Nervenstränge werden bei entsprechender Bewegung oder auch Ruheposition komprimiert. Der therapeutische Ansatz gilt in diesem Fall der Dekontraktion des gestörten M. subclavius, um seine physiologische Funktion wieder herzustellen und die funktionelle Enge aufzuheben.

ⓘ Tipp

Liegt die Afferenz im ventralen Brustbereich, kann eine **therapeutische Rückenlagerung** mit einem gerollten Handtuch zwischen den Schulterblättern, s. Kapitel 6.5 – „Therapeutische Lagerungen" – ebenso wie **Übungen zur Schultergürtelkontrolle** sehr wirkungsvoll sein.

❗ Vorsicht

- Ähnliche Beschwerden können durch einen sog. **Pancoast-Tumor** hervorgerufen werden.
- Heftige Schmerzen, Kältegefühl, Akrozyanose und Blässe können ebenso auf primär **vaskuläre Störungen**, z. B. durch eine Thrombose, traumatische Schädigung u. a., zurückzuführen sein. Daher ist die Abklärung durch den Arzt unerlässlich.

10.2.2 Karpaltunnelsyndrom

Klassische Betrachtungsweise

Die anatomische Begrenzung des Karpalkanals wird durch die knöchernen Handwurzelreihen, seitlich durch das Os pisiforme sowie den Hamulus ossis hamati, und durch das überspannende Retinaculum flexorum gebildet.

Hindurch laufen
- alle neun Beugesehnen der Finger,
- sowie der N. medianus, dessen motorischer Ast variantenreich, meist aber am distalen Rand des Retinaculums zur Thenarmuskulatur abzweigt.

Ursache

In diesem fest umspannten Kanal kann durch Einengung des Tunnels von außen oder durch Vermehrung des Tunnelinhalts eine **Kompression des N. medianus** entstehen.

In 67 % der Fälle sind Frauen betroffen.
- Äußerer Druck kann über **Traumen** entstehen,
- Druck über Volumenvermehrung kennt man von **Tenosynovitiden** im Rahmen entzündlicher rheumatischer Prozesse, bei Stoffwechselerkrankungen wie Diabetes mellitus, beim Myxödem oder knöchernen Veränderungen im Bereich des distalen Radius oder der Handwurzelknochen.

Klinische Zeichen

Eine Einengung und Kompression des N. medianus führt zu klassischen Symptomen wie
- **nächtlichen Schmerzen**, verbunden mit **Parästhesien DI–III,**
- der Unfähigkeit, kleine Gegenstände zu halten oder zu fassen,
- zu **Kraftlosigkeit** der betroffenen Finger und
- zu einer klar sichtbaren **Atrophie der Thenarmuskulatur.**

Diagnostik

Klinische Tests wie
- das **Hoffmann-Tinel-Klopfzeichen**, das im positiven Fall bei Beklopfung des Nervs zu elektrisierenden ausstrahlenden Schmerzen führt, oder
- der **Dorsalextensions- oder Handgelenksbeugetest nach Phalen**

erhärten den Verdacht. In jedem Fall muss eine elektrophysiologische Testung der **Nervenleitgeschwindigkeit** folgen, insbesondere, da in seltenen Fällen auch proximale Nervenschädigungen vorliegen können.

Therapie

In der Literatur wird momentan die sog. **Frühoperation** bevorzugt, d.h. eine Operation vor Auftreten einer Atrophie der Thenarmuskulatur. Es existieren offene und endoskopische Operationstechniken; endoskopische Techniken sind nach wie vor mit einem hohen Risiko an Nervenverletzungen verknüpft.

> **Wichtig**
>
> In 35–80 % der operierten Fälle kann intraoperativ keine Ursache des Karpaltunnelsyndroms gefunden werden.

Mit dem Wissen um **Ödeme** der Sehnen und Sehnenscheiden bei mechanischen Überlastungen kann ein wesentlicher Beitrag zur ätiologischen Klärung geleistet werden. Letztendlich geben die Zusammenhänge mit unphysiologischen Bewegungsmustern einen klaren Impuls zu **konservativen Therapiemöglichkeiten.**

Typische Beschwerden unter Berücksichtigung des NSB

Neben den bekannten Veränderungen, die zu einer Einengung und zur Irritation des N. medianus führen, verursachen mechanische Überlastungsödeme im Bereich der

Finger- und Handmuskulatur in sehr vielen Fällen die genannten Beschwerden. Entstanden sind diese zumeist durch eine **übermäßige muskuläre Aktivität:**

- durch kurzzeitige, ungewohnte, sehr kraftvolle **Greif-aktivität** der Hand, z. B. bei einer Wohnungsrenovierung, oder
- durch immer wiederkehrende **langfristige Überbelastungen,** z. B. das kraftvolle Auswringen und Schrubben im Alltag einer Reinigungskraft oder das langjährige Arbeiten einer Sekretärin am PC.

Typischerweise ist diese funktionsbedingte Belastung mit einer überwiegend eingenommenen **sternosymphysalen Belastungshaltung** verbunden, die im Bewegungsmuster zusätzlich die Tendenz zur Finger- und Handflexion verstärkt.

Gesichtspunkte
der physiotherapeutischen Behandlung

- Mittel der Wahl in Diagnostik und Therapie ist die Heiße Rolle mit dem Ziel der Anregung der Infrastruktur. Mit Abnahme des Ödems kommt es dann zur Entlastung durch Raumgewinn und damit zur Aufhebung der Beschwerden.
- Zeitgleich wird das Bewegungsmuster der aufrechten Körperhaltung mit entsprechendem ADL-Training geschult, um die Überlastungskomponente, die bereits durch Einnahme der krummen Körperhaltung entsteht, zu verhindern.
- Ein weiterer wichtiger therapeutischer Aspekt ist gerade bei Patienten mit Überlastungsödemen die Erarbeitung von sog. Entlastungsstrategien und die Vermittlung von entsprechenden Ausgleichsübungen, damit einer erneuten Überlastung durch übermäßige einseitige Aktivität entgegengewirkt werden kann.
- Im Laufe der Behandlung erfolgt die Suche und Therapie weiterer Afferenzen, die oft über den gesamten Bewegungsapparat verteilt sind.

> ### ℹ Tipp
> Gerade bei Patienten, die ein Ödem durch ihre berufliche Tätigkeit unterhalten, sind kurze **Pausen** indiziert. In diesen sollten sie die betroffenen Regionen mit heißem Wasser behandeln oder sog. Ausgleichsübungen, s. Kapitel 6.7 „ADL", durchführen.

> ### ❗ Vorsicht
> Nicht jedes sichtbare Ödem ist auch afferent! Es ist möglich, dass ein Ödem auch reflektorisch im Sinne einer atmR entsteht und damit nicht als Afferenz zu behandeln ist. Aufschluss darüber gibt die Funktionsanalyse.

10.2.3 Tarsaltunnelsyndrom

Klassische Betrachtungsweise

In Analogie zum Kompressionssyndrom des N. medianus an der Hand gibt es am Fuß eine **Kompression des N. tibialis** unter dem Innenknöchel am Eingang zum Tarsalkanal. Dieser Kanal wird durch Malleolus medialis, Talus und Kalkaneus sowie das Retinaculum mm. flexorum begrenzt.

Der Tarsalkanal enthält
- die Sehne des M. tibialis posterior,
- des M. flexor digitorum longus und des M. flexor hallucis longus sowie
- den N. tibialis.

Ursache

Je nach Lokalisation der Kompression können beide Endäste des N. tibialis, die Nn. plantares medialis et lateralis oder bei distalem Druck nur der mediale Nerv betroffen sein.

Als Ursache werden benannt:
- Exostosen,
- knöcherne Verletzungen oder
- chronische Synovitiden unterschiedlicher Genese.

Klinische Zeichen

- **Plantare Schmerzen** und Missempfindungen, oft nachts,
- **Paresen** der plantaren Fußmuskeln,
- verbunden mit **Atrophie** der plantaren Muskulatur,

werden als klassische Symptome beschrieben.

Diagnostik

Wie bei allen peripheren Nervenkompressionssyndromen ist die Prüfung der **Nervenleitgeschwindigkeit** ein entscheidendes diagnostisches Mittel.

Therapie

Die **operative Neurolyse** wird als therapeutisches Mittel bei entsprechendem Befund der elektrophysiologischen Untersuchung benannt, aber insgesamt etwas zurückhaltender als für den Karpalkanal formuliert.

Die Volumenzunahme der Sehnen durch mechanische Überlastung sollte auch hier näher ins Blickfeld rücken.

Typische Beschwerden unter Berücksichtigung des NSB

Beim Tarsaltunnelsyndrom liegen ganz ähnliche Aspekte der räumlichen Einengung vor wie beim Karpaltunnelsyndrom. Allerdings entstehen hier die Überlastungen in der Regel durch **mechanische Überlastungen der fußsenkenden und supinierenden Muskulatur**, z. B. durch

- überwiegend eingenommene **krumme Bewegungsmuster** wie ein paralleler bis innenrotierter Gang,
- **einseitige Überlastungsaktivitäten,** z. B. permanentes Treten des Gaspedals beim Taxifahrer etc,
- **äußere Faktoren** wie häufiges Tragen von hohen Absätzen.

Gesichtspunkte der physiotherapeutischen Behandlung

- Die Behandlung ähnelt der des Karpaltunnelsyndroms, jedoch wird hier die **Heiße Rolle** im Bereich der betroffenen Fußmuskulatur appliziert.
- Entsprechend hat beim ADL-Training die **Korrektur der Fußstellung beim Gehen** und die Einstellung der **Beinachsen** z. B. beim Bücken einen hohen Stellenwert.
- Zusätzlich sollten **Ausgleichsübungen** und ggf. eine **Beratung** über passendes bzw. ungeeignetes Schuhwerk durchgeführt werden.
- Die Suche und die Behandlung von weiteren Afferenzen schließen sich an.

❗ Vorsicht

Nicht jedes sichtbare Ödem ist afferent! Es ist möglich, dass ein Ödem auch reflektorisch im Sinne einer atmR entsteht und damit nicht als Afferenz zu behandeln ist. Aufschluss darüber gibt die Funktionsanalyse.

10.3   Weichteilsyndrome

10.3.1 Blockierungen der Wirbelsäule

Klassische Betrachtungsweise
Ursache

Das Lehrgebäude der Manuellen Medizin definiert eine Blockierung als **reversible segmentale oder artikuläre Dysfunktion** im Sinne der Hypomobilität. Die so definierten Blockierungen treten auf:

- im Rahmen **statischer oder muskulärer Fehlbelastungen,**
- als Begleitblockierung **bei Erkrankungen innerer Organe** und
- im Rahmen sog. **Verkettungssyndrome** peripherer Gelenke und wirbelsäulenferner Muskeln.

Bei weiterer Betrachtung, insbesondere der sog. Verkettungssyndrome, ist festzustellen, dass **Insertionstendinosen** als Ursache rezidivierender Blockierungen aufgeführt und in therapeutische Überlegungen einbezogen werden.

Diagnostik und Therapie

Der primäre ärztlich-therapeutische Ansatz liegt in der Lösung der Wirbelsäulenblockierung durch die **Technik der Manipulation.** Zur Manipulation existieren klare Indikationen, die sich auf eine exakte **manualtherapeutische Untersuchung** stützen.

> **Wichtig**
>
> **Kontraindikationen der Manipulation:**
> - Knochen- und Gelenkinfektionen,
> - Tumoren,
> - entzündlich rheumatische Veränderungen, insbesondere der Halswirbelsäule,
> - Bandscheibenvorfälle mit neurologischen Ausfällen,
> - segmentale Übergangstörungen,
> - hochgradige Osteoporose,
> - frische Traumata, v. a. frische Kopf-Hals-Beschleunigungstraumen.

Dies erfordert in aller Regel eine **Röntgenaufnahme in zwei Ebenen.** Die exakte Abklärung der Halswirbelsäule, im Zweifelsfall auch mit weitergehenden bildgebenden Verfahren wie **MRI** oder **CT,** spielt eine wichtige Rolle.

Neben der Manipulation kommen klassischerweise **Mobilisierungstechniken** von Gelenken und Wirbelsäulenbereichen oder **neuromuskuläre Techniken,** insbesondere die postisometrische Relaxation, zum Einsatz.

⊗ Vorsicht

Obwohl bei fachgerechter Durchführung der Manipulation die Komplikationsraten als ausgesprochen selten benannt werden, bleibt doch ein Restrisiko vitaler **Komplikationen.** Dies bezieht sich im Wesentlichen auf die Manipulation der HWS. Ursache der in der Literatur beschriebenen vitalen Komplikationen ist zumeist eine Verletzung der A. vertebralis, die in extrem seltenen Fällen aber auch bei sachgerechter Durchführung der Manipulation auftreten kann.

Im klinischen Alltag zeigen sich häufig unbefriedigende Ergebnisse manipulativer Interventionen. **Rezidivierende Blockierungsphänomene** mit immer kürzer werdenden Intervallen zwischen den Manipulationen werden beschrieben.

Es muss die Frage gestellt werden, ob bei wiederkehrenden Blockierungsphänomenen trotz multipler Manipulationen der Ort der Behandlung richtig gewählt ist oder ob dieses klinische Korrelat in einem anderen Zusammenhang betrachtet werden sollte.

Typische Beschwerden unter Berücksichtigung des NSB

Im Rahmen des nozizeptiven somatomotorischen Blockierungseffektes lässt sich eine Vielzahl von Blockierungen jedweder Lokalisation als Ausdruck der arthrotendomyotischen Reaktion infolge anderweitiger, oft muskulärer Störfaktoren verstehen.

Dieser Umstand erklärt auch das Auftreten **zweier Phänomene,** mit denen sich Manualtherapeuten im Zusammenhang mit Manipulationsbehandlungen häufig konfrontiert sehen:

— Zum einen reagieren manche Patienten nach Manipulationen an der Wirbelsäule beispielsweise mit einer deutlichen **Verschlechterung ihrer Befunde,** in Extremfällen sogar mit **vegetativen Sensationen.** Dies ist in der Regel ein deutlicher Hinweis darauf, dass der Behandlungsansatz im zentralnervös organisierten Schonprogramm, also in der Efferenz, lag.
— Zum anderen äußern einige Patienten zwar direkt im Anschluss an die Manipulationsbehandlung eine deutliche Beschwerdereduktion bis hin zur Schmerzfreiheit, beschreiben jedoch ein **Wiederauftreten der**

Beschwerden nach kurzer Zeit, wobei der Zeitraum zwischen mehreren Stunden bis hin zu mehreren Tagen oder gar Wochen variieren kann.

Rezidivierende Blockierungen weisen in der Regel darauf hin, dass die Hauptafferenz nicht die segmentale oder artikuläre Dysfunktion darstellt, sondern dass andere behandlungsbedüftige Störfaktoren im Bewegungssystem durch Auslösung des NSB für das klinische Bild der Blockierungen verantwortlich sind. Werden diese Störfaktoren durch die Funktionsanalyse herausgefunden, kann eine **kausale Therapie** mit nachhaltiger Beseitigung der Beschwerden erfolgen.

❯ Beispiel

Diagnose **Halswirbelsäulen-Blockierung:**
Eine 42-jährige Sekretärin klagt über rezidivierende Halswirbelsäulen-Blockierungen mit Ausstrahlungen in den Hals-Schulter-Bereich. In der Funktionsanalyse wird als Hauptafferenz ein mechanisches Überlastungsödem der adduzierenden, flektierenden und opponierenden Daumenballenmuskulatur festgestellt, dessen Behandlung mit Heißer Rolle die Kontrollbefunde, schmerzhaft eingeschränkte HWS-Rotation und -Lateralflexion, deutlich verbessert.

Erklärung: Im globalen Bewegungsmuster wird eine überlastete Daumenballenmuskulatur durch hyperton tendomyotisch geschaltete Finger-, Hand- und Ellbogenflexoren geschützt. Ebenso werden alle Schultergelenksadduktoren, -innenrotatoren und Skapulaelevatoren, wie z. B. der M. levator scapulae, zu hypertonen Tendomyosen.

Bei der Rotation und Lateralflexion des Kopfes und Halses zur kontralateralen Seite kommen die hypertonen Tendomyosen der Hals- und Schulterregion unter Zug und zeigen den typischen funktionsgebundenen Dekontraktionsschmerz, der bis zur völligen Bewegungsblockierung führen kann.

ℹ Tipp

Bei **rezidivierenden Blockierungen der HWS** lassen sich häufig **2 Afferenzorte** beobachten:
— Bei Patienten, bei denen im Alltag eine Betonung der Greiffunktion oder ein betonter Einsatz der Armadduktoren vorliegt, bieten sich als potenzielle Afferenz in der Arbeitshypothese die **Daumen- und Handmuskulatur** oder auch die **horizontalen Adduktoren der Schulter** an.

- Bei Patienten, bei denen die Betonung auf dem Einsatz der Beinmuskulatur, vor allem der Plantarflexoren und Supinatoren, liegt oder die sich durch adduzierte Beinachsen, einen parallelen bis innenrotierten Gang und eventuell auch durch das häufige Tragen von hohen Schuhen auszeichnen, liegt die Vermutung nahe, die Afferenz könne sich im Bereich der **Hüftadduktoren, Plantarflexoren und Supinatoren des Fußes** befinden.

> **Wichtig**
>
> Selbstverständlich kann die für die Blockierung verantwortliche Afferenz auch im Bereich anderer Muskelgruppen liegen. Den Aufschluss darüber gibt die Funktionsanalyse.

Gesichtspunkte der physiotherapeutischen Behandlung

- Wie bei allen Afferenzen, die sich durch eine Überlastung im Alltag ergeben haben, ist es auch in diesem Fall sehr wichtig, im Rahmen der Behandlung dem Patienten **Hilfen und Ausgleichsübungen für den Alltag** zu geben. Gerade im Bereich der Daumenmuskulatur ist z. B. darauf zu achten, dass Patienten Schreibstifte mit breitem Griff oder Stifthaltern und weiche Minen benutzen, um den erforderlichen Druck und damit die Aktivität der opponierenden Muskulatur beim Schreiben zu reduzieren.
- Sollte die Afferenz an den Plantarflexoren des Fußes liegen, so sind dem Patienten **flache Schuhe und gut gepolstertes Schuhwerk** zu empfehlen (vgl. Kap. 6.7 „Entlastungsstrategien" und Tipps für den Alltag).
- Da bei diesen Patienten Afferenz und Efferenz räumlich häufig weit voneinander entfernt liegen, ist das **Verständnis für die Zusammenhänge** sehr wichtig, um den Patienten beispielsweise zu einer Veränderung seines Gangbildes bei rezidivierenden HWS-Blockierungen zu motivieren. Hier bietet sich die direkte Arbeit mit Kontrollbefunden aus dem Beschwerdebereich an. Konnte dem Patienten gezeigt werden, dass durch die Dekontraktion der Fußmuskulatur die schmerzhaft eingeschränkte HWS in ihrer Beweglichkeit deutlich verbessert werden kann, ergibt sich die Bereitschaft für die zunächst irrelevant erscheinenden Veränderungen der Alltagssituation von selbst.

- Manualtherapeutisch erhobene Befunde lassen sich in der Funktionsanalyse sehr gut als **Kontrollbefunde** verwenden.

10.3.2 Beschleunigungsverletzung der Halswirbelsäule – Schleudertrauma – posttraumatisches Zervikalsyndrom

Klassische Betrachtungsweise

Ursache und Klassifikation

Die zunehmende Mobilität der Menschen führt insbesondere in den industriellen Nationen zu einem erheblichen Aufkommen von **Unfällen** mit Kopf-Hals-Beschleunigungsverletzungen. Momentan werden pro Jahr in Deutschland ca. 400.000 solcher Unfälle registriert, überwiegend durch Kraftfahrzeugkollisionen verursacht.

- 80 % der Fälle heilen in unterschiedlichen Zeiträumen folgenlos aus.
- In 20 % der Fälle ergibt sich ein sog. **„late-whiplash-injury-syndrome"** mit in der Regel komplexen klinischen Symptomen.

   In die Gruppe dieser schweren Folgeschäden gehören auch die Bilder der **knöchernen Verletzungen der Halswirbelsäule** bis hin zu Halsmark- und Querschnittsymptomen, aber auch alle **Spätfolgen ohne fassbares morphologisches Korrelat.**

In dieser letztgenannten Gruppe von Betroffenen finden sich oft inhomogen wechselnde, diagnostisch schwer greifbare **Symptomkomplexe.**

   Der bisherige Focus der Betrachtungen richtete sich auf die **Halswirbelsäulenregion,** insbesondere den Kopf-Hals-Übergang. Aufgrund der exponierten Lage des Kopfes ist dort im Hinblick auf die biomechanischen Vorgänge während der oft komplexen Unfallmechanismen ein neuralgischer Schwerpunkt anzunehmen. Zunehmend wendet sich aber die Betrachtung auf die oft massiven Störungen der Regelkreise der **Kopfsinnessysteme** wie Gleichgewicht, Sehen, Hören oder Riechen. Dem **Gleichgewichtssinn** kommt dabei als integrales Verarbeitungsmodul vielfältiger neuraler und propriozeptiver Informationssysteme eine zentrale Bedeutung zu.

   Die Betroffenen schildern häufig:

- diverse **Schwindelsymptome** und **Störungen des Gleichgewichts,**
- **Sehstörungen,**
- **Hörstörungen,**
- unterschiedliche wechselnde **Kopfschmerzen,**

- neurologisch schwer zuordenbare **Sensibilitätsstörungen**,
- **motorische Störungen**,
- **unklare vegetative Symptome** mit wechselnden Übelkeiten, Herzrasen, Störungen der Schweißsekretion,
- massive **allgemeine Leistungsminderungen** mit Abgeschlagenheit, Mattigkeit,
- Störungen der kognitiven Leistungsfähigkeit oder **Konzentrationsstörungen**,
- **Tinnitus**.

> **Wichtig**
>
> Diese Symptome treten in vielfältigen **Kombinationen** auf, meist verbunden mit ausgeprägten Funktionsstörungen und Schmerzsyndromen des Bewegungssystems.

Diagnostik

Es etablieren sich neue diagnostische Verfahren, die Fortschritte im Verständnis der Auswirkungen von Kopf-Hals-Beschleunigungsmechanismen gebracht haben und noch weiter erwarten lassen.
- Die funktionelle Kernspintomographie (**fMRI**),
- die Single-Photonen-Emissions-Computertomographie (**SPECT**) oder
- die Positronen-Emissions-Tomographie (**PET**)
lassen als bildgebende Verfahren neue Einblicke zu.

Zum Goldstandard der Diagnostik gehören die **neurootologischen Funktionsuntersuchungen**. Damit sind Funktionsstörungen in der Informationsverarbeitung der Kopfsinnessysteme exakt möglich.

Im Sinn einer effektiven Stufendiagnostik bildet das **konventionelle Röntgenbild** oder das **konventionelle Kernspin** (MRI=MRT=NMR) die Basis. Da diese Methoden in der Regel keinen letztendlichen Aufschluss geben, häufig ohne pathologischen Befund sind, sollte zwingend eine weitere Abklärung unter Nutzung der modernen technischen Möglichkeiten im interdisziplinären Team folgen.

Therapie

Die therapeutische Strategie reicht von vielfältigen konservativen **Ansätzen** der klassischen Orthopädie bis zu operativen Interventionen an der Halswirbelsäule.

Operative Eingriffe sind indiziert bei
- Frakturen,
- Luxationen oder
- massiven diskoligamentären Instabilitäten.

Bei der überwiegenden Zahl der Patienten sind operative Maßnahmen nicht angezeigt.

Typische Beschwerden unter Berücksichtigung des NSB

In Erweiterung zur klassischen Sichtweise, die den analytisch-diagnostischen Blick bevorzugt auf die Kopf-Hals-Region richtet, muss in die Betrachtungsweise der gesamte Bewegungsapparat einbezogen werden, da sich der Beschleunigungsimpuls in seiner Wirkung nicht lokal auf den Kopf und die Halsregion begrenzen lässt.

Welche Strukturen im Einzelnen geschädigt wurden und in welchem Ausmaß, ist vom jeweiligen Unfallhergang abhängig. So unterscheidet sich ein Auffahrunfall hinsichtlich seiner Konsequenzen für den Bewegungsapparat beispielsweise durch die Richtung der einwirkenden Kraft und die Körperhaltung bzw. Tätigkeit, die der Betroffene zum Zeitpunkt des Zusammenstoßes eingenommen bzw. durchgeführt hat.

Die intensive Krafteinwirkung kann
- zu **Kompression und Traktion von Gelenken** sowie
- zu **muskulären Zerrungen** führen,

sodass dem Beschwerdebild neben den erwähnten Schädigungen multiple mechanische Überlastungsödeme an kleinen Gelenken und im Muskelgewebe bzw. im Muskelansatzbereich zugrunde liegen können.

> **❯ Beispiel**
>
> Beispielsweise kommt es bei einem **Auffahrunfall mit Krafteinwirkung von dorsal,** diese Betrachtungsweise gilt für die Sagittalebene, nach Translation, Hyperextension und Hyperflexion des Kopf-Hals-Abschnittes zu anschließender Flexion der Brustwirbelsäule. Weiterlaufend erfolgt eine Protraktion des Schultergürtels, mit mechanischer Überbelastung der Akromioklavikulargelenke, der Sternoklavikulargelenke und der kostosternalen Übergänge. Kommt es bei dem Unfall zu einer Abstützreaktion z. B. der Arme auf dem Lenkrad, lassen sich typischerweise auch Überlastungen und Distorsionen der Handwurzel finden.

Neben diesen mechanischen Reizungen in Knochen- und Gelenknähe kommt es in aller Regel weiterhin zu Verletzungen innerhalb des Muskelgewebes mit Bildung von **interstitiellen Ödemen**.

▬ Zum einen ist hier das zervikale Muskelsystem zu nennen, das durch den Unfallmechanismus eine sehr schnelle Längenanforderung erfährt und dadurch mechanisch überlastet wird.

▬ Zum anderen lassen sich sehr häufig an den Tubercula pubica – Ansatzregion der Bauchmuskulatur –, an den Finger- und Handflexoren, im Ansatzbereich des M. glutaeus maximus und auch in den Plantarflexoren und Supinatoren interstitielle Ödeme finden, die durch eine mögliche Abstützreaktion der Füße auf den Pedalen, ggf. auch durch eine verstärkte Bremsaktivität der Füße, hervorgerufen werden.

Alle genannten Afferenzen können über den NSB, eingebunden in organisierte Schonprogramme, Beschwerden im Bereich der Kopf-Hals-Region einschließlich vegetativer Sensationen auslösen.

> **Wichtig**
>
> Diese muskulären Schonprogramme können im Einzelfall so stark ausgeprägt sein, dass eine komplette, schmerzhafte Aufhebung der Beweglichkeit eintritt.

> **Beispiel**
>
> Diagnose **Zustand nach HWS-Schleudertrauma:**
> Einem 18-jährigen Mann, Fahrer eines stehenden Pkw, fuhr ein Kleinwagen von hinten auf. Der Patient klagt über schmerzhaft gebremste HWS-Beweglichkeit mit Einschränkung der Rotation, Reklination und Flexion. In der Funktionsanalyse finden sich als Hauptafferenzen mechanische Reizungen der sternokostalen Übergänge.
> Erklärung:
> ▬ Bei der **Reklinationsbewegung** des Kopfes/Halses erfolgt physiologischerweise die Hebung des Thorax mit Distraktion im sternokostalen Übergang. Bei einer mechanischen Reizung in diesem Bereich löst die Bewegung Nozizeptorensignale aus, die supraspinal registriert werden. Die Folge ist die Organisation eines Schonprogrammes: Alle Muskeln, die die Bewegung durch konzentrische Aktivität bewirken werden, so auch die dorsalen Nackenmuskeln, werden zu hypotonen Tendomyosen, die den typischen Kontraktions-

schmerz zeigen. Die bei der Reklination dekontrahierenden Muskeln werden, um die Bewegung zu bremsen, zu hypertonen Tendomyosen mit Schmerz bei Verlängerung.
▬ Bei einer **Flexion** verändern diese Muskeln ihre reflektorischen Eigenschaften; die tendomyotischen Eigenschaften werden den neuen Bedingungen angepasst. Da bei der Flexionsbewegung weiterlaufend komprimierende Kräfte auf die sternokostalen Übergänge einwirken, diese Bewegung ebenso nozizeptiv registriert wird, werden alle flektierenden Muskeln nun zu hypotonen Tendomyosen, alle Muskeln, die verlängern müssen, z. B. die dorsalen Nackenmuskeln in ihrer Funktion als Reklinatoren, zu hypertonen Tendomyosen mit dem typischen Dekontraktionsschmerz.
▬ Eine ähnliche Verteilung der tendomyotischen Schaltung erfolgt bei den **Rotationsbewegungen**, entsprechend der jeweiligen Muskelfunktion.

> **Wichtig**
>
> Ein Kopf-Hals-Beschleunigungstrauma kann selbstverständlich zu schweren strukturellen Schäden führen, z. B. im Sinne eines **zervikomedullären Syndroms**. Diese Schäden sind in der Regel durch die gängige technische Diagnostik zu finden. Eine Vielzahl von Beschwerden allerdings ist nicht den klassischen bildgebenden Verfahren zugänglich, sondern bewegt sich, wie geschildert, auf den zentralen Funktionsebenen im Sinne des NSB.

Gesichtspunkte der physiotherapeutischen Behandlung

Nach Abklärung durch den Arzt werden in der Funktionsanalyse die verschiedenen Afferenzen ermittelt. Hilfreich kann hier eine möglichst genaue **Schilderung des Unfallherganges** sein, um die Arbeitshypothese schnell und effizient zu bilden.

▬ Als Kontrollbefunde bieten sich generell bei Patienten mit Verdacht auf Überlastungsödeme und somit gerade bei Schleudertraumen Palpationen an, da die **Druckdolenzen** in diesen Fällen stark ausgeprägt sind.

▬ Die therapeutische Arbeit kann bei diesen Patienten häufig, v. a. zu Beginn, nur mit großer Vorsicht unter strikter **Beachtung der NSB-Zeichen** durchgeführt werden.

— In manchen Fällen sind initial nur lokal **heiße Rollen** an den mechanisch überlasteten Stellen und **therapeutische Lagerungen** möglich.

— Das Anlegen einer **Zervikalstütze** ist in vielen Fällen erforderlich, um die hypoton tendomyotisch geschalteten Muskelverbände bei der Haltearbeit des Kopfes zu entlasten. Das Abtrainieren erfolgt in kontrollierten Situationen, zeitlich langsam gesteigert. In Alltagsmomenten, die für den Patienten nur schwer oder auch gar nicht kontrollierbar sind, z. B. während des Schlafens, sollte die Zervikalstütze zunächst weiterhin getragen werden. Dabei gibt es keine generell geltende Zeitangabe, die Tragzeit der Stütze richtet sich vielmehr nach der Dynamik der Beschwerdereduktion und den individuellen Funktionsbefunden.

❗ Vorsicht

Übermäßige Funktionsbewegungen des Kopfes oder Halses sowie das Th5-Wippen sind als Kontrollbefund in der Funktionsanalyse kontraindiziert und zu vermeiden, da heftigste Reaktionen bei einer wiederholten Überprüfung ausgelöst werden können!

10.3.3 Periarthritis humeroscapularis (PHS), Supra- und Infraspinatussyndrom, Impingementsyndrom, Frozen shoulder

Klassische Betrachtungsweise von PHS und Impingementsyndrom
Ursache und Klassifikation

Am rein muskelgeführten Schultergelenk kann sich eine Reihe von Weichteilsyndromen manifestieren, die unter relativ unspezifischen Begriffen wie **Periarthropathie** und **Impingement** zusammengefasst werden. Beide Termini umfassen pathologische Veränderungen intra- und extraartikulärer Weichteile, Sehnen und/oder Bursen.

Die klinischen Ausprägungen beider Begriffe überschneiden sich häufig. Beide Phänomene betreffen auch andere große Gelenke wie Hüfte oder Knie.

Das **Impingementsyndrom** der Schulter ist ein Sammelbegriff, der auf Neer zurückgeht und Einklemmungserscheinungen der Sehnen

— des Supra- oder Infraspinatus,
— des Subscapularis oder
— der langen Bizepssehne

unter dem Schulterdach bezeichnet, d. h., zwischen den Tubercula majus und minus und dem Fornix humeri, das aus Akromioklavikulargelenk, Akromion, Ligamentum coracoacromiale und Processus coracoideus gebildet wird.

Je nachdem, welche muskulären Strukturen unter Kompression geraten, ergeben sich die Begriffe **Supra- oder Infraspinatussyndrom.**

In der klassischen orthopädischen Literatur wird das **Impingement** unter morphologisch kausalgenetischen Gesichtspunkten weiter differenziert.

Man unterscheidet

— **extrinsische Ursachen**, meist knöcherne Deformitäten, Osteophyten und disloziert verheilte Frakturen, von
— **intrinsischen Ursachen**, die Veränderungen der Bursen und Sehnen betreffen, die dann zu Einklemmungen durch Volumenzunahme führen.

Es wird bei näherer Betrachtung deutlich, dass diese Differenzierung nicht durchgängig ist, da äußere Druckerhöhungen oder mechanische Irritationen bei den Gleitvorgängen von Sehnen und Muskeln immer auch zu Ödemen und Bursitiden führen.

Neben dieser Kategorisierung spielen **anatomische Einteilungen** eine wesentliche Rolle. Es ergeben sich daraus die klassischen Vertreter

— **subakromiales Impingement** und
— **subkorakoidales Impingement.**

Wichtig

Das **Supraspinatussehnensyndrom** spielt als Vertreter des subakromialen Impingement die Hauptrolle.

Eine Kompression der Sehne führt der **Stadieneinteilung nach Neer** folgend

— von reversiblen Schwellungen und Ödemen,
— über Fibrosierungen der Supraspinatussehne mit chronischer Bursitis,
— zu fortschreitenden Rotatorenmanschettendefekten, bevorzugt im Bereich der „critical zone", einer hypovaskulären Zone 0,5–1 cm medial des Ansatzes der Rotatorenmanschette am Tuberculum majus.

Klinische Zeichen

Es ergeben sich, welche Einteilung auch immer präferiert wird, grundsätzlich klinisch fassbare Störungen der biomechanischen Abläufe des Schultergelenkes. Die klinischen Symptome von **Impingement** und **Periarthopathie** werden relativ gleichförmig, nahezu identisch beschrieben. Es sind

- **Bewegungseinschränkungen** bis hin zu Schulterteilsteife,
- meist nächtlich verstärkter **Schulterschmerz**, sodass ein Liegen auf der Schulter unmöglich wird,
- **Beschwerden bei Arbeiten in Armvorhalte.**

Als **Lokalisation** wird meist der ventrale Schulterbereich mit Ausstrahlungen zum Ansatz des Deltamuskels oder zum Ellenbogen benannt.

Diagnostik

Eine Vielzahl klinischer Tests wird zur Eingrenzung der genauen Lokalisation eingesetzt:

- der 0-Grad und 90-Grad **Abduktionstest,**
- der **Supraspinatustest** nach Jobe,
- der **Impingementtest** nach Neer,
- der **Hawkins-Test** oder **Lift-off-Test.**

Als technisches Mittel hat sich die **Sonographie** des Schultergelenkes etabliert. Sie ist in der Praxis breit verfügbar und lässt unter Anwendung der definierten Ebenen eine sehr gute Darstellung der Weichteile am Schultergelenk zu.

Knöcherne Deformitäten lassen sich im **Nativröntgenbild** darstellen, und mit Kernspintomographie lassen sich in der Regel alle morphologischen Fragestellungen klären.

Therapie

Einigkeit besteht darin, dass 80–90 % der Impingementsyndrome oder Periarthropathien **konservativ** behandelt werden sollten. Beschrieben werden

- kryotherapeutische Anwendungen,
- Wärme,
- Friktionen,
- Infiltrationen,
- unterschiedliche krankengymnastische Maßnahmen,
- Massagen oder
- Ultraschallbehandlungen.

In aller Regel handelt es sich um Methoden und Techniken, die direkt am Schultergelenk ansetzen. Bei Misslingen dieser Therapieformen wird gegebenenfalls die Indikation zur **operativen subakromialen Dekompression** gestellt. Mittlerweile wird primär arthroskopisch operiert. Ziel ist es, den subakromialen Raum durch teilweises Abfräsen des Akromions und Durchtrennung des Lig. coracoacromiale zu erweitern und Bursagewebe und eventuelle knöcherne Anomalien zu entfernen.

Gleichzeitig versucht man in der Regel, Rotatorenmanschettendefekte zu verschließen oder plastisch zu decken, was nicht immer gelingt. Oft ist dazu eine offene Operation nötig.

Danach schließt sich eine weitere konservative Therapie an.

> **Wichtig**
>
> Die **operative Intervention** darf nicht unkritisch betrachtet werden. Je größer der Eingriff, desto komplexer muss auch die Nachbehandlungsstrategie sein. Trotzdem sind nicht alle operativen Ergebnisse befriedigend, der funktionelle Zugewinn ist bisweilen nur gering.

Der Zeitpunkt der Beendigung der **konservativen Therapie** wird ebenfalls unterschiedlich benannt. Aussagen, die eine Operation nach 6–8 Wochen erfolgloser konservativer Therapie fordern, müssen ebenfalls kritisch diskutiert werden. Es muss genau hinterfragt werden, warum eine konservative Therapie erfolglos bleibt.

Klassische Betrachtungsweise der Frozen shoulder

Eine Sonderform der **Periarthopathie der Schulter** ist die sog. **adhäsive Kapsulitis** oder **Frozen shoulder**, deren Ursache nicht exakt geklärt ist. Eine fibromatöse Verdickung der Gelenkkapsel mit entsprechender Schrumpfung ist nachweisbar. Es gibt

- eine **primäre Form** mit langsam schleichendem Beginn und letztendlich unklarer Ursache und
- eine **sekundäre Form**, die sich aus Impingementsyndromen, Frakturen oder Bursitiden entwickelt.

Verlauf. Noch immer gilt für die primären Formen das typische **phasenhafte klinische Bild:**

- freezing phase = Schmerzphase,
- frozen phase   = maximale Stufe,
- thawing phase = Lösungsphase.

Der Spontanverlauf dauert ca. 2–3 Jahre. Nur 10–15 % der Betroffenen behalten funktionelle Einschränkungen im Alltag zurück.

Therapie. Therapeutische Strategien beziehen ein:
- physikalische und medikamentöse **Schmerzbekämpfung**,
- dosierte und schmerzfreie **Krankengymnastik** und
- im Extremfall **Narkosemobilisation**.

Darüber hinaus finden bei sekundären Formen die Techniken der subakromialen Dekompression Anwendung. Auch im Fall der **Frozen shoulder** gelten die kritischen Anmerkungen zum operativen Vorgehen mit besonderer Diskussion der Narkosemobilisation.

Alle bisher benannten Methoden und therapeutischen Ansätze fokussieren sich direkt auf das Schultergelenk. Auffällig ist auch, dass bei den meisten Formen des **Impingements** die primären funktionsdestabilisierenden Faktoren des muskulären Systems im Dunkeln bleiben.

Typische Beschwerden unter Berücksichtigung des NSB

Die sog. „unklare" Schultersteife stellt in vielen Fällen eine **klassische Funktionskrankheit** dar. Die Afferenzen sind mannigfaltig und oft über den gesamten Bewegungsapparat verteilt. Die auftretenden schmerzhaften Bewegungseinschränkungen lassen sich in diesem Zusammenhang als reflektorische Funktionsbehinderung zum Schutze der Störfaktoren verstehen. Dieser Umstand erklärt, warum die lokale Therapie am Schultergelenk bzw. der das Schultergelenk umgebenden Muskulatur in vielen Fällen nicht zum Erfolg führt.

❯ Beispiel
Diagnose **PHS**: Ein 53-jähriger Mann, tätig als Geschäftsführer eines Wirtschaftsunternehmens, klagt über eine schmerzhaft eingeschränkte Elevation/Abduktion des rechten Schultergelenkes. Die Schmerzen treten im Bereich der Außenseite des Oberarms bereits bei einer Elevation von 100° dezent, bei 120° sehr deutlich auf. In der Funktionsanalyse konnte als Hauptafferenz eine dekontraktionsgestörte Bauchmuskulatur im Sinne einer Kontraktur gefunden werden, deren Behandlung am Ende des gesamten Therapieverlaufes den Kontrollbefund der schmerzhaft eingeschränkten Elevation bei 120° vollständig aufheben konnte und die Schulter wieder frei beweglich wurde.

Erklärung: Die durch die überwiegend sitzende Tätigkeit afferent dekontraktionsgestörte Bauchmuskulatur gerät bei der Elevation/Abduktion des Schultergelenkes durch die damit verbundene Thoraxhebung unter Zug. Die dadurch ausgelösten Nozizeptorenmeldungen werden supraspinal registriert und lösen durch den NSB muskuläre Schonprogramme aus. Alle an der Bewegung durch konzentrische Kontraktion beteiligten Muskeln werden zu hypotonen Tendomyosen. So auch die Schulterelevatoren, -abduktoren, die mit dem typischen Kontraktionsschmerz reagieren. Dementsprechend werden die Muskelgruppen, die bei der genannten Bewegung verlängert werden, hyperton tendomyotisch.

Ähnliche Überlegungen gelten auch für die Diagnosen des **Impingementsyndroms**, insbesondere für das Infra- und Supraspinatussyndrom und die Frozen shoulder.

Die Funktionsanalyse gibt im Einzelfall Aufschluss über die zugrunde liegenden Störfaktoren.

Über verschiedene manualtherapeutische Untersuchungstechniken wird versucht, die Ursache am Schultergelenk näher zu differenzieren. So beschreibt z. B. Cyriax das **Kapselmuster** als typisches Zeichen einer Arthritis. Beim Kapselmuster der Schulter sind die Außenrotation, dann die Abduktion und drittstellig die Innenrotation eingeschränkt. Durch den NSB lässt sich das Kapselmuster als ein zunächst efferentes Muskelmuster begreifen. Um ein entzündetes Gelenk ruhig zu stellen, werden vom NSB
- die an der Schulter sehr deutlich ausgeprägten **Innenrotatoren** hyperton tendomyotisch geschaltet, um die Außenrotation zu verhindern,
- zur Vermeidung der Abduktion ebenso die **Adduktoren**
- und schließlich zur Verhinderung der Innenrotation die relativ schwachen **Außenrotatoren**.

Selbstverständlich kann sich nach längerer Ruhigstellung als Sekundärafferenz eine Veränderung der Kapsel einstellen.

> **Wichtig**
>
> Eine Entzündung des Gelenkes ist nur eine mögliche und auch relativ selten auftretende Afferenz, die vom NSB in der geschilderten Form beantwortet wird. Viel häufiger finden sich die Afferenzen im muskulären Bereich, siehe Beispiel!

**Gesichtspunkte
der physiotherapeutischen Behandlung**

▬ Die diversen **manualtherapeutischen Untersuchungstechniken** können sehr gut **als Kontrollbefunde** in der
Funktionsanalyse eingesetzt werden, die dann nach
den jeweiligen diagnostischen Maßnahmen überprüft werden.

▬ Gibt der Patient in der Anamnese sogar an, er könne
nicht auf der betroffenen Schulter liegen bzw. schlafen,
so liegt ein sehr hoher nozizeptiver Input vor, und als
Afferenzart lässt sich häufig ein mechanisches Überlastungsödem finden. Das therapeutische Mittel der
Wahl ist initial dann die **heiße Rolle** an der entsprechenden Afferenz.

10.3.4 Epicondylitis humeri radialis

Klassische Betrachtungsweise
Ursache

Die Epicondylitis humeri radialis wird gemeinhin als
„Tennisellbogen" bezeichnet. Die Mehrzahl der Betroffe-
nen hat allerdings noch nie einen Tennisschläger in der
Hand gehalten.

Als Ursache wird eine **Sehnendegeneration der Fin-
ger- und Handextensoren** am Epicondylus humeri radialis genannt, verbunden mit einer **funktionellen Überbeanspruchung** wie bei PC-Arbeit, Klavierspielen, Tennisspie-
len etc.

Klinische Zeichen

Die beschriebenen Leitsymptome sind **Schmerzen** am
Ansatz der Extensorenmuskulatur am Epicondylus humeri radialis mit schmerzhaften Muskelverhärtungen.

Entsprechende Beschwerden werden ausgelöst durch
▬ Händeschütteln,
▬ Greifaktivität und
▬ Haltearbeit der Hand.

Therapie

Der klassische therapeutische Ansatz besteht in der **Vermeidung der auslösenden Ursache** bis hin zur Ruhigstellung im Gips.

Die Therapie wird ergänzt durch:
▬ **Friktionen und/oder Infiltrationen** am Epikondylus,
▬ gleichzeitige Gabe **analgetisch-antiphlogistischer
Medikamente,**
▬ **Stoßwellentherapie.**

Bei Resistenz all dieser therapeutisch lokalen Ansätze
wird als letzter Ausweg die **Operation nach Hohmann,**
gegebenenfalls mit **Denervation nach Wilhelm,** benannt.
Beides sind destruierende Eingriffe mit Ablösung der
Muskelansätze (Hohmann) und Durchtrennung/Ver-
ödung des zuführenden Nervenastes (Wilhelm).

Leider führen selbst diese Maßnahmen in einer nicht
unerheblichen Zahl der Fälle zum Misserfolg bzw. zu Re-
zidiven.

Typische Beschwerden
unter Berücksichtigung des NSB

Interessanterweise zeigen sich bei näherer Betrachtung
der mechanischen Überbelastungen in der Regel Tätigkeiten mit einer sehr hohen **flexorischen Aktivität** an
Hand und Fingern. Das klinische Korrelat spielt sich aber
im Bereich der extensorischen Muskelansätze ab. Diese
Fragestellung muss zu einer genaueren Analyse von Ursache und Wirkung des Muskelfunktionssystems führen, da
viele therapeutische Fehlschläge bis hin zu operativen
Misserfolgen in einer Fehldeutung dieser Zusammenhänge begründet sind.

Die **Schmerzen,** die typischerweise auf der Extenso-
renseite des Unterarmes zu finden sind, lassen sich mittels
NSB begreifen
▬ als **Kontraktionsschmerzen** der hypoton tendomyotisch bzw.
▬ als **Dekontraktionsschmerzen** der hyperton tendomyotisch verschalteten Extensorengruppe.

Die Verteilung der Tendomyosen erfolgt nach Bewegungssituation und dem jeweilig erforderlichen Schonprogramm.

Als häufig zu findende Afferenz sind die **Finger- und
Handflexoren** zu nennen. Je nach Afferenzart, ob als
Kontraktur oder auch im Zustand der mechanischen
Überlastung, finden sie Schutz über die Flexion des Hand-
gelenkes bzw. in der Mittelstellung unter Vermeidung von
Flexion und Extension.

> **❯ Beispiel**
>
> Diagnose **Epicondylitis humeri radialis** links:
> Eine 49-jährige Hausfrau, die in ihrer Freizeit gern
> bastelt und strickt, klagt über Schmerzen und
> Kraftverlust beim Greifen und Halten von Gegenstän-
> den im Bereich des Epicondylus radialis. In der Funk-
> tionsanalyse werden als deutliche Kontrollbefunde die
> Schmerzhaftigkeit beim Greifen und bei endgradiger
> palmarer Flexion am Epikondylus ausgewählt.

Als Afferenz findet sich ein mechanisches Überlastungsödem der Finger-, Handflexoren.

Erklärung: Das Ödem, das durch die alltägliche Arbeits- und Freizeitbelastung entstanden ist, wird, wie beschrieben, durch die Vermeidung sowohl der Dorsalextension als auch der Palmarflexion geschützt. Dementsprechend werden beim Greifen alle extendierenden Muskeln hypoton tendomyotisch geschaltet, um die mit dieser Bewegung verbundene Extension im Handgelenk zu vermeiden, und zeigen bei Anspannung den charakteristischen Kontraktionsschmerz. Diese hypoton tendomyotische Schaltung kann bei hohem nozizeptivem Input sogar dazu führen, dass die Greif- und Haltebewegungen der betroffenen Hand kraftlos werden und selbst Gegenstände von geringem Gewicht von den Patienten nicht gehalten werden können und fallen gelassen werden.

Bei der endgradig durchgeführten Palmarflexion, die ebenso zum Schutz verhindert werden soll, wird die extendierende Muskulatur hyperton tendomyotisch und reagiert bei Längenzunahme mit einem Dekontraktionsschmerz.

Neben dem oben beschriebenen **mechanischen Überlastungsödem** der Finger- und Handflexoren können zahlreiche andere Afferenzen, die ebenfalls durch eine hypotone Tendomyose der finger- und handflektierenden Muskulatur bei der Greifbewegung geschützt werden, die Ursache der Beschwerdesymptomatik sein.

Beispielsweise erfordert eine **Kontraktur des M. subscapularis** als Schonprogramm die Einnahme der krummen Körperhaltung. Daher werden die Handextensoren hypoton tendomyotisch, die Flexoren hyperton tendomyotisch geschaltet. Bei der Greifbewegung wird auch in diesem Fall der Kontraktionsschmerz der hypoton tendomyotischen Muskelgruppe ausgelöst.

> **Wichtig**
>
> Besteht die tendomyotische Schaltung im Bereich der Extensorengruppe über längere Zeit, kann dort als **Sekundärafferenz** ein mechanisches Überlastungsödem entstehen, das lokal behandelt werden muss.

10.3.5 Schmerzsyndrome des Kniegelenkes (Periarthrosis genus)

Klassische Betrachtungsweise
Ursache und Klassifikation

Ähnlich wie am Schulter- und Hüftgelenk wird auch am Kniegelenk eine Reihe beschwerdeauslösender und funktionsbedingter Syndrome zusammengefasst, die degenerativen oder entzündlichen Abläufen zugeschrieben werden.

Als ursächlich beschrieben werden **chronische Reizzustände** durch Mikro- und Makrotraumatisierungen. Sie betreffen insbesondere

- den Pes anserinus,
- das Capitulum fibulae,
- die Kollateralbänder,
- die peripheren Retinacula oder
- die knienahen Bursae.

Ebenfalls in diese Gruppe unspezifischer Syndrome gehören das **Patellaspitzensyndrom** und **Meniskopathien** im Sinne von gelenkspaltbezogenen Symptomen, die keiner klaren Traumagenese zuzuordnen sind.

Diagnostik

Die **exakte klinische Untersuchung** ist ein wesentliches differenzialdiagnostisches Kriterium, durch das unkritisch durchgeführte Arthroskopien vermieden werden können.

Therapie

Als therapeutisches Vorgehen wird im Allgemeinen ein **konservativer Weg** empfohlen mittels

- Salbenverbänden,
- Elektrotherapie,
- Ultraschallbehandlungen oder
- Infiltrationen mit Lokalanästhetikum, gegebenenfalls mit Kortikoidbeimischung.

Der klassische klinische Blick bleibt auch bei diesen eben genannten Phänomenen überwiegend lokal auf das Kniegelenk begrenzt. Im Hinblick auf kniegelenksnahe muskuläre Insertionen wird zwar von mechanischen Überlastungen gesprochen, diese werden aber kausal im Gesamtzusammenhang der Muskelfunktionssteuerung nicht konsequent weiter verfolgt. Gleiches gilt für **Bursitiden**, die eng mit pathologischen Veränderungen des Muskelzug- und -spannungsverhältnisses verbunden sind, oder bei **Chondropathia-patellae**-ähnlichen Beschwerden.

Typische Beschwerden unter Berücksichtigung des NSB

Häufige Symptome, die denen der Bursitiden, Meniskopathien, Chondropathia patellae oder anderen Erkrankungen dieses Formenkreises gleichen, können allein über Muskelfunktionsstörungen ausgelöst werden.

Gerade bei Patienten, die über Schmerzen im Bereich des Kniegelenkes klagen, z. B. am inneren bzw. äußeren Gelenkspalt oder auch periartikulär, und bei denen kein frisches Trauma vorliegt, können die Beschwerden als **reflektorische Schmerzhaftigkeit der kniegelenksumfassenden Muskulatur** gesehen werden. Es handelt sich dann um tendomyotische Schaltungen z. B. der Beckenkipper, die zugleich Kniegelenksextensoren oder auch -flexoren sind.

So können auch die typischen Knieschmerzen bei Schädigungen im Bereich des Hüftgelenks als Tendomyosen im Rahmen des NSB verstanden werden.

> **Beispiel**

Diagnose **peripatelläres Schmerzsyndrom rechts mit Verdacht auf Läsion des Innenmeniskus:**
Ein 24-jähriger Mann gibt Schmerzen im Bereich des inneren Gelenkspaltes z. B. beim Volleyballspielen oder beim Treppabgehen an, wenn das rechte Bein als Standbein beugt. In der Funktionsanalyse konnte als Hauptafferenz eine Kontraktur des M. glutaeus maximus gefunden werden, deren Behandlung den Kontrollbefund Knieschmerz beim „in die Hocke gehen" deutlich verbessern konnte.

Erklärung: Im genannten Bewegungsablauf erfolgt zusätzlich zur Knieflexion eine Flexion im Hüftgelenk, die den dekontraktionsgestörten M. glutaeus maximus unter Zug bringt und somit Nozizeptorensignale auslöst. Diese werden supraspinal registriert und lösen über den NSB ein muskuläres Schonprogramm aus. Alle Hüftgelenksflexoren werden nun tendomyotisch, um diese Bewegung zu verhindern, so auch der M. sartorius, der an der Knieinnenseite, zusammen mit dem M. semitendinosus im Pes anserinus superficialis ansetzt. Der auftretende Schmerz kann demnach als reflektorischer Schmerz begriffen werden.

> **Tipp**

Wenn die Patienten bei der Anamnese über den schmerzenden Bereich streichen, lässt sich hier häufig ein bestimmter Muskelverlauf bzw. der Verlauf einer bestimmten Muskelgruppe erkennen. Damit zeigen die Patienten in der Regel deutlich die vorherrschende tendomyotische Schaltung, nicht die muskuläre Ursache. Der Ort und die Art der Afferenz lassen sich über die Funktionsanalyse bestimmen.

Gesichtspunkte der physiotherapeutischen Behandlung

Ein kurzer **Test**, der Auskunft darüber gibt, ob die Afferenz in der Biegespannung bzw. Druck- und Scherbelastung liegt, kann zu Beginn der Funktionsanalyse eingeschoben werden:

- Lässt sich der Kontrollbefund „Knieschmerz" durch eine **Korrektur der Beinachsen** positiv beeinflussen, liegt mit großer Wahrscheinlichkeit eine **transitorische atmR** vor und die Behandlung wird über das ADL-Training und die Korrektur der Beinachsen schnell Erfolg zeigen.
- Lässt sich der Kontrollbefund nicht im oben genannten Sinn verbessern, so liegt eine **persistierende atmR** vor, z. B. hervorgerufen durch Kontrakturen oder mechanische Überlastungsödeme, sodass eine ausführliche Funktionsanalyse durchgeführt werden muss.

Nicht immer lassen sich alle Kniebeschwerden über **muskuläre Afferenzen** erklären, jedoch ist die Behandlung in vielen Fällen erfolgreich, sodass vor einer geplanten Arthroskopie dieser Weg unbedingt versucht werden sollte.

> **Vorsicht**

Vorsicht bei Knieschmerzen von Kindern und Jugendlichen: Auch wenn die Zahl der haltungsgeschädigten Kinder hoch ist und sich bei ihnen oftmals muskuläre Afferenzen finden, müssen durch den Arzt die typischen Erkrankungen dieser Altergruppe ausgeschlossen werden, wie z. B.

- Morbus Perthes,
- Epiphysenlösung am Hüftkopf oder auch
- Knochentumore des distalen Femurs und der proximalen Tibia, die sich durch Schmerzen im Kniebereich äußern.

10.3.6 Shin-Splint-Syndrome

Klassische Betrachtungsweise
Ursache und Klassifikation

In der sportmedizinischen Literatur werden unterschiedliche **Überlastungssyndrome der langen Fußmuskulatur** unter dem Begriff der „Shin-Splints" zusammengefasst.

Synonym wird der Begriff des Kompartmentsyndroms verwendet, der aber klar vom gleich lautenden traumatologischen Begriff abgegrenzt werden muss.

Allgemein wird angenommen, dass es infolge einer Überbelastung bestimmter Muskelgruppen beim Laufen zur Volumenzunahme in den Muskellogen mit entsprechender lokaler Schmerzsymptomatik kommt. Zunehmende Belastung führt dann auch zu zunehmenden **lokalen Beschwerden**.

Als wesentliche **Ursachen** werden benannt:
- mangelnde Dehnung,
- zu intensives Training und
- unzureichende Dämpfung.

Verschiedene Lokalisationen werden z. B. bezeichnet
- als **posterior-mediales Shin-Splint** oder
- als **anteriores Shin-Splint.**

Das anteriore Shin-Splint ist nach gängiger Lesart als Überlastung des M. tibialis anterior und funktionsgleicher Muskeln zu betrachten.

Therapie

Als therapeutische Maßnahmen werden benannt:
- Laufpausen,
- Kälteanwendungen,
- lokal antiphlogistische Anwendungen und
- eine Umstellung des Laufstils.

Im Falle des **Tibialis-anterior-Syndroms** wird die Veränderung des Laufstils hin zu Zehenspitzen-betontem Laufstil propagiert.

Typische Beschwerden
unter Berücksichtigung des NSB

Das Beispiel des anterioren Shin-Splint-Syndroms zeigt deutlich die Fehlinterpretationsmöglichkeiten bezüglich der ursächlichen Störfaktoren und deren adäquate Behandlung, wenn der NSB nicht in die therapeutischen Überlegungen einbezogen wird. Die beschriebenen Schmerzen sind in aller Regel **Kontraktionsschmerzen der hypoton tendomyotisch veränderten Dorsalextensoren des Fußes** – typischerweise treten die Beschwerden bei

Tätigkeiten mit betonter Dorsalextension, wie z. B. Joggen oder Bergwandern, auf. Als häufigste Ursache lassen sich Kontrakturen und mechanische Überlastungsödeme der Plantarflexoren und Supinatoren des Fußes finden.

> **Beispiel**
>
> Diagnose **Shin-Splint-Syndrom:** Eine 35-jährige Krankengymnastin, die in ihrer Freizeit an Marathonläufen teilnimmt, berichtet über Schmerzen an der Vorderseite der Tibia, wenn sie längere Zeit läuft. Bei der Inspektion fällt eine parallele Fußstellung beim Gehen auf. In der Funktionsanalyse konnte als Hauptafferenz ein mechanisches Überlastungsödem der Plantarflexoren und Supinatoren des Fußes festgestellt werden, nach dessen diagnostischer Behandlung mit Heißer Rolle und Ausknetungen der Kontrollbefund, Schienbeinschmerz bei Dorsalextension des stehenden Beines, deutlich verringert werden konnte.
>
> Erklärung: Durch die starke Belastung der Plantarflexoren und Supinatoren während der Marathonläufe bzw. durch das Training entwickelte sich – begünstigt durch einen parallelen Gang – ein mechanisches Überlastungsödem dieser Muskelgruppen. Um beim Laufen diese Muskeln über eine Dehnung nicht weiter zu schädigen, bewirkt der NSB eine hypoton tendomyotische Schaltung der Dorsalextensoren mit dem typischen Kontraktionsschmerz.

Wie geschildert ist in vielen Fällen eine **Kontraktur** oder auch ein **mechanisches Überlastungsödem der Plantarflexoren und Supinatoren des Fußes** Ursache für die genannten Beschwerden. Es ist aber durchaus möglich, dass diese Muskelgruppe zum Schutz einer örtlich entfernten Afferenz reflektorisch, in diesem Fall hyperton tendomyotisch, in ihren Arbeitseigenschaften verändert wurde. Eine Funktionsanalyse gibt genaue Klärung.

> **Wichtig**
>
> Ebenso klagen viele Patienten mit einer Dekontraktionsstörung der Plantarflexoren/Supinatoren über **rezidivierende Supinationstraumen** und ein **Instabilitätsgefühl** im Sprunggelenk (s. 10.3.7.).
>
> Auch **nächtliche Wadenkrämpfe** können auf ein mechanisches Überlastungsödem im Bereich der Plantarflexoren/Supinatoren hinweisen.

10.3.7 Rezidivierende Supinationstraumen

Klassische Betrachtungsweise
Ursache

Supinationstraumen werden im Allgemeinen unter primär traumatologischen Gesichtspunkten betrachtet. Der typische Unfallmechanismus ist die Distraktion des fibulotalaren Bandapparates in Supination und Adduktion des Fußes, auch als klassisches „Übertreten" bezeichnet.

Klinische Zeichen und Diagnostik

Das klinische Bild des frischen Traumas wird aufgezeigt mit

- Hämatom,
- Schwellung,
- Druck- und Belastungsschmerz.

Die diagnostische Sicherung erfolgt durch sog. **gehaltene Aufnahmen**, nach Frakturausschluss.

Therapie

Momentan wird ein **konservatives Vorgehen** empfohlen. Funktionelle Ruhigstellungen im Tape-Verband oder mit entsprechender Orthese zum Ausschluss supinatorischer Bewegungen sind das Mittel der Wahl. Sie sollten 6 Wochen getragen werden.

Bei **persistierender Instabilität** werden Schuhaußenranderhöhungen und laterale Absatzverbreiterungen propagiert. Lassen sich die subjektive Instabilität und das Rezidivieren der Supinationstraumen damit nicht beheben, so soll dann operativ eingegriffen werden.

Es gibt eine Vielzahl von **operativen Verfahren**, was meistens einen Hinweis auf die relative Insuffizienz des einzelnen gibt. Einigkeit besteht darüber, dass bei rezidivierenden Supinationstraumen die einfache Bandnaht nicht zum Erfolg führen kann. Verschiedene plastische Verfahren finden Anwendung, häufig ist es die Peronaeusbrevis-Sehnenplastik.

Typische Beschwerden unter Berücksichtigung des NSB

Klassische ätiopathogenetische Betrachtungen zu rezidivierenden Supinationsdistorsionen lassen die Bedeutung von lokal weiter entfernt liegenden **muskulären Störfaktoren** und der **Beinachsenstellung** für die Stabilität der Fußgelenke außer Acht. Wird der nozizeptive somatomotorische Blockierungseffekt in die Überlegungen einbezogen, so können sich Instabilitäten der Sprunggelenke als Ausdruck hypoton tendomyotischer Zehen- und Fußexten-

soren darstellen. Ausgelöst durch diese zentralnervöse Schutzschaltung ergibt sich ein reflektorisches Ungleichgewicht des muskulären Steigbügels.

Ursache ist in vielen Fällen eine **mechanische Überlastung** oder **Kontraktur** der plantarflektierenden und supinierenden Muskulatur des Fußes, die ausgelöst werden kann

- durch einen **parallelen bzw. innenrotierten Gang**,
- durch lang dauerndes, auf dem Vorfuß durchgeführtes **Joggen** oder auch
- durch weitere **einseitige überlastende Aktivitäten**.

Das gleiche Phänomen ist jedoch auch bei weiter entfernt liegenden Afferenzen zu beachten, die durch die beschriebene tendomyotische Schaltung einen adäquaten Schutz erfahren.

Daraus ergeben sich in der Praxis häufig **rezidivierende Supinationstraumen** oder auch eine subjektiv vom Patienten wahrgenommene Unsicherheit im Sprunggelenk, die sich durch die Behandlung der muskulären Afferenzen und ggf. durch die Umstellung des Gangbildes auflösen.

Entsprechende Überlegungen könnten mit großer Sicherheit viele operative Eingriffe vermeiden.

❯ Beispiel

Diagnose **rezidivierendes Supinationstrauma** rechts: Eine 35-jährige Krankengymnastin beklagt ein häufiges Supinationstrauma des rechten Sprunggelenks mit Instabilitätsgefühl, hauptsächlich beim Gehen über unebenes Gelände oder auch nach längerem Joggen ohne vorangegangene Elongation des Kapsel-Band-Apparates. Während ihrer Arbeit in einer Praxis trägt sie Sandalen ohne Fersenbindung. Ihre Hobbys sind Jogging, Tanzen und Lesen. In der Inspektion ist eine parallele Fußstellung im Stand und Gang, ein Zehenkrallen beim Th5-Wippen im unteren Abschnitt und ein verfrühtes Ablösen der Ferse beim Gehen zu beobachten. In der Funktionsanalyse wurde als Hauptafferenz ein mechanisches Überlastungsödem der fußsenkenden und supinierenden Muskulatur gefunden, durch dessen diagnostische Beeinflussung sich die erhobenen Kontrollbefunde, Zehenkrallen beim Th5-Wippen, verfrühtes Ablösen der Ferse beim „in die Hocke gehen" und das subjektiv wahrgenommene Instabilitätsgefühl beim Einbeinstand rechts, deutlich verbessern ließen.

Erklärung: Sowohl durch die nicht am Fuß fixierten Schuhe, s. auch Kapitel 6.7 „ADL Gang", als auch durch die mechanische Überlastung durch den parallelen

Gang und das Joggen konnte sich im Zeitverlauf ein mechanisches Überlastungsödem im genannten Bereich bilden. Um die überlastete Muskulatur reflektorisch zu schützen, d. h. eine Bewegung des Fußes in Richtung Dorsalextension und Pronation zu vermeiden, werden diese Muskelgruppen beim Anheben des Fußes hypoton tendomyotisch geschaltet. Dadurch befindet sich der Steigbügel, der die Sprunggelenke beim Gehen stabilisiert, nicht mehr im funktionellen Gleichgewicht, eine Stabilisation zur Knöchelaußenseite kann nicht mehr erfolgen.

Die mangelnde Stabilität und auch das subjektiv wahrgenommene Unsicherheitsgefühl sind in diesem Zusammenhang Zeichen der hypoton tendomyotischen Schaltung. Durch eine Behandlung des afferenten Ödems ist der reflektorisch aufgebaute Schutz nicht mehr vonnöten, und das Sprunggelenk gewinnt an Stabilität.

Gesichtspunkte der physiotherapeutischen Behandlung

Neben der **Behandlung der verantwortlichen Afferenz** stellt das **ADL-Training** mit Betonung der Korrektur der Beinachsen ein wichtiges Element dar, das ergänzt werden sollte

- durch entsprechende **Ausgleichsübungen** und
- ggf. eine **Schuhberatung**.

10.3.8 Achillodynien

Klassische Betrachtungsweise
Ursache

Unter dem Begriff Achillodynie wird ein oft **rezidivierendes Schmerzsyndrom** im distalen Anteil der Achillessehne verstanden, das durch Über- oder Fehlbelastung entsteht.

Morphologische Veränderungen wie **Ödeme** des peritendinösen Gleitgewebes bis hin zu **mukoider Degeneration der Sehne** sind beschrieben.

Als Ursache werden benannt:

- **forciertes Training,**
- **Bergläufe** als starker Belastungsfaktor,
- **äußerer Druck** durch ungünstiges Schuhmaterial, aber auch
- zu starke **Pro- und Supination**.

Diagnostik

Die Diagnose wird in aller Regel klinisch gestellt, eventuell unterstützt durch einen **sonographischen Nachweis** ödematöser Veränderungen von Sehne und peritendinösem Gewebe.

Therapie

Die klassische Therapie stellt **lokale Maßnahmen** in den Vordergrund wie

- Eisanwendungen,
- antiphlogistische Umschläge,
- elektrotherapeutische Anwendungen,
- peritendinöse Infiltrationen und
- Reduktion der Belastung.

Zur weiteren Entlastung werden auch **Fersenkeile** zur passageren Spitzfußeinstellung benannt. Diese Maßnahme muss unter Berücksichtigung der gesamtmuskulären Zusammenhänge kritisch betrachtet werden, da sie die ursächlichen Mechanismen zementieren kann.

Typische Beschwerden unter Berücksichtigung des NSB

Reizungen im Bereich der Achillessehne – Tendo calcaneus –, der Sehnenplatte des M. gastrocnemius und des M. soleus, können im Rahmen zentralnervöser Schonprogramme vorwiegend durch **zwei Mechanismen** entstehen:

- Zum einen lassen sich in diesem Bereich afferente Überlastungsödeme durch **lokale Überbeanspruchung** finden. Die plantarflektierende, supinierende Muskulatur kann durch entsprechende Bewegungen, wie z. B. bei parallel laufenden Joggern oder intensivem Sprungtraining, Stepptanz etc., stark mechanisch belastet werden.
- Zum anderen können **Ödeme primär reflektorisch** entstehen, wenn die benannte Muskelgruppe zum Schutz anderer Afferenzen tendomyotisch verschaltet und damit auch ihre Infrastruktur verändert wird. Diese Ödeme werden nicht lokal behandelt, sondern bilden sich in der Regel zurück, sobald die eigentlich dafür verantwortliche Afferenz gefunden und behandelt wurde.

> ℹ️ **Tipp**
> Mit der Zeit kann, wenn die tendomyotische Schaltung lang genug besteht, aus einem primär reflektorischen Ödem ein sekundär afferentes Ödem werden, das lokal, z. B. mit **Hitze** oder **manuellen Maßnahmen**, zu behandeln ist.

10.4 Diverse Krankheitsbilder

10.4.1 Tinnitus

Klassische Betrachtungsweise
Klassifikation

Der Begriff Tinnitus steht für alle Phänomene, die im deutschen Sprachgebrauch als „**Ohrgeräusche**" bezeichnet werden.

In einem kleineren Teil der Fälle besteht ein **objektiv nachvollziehbarer Tinnitus**, mit Nachweis einer Geräuschquelle in Form eines Strömungs-, Muskel- oder Gelenkgeräusches, das gegebenenfalls von außen hörbar ist.

In der überwiegenden Zahl der Fälle besteht keine derartige Geräuschquelle, das Ohrgeräusch wird als **subjektiver Tinnitus** bezeichnet.

Weiterhin wird Tinnitus nach der **Lokalisation** differenziert:

- **Tinnitus aurium** wird ohrnah oder im Ohr lokalisiert,
- **Tinnitus cranii** besteht eher im Kopf, häufig nicht genau örtlich festlegbar.

Die **Geräusche** werden sehr uneinheitlich beschrieben:
- Klingeln,
- Pfeifen,
- Klirren,
- Flugzeug- oder Maschinenlärm,
- Zischen,
- alle Formen technischer Geräusche.

Ursache

Tinnitus wird mit einer Vielzahl von Erkrankungen unterschiedlicher Fachdisziplinen in Verbindung gebracht. Der letztendliche Entstehungsmechanismus ist ungeklärt.

Häufig tritt Tinnitus auf im Verlauf von:
- **Hörstürzen,**
- **Morbus Menière,**
- **Knalltraumen,**
- **Lärmschwerhörigkeiten,**
- **Otosklerose,**
- **Herz-Kreislauf-Erkrankungen,**
- **Stoffwechselerkrankungen.**
- **Verletzungen oder Erkrankungen des Gehirns**, z. B. das Akustikusneurinom, werden mit dem Tinnitus verknüpft.
- **Kopf-Hals-Beschleunigungsverletzungen** sind ebenfalls in großer Zahl mit Ohrgeräuschen verbunden.

- Das **Bewegungssystem** wird auch ohne Traumata mit der Entstehung des Tinnitus in Verbindung gebracht. Störungen der Halswirbelsäule mit sog. rezidivierenden Blockierungen oder Störungen der Kiefergelenksfunktion gelten als Auslöser.

Neueren Untersuchungen zufolge muss von einer **zentralen Informationsverarbeitungsstörung** ausgegangen werden: Afferente Informationen eines der rezeptiven Systeme des Menschen werden ohne adäquaten Schallreiz in Hörinformationen umgesetzt.

> **Wichtig**
>
> Dabei kann das Ohr ursächlich als rezeptives System beteiligt sein, ist es aber in sicherlich 75 % der Fälle nicht.
> Gemeinhin wird fast immer ein psychischer Druck oder Stress als Mitauslöser benannt.

Diagnostik

Die Diagnostik der Ohrgeräusche umfasst
- eine komplette **Hals-Nasen-Ohrenärztliche Untersuchung,**
- eine überblickende **internistische Untersuchung** zur Abklärung der Herzkreislaufsituation,
- die Untersuchung der **zuführenden Halsgefäße,**
- gegebenenfalls auch computertomographische oder kernspintomographische **Abklärung des Kopfes und des Gehirns,**
- die **neurootologische Testung** der Kopfsinnessysteme.

Therapie

Die therapeutischen Strategien sind vielfältig und insgesamt nur mäßig erfolgreich.
- In der **Akutphase** werden sog. durchblutungsfördernde Infusionen verabreicht oder hyperbare Oxygenierungen empfohlen, ausgehend von Krankheitsmodellen, deren Richtigkeit nicht erwiesen ist.
- Bei **chronischem Tinnitus** ist der meistpropagierte Weg die Tinnitus-Retraining-Therapie in Verbindung mit psychosomatischen Behandlungsansätzen.

Bei klinischen Betrachtungen reagiert immer nur ein Teil der Patienten positiv auf die jeweils applizierte Therapie.

Wichtig

Die Wissenslücken sind noch sehr groß. Weltweit konzentrieren sich Forschungsgruppen auf die Frage der veränderten Informationsverarbeitung im Gehirn.
Auch dabei spielen Methoden wie Positronen-Emissions-Tomographie (**PET**) und Single-Photonen-Emissions-Computertomographie (**SPECT**) eine wesentliche Rolle, da sie Funktionsveränderungen darstellen können.

Typische Beschwerden unter Berücksichtigung des NSB

Zusammenhänge zwischen dem Bewegungssystem und Tinnitus werden immer wieder postuliert.

❯ Exkurs

So konnten schon Ende der 80er-Jahre des letzten Jahrhunderts Fälle von Patienten zusammengetragen werden, die wegen Funktionsstörungen des Bewegungssystems Brügger-therapeutisch behandelt wurden und parallel das gleichzeitig bestehende Tinnitusphänomen verloren. Systematisches Sammeln solcher Fälle bestätigte eine Häufung positiver Tinnitusbeeinflussung.

Zur gleichen Zeit wurden am Neurootologischen Institut der Universität Würzburg Auffälligkeiten der elektrischen Oberflächenaktivität des Gehirns bei einer großen Zahl von Tinnituspatienten entdeckt. Die Untersuchungsmethode der **vestibulär evozierten Potenziale** (VestEP) kam zum Einsatz.

In gemeinsamer Arbeit konnte gezeigt werden, dass durch die Anwendung der Brügger-Therapie die Veränderungen der vestibulär evozierten Hirnpotenziale wieder normalisiert werden konnte. Parallel dazu reduzierte sich der Tinnitus bis hin zum völligen Sistieren.

An der Nordsee Reha-Klinik II St. Peter-Ording entstand daraufhin, in Zusammenarbeit mit dem Forschungs- und Schulungszentrum für Brügger-Therapie im Murnauer Konzept und dem neurootologischen Institut der Universität Würzburg sowie dem Martha-Entenmann-Tinnitus-Research-Center an der State University New York ein klinisches Projekt zur Tinnitustherapie.

Gesichtspunkte der physiotherapeutischen Behandlung

Auf der Basis der Brügger-Therapie werden in einem speziellen Konzept (**KKIT®** = Kompetetive Kinaesthetische Interaktionstherapie) Tinnitus-Patienten behandelt.

Die Grundlage ist die **konsequente Funktionsanalyse** und entsprechend gesteuerte Therapie mit dem Tinnitusphänomen als wesentlichem Kontrollbefund.

Mit diesem therapeutischen Vorgehen wird wahrscheinlich in die zentralen Organisationsstrukturen der Motorik eingegriffen, die bezüglich der Verarbeitung des propriozeptiven Inputs eng mit dem vestibulär-auditiven System verknüpft sind.

Der Erfolg dieses Ansatzes ist wie bei allen anderen therapeutischen Wegen bezüglich Tinnitus nicht vorhersehbar.

Es lohnt sich jedoch, gerade bei Tinnituspatienten mit zusätzlich (deutlichem) **sternosymphysalem Syndrom** diesen Weg zu beschreiten, zumal im Erfolgsfall tatsächlich ursächlich in das Geschehen eingegriffen wird.

10.4.2 Interkostalneuralgien, pseudokardiales Syndrom

Klassische Betrachtungsweise
Ursache und Klassifikation

Die klassische Definition dieses Krankheitsbildes ist ein **radikuläres Beschwerdebild des Thorax**, verursacht durch Irritation der thorakalen Spinalnerven. Von Seiten der Orthopädie wird es den Thorakalsyndromen zugeordnet. Primär abzugrenzen ist es von der viral bedingten Herpeszoster-Neuritis.

Alle anderen ähnlichen Symptomatologien werden eher degenerativen Veränderungen der Kostotransversalgelenke, thorakalen Bandscheibendegenerationen oder sog. Rippenblockierungen zugeordnet.

Klinische Zeichen

Als klinisches Bild werden angegeben:
- gürtelförmige,
- dermatombezogene,
- oft bewegungs- bzw. belastungsabhängige **Schmerzen und Atmungsprobleme**.

Häufig werden ganz ähnliche Beschwerden im Bereich des ventralen und lateralen Thorax auch unter dem Begriff **pseudokardiales Syndrom** zusammengefasst.

Diagnostik

Differenzialdiagnostisch müssen
- myokardiale Ischämien und andere **Erkrankungen des Herzens**,
- **Erkrankungen der Lunge** wie Spontanpneumothorax oder pleuritische Reizungen

ausgeschlossen werden.

Typische Beschwerden unter Berücksichtigung des NSB

Die oben benannten, am Bewegungssystem orientierten Erklärungen bleiben lokal thoraxnah begrenzt.

Interkostalneuralgiforme oder auch pseudokardiale Beschwerdesymptome finden sich aber sehr häufig als Ausdruck der tendomyotischen Reaktion, als Efferenz, im Zuge eines Schonprogramms für muskuläre Afferenzen im Sinne von Kontrakturen und/oder mechanischen Überlastungsödemen.

> ### Beispiel
> - So kann beispielsweise die Interkostalmuskulatur bei einer Kontraktur der Bauchmuskulatur tendomyotisch verändert sein, was zu einer verringerten Thoraxbewegung bei der Inspiration bzw. zu Atembeschwerden führen kann. In diesem Fall führt die **Dekontraktionsbehandlung** der Bauchmuskulatur zur Auflösung der Beschwerden.
> - Besteht die tendomyotische Schaltung über einen längeren Zeitraum hinweg, so kann sich ein sekundärer Störfaktor entwickeln, sodass die Therapie dann **manuelle Maßnahmen** wie Ausstreichungen der Interkostalräume beinhalten kann.

10.4.3 Algodystrophie, Sudeck-Dystrophie, Complex-Regional-Pain-Syndrome (CRPS)

Klassische Betrachtungsweise
Ursache

Dieses Krankheitsbild wurde schon 1900 von Sudeck beschrieben, seine Ätiologie ist noch immer ungeklärt.

Es gibt Zusammenhänge mit Ruhigstellungen im Gips nach Frakturen, oft führen aber auch Bagatelltraumen zu solchen Krankheitsbildern.

Das Geschehen wird als **multifaktoriell** bezeichnet; es umfasst regional begrenzt alle trophischen Systeme, aus dem schwere, oft irreversible Schädigungen aller beteiligten Gewebe einschließlich der Knochen resultieren.

Dem sympathischen Anteil des autonomen Nervensystems werden infolge einer sog. sympathischen Systemaktivierung wesentliche pathogenetische Impulse zugeschrieben. Der Begriff „**Complex-regional-pain-syndrome**" entspringt diesen Überlegungen.

Verlauf

Das klinische Bild wird von **3 typischen Verlaufsstadien** geprägt, die fließend ineinander übergehen:
- akutes Stadium,
- Stadium der Dystrophie,
- Stadium der Atrophie.

Akutes Stadium (Stadium I)

Klinische Zeichen. Das akute Stadium wird bestimmt von
- einer ausgeprägten **Entzündungsreaktion**,
- sehr starken **Ruhe- und Bewegungsschmerzen**,
- **Überwärmung**,
- **teigiger Schwellung** und
- **lividen Hautverfärbungen**.

Therapie. In diesem Stadium steht die **effektive Schmerzbekämpfung** im Vordergrund.
- **Medikamente** aus der Gruppe der nichtsteroidalen Antirheumatika oder stärker wirksame zentral wirkende Schmerzmedikamente kommen zum Einsatz.
- Weiterhin werden auch zentral dämpfende Substanzen wie Diazepam oder Osteoklastenhemmer wie das Calcitonin verwendet. Der Nutzen des letztgenannten Medikaments ist noch nicht vollständig gesichert.
- Durch den Einsatz **regionalanästhesiologischer Verfahren** wie axillärer Plexuskatheder oder „3 in 1"-Katheder an der unteren Extremität lässt sich hochwirksame Analgesie mit massiver Sympathikolyse verbinden.

In diesem Stadium wird **Ruhe** ohne Massagen oder Bewegungstherapie empfohlen.

> ### Wichtig
> Eisanwendungen zur Unterstützung der Analgesie finden sich noch immer in der Literatur, müssen jedoch grundsätzlich in Anbetracht stoffwechselhemmender Wirkung als kontraproduktiv eingestuft werden, zumal ein analgetischer Effekt medikamentös viel besser, ohne gleichzeitige negativ trophische Effekte, erreicht werden kann.

Schon in diesem Stadium treten nach 3–4 Wochen die klassischen fleckförmigen **Entkalkungen** im Röntgenbild der betroffenen Region auf. Stadium I gilt als voll reversibel.

Stadium der Dystrophie
(Stadium II)

Klinische Zeichen. Im Stadium der Dystrophie entwickelt sich unter fortbestehenden **Schmerzen**

- eine **blass-zyanotisch kühle Haut**,
- Haut und Muskulatur werden zunehmend **atrophisch**,
- der **Funktionsverlust** schreitet unter Schrumpfung der bindegewebigen Strukturen fort,
- es entsteht eine ausgeprägte **Minderbeweglichkeit** der betroffenen Gelenke.

Im Röntgenbild verstärken sich die fleckförmigen **Demineralisierungen**.

Therapie. In dieser Phase sollen nützlich sein

- vorsichtige schmerzadaptierte **Bewegungsübungen**,
- **Hydrotherapie** und
- **lokale Wärmeapplikationen**.

Stadium der Atrophie
(Stadium III)

Klinische Zeichen. Letztendlich folgt das Stadium der Atrophie. Es entstehen komplette **Gelenkkontrakturen** mit hochgradigen Funktionsverlusten. Dieses Stadium gilt, einmal eingetreten, als irreversibel.

Therapie. Intensive **konservative Maßnahmen** sollen helfen, den erreichten Status quo zu erhalten.

ⓘ Hinweis

Interessanterweise wird dieses Krankheitsbild bei Kindern und Jugendlichen praktisch nie beobachtet.

Typische Beschwerden
unter Berücksichtigung des NSB

Wird die sympathische Reflexdystrophie vor dem Hintergrund des NSB als **massives lokales Schmerzsyndrom** betrachtet, das von einer ebenso ausgeprägten **trophisch-infrastrukturellen Reaktion** begleitet ist, so erschließt sich ein neuer therapeutischer Ansatz.

Gesichtspunkte
der physiotherapeutischen Behandlung

Sehr gute Erfahrungen bestehen mit **Hitzeanwendungen** zur Anregung der Infrastruktur (vgl. Kap. 6.6.1. „Hitzeanwendungen", „Klinisch-empirische Anwendungsbeobachtung von Hitzeanwendung").

Es handelt sich um eine kurzfristige Hitzeanwendung distal der „Sudeck-Zone" an Fingern oder Zehen.

❗ Vorsicht

Wärmeanwendungen und großflächige Hitzeanwendungen müssen vermieden werden.

Diese Form der Hitzeanwendung ist an der oberen und an der unteren Extremität anwendbar.

Sollte trotz korrekter Durchführung der peripheren Hitzeanwendung nicht der gewünschte Erfolg eintreten, ist an infrastrukturelle Störungen proximal des betroffenen Areals zu denken. Bezogen auf die Hand können dies **mechanische Überlastungen bzw. mechanische Überlastungsödeme**

- des Akromioklavikulargelenkes,
- des Sternoklavikulargelenkes,
- am Tuberculum minus oder
- am Processus coracoideus

sein.

> **Wichtig**
>
> Oberstes **Ziel** bei der Behandlung ist die Reduktion nozizeptiver Afferenzen aus dem gesamten Bewegungssystem unter strenger Beachtung der NSB-Zeichen.

Bei diesem Krankheitsbild gilt im besonderem Maß die Vorgabe, dass nur Maßnahmen, die dem Patienten subjektiv angenehm sind, zur Anwendung kommen, und alle ihm unangenehm erscheinenden unterbleiben, da jede Schmerzprovokation zur Systemaktivierung beitragen kann.

Zur **Verringerung der Biegespannung** beispielsweise bieten sich an:

- Global aufrichtende **Lagerungen**, die mit einer gleichzeitigen **Anregung der gesamten Infrastruktur** einhergehen.
- Das Bewegungsmuster der aufrechten Körperhaltung wird durch klassisches **ADL-Training** in den Alltag des Patienten integriert.

- Darüber hinaus kann der nozizeptive Input durch die **Behandlung muskulärer Kontrakturen und mechanischer Überlastungsödeme** verringert werden, die in der Funktionsanalyse herausgefunden werden.

10.4.4 Fibromyalgiesyndrom (FMS)

Klassische Betrachtungsweise
Klinische Zeichen

Das FMS wird in der gängigen Literatur als generalisiertes muskuläres Schmerzsyndrom mit dem Vorliegen von **Tenderpoints** bezeichnet, d. h. palpationsschmerzhaften Punkten normaler Konsistenz, die überwiegend über Muskeln, myotendinösen Übergängen und Muskelinsertionen liegen. Weitere **Leitsymptome** sind

- allgemeine **Schwäche,**
- **Erschöpfung,**
- **Schlafstörungen** und
- **Morgensteifigkeit.**

Diagnostik

Als Diagnosekriterien gelten laut American College of Rheumatology (ACR):

- eine mindestens **dreimonatige Schmerzanamnese** und
- das Vorhandensein von **11 von 18 definierten Tenderpoints.** Diese Punkte sind paarig angelegt; der definierte Druck liegt bei 4kp/cm², was klinisch einem Fingerdruck des Daumens entspricht, bei dem das Nagelbett beginnt, sich weiß zu färben. Der Druck erzeugt Schmerz, der als Allodynie bezeichnet wird.

Ursache

Die Ätiologie ist unklar; das Krankheitsbild wird als **zentrale Störung der Schmerzverarbeitung** gewertet, die mit Veränderungen im zentralen Neurotransmittermetabolismus einhergeht bzw. darauf beruht.

Das FMS hat einen Altersgipfel zwischen dem 35. und 55. Lebensjahr und betrifft 8- bis 9-mal häufiger Frauen als Männer.

Bestimmte **Häufungen depressiver Erkrankungen** in der Vorgeschichte der Patienten oder ihrer Familienangehörigen sollen vorhanden sein.

Verlauf

Es wird ein Prodromalstadium mit unspezifischen „Wirbelsäulensyndromen" von durchschnittlich 7 Jahren angegeben.

Therapie

Zu therapeutischen Überlegungen ist der entsprechenden Literatur zunächst einmal die Aussage der **schwierigen Beeinflussbarkeit** zu entnehmen. Als in gewisser Weise effektiv werden benannt

- **antidepressive Medikamente,**
- **Muskelrelaxanzien,**
- **verhaltenstherapeutische Interventionen** und
- allgemeines **Kraft-Ausdauertraining.**

Alle gängigen Methoden der konservativen Therapie werden als wenig nützlich beschrieben.

Die Patienten erleben einen **sehr hohen Leidensdruck** mit oft erheblichen sozialen Auswirkungen. Die Diagnose ist auch in der klassischen orthopädischen Literatur umstritten, was letztendlich akademisch interessant ist, aber bezüglich der Therapieansätze keine wirklich richtungsweisenden Veränderungen gebracht hat.

> **Wichtig**
>
> Die Diskussion über die Diagnose ist jedoch weiterhin wichtig, zumal darin ein Versuch liegt, durchaus auch iatrogen unterstützte Stigmatisierungen zu verringern.

Typische Beschwerden unter Berücksichtigung des NSB

Es zeigt sich eine bemerkenswerte Übereinstimmung zwischen den sog. Tenderpoints der ACR und den Palpationsbefunden, die im Rahmen sternosymphysaler Syndrome bzw. der arthrotendomyotischen Reaktion eine typische Druckdolenz aufweisen. Viele der FMS-Patienten zeigen eine ausgeprägte **sternosymphysale Belastungshaltung.**

Gesichtspunkte der physiotherapeutischen Behandlung

Auch bei Patienten, die unter der Diagnose des FMS laufen, lohnt sich ein konsequentes **Brügger-therapeutisches Vorgehen,** wodurch in vielen Fällen eine positive Beeinflussung der Beschwerden möglich wird. Im Idealfall schließt sich bei erfolgloser ambulanter Therapie der Versuch einer stationären Behandlung in einer entsprechenden Rehabilitationseinrichtung an. Unter stationären Bedingungen ist ein komplexer integraler Behandlungsansatz in Kombination von Brügger-therapeutisch orientierter Krankengymnastik und Trainingstherapie, entsprechend abgestimmten physikalischen Therapiemaßnahmen und psychotherapeutischen Verfahren umsetzbar. Dies kann das Krankheitsgeschehen oft positiv beeinflussen.

> **Wichtig**
>
> Die **langfristige Strategie** ist beim Fibromyalgiesyndrom besonders wichtig.

10.4.5 Achsenfehlstellungen der unteren Gliedmaßen

Klassische Betrachtungsweise

Hinter dem Begriff „Achsenfehlstellungen" verbirgt sich eine Vielzahl
- angeborener,
- posttraumatischer oder
- im Rahmen von generalisierten Knochensystem- und Stoffwechselerkrankungen auftretender

Abweichungen von den physiologischen Beinachsenverhältnissen, die hier nicht umfassend erörtert werden können. Auf die einschlägige orthopädische Literatur sei an dieser Stelle verwiesen.

Klassifikation

Die Abweichungen betreffen alle Ebenen des Raumes, werden aber in die Hauptrichtung
- varus oder valgus,
- Ante- oder Recurvation,
- Ante- oder Retrotorsion

untergliedert, wobei viele räumliche Kombinationen auftreten.

Therapie

Je nach Ausmaß und/oder klinischer Auswirkung solcher Fehlstellungen sind **operative Korrekturen** zur Vermeidung oder Begrenzung von Folgeschäden angezeigt.

Typische Beschwerden unter Berücksichtigung des NSB

Aus Achsenfehlstellungen resultieren häufig Störfaktoren, die Muskelfunktionen und Bewegungsmuster beeinflussen und die aufgrund der anatomischen Gegebenheiten auf dem Brügger-therapeutischen Weg nicht kausal behandelbar sind.

Gesichtspunkte der physiotherapeutischen Behandlung

Es ist ein wichtiger Faktor der Therapie,
- muskuläre Überlastungen, die infolge anatomischer Achsenabweichungen immer wieder auftreten,
- Dekontraktionsstörungen und
- Sekundärafferenzen

funktionsanalytisch herauszuarbeiten und entsprechend zu behandeln.

Auch bei diesen Patienten werden die Schmerzsymptome, die die Fehlstellungen begleiten, sehr häufig muskulär ausgelöst.
- Eine aktive **Beinachsenkorrektur** im Gang,
- individuell angepasste **Entlastungsstrategien** bei rezidivierenden mechanischen Überlastungsödemen und
- **globale Bewegungsmusterarbeit** trotz morphologisch präformierter Abweichungen im Skelettsystem

stellen entscheidende Behandlungsansätze dar.

Teil IV
Anhang

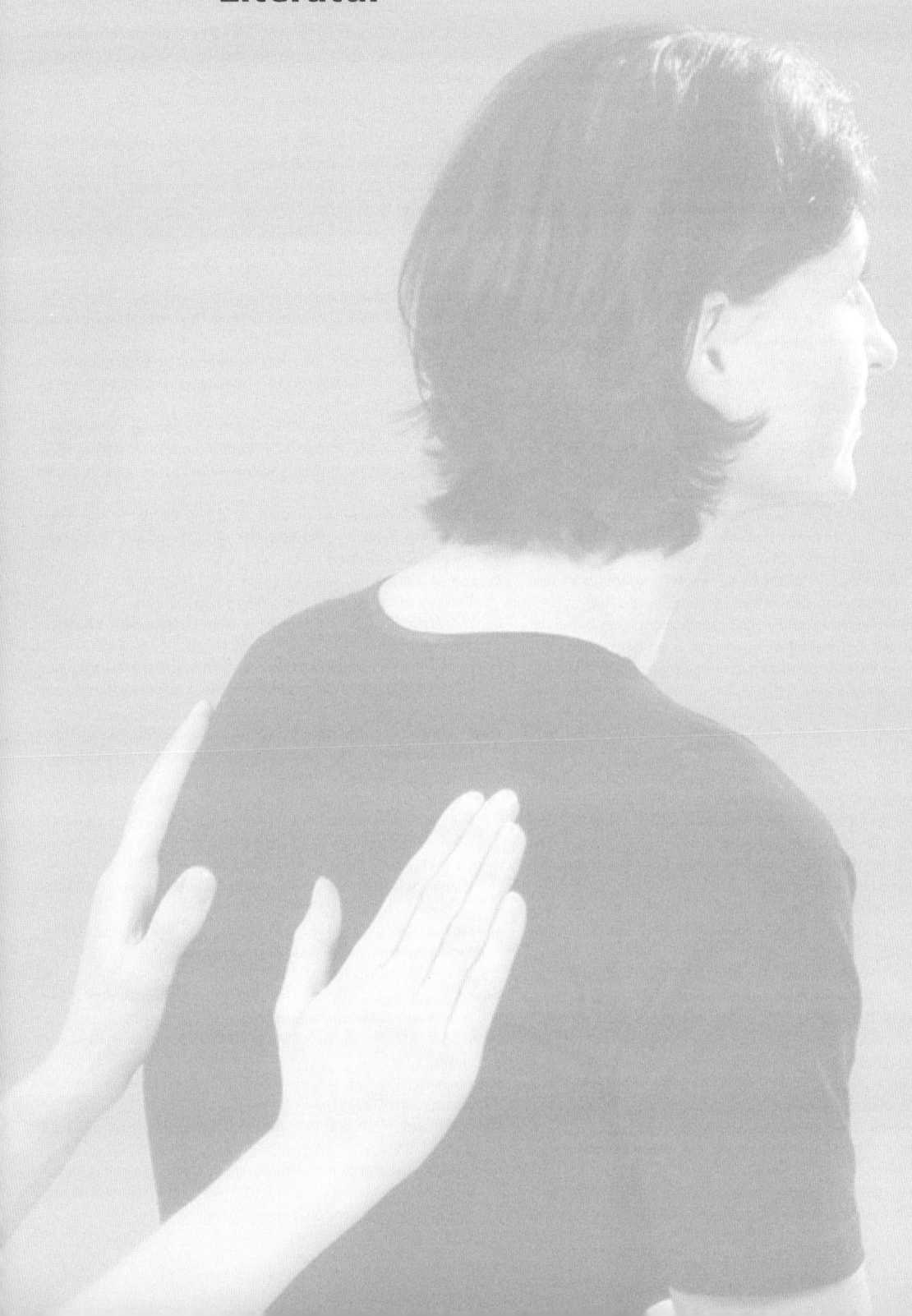

Literatur

Adams JA (1971) A closed-loop theory of motor learning. J Motor Behav 3:111–150

Bibl D, Klingler D, Bergmann W (1994) Monoradikuläre, lumbosakrale Wurzelkompressionssyndrome im Längsschnitt – Eine Korrelation der Schmerzen und neurologischen Ausfälle mit den Ergebnissen der lumbalen Computertomographie. Schmerz 8:175–182

Brügger A (1958) Über die Tendomyose. Dtsch Med Wochenschr 83:1048

Brügger A (1960) Vertebrale Syndrome. Documenta Geigy, Acta rheum. 18

Brügger A (1962) Pseudoradikuläre Syndrome. Documenta Geigy, Acta rheum. 19

Brügger A (1962) Arthrogene reflektorische Muskelschmerzen als Ausdruck der Functio laesa dolent gewordener Gelenke. Ars Medici 52:853

Brügger A (1967) Über die neurologischen Gesetzmäßigkeiten der Schmerzzustände des Bewegungsapparates. Therapie über das Nervensystem 7:294

Brügger A (1967) Zur Frage der Differentialdiagnose radikulärer und pseudoradikulärer Syndrome und deren Therapie. Hippokrates 38:357

Brügger A (1967) Pseudoradikuläre Zervikalsyndrome. Phys Med Rehab 8:3

Brügger A (1968) Präarthrosen. Ars Medici 58:392

Brügger A (1971) Das sternale Syndrom. Huber, Bern Stuttgart Wien

Brügger A (1971) Analyse der vertebralen und vertebragenen Schmerzen. Die Wirbelsäule in Forschung und Praxis 52:47

Brügger A (1980) Die Erkrankungen des Bewegungsapparates und seines Nervensystems. Gustav Fischer, Stuttgart New York

Brügger A (1984) Neurologische und morphologische Grundlagen der sogenannten rheumatischen Schmerzen – ein Beitrag zum Verständnis der Funktionskrankheiten. In: Bergmann H, Gerstenbrand R, Lewit K (Hrsg) Schmerzstudien Band 6. Fischer, Stuttgart New York

Brügger A (1996) Gesunde Haltung und Bewegung im Alltag. Dr. A. Brügger, Zürich

Brügger A (2000) Lehrbuch der funktionellen Störungen des Bewegungssystems. Brügger, Zollikon Benglen

Brügger A, Rhonheimer C (1965) Pseudoradikuläre Syndrome des Stammes. Huber, Bern Stuttgart Wien

Chassaignac CME (1856) De la paralysie douloureuse des jeunes enfants. Arch. Gén Méd 5, ser. I. 653

Claussen CF, Schneider D, Kolckev C (1995) On the functional state of central vestibular structures in monoaural symptomatic tinnitus patients (BEAM-VestEP study). Int Tinnitus J1 1:5–12

Claussen CF, Dehler R, Montazem A, Volle E (1999) Das HWS-Schleudertrauma – moderne medizinische Erkenntnisse. UNI-MED, Bremen

Cotta H, Heipertz W, Hüter-Becker A, Rompe G (1990) Krankengymnastik Band 5 – Orthopädie. Thieme, Stuttgart New York

Debrunner AM (1988) Orthopädie. Hans Huber, Bern

Dehler F, Dehler R (2000) Kompetitiv-kinästhetische Interaktionstherapie – Ein klinisch rehabilitationswissenschaftliches Projekt. Krankengymnastik Z Physiotherapeuten 8:1329–1345

Dehler R, Dehler F (2000) Competitive kinesthetic interaction therapy. Int Tin J6 1:29–35

Duchenne GB (1867) Physiologie des mouvements. Baillère, Paris

Duus P (1990) Neurologisch-topische Diagnostik. Thieme, Stuttgart New York

Dvorák J, Dvorák V, Schneider W et al. (1997) Manuelle Medizin – Therapie. Thieme, Stuttgart New York

Ewing CL, King AI, Prasad P (1972) Structural considerations of the human vertebral column under +Gz Impact Acceleration. J Aircraft 9:84–90

Földi M, Kubik S (1991) Lehrbuch der Lymphologie. Gustav Fischer, Stuttgart Jena New York

Fölsch UR, Kochsiek K, Schmidt RF (2000) Pathophysiologie. Springer, Berlin Heidelberg New York Tokyo

Forschungs- und Schulungszentrum für Brüggertherapie „Murnauer Konzept" St. Peter-Ording (1999) Kursskript

Francillon MR (1946) Reflektorische Hypotonien bei Tendovaginitis serosa und bei Tendovaginitis stenosans. Schweiz Med Wochenschr 76:52

Freiwald J, Engelhardt M, Konrad P et al. (1999) Dehnen – Neuere Forschungsergebnisse und deren praktische Umsetzung. Manuelle Medizin 37:3–10

Glitsch U, Farkas R, Paris M (1995) Biomechanische Untersuchungen zur Wirkungsweise von Patellarsehnenbandagen. Dtsch Z Sportmedizin 46:339–345

Götting C (2001) Aspekte des Motor-learning im Konzept der Brügger-Therapie. Krankengymnastik Z Physiotherapeuten 11:1944–1953

Hollmann W, Hettinger T (2000) Sportmedizin. Schattauer, Stuttgart New York

Hüter-Becker A, Schewe H, Heipertz W (1999) Physiotherapie Lehrbuchreihe Band 1 – Biomechanik, Arbeitsmedizin, Ergonomie. Thieme, Stuttgart New York

Jackson JH (1931–1932) Selected writings of J. Hughlings Jackson, Vol. I/II. Hrsg. von J. Taylor. Hodder & Stoughton, London

Jäger HP, Wirth CJ, Bischoff HP (2001) Praxis der Orthopädie in 2 Bänden. Thieme, Stuttgart New York

Jensen MC, Brant-Zawadzki MN, Obuchowski N et al. (1994) Magnetic resonance imaging of the lumbar spine in people without back pain. New Engl J Med 331:69–73

Käser L (1988) Die „Gate control-Theorie" und die Tendomyosen. Funktionskrankheiten des Bewegungsapparates. Z Interdisziplinäre Diagnostik Therapie 2:1–10

Käser L (1991) Physiologische Grundlagen der Funktionskrankheiten. Funktionskrankheiten des Bewegungsapparates. Z Interdisziplinäre Diagnostik Therapie 5,:8–29

Käser L (1991) Zur Pathophysiologie der Funktionskrankheiten. Funktionskrankheiten des Bewegungsapparates. Z Interdisziplinäre Diagnostik Therapie 5:30–50

Käser L (2001) Der Störherd und die Efferenz – tierexperimentelle Daten. Funktionskrankheiten des Bewegungsapparates, Z Interdisziplinäre Diagnostik Therapie 10:173–181

Kandel ER, Schwartz JH, Jessel TM (1996) Neurowissenschaften – Eine Einführung. Spektrum Akademischer Verlag, Heidelberg

Melzack R (1973) The puzzle of pain. Penguin Education, Hammondsworth

Melzack R, Wall PD (1962) On the nature of cutaneous sensory mechanisms. Brain 85:331–356

Melzack R, Wall PD (1965) Pain mechanisms: a new theory. Science 150:971–979

Nachemson AL (1987) Lumbar intradiscal pressure. In: Malcolm I, Jayson V (eds) The lumbar spine and back pain, chap 9. Churchill Livingstone, Edinburgh London Melbourne New York

Nathan PW (1976) The gate control theory of pain – a critical review. Brain 99:123–158

Netter FH (1992) Farbatlanten der Medizin Band 7 – Bewegungsapparat I. Thieme, Stuttgart New York

Obolenskaja AJ, Goljanitzki JA (1927) Die seröse Tendovaginitis in der Klinik und im Experiment. Dtsch Z Chir 201:388

Rohen J (1994) Funktionelle Anatomie des Nervensystems. Schattauer, Stuttgart New York

Scale D, Zichner L (1994) Spontanverlauf beim lumbalen Bandscheibenvorfall. Orthopäde 23:236–242

Schmidt RA (1975) A schema theory of discrete motor skill learning. Psychological Rev 82:225–260

Schmidt RF (1998) Neuro- und Sinnesphysiologie. Springer, Berlin Heidelberg New York Tokyo

Schneider D, Kolchev C et al. (1996) Vestibular evoked potentials (VestEP) and brain electrical mapping – a test of vestibular function – a review (1990–1996). Int Tinnitus J 2:27–43

Tabary JC, Tabary C, Tardieu C et al. (1982) Physiological and structural changes in the cat`s soleus muscle due to immobilisation at different lengths by plaster casts. J Physiology 224:231–244

Ullrich K, Gollhofer A (1994) Physiologische Aspekte und Effektivität unterschiedlicher Dehnmethoden. Dtsch Z Sportmedizin 45:336–345

Van den Berg F (1999) Angewandte Physiologie: 1 Das Bindegewebe des Bewegungsapparates verstehen und beeinflussen. Thieme, Stuttgart New York

Van den Berg F (2000) Angewandte Physiologie 2 – Organsysteme verstehen und beeinflussen. Thieme, Stuttgart New York

Van Wingerden BAM (1992) Eistherapie – kontraindiziert bei Sportverletzungen? Leistungssport 22:5–9

Wall PD (1978) The gate control theory of pain mechanisms. A re-examination and restatement. Brain 101:1–18

Wall PD, Melzack R (1984) Textbook of pain. Churchill Livingstone, Edinburgh

Wiedemann E (1987) Physikalische Therapie – Grundlagen – Methoden – Anwendung. De Gruyter, Berlin New York

William PE, Goldspink G (1973) The effect of immobilisation on the longitudinal growth of striated muscles fibres. J Anatomy 116:45–55

William PE, Goldspink G (1984) Connective tissue changes in immobilised muscle. J Anatomy 2:243–340

Witt AN, Rettig H, Schlegel KF et al. (1981) Orthopädie in Praxis und Klinik in 7 Bänden. Thieme, Stuttgart New York

Zieglgänsberger W (1986) Central control of nociception. In: Handbook of physiology – the nervous system, chap 11. Williams & Wilkins, Baltimore, pp 581–645

Befundbogen
(Kopiervorlage)

(DIN A4 = auf 118 % vergrößern)

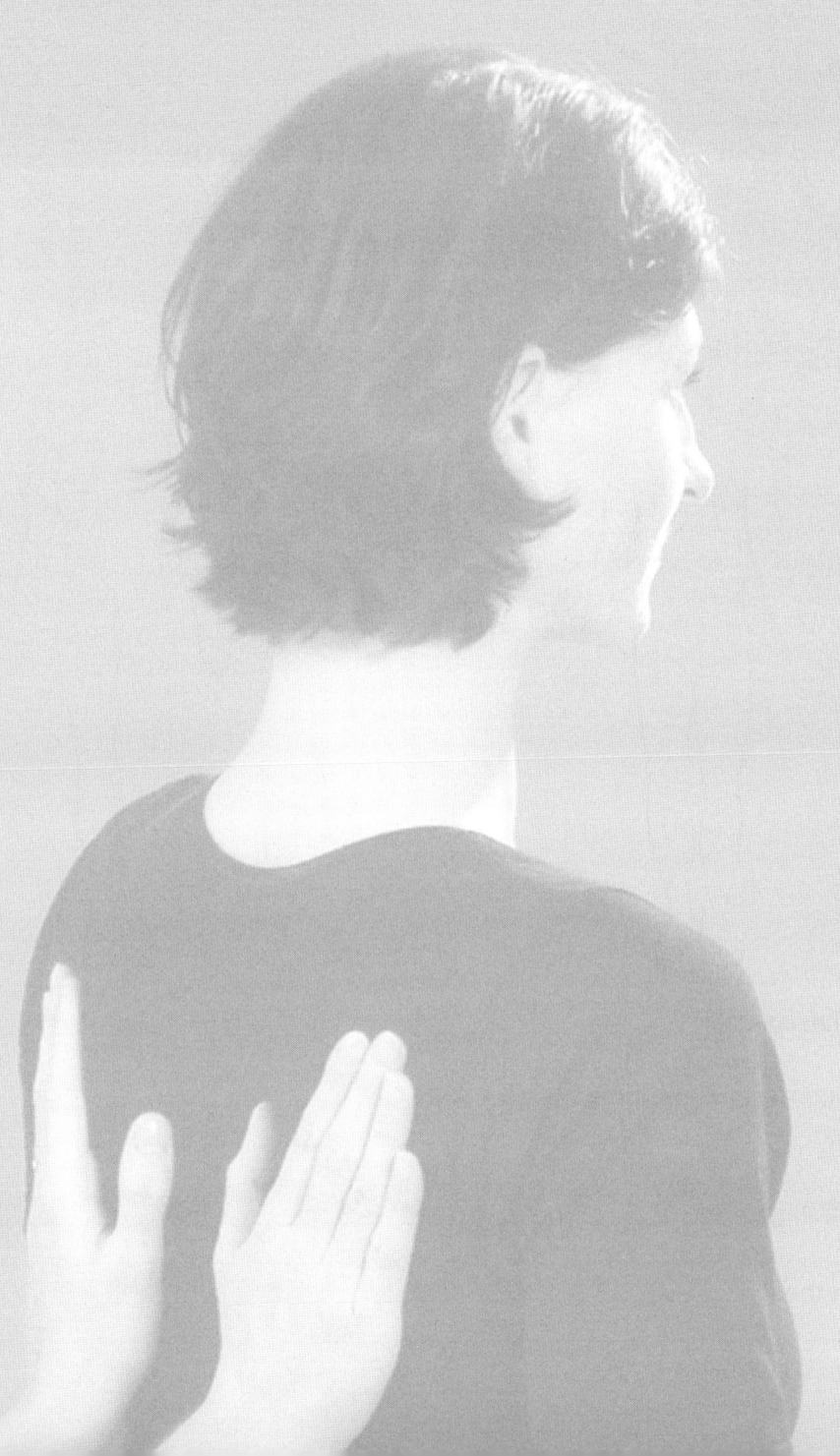

Name: _____ **Alter:** ____ **Diagnose:** _____

_____

Verlauf der Hauptbeschwerden: _____

_____

_____

Bisherige Behandlung: _____

_____

Nebenerkrankungen: _____ **Trauma / OP:** _____

                      _____   _____

Beruf: _____ **Freizeit:** _____

_____

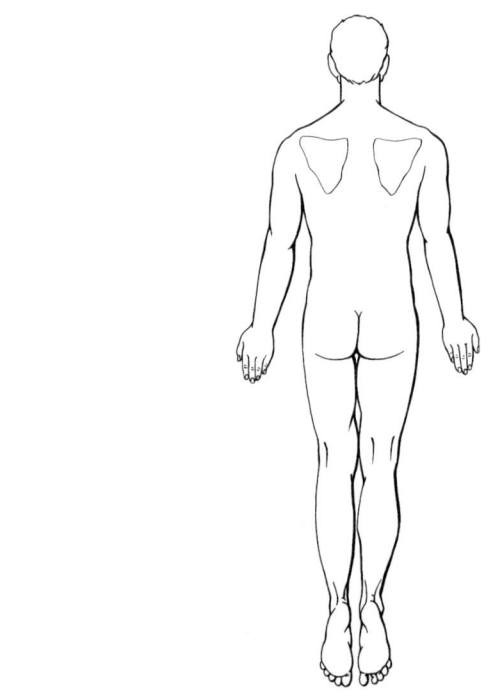

Primäres Therapieziel: _____

Inspektion

Abweichungen vom Bewegungsmuster AKH

– Stand / Sitz: _____

– Gang: _____

Weitere Auffälligkeiten: _____

_____

Arbeitshypothese: _____

_____

Befundbogen (Kopiervorlage)

	Kontrollbefunde					Akutelle Situation
Diagnostische Maßnahmen						
						Behandlungsschwerpunkt
						ADL-Training
Patienteninformation						**Hausaufgaben**
Nächste Behandlung						

	Kontrollbefunde					Akutelle Situation
Diagnostische Maßnahmen						
						Behandlungsschwerpunkt
						ADL-Training
Patienteninformation						**Hausaufgaben**
Nächste Behandlung						

	Kontrollbefunde					Akutelle Situation
Diagnostische Maßnahmen						
						Behandlungsschwerpunkt
						ADL-Training
Patienteninformation						**Hausaufgaben**
Nächste Behandlung						

FSZ für Brügger-Therapie St. Peter-Ording

Wichtige Adressen

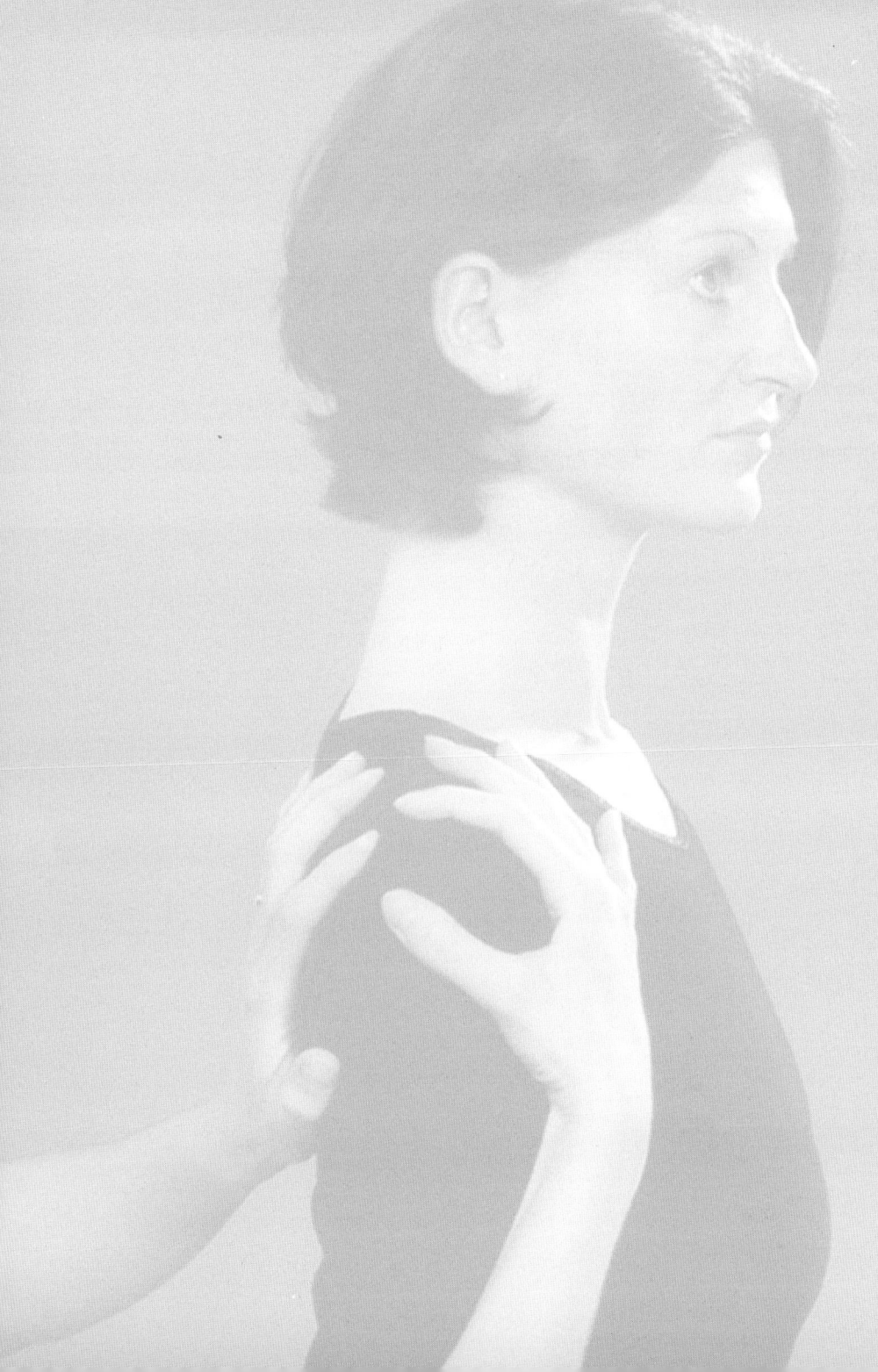

**Ausbildung zum diplomierten
Brügger-Therapeuten im Murnauer Konzept:**

Forschungs- und Schulungszentrum
für Brügger-Therapie
Nordsee Reha-Klinik II
Wohldweg 7
25826 St. Peter-Ording
Tel.: 04863-7062375
www.bruegger-therapie.de
Die Ausbildung findet in vielen Städten Deutschlands statt.
Voraussetzung ist die abgeschlossene Ausbildung zum
Physiotherapeuten oder ein abgeschlossenes Medizinstudium.

**Unterlagen zur Information
über die Brügger-Therapie für Patienten
und Adressen von niedergelassenen
Brügger-Therapeuten:**

Forschungs- und Schulungszentrum
für Brügger-Therapie
Nordsee Reha-Klinik II
Wohldweg 7
25826 St. Peter-Ording
Tel.: 04863-7062375
www.bruegger-therapie.de

**Stationäre Behandlung
im Konzept der Brügger-Therapie:**

Brügger-Therapie-Zentrum zur stationären
Rehabilitation und Gesundheitsförderung
Nordsee Reha-Klinikum
Klinik II
Wohldweg 7
25826 St. Peter-Ording
Tel.: 04863-70602
www.rehaklinik.de

13

Sachverzeichnis

A

Abwehrspannung 19
Achillodynie 341
Achsenfehlstellung der unteren Gliedmaßen, NSB-Effekt 347
ADL („activities of daily living") 258–279
– ADL-Training, klassisch 259–276
– – Auswahlkriterien 259
– – Durchführung 260
– – – allgemeine Aspekte 260
– – – Schritte der Durchführung 260
– – Gang 267–269
– – Instrumente des ADL-Trainings 259
– – Rückentaping (s. dort) 275–276
– – Schlafen (s. dort) 271–275
– – Sitz 265–267
– – therapeutische Möglichkeiten in der Übungsphase 261
– – typische Schwierigkeiten 264
– – Ziele 259
– Ausgleichsübungen 278–279
– Entlastungsstrategien (s. dort) 276–278
Afferenz (s. auch Störfaktor) 37
– Behandlungsstrategien der 3 häufigsten Afferenzen 286–289
– Kaskade I (Patienten mit überwiegend nozizeptiv registrierter Fehlbelastung des Skelettsystems in folge KKH) 286–287
– Kaskade II (Patienten mit überwiegend nozizeptiv registrierten Muskelkontrakturen) 287–288
– Kaskade III (Patienten mit überwiegend nozizeptiv registrierten mechanischen Überlastungsödemen) 288–289
– Ex-Afferenzen 13
– Re-Afferenzen 14
– Sekundärafferenz 28, 118
Agist 140
Agonist 140
AKH (aufrechte Körperhaltung) 53, 63–65, 70, 73, 135, 183–197
– Abweichungen vom Bewegungsmuster der aufrechten Körperhaltung 65
– Aufstehen mit Rumpfvorlage in aufrechter Körperhaltung 73
– Behandlungsschritte 196
– Bewegungskomponenten 64
– Bewegungsmuster
– – der aufrechten Körperhaltung 183
– – der aufrechten und krummen Körperhaltung (s. dort) 47–95
– diagnostische Korrektur der aufrechten Körperhaltung 135

– Fußbelastung 70
– Grenzen 63
– Komponenten 53, 186
– Korrektur einzelner Komponenten 63
– Lagerung, therapeutisch global in AKH 249, 251
– Vermittlung der Komponenten der AKH 183–197
Akromioklavikulargelenk 51
Aktivitätszustand, allgemeiner 5–6
Algodystrophie, NSB-Effekt 344–346
Alltagshilfen 262
Anamnese 101–108
– allgemeine 104
– Beschwerdeanamnese 101–102
– therapeutisch wirksame Maßnahmen 121
Anlaufschmerz 41, 318
Ansatzreiz 23
Antagonismus 83
Antagonist 140
Antagonistenhemmung, muskelgruppenspezifische 140–164
– diagnostische Dekontraktion (s. auch Dekontraktion) 136–167
– – Bauchmuskulatur 154
– – Daumen-Oppositoren 152
– – Fingerflexoren 151
– – Fußflexoren 163
– – Halswirbelrotatoren 153
– – Handgelenksflexoren 150
– – Hüftgelenk 156–162
– – – Adduktoren 158–160
– – – Außenrotatoren 162
– – – Extensoren 156
– – – Flexoren 157
– – – Innenrotatoren 161
– – Schultergelenk 143–144
– – – der Adduktoren 144, 147
– – – der Adduktoren und Innenrotatoren 148
– – – der Extensoren 143
– – – der Innenrotatoren aus 90° Abduktion 146
– – – der Innenrotatoren 145
– – Thoraxrotatoren 155
– – Unterarmpronatoren 149
– – Zehenflexoren 164
– in der Funktionsanalyse 140
– Prinzip 141
– reziproke Hemmung 140
– therapeutische Dekontraktionen (s. auch Dekontraktion) 197–227
– – Bauchmuskulatur 198, 247–248
– – Fußflexoren 228–231
– – globale Dekontraktionen 197, 199–202

– – Hüftgelenk
– – – Adduktoren 226–227, 244
– – – Außenrotatoren 242–243
– – – Extensoren 198, 224–225
– – – Flexoren 220–223
– – – Nackenmuskulatur 199–202
– – – Schultergelenk 198, 220
– – – Adduktoren 198, 220
– – – Innenrotatoren 198, 220
– – – spezifische Dekontraktionen 197
– – – Zehenflexoren 228–231, 246
Arbeit über Differenzen 196, 261
Arbeiten über Kopf 59
Arbeitshypothese 114–122
– Art des Störfaktors 114–118
– Ort des Störfaktors 119–122
– Störfaktor: dorsale Beinkette 121
– Störfaktor: obere Körperhälfte 121
– Störfaktor: rechte oder linke Körperhälfte 120
– Störfaktor: untere Körperhälfte 121
– Störfaktor: ventral liegende Rumpfmuskulatur 120
Arbeitssektor
– aufrechte und krumme Körperhaltung 62–63
– gleichförmige Bewegungsmuster 104
– Modulation 195
– Vermittlung 194–195
Armkreis, therapeutischer 137
Armpendel beim Gehen 76, 78
Arthrose 94–95, 118, 316–318
– Coxarthrose (s. dort) 317–318
– Retropatellararthrose 95
– Spondylarthrose 95
arthrotendomyotische Reaktion (s. auch Tendomyose) 26, 40
– transitorische 40
Asthma bronchiale 106
Asymmetrien und Fehlhaltungen 113
Atmung 56
Atrophie 30
aufrichtende Übungen (s. Übungen, therapeutische) 199–204
Aufstehen aus dem Sitz (s. auch Sitz) 72–76
– Bewegungskomponenten 72–73
– – Aufstehen in krummer Körperhaltung 73–74
– – Aufstehen mit Rumpfvorlage in aufrechter Körperhaltung 73
– – axiale Belastung der Wirbelsäule beim Aufstehen 72
– – Kniebelastung beim Aufstehen (s. dort) 74–75
– – Störfaktoren 75
– – subkortikales NSB-Zeichen 75
– Bewegungsmuster 72–76
– – Körperschwerpunkt (s. dort) 74
– – Zuggurtung 74–75

C

D

E

14

Druck- und Bindearbeiten: Stürtz AG, Würzburg

1 2 3 4 5 6 7 8 9 10 11 12 13 14